The Exeter Hip

Exeter 髋关节

骨水泥全髋关节置换40年的历史与发展

原　著　R. S. M. Ling　A. J. C. Lee　G. A. Gie
A. J. Timperley　M. J. W. Hubble　J. R. Howell
S. L. Whitehouse

主　译　张　克　田　华　李子剑

译　者　（按姓氏笔画排序）
田　华　刘延青　李　杨　李　锋
李子剑　张　克　赵　然　蔡　宏

北京大学医学出版社

图书在版编目（CIP）数据

Exeter髋关节：骨水泥全髋关节置换40年的历史与发展/（英）R. S. M. 林格（R. S. M. Ling）等原著；张克，田华，李子剑译. —北京：北京大学医学出版社，2016. 9
书名原文：The Exeter Hip
ISBN 978-7-5659-1427-0

Ⅰ. ①E… Ⅱ. ①R…②张…③田…④李… Ⅲ. ①骨科—应用—髋关节置换术
Ⅳ. ①R687. 4

中国版本图书馆CIP数据核字（2016）第172164号

北京市版权局著作权合同登记号：图字：01-2016-5257

The Exeter Hip. R. S. M. Ling, A. J. C. Lee, G. A. Gie, A. J. Timperley, M. J. W. Hubble, J. R. Howell, S. L. Whitehouse
ISBN 978-0-9564521-1-5

Exeter髋关节——骨水泥全髋关节置换40年的历史与发展

主　　译：张　克　田　华　李子剑
出版发行：北京大学医学出版社
地　　址：（100191）北京市海淀区学院路38号　北京大学医学部院内
电　　话：发行部010-82802230；图书邮购010-82802495
网　　址：http://www.pumpress.com.cn
E - mail：booksale@bjmu.edu.cn
印　　刷：中煤（北京）印务有限公司
经　　销：新华书店
责任编辑：冯智勇　　**责任校对**：金彤文　　**责任印制**：李　啸
开　　本：850mm×1168mm　1/16　　**印张**：20.75　　**字数**：580千字
版　　次：2016年9月第1版　2016年9月第1次印刷
书　　号：ISBN 978-7-5659-1427-0
定　　价：189.00元

原著者

A. Acharya, FRCS (Tr & Orth),
Consultant Orthopaedic Surgeon,
Warrington and Halton Hospitals,
Warrington, UK

A.G. Bailie, FRCS (Tr & Orth), MMedSci,
Consultant Orthopaedic Surgeon,
The Ulster Hospital,
Dundonald, Northern Ireland

R. Barker, MSc, FRCS (Tr & Orth),
Consultant Orthopaedic Surgeon,
Nobles Isle Of Man Hospital,
Isle Of Man, UK

G.E. Bartlett, MD, FRCS (Tr & Orth),
Consultant Orthopaedic Surgeon,
The Royal Cornwall Hospitals,
Truro, UK

D. Biau, MD,
Hip Fellow
Département de Biostatistique et
Informatique Médicale,
Paris, France

S.M. Blake, BSc, FRCS (Tr & Orth),
Consultant Orthopaedic Surgeon,
Torbay General Hospital,
Torquay, Devon, UK

T. W. Briant-Evans, BMedSci, MRCS,
Specialist Registrar Orthopaedics,
Basingstoke & North Hampshire Hospital,
Basingstoke, UK

P. Buma, PhD
Professor of Experimental Orthopaedics
Department of Orthopaedics, Radboud
University Nijmegen, Netherlands

J. Bunn, FRCS (Tr & Orth), PhD,
Consultant Orthopaedic Surgeon,
Craigavon Area Hospital,
Northern Ireland

N.C. Carrington, FRCS (Tr & Orth),
Consultant Orthopaedic Surgeon,
York District Hospital, UK

J. Charity, MD, MRCS
Fellow in Orthopaedic Surgery,
Princess Elizabeth Orthopaedic Centre,
Exeter, UK

D. Chew, FRACS,
Orthopaedic Surgeon
Shepparton Private Hospital
Shepparton, Victoria, Australia

R.W. Crawford, D.Phil (Oxon), FRACS (Orth),
Professor Orthopaedic Research,
Queensland University of Technology,
The Prince Charles Hospital,
Brisbane, Australia

S. Dalziel, RODP
Theatre Manager,
Princess Elizabeth Orthopaedic Centre,
Exeter, UK

B.J. Donnelly, BMedSci, FRACS (Orth),
Adjunct Professor,
Queensland University of Technology,
Holy Spirit Northside Hospital,
Brisbane, Australia

A. Dow, MRCP, FRCA,
Consultant Anaesthetics & Intensive Care,
Princess Elizabeth Orthopaedic Centre,
Exeter, UK

J.H. Dumbleton, PhD, DSc,
Consultancy in Medical Devices,
Ridgewood, NJ, USA

H. English, FRCS, FRACS(Orth),
Honorary Senior Lecturer,
University of Queensland,
VMO The Prince Charles Hospital,
Brisbane, Australia

M. Fagan, PhD, CITP, CEng, MBCS,
Professor of Medical & Biological
Engineering,
University of Hull, UK

J.W.M. Gardeniers, MD, PhD,
Orthopedic Surgeon,
Department of Orthopedics, Radboud
University
Nijmegen, Netherlands

D.A.T. Gay, FRCR, Surg Cdr RN,
Consultant Radiologist,
Derriford Hospital,
Plymouth, UK

G.A. Gie, FRCS Ed (Orth),
Consultant Orthopaedic Surgeon,
Princess Elizabeth Orthopaedic Centre,
Exeter, UK

M. Grover, FRCS,
Consultant Orthopaedic Surgeon,
Queen Alexandra Hospital,
Portsmouth, UK

G. Hannink, PhD,
Orthopedic Research Lab,
Department of Orthopedics, Radboud
University, Nijmegen, Netherlands

J.R. Howell, MSc, FRCS (Tr & Orth),
Consultant Orthopaedic Surgeon,
Princess Elizabeth Orthopaedic Centre,
Exeter, UK

M.J.W. Hubble, FRCSI, FRCS (Tr & Orth),
Consultant Orthopaedic Surgeon,
Princess Elizabeth Orthopaedic Centre,
Exeter, UK

P.J. Kenny, FRCSI, FRCS (Tr & Orth),
Consultant Orthopaedic Surgeon,
The National Orthopaedic Hospital,
Cappagh Finglas, Dublin, Ireland

T.D. Lamberton, FRACS (Orth),
Orthopaedic Surgeon,
Grace Orthopedic Centre,
Tauranga, New Zealand

A.J.C. Lee, PhD, DEng (Hon), CEng
Honorary University Fellow,
University of Exeter,
Exeter, UK

S. Lewthwaite, FRCS (Tr & Orth),
Consultant Orthopaedic Surgeon,
Robert Jones & Agnes Hunt Hospital,
Oswestry, UK

R.S.M. Ling, OBE, MA, BM (Oxon),
DSc(Hon), FRCS, FRCS Ed(Hon),
Hon Professor of Bioengineering
Princess Elizabeth Orthopaedic Centre,
Exeter, UK

M.T. Manley, PhD,
Academic Director,
Homer Stryker Center for Education and
Research,
Mahwah, NJ, USA

M. Morgan, FRCPath,
Consultant Microbiologist,
Royal Devon & Exeter Hospital,
Exeter, UK

A. Redfern, FRCR, FRCS,
Consultant Musculoskeletal Radiologist,
Royal Devon & Exeter Hospital,
Exeter, UK

M. Rigby, FRCS (Tr & Orth),
Consultant Orthopaedic Surgeon,
The Great Western Hospitals Trust,
Swindon, UK

B.W. Schreurs, MD, PhD,
Orthopedic Surgeon,
Department of Orthopedics, Radboud
University,
Nijmegen, Netherlands

G.D. Shaw, BM,
Associate Specialist Orthopaedic Surgeon,
Queen Alexandra Hospital,
Portsmouth, UK

R.J. Sierra, MD,
Assistant Professor,
Department of Orthopaedic Surgery,
Mayo Clinic, Rochester, MN, USA

D. Silver, FRCP, FRCR,
Consultant Musculoskeletal Radiologist,
Royal Devon & Exeter Hospital,
Exeter, UK

T.J.J.H. Slooff, MD, PhD,
Emeritus Professor of Orthopedics,
Department of Orthopedics, Radboud
University
Nijmegen, Netherlands

B.N. Smith, MBBS, MAppSc,
Orthopaedic Registrar,
Gold Coast Hospital,
Gold Coast, Queensland, Australia

R. Steele, FRACS (Orth),
Consultant Orthopaedic Surgeon,
Epworth Medical Centre,
Melbourne, Australia

K. Sutton, MA, ELS,
Senior Manager, Academic Resources
Homer Stryker Center Education and
Research,
Mahwah, NJ, USA

A.J. Timperley, FRCS (Ed), D.Phil (Oxon),
Consultant Orthopaedic Surgeon,
Princess Elizabeth Orthopaedic Centre,
Exeter, UK

A.D. Toms, MSc, FRCS (Tr & Orth),
Consultant Orthopaedic Surgeon,
Princess Elizabeth Orthopaedic Centre,
Exeter, UK

E. Tsiridis, MD, MSc, PhD, FRCS,
Consultant Orthopaedic Surgeon,
Leeds Teaching Hospitals, Leeds, UK
Senior Lecturer, School of Medicine,
Leeds University, UK

S.L. Whitehouse, PhD, GradStat
Research Fellow/Biostatistician,
Institute of Health and Biomedical Innovation,
Queensland University of Technology,
The Prince Charles Hospital,
Brisbane, Australia

J.P. Whittaker, FRCS (Tr & Orth),
Consultant Orthopaedic Surgeon,
Robert Jones & Agnes Hunt Orthopaedic
Oswestry, UK

M.J. Wilson, FRCS (Tr & Orth)
Hip Fellow
Princess Elizabeth Orthopaedic Centre,
Exeter, UK

译者前言

自20世纪60年代英国的John Charnley爵士首先采用低磨损理念设计并植入人工髋关节假体获得成功以来，髋关节置换手术技术和假体设计方面经过逐渐的改进与完善，临床疗效和假体远期生存率都取得了极大的提高，造福了广大的髋关节疾病患者，因此髋关节置换手术又被誉为“世纪手术”。

而与Charnley爵士同时期，在英国的埃克塞特，伊丽莎白公主骨科医院的Robert Ling教授和埃克塞特大学的Lee教授合作研究开发并推出了Exeter股骨柄，在前期进行了大量基础实验研究后，于1970年11月首次采用骨水泥技术植入人体。其后，伊丽莎白公主骨科医院的研究团队在总结临床结果的基础上，不断改进骨水泥技术和假体设计，Exeter骨水泥假体取得了巨大的成功和优良的临床结果，迄今已有术后33年的临床报告。Exeter假体作为骨水泥髋关节假体的优异代表至今仍然被广大的医生所使用，众多厂家也纷纷推出了仿Exeter假体设计的骨水泥假体，而Charnley骨水泥假体已逐渐淡出市场。伊丽莎白公主骨科医院的团队在完善髋关节初次手术的同时，联合荷兰奈美根大学骨科的医学团队，开创性地提出了髋关节翻修手术的股骨、髋臼打压植骨技术和骨水泥鞘内翻修技术，为解决复杂翻修手术提供了完整的解决方案和优良的临床结果，研究结果也获得了世界范围内同行的认可。

本书是伊丽莎白公主骨科医院的Exeter假体研究团队编写的关于Exeter假体和骨水泥技术的第一部专著，系统地介绍了40余年来Exeter假体演变发展的历史，详细介绍了现代骨水泥髋关节置换技术和翻修技术，其中包含了大量的研究团队独特的手术技巧和细节，是其他著作所没有的。本书记录了研究团队40余年来专注于此并不断创新追求的历程，激励着读者。本书作为少有的骨水泥髋关节置换技术的专著与教材，使读者从中可以系统地学到现代骨水泥技术和先进的打压植骨技术以及骨水泥鞘内翻修技术，是骨科医生的必备学习资料。

张克　田华　李子剑

目 录

导　语

R. S. M. Ling

关于全髋关节置换术的专著和论文不胜枚举，因此，想要在这个领域进行新的创作，需要有更加认真和严谨的态度。本书并不是一本关于全髋关节置换术的教科书，其创作的初衷是向读者展示在过去的40年间，在英国埃克塞特（Exeter），探索如何向患者提供可靠的骨水泥型髋关节置换以及假体植入技术改进方面所走过的历程。

实际上，埃克塞特大学对全髋关节置换术研究的兴趣，萌发于1964年9月在伦敦举办的英国骨科联合会年会。在那次会议上，来自英格兰东部城市诺里奇的GK McKee向人们介绍了他使用McKee-Farrar金属对金属假体的初步经验[1]。同样是在那次会议上，在McKee的学术论文小组讨论期间，英国著名骨科专家John Charnley带来了一位曾在英国莱庭顿医院髋关节外科中心接受金属-聚乙烯低摩擦全髋关节置换术的患者，出席会议的时候，那位患者已经能够正常地行走。McKee和Charnley在那次会议上所展示的经验和成果，与当时的外科医生在治疗髋关节骨性关节炎患者时所积累的经验大不相同。在那个年代，常见的一些治疗方法都不甚理想，股骨上段截骨术和髋臼置换术的结果有太多不可预测的因素，而接受关节融合术或Girdlestone髋关节成形术的患者，尤其是老年人，术后并发症的发生率又较高，另外，这四种手术的恢复期很长，患者术后通常要在医院痛苦地住很长一段时间，所以无论是对于医生还是患者，上述这些弊端都限制了当时这些手术方法的使用。而随着McKee和Charnley在这次会议上的推荐，人们突然发现还有这样的方法可以减少以前的那些手术给患者带来的痛苦，并在截骨或是髋臼成形术后提供良好的关节活动，同时也能够缩短患者的住院时间，使其拥有更加舒适的术后恢复过程。

这样的新发现在当时的成人关节重建领域称得上是一种变革，尤其对于那些为数不多、仍旧“幸存”下来并继续从事骨科手术的医生来说更是如此。新技术很快便在英国以及全世界范围内传播开来。然而它的影响还不仅仅限于髋关节领域。当时的外科医生已经发现，骨水泥固定技术同样可以用在其他的关节手术中。此后，由外科医生、工程师以及摩擦学、材料学、聚合物化学研究和病理学方面的专家、科学家参与的跨学科合作逐渐兴起，还在全世界范围内带动了假体产业的发展，其年收益可达数十亿英镑。

1965年4月，埃克塞特的伊丽莎白公主骨科医院（PEOH）开始在手术中使用McKee-Farrar假体。在1965—1969年间，共有300多个McKee-Farrar假体应用于临床。但是，术后人工关节的无菌性松动，甚至有时合并严重的骨溶解，逐渐成为了伊丽莎白公主骨科医院以及其他一些医疗机构的一个重要问题，在20世纪60年代后期以及70年代初期，随着手术后并发症数量的稳定攀升，人们对骨水泥型髋关节置换术最初的热情一下便消退了下来。当时，Wrightington医院在利用丙烯酸骨水泥固定假体方面获得了不错的临床效果[2,3]，但尽管如此，包括英国在内，全世界范围内有很多外科医生还是将自己在手术中遇到的困难归咎于这种技术。

在骨水泥的使用方面，逐渐形成了两种不同的观点。

有一些专家认为骨水泥本身便是问题所在，无论是从生物学角度出发，还是从机械功能角度考虑，骨水泥这种材质本身的特性就决定了它不适合用于手术。于是有人把骨水泥称作全髋关节置换术中的“薄弱环节”[4]，甚至还出现了“骨水泥病”[5]等词语。由此，假体固定技术的应用在一定程度上从骨水泥型转向了非骨水泥型，英国的Ring便是非骨水泥固定技术的早期拥护者[6,7]。

另外一些业内人士则认为，问题的关键并不在于骨水泥这种材料本身，而是怎么去使用它。Wrightington医院从开始使用骨水泥固定技术后，一直获得了较好的临床效果[2,3]，这一点可以作为支撑上述观点的例证。此外，还有一个也能够说明问题的事实是：在骨水泥型髋关节置换术后随访10年的时间里，全世界范围内所公布的关于术后出现股骨假体无菌性松动的调查数字中，最好的结果和最坏的结果在数字上的差异不小于10倍[8,9]。最好的数字记录显示骨水泥固定技术效果非常好[3,9]，并不存在材料本身决定骨水泥不适合关节置换术的问题，而最坏的数字记录则非常糟糕，令人惊讶。

直到1969年，当对在埃克塞特植入McKee-Farrar假体的患者进行随访，并拥有了足够多的影像学随访结果时发现，上述第二种观点可以解释以往失败的临床经验。此外，学者们还认为，金属对金属界面的磨损会影响手术的效果。基于这样的结果，学者们认为非常有必要更换植入物的类型，而以当时对全髋关节置换技术的了解及发展情况来看，Charnley金属对聚乙烯低摩擦人工关节应该是合理的选择。但是，当时的低摩擦人工关节置换术要通过股骨大粗隆截骨以完成髋关节的外侧入路[10]，而这种入路方法在埃克塞特的临床实践中并不常用。到1969年，埃克塞特的几乎所有全髋关节置换术均采用的是后方入路的术式。鉴于此，人们开始研发一种适用于髋关节后入路手术的假体，并以骨水泥进行固定。与此同时，关于如何优化丙烯酸骨水泥固定效果的研究也开展起来。

Exeter假体的早期发展

在对接受McKee-Farrar假体进行置换手术的患者进行影像学随访时发现，股骨假体颈领下方的股骨颈横断面的重吸收是经常出现的一种现象（参见1.3章节，图1.3-1）。这说明，这种颈领结构在人体内并不能很好地将载荷直接传递至股骨颈横断面，因此是多余的。于是有学者决定在新的股骨假体设计中移除这种颈领结构，并将假体柄的形状改为双面锥形（参见1.3章节，图1.3-2），同时也在考虑，在插入假体柄时如何能更好地将骨水泥注射至股骨的内膜表面。

埃克塞特大学工程学院参与了这项新技术的设计工作。人们制作出样品，对其进行应力传递比较试验后发现[11]，这种新的设计与当时（1969年）常用的假体柄在将载荷传递至股骨颈上端方面并无差异。鉴于这样的试验结果，伦敦斯普林特公司（London Splint Company）随后开始生产这种新假体，使用的材料是EN58J可延展性不锈钢[12]。在1970年11月底，伊丽莎白公主骨科医院将这种新假体投入到临床使用之中。设计者对这种新假体的表面粗糙度并没有做特殊的考虑，但依当时英国对EN58J不锈钢制定的生产标准要求[12]，所有假体的表面都进行了抛光处理。

在1969年，这样的假体柄还是一项比较激进的设计。因此，制造者们同意先把新假体的应用限制在埃克塞特大学内部，直到在这里积累了5年的临床应用经验后，再将其推广至其他市场。

另一方面，髋臼假体则采用了一种偏心状的设计，主要是为了最大程度地增加与股骨头相磨损处的超高分子量聚乙烯界面的厚度。髋臼杯由RCH1000超高分子量聚乙烯模压的棒状材料制作而成，并在空气中用2兆拉德强度的射线进行了消毒处理。

除了参与新假体的设计，埃克塞特大学工程学院还发明了用于假体植入手术的手术工具，最初的目的是为了保证假体植入位置的准确性。后来，还陆续发明了用于髋臼骨水泥加压[13]以及股骨骨水泥注入和加压[14]的器械。几年后，经过与荷兰奈美根（Nijmegen）大学骨科学系的合作，又生产出了用于翻修手术时打压植骨的手术器械[15]。

埃克塞特的基础研究

1. 骨水泥和骨水泥技术 在伊丽莎白公主骨科医院对Exeter® Hip假体系统进行早期临床应用的同时，埃克塞特大学工程学院还对骨水泥在骨科手术应用中的基本机械性能和热特性进行了更深入和广泛的研究[16-19]。包括骨水泥在临床上各种重要变量对其机械性能产生的影响[20]、股骨骨小梁的剪切强度和影响这种强度的骨水泥-骨接触面的相关因素[21]，以及后来的骨水泥固定技术多种可能性的体外研究[22]、影响骨水泥-骨接触面出血的因素[23,24]，等等，这些一并为埃克塞特大学从20世纪80年代后期以来使用且在临床上获得巨大成功[25]的骨水泥固定技术奠定了基础[14]。

当学者们认识到骨水泥所具有的黏弹性或许能够对Exeter假体柄在骨水泥套内的下沉现象具有调节作用时（参见1.3章节），便开始对骨水泥的这种特性展开大量的研究[26,27]，相关的内容在1.1章节和1.3章节中有详细的介绍。

2. 丙烯酸骨水泥对心血管系统的影响 在半髋关节置换和全髋关节置换术中，骨水泥的使用有时会使患者出现心血管系统的问题[28]，虽然这种情况出现的概率较低，但在20世纪60年代后期和70年代，还是引起了人们不小的忧虑。

在Homsy进行相关的研究后[29]，学者们起初认为，导致出现这种现象的原因，是人体吸收了骨水泥聚合反应中的单体甲基丙烯酸甲酯。为此，埃克塞特大学化学系和伊丽莎白公主骨科医院展开了一系列的研究[30-32]，发现单体甲基丙烯酸甲酯在生物体内的代谢很快，其先转化为甲基丙烯酸，然后借助甲丙烯酰基辅酶A进入三羧酸循环，最后加入进缬氨酸的合成路径[31]。在研究中并未发现单体甲基丙烯酸甲酯或甲基丙烯酸的聚集与血压变化之间有任何联系。后来，学者们发现出现心血管的问题是由脂肪栓塞所造成的，鉴于此，埃克塞特大学[33]以及其他一些机构[34]对如何预防使用骨水泥的患者出现心血管系统问题给出了一些针对性的建议，这些指导方针在临床实践中产生了很好的效果，埃克塞特的患者在围术期的低死亡率就是其证明（参见2.5和2.9章节）。

3. 股骨假体的功能 学者们对无颈领、锥形假体柄进行了研究，不仅是在理论上，而且还对其进行了试验，最初的手段是上文曾提到的应力传导比较试验。关于假体柄的后续研究工作，在1.3章节做了总结。此外，学者们还对影响着股骨假体功能的磨损过程进行了研究[35,36]，以利于更清晰地了解发生假体柄松动和股骨局灶性骨溶解的原因[37]。这部分内容请参见1.4章节。

Exeter假体的临床应用

关于Exeter假体的临床应用，在1.3章节、1.4章节以及第3～6章中都有涉及。需要说明的是，在骨水泥中起到锥体作用的抛光假体柄，即力锥形滑移型（taper-slip）假体柄[38]，很少会出现由于无菌性松动而需要翻修的情况。另一方面，多国的外科医生的临床经验均表明，无论是初次的关节置换，还是需要打压植骨的翻修手术（参见5章），Exeter Universal假体柄都是值得信赖且适合各个年龄组患者的（参见3.6章节）。Exeter假体由最初的“锥形滑移型”[38]和“压力封闭（force-closed）型”[39]假体柄，发展到如今以其为基础制作的各类假体柄至少有十几种。在长期的临床使用中，Exeter假体既体现出骨水泥固定下股骨假体在设计和功能上的特点，同时也展现出丙烯酸骨水泥在生物体内使用时所具有的黏弹性，而如果Exeter假体并未在临床上得到应用，这种特性就可能永远不会被发现。

在髋臼方面，尽管目前在技术和臼杯设计上取得了一些进步（参见1.5章节），且在防磨损聚乙烯材料的使用上也使人们对未来更加有信心，但与股骨柄假体相比，髋臼领域的发展还是略显逊色。

致谢

埃克塞特大学在全髋关节置换术上所取得的成绩和进步是众多科学工作者共同努力的结果，在这里，我认为很有必要向他们逐一表示感谢。在技术探索的过程中，有埃克塞特大学工程学院的研究生，更有来自英国、澳大利亚、比利时、巴西、加拿大、法国、中国香港、印度、新西兰、爱尔兰、南非、瑞典、美国等国家和地区的年轻骨科医生参与其中。荷兰奈美根（Nijmegen）的研究小组对打压植骨技术的发展（参见1.7、5.1和6.1章节）做出了重要贡献。Exeter Hip系列假体的制造商，包括伦敦斯普林特公司（London Splint Company）、美国好医公司（Howmedica）、美国史赛克公司（Stryker）和法国伯努瓦·吉拉尔公司（Benoist Girard），对假体的发展给予了不断的支持，其贡献不可低估。还需要感谢的有皇家德文郡和埃克塞特医院的 Alasdair Dow 医生及其所在的麻醉科，Marina Morgan 医生及其所在的微生物科，当然还有伊丽莎白公主骨科中心（PEOC）及其前身的理疗科、放射科和护理科的全体同仁。此外，伊丽莎白公主骨科中心（PEOC）的髋关节研究小组，特别是临床助理理疗师 Nita Wendover，对 Exeter 假体的不断发展起到了重要的推动作用。感谢在统计部门工作的 Ros Sculpher、Sandy Wraight 和 Zoë Tippett，正是由于他们能够及时跟进患者术后调查的最新资料，才使得临床数据变得非常可靠。多年来，Jonathan Cottingham 凭借其专业的 IT 知识，同样作出了重要贡献。最后，还要感谢伊丽莎白公主骨科中心的研究员、生物统计学家 Sarah Whitehouse 和音像出版及媒体经理 Sophie Kolowska，没有他们的帮助，此书也不可能顺利出版。

（李 杨 译）

参考文献

1. **McKee GK, Watson-Farrar J.** Prosthetic replacement of arthritic hips by means of the McKee-Farrar artificial hip joint. *J Bone Joint Surg [Br] 1965;47(1):185*
2. **Charnley J.** The long term results of low friction arthroplasty of the hip performed as a primary intervention. *J Bone Joint Surg [Br] 1972;54(1):61-76*
3. **Charnley J, Cupic Z.** The nine and ten year results of low-friction arthroplasty of the hip. *Clin Orthop Relat Res 1973;95:9-25*
4. **Collis D.** Femoral stem failure in total hip replacement. *J Bone Joint Surg [Am] 1977;59(8):1033-41*
5. **Jones LC, Hungerford DS.** Cement disease. *Clin Orthop Relat Res 1987;225:192-206*
6. **Ring PA.** Complete replacement arthroplasty of the hip by the Ring Prosthesis. *J Bone Joint Surg [Br] 1968;50(4):720-31*
7. **Ring PA.** Uncemented total hip replacement. *J R Soc Med 1981;74(10):719-24*
8. **Sutherland CJ, Wilde AH, Borden LS, Marks KE.** A ten-year follow-up of 100 consecutive Müller curved-stem total hip-replacement arthroplasties. *J Bone Joint Surg [Am] 1982;64(7):970-82*
9. **Older MWJ.** A 10 to 12 year follow-up study of Charnley arthroplasty of the hip. *J Bone Joint Surg [Br] 1984;66(2):299-300*
10. **Charnley J.** *Low friction arthroplasty of the hip. Theory and practice.* Springer Verlag, Berlin. 1979
11. **Ling RSM** *The history & development of the Exeter Hip.* Stryker Europe, Middle East and Africa, Montreux. 2nd ed. 2005
12. **EN58J.** *British Standard 3531-2 1962*
13. **Lee AJC, Ling RSM.** A device to improve the extrusion of bone cement into the bone of the acetabulum in the replacement of the hip joint. *Biomed Eng 1974;9(11):522-4*
14. **Fagan M, Gie G, Heyse-Moore GH, Lee AJC, Ling RSM, Timperley AJ.** The Exeter cementing technique in the femur. In: Duparc J, Morscher E, eds, *Surgical Techniques in Orthopaedics and Traumatology.* Paris, Editions Scientifique et Medicales Elsevier SAS. 2002:7-14
15. **Gie GA, Linder L, Ling RSM, Simon JP, Slooff TJJH, Timperley AJ.** Contained morselized allograft in revision total hip arthroplasty. Surgical technique. *Orthop Clin North Am 1993;24(4):717-25*
16. **Lee AJC, Ling RSM, Wrighton JD.** Some properties of polymethylmethacrylate with reference to its use in orthopaedic surgery. *Clin Orthop Relat Res 1973;95:281-7*
17. **Jefferiss CD, Lee AJC, Ling RSM.** Thermal aspects of self-curing polymethylmethacrylate. *J Bone Joint Surg [Br] 1975;57(4):511-8*
18. **Lee AJC, Vangala SS,Ling RSM, Vangala SS.** Fracture of acrylic bone cement. *Lancet 1976;2(7995):1142-3*
19. **Lee AJC, Ling RSM, Vangala SS.** The mechanical properties of bone cements. *J Med Eng Tech 1977;1(3):137-40*
20. **Lee AJC, Ling RSM, Vangala SS.** Some clinically relevant variables affecting the mechanical behaviour of bone cement. *Arch Orth Traum Surg 1978;92(1):1-18*
21. **Halawa M, Lee AJC, Ling RSM, Vangala SS.** The shear strength of trabecular bone from the femur and some factors affecting the shear strength of the cement-bone interface. *Arch Orth Traum Surg 1978;92(1):19-30*
22. **Fagan MJ, Heyse-Moore GH.** Penetration and flow of bone cement in the femur during total hip replacement surgery. In: Fagan MJ, *A finite element analysis of femoral stem design in cemented total hip replacement.* PhD Thesis, University of Exeter, Devon, UK; 1984:58-81
23. **Heyse-Moore GH, Ling RSM.** Current cement techniques. In: Marti RK, ed. *Progress in Cemented Hip Surgery and Revision.* Amsterdam, Excerpta Medica, 1982:71-86
24. **Benjamin JB, Volz RG, Gie GA, Ling RSM, Lee AJC.** Cementing technique and the effects of bleeding. *J Bone Joint Surg [Br] 1987;69(4):620-4*
25. **Williams HDW, Browne G, Gie GA, Ling RSM, Timperley AJ, Wendover N.** The Exeter Universal cemented femoral component at 8 to12 years – a study of the first 325 hips. *J Bone Joint Surg [Br] 2002;84(3):324-34*

26. **Lee AJC, Perkins RD, Ling RSM.** Time dependent properties of poymethylmethacrylate bone cement. In: Older J, ed. *Implant Bone Interface*. London, Springer Verlag. 1990:85-90

27. **Lee AJC, Ling RSM, Gheduzzi S, Renfro JR.** Factors affecting the mechanical and viscoelastic properties of acrylic bone cement. *J Mater Sci Mat Med 2002;13(8):723-33*

28. **Durbin FC, Jeffery CC, Jones GB, Ling RSM, Scott PJ, Woodyard JE, Wrighton JD.** Cardiac arrest and bone cement. *BMJ 1976;4(5728):176*

29. **Homsy CA.** Prosthesis seating compounds of rapid cure acrylic polymer. *National Academy of Science American Academy of Orthopaedic Surgeons Joint Workshop on Total Hip Replacement and Skeletal Attachment, November. 1969*

30. **Corkill JA, Lloyd EJ, Hoyle P, Crout DHG, Ling RSM, James ML, Piper R.** Toxicology of methyl methacrylate: The rate of disappearance of methyl methacrylate in human blood 'in vitro'. *Clin Chim Acta 1976;68(2):141*

31. **Crout DHG, Lloyd EJ, Singh J.** Metabolism of methyl methacrylate: evidence for metabolism by the valine pathway of catabolism in rat and in man. *Xenobiotica 1982;12(12):821-9*

32. **Crout DHG, Corkill JA, James ML, Ling RSM, Lloyd EJ.** The circulation and metabolism of methyl methacrylate during hip arthroplasty and its relationship to hypertension. *J Bone Joint Surgery [Br] 1979;61(4):515-6*

33. **James ML.** Anaesthetic and metabolic complications. *In: Ling RSM, ed. Complications of total hip replacement.* Edinburgh, London, Melbourne, New York: Churchill Livingstone, 1984;1-17

34. **Byrick RJ, Bell RS, Kay JC, Waddell JP, Mullen JB.** High-volume, high-pressure pulsatile lavage during cemented hip arthoplasty. *J Bone Joint Surg [Am] 1989;71(9):1331-6*

35. **Hale D, Lee AJC, Hooper R, Ling RSM,** The production of acrylic cement and metal debris by the femoral component in cemented total hip replacement. *J Bone Joint Surg [Br] 1990;72(6):1090*

36. **Howell JR, Blunt LA, Doyle C, Hooper RM, Lee AJC, Ling RSM.** In vivo surface wear mechanisms of femoral components of cemented total hip arthroplasties, the influence of wear mechanism on clinical outcome. *J Arthroplasty 2004;19(1):88-101*

37. **Anthony PP, Gie GA, Howie CR, Ling RSM.** Localised endosteal bone lysis in relation to the femoral components of cemented total hip arthroplasties. *J Bone Joint Surg [Br] 1990;72(6):971-9*

38. **Shen G.** Femoral stem fixation. An engineering interpretation of the long-term outcome of Charnley and Exeter stems. *J Bone Joint Surg [Br] 1998;80(5):754-6*

39. **Huiskes R, Verdonschot N, Nivbrant B.** Migration, stem shape, and surface finish in cemented total hip arthroplasty. *Clin Orthop Relat Res 1998;355:103-12*

第 1 章

全髋关节置换基础科学

1.1 聚甲基丙烯酸甲酯骨水泥的特性

A. J. C Lee

什么是骨水泥?

在埃克塞特（Exeter）用于固定假体的骨水泥是一种自凝性聚合物，称作聚甲基丙烯酸甲酯（polymethylmethacrylate，PMMA）。有许多种类的骨水泥可供选择[1]，它们都是由聚合的粉剂和单体的水剂两部分构成。其主要成分如下：

（1）聚合的粉剂由 PAMA 组成，在某些骨水泥中是一种甲基丙烯酸甲酯（MMA）的聚合体［Simplex® 中是甲基丙烯酸甲酯/苯乙烯的聚合体（Stryker Orthopedics，Mahwah，NJ，Palacos®R 中是甲基丙烯酸甲酯/丙烯酸甲酯的聚合体（Merck，Biomaterial，Darmstort，Gm）］，粉末的直径在 10～35μm 之间。另外，粉剂中包含直径在 1～10μm 的显影剂（多数为硫酸钡，例如 Simplex；也有使用二氧化锆，如 Palacos）和启动剂（过氧化苯甲酰）。启动剂是在粉剂和水剂混合后启动水剂中的单体发生聚合反应。

（2）单体的水剂由 MMA、催化剂（二甲基对甲苯胺）和抑制剂（对苯二酚）组成。抑制剂防止液态 MMA 单体发生聚合；当水剂和粉剂混合后，催化剂和启动剂反应形成的基团可以触发液态 MMA 单体发生聚合反应，形成线性、非晶体状的聚合物，单一聚合链可包含多达 10^5 个分子。

在 Kühn 的书[1]中可以找到绝大多数商用骨水泥的详细剂型。

粉剂中可能混合有粉状的抗生素，这可以在假体周围的局部区域形成即刻的保护以对抗感染。多种骨水泥提供预先混合抗生素的产品；含庆大霉素的 Palacos 和含红霉素与黏菌素的 Simplex P 也许是最常使用的品种。最近，Simplex P 开始提供含妥布霉素的抗生素骨水泥。在关节置换中，医生遇到特殊情况，决定采用不同类型或者需要额外添加其他抗生素时，抗生素必须是粉剂（而不是液体），且必须加入到骨水泥的粉剂中。骨水泥聚合时会达到较高的温度，因此抗生素必须具备热稳定性。在骨水泥中手工添加抗生素不易混合均匀（不如市售的成品抗生素骨水泥），抗生素易凝结成团，这会显著降低骨水泥的强度。绝大多数市售抗生素骨水泥在 40g 的粉剂中含有 1g 抗生素。对于有效预防细菌感染，这是推荐手工添加的最低剂量，而最高可以加至 3～4g 的抗生素。

聚合过程是一个产热的化学反应，每摩尔 MMA 释放 52kJ 的热量。产生的热量增加了骨水泥的温度。根据体外骨水泥标准试样测定的最高温度，并不代表在体内骨和骨水泥界面也会达到此温度[2]。任何部位所能达到的温度取决于聚合的骨水泥量所产生的热量，以及周围物质的热传导特性——也就是热量能否被周围物质轻易吸收。据估计，体内达到的最高温度要低于使与骨水泥接触的骨组织产生不可逆损伤的温度[3]。

从开始混合到骨水泥完全固化的时间取决于粉剂和水剂在混合前环境的温度——例如 Simplex P 在 18℃时，固化时间大约 14 分钟，但是同样的骨水泥在 24℃时，固化时间却只有大约 8.5 分钟；也就是说，骨水泥所处的环境温度每升高 1℃，固化的时间就缩短大约 1 分钟。通常骨水泥固化时间为 8～14 分钟，医生常常使用锐器触碰骨水泥判断其是否变硬，而即使骨水泥完全变硬后，液态的单体也并没有完全聚合。在固化期，大约 95%的单体发生聚合[1]；剩下的 5%分散在聚合体中，通过单个分子的弥散，直到遇到聚合链末端的自由基后，则继续发生聚合。随着聚合的进程这种聚合反应逐渐变慢；3～4 周后骨水泥中残余的单体比例减少到 0.5%。这种滞后的聚合固化解释了骨水泥在最初4周机械特性发生改变的原因；名义上骨水泥即刻固化，但此时相对比较柔韧，并将不断发生蠕变和应力松弛，随着时间的推移，骨水泥变得越来越硬。

当液态的MMA单体聚合时体积会缩小——如果是纯MMA单体聚合成PMMA，则体积缩小大约21%。由于液态的MMA和已经聚合的PMMA粉剂以⅓水剂比⅔粉剂的比例混合，因此理论上体积缩小约7%。由于空气混入或者单体挥发在骨水泥中形成孔隙，以及聚合后期摄入水分，减少了骨水泥聚合时体积的缩小；而真空搅拌降低了骨水泥的孔隙率，因此增加了骨水泥体积的缩小；比如，Gilbert等[4]的研究显示Simplex P在手工混合时体积缩小大约5.1%，而在真空搅拌时缩小约6.7%。

在手术室内，从开始混合到在患者体内使用，不同骨水泥的聚合过程在黏度/时间曲线上表现出明显的不同。骨水泥可分为低黏度、中等黏度和高黏度三种[1]。例如CMW® 3（Wright Medical Technology Inc，Arlington，TN）就属于低黏度骨水泥，Surgical Simplex P属于中等黏度骨水泥，而Palacos则是高黏度骨水泥。图1.1-1显示了三种类型骨水泥大致的黏度/时间曲线；黏度用非特定单位表示，即纵坐标的单位只表示黏度从低到高的变化，而数字并不代表实际测量的黏度值。在纵坐标单位2.0～5.0之间可看作是骨水泥的工作期；这期间的骨水泥黏度适于填充入骨髓腔，加压，并植入假体。低黏度的骨水泥（例如CMW3）在一般的临床工作中很难使用。在混合后相当长的一段时间内，它们的黏度仍然很低，在此期间不易操作（此时骨水泥非常稀，流动性很好），因此它们的工作期很短。高黏度骨水泥（例如Palacos）混合后可以很快使用，但是当使用骨水泥枪或者加压装置时，最好事先预冷以延长它们处于低黏度期的时间。在翻修术中，当使用带锥度、小口径的骨水泥枪时，会遇上严重的问题——室温下（18～22℃）高黏度的骨水泥很难从标准口径的管腔中挤出，而如果使用细枪管，则更难挤出。中等黏度骨水泥（例如Surgical Simplex P）的特性则“在两方面都处于最佳”状态——它通过工作期的过程比较平缓和确定，允许医生有足够时间填塞，加压骨水泥进入松质骨内，并按照需要植入假体。它可以在室温下使用标准口径或细口径的枪管操作。埃克塞特小组的医生已经使用Surgical Simplex P超过35年。普通骨水泥和抗生素骨水泥的特性类似，例如含抗生素的Simplex P和普通的Simplex P表现一致。不同骨水泥的工作时间和固化时间是不同的；例如，20℃时，Simplex P的工作时间在4～7.5分钟之间，固化时间在10.5分钟，而Palacos的工作时间在1.5～5.5分钟，固化时

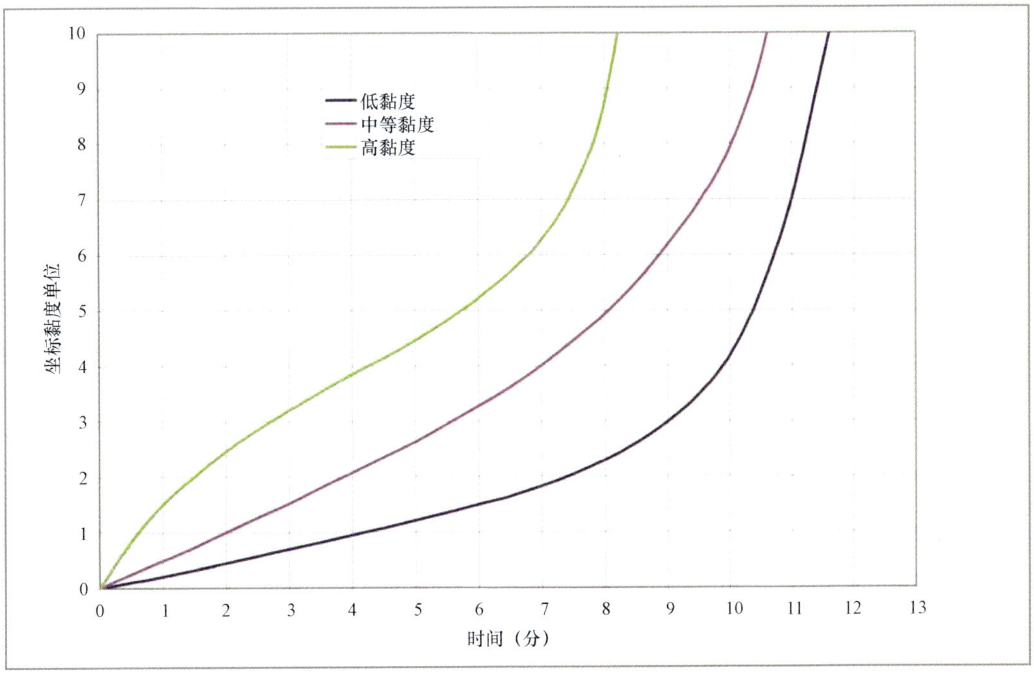

图1.1-1 低黏度、中等黏度和高黏度骨水泥的黏度/时间曲线示意图

间为8分钟[1]。

PMMA骨水泥的机械特性

聚甲基丙烯酸甲酯骨水泥的机械特性有标准的规定[2]。标准要求最低抗压强度（最小70MPa）、折弯强度（最小50MPa）和折弯模量（最小1800MPa）。标准没有要求剪切力、张力或疲劳强度，以及蠕变和应力松弛的特性。2002年，瑞典国家髋关节置换登记系统[5]报道93%的髋关节置换采用骨水泥固定，最常见的失败原因是假体无菌性松动。假体无菌性松动主要包括由于剪切力或者张力超负荷，或由于磨损颗粒和关节腔内静水压力变化的联合作用，引起骨水泥-骨界面的失败。由压应力或者屈服应力引起的失败很罕见，即使有的话也很少；因此，骨水泥的标准对于控制材料的质量非常有用，但对于特定的某种骨水泥而言，即使其符合标准，也未必一定满足临床需求。

以下的一些内容阐述了骨水泥在进入临床使用之前，必须对它短期和长期的特性进行评估。

PMMA骨水泥的短期特性

骨水泥的短期特性是通过将骨水泥制成长方体或圆柱体试样，然后在传统的材料力学机上测试获得的。标准[2]要求在制成试样后24±2小时内开始测试。由于在聚合固化后的这段时间内，骨水泥的特性变化很快，因此需要将试样储存在37℃恒温的生理盐水中，放置4～5周进行测试，以使得结果更稳定、更具代表性。

根据Saha和Pal[6]以及Lewis[7]和Kühn[1]提供的PMMA骨水泥平均短期强度的数据如下：

抗拉强度	35.3MPa
剪切强度	42.2MPa
抗压强度	93.0MPa
折弯强度	64.2MPa
弯曲模量	2552MPa

可以看到PMMA骨水泥抗压不抗拉，弹性模量较低（不锈钢或钴铬合金的弹性模量大约为200×10^3MPa，皮质骨大约为20×10^3MPa，而PMMA大约为2×10^3MPa）。正是由于这一特性，对于PMMA骨水泥而言，最佳负荷是压应力——也意味着骨水泥必须和松质骨形成微交锁，这样皮质骨才能对产生的压力负荷提供足够的支撑。临床中，在应力主要分布的区域，骨水泥和松质骨形成一种复杂的复合材料，从100%骨水泥的一侧，逐渐过渡到骨水泥-骨复合体，然后到100%骨质这一侧。松质骨像支柱一样支撑骨水泥，一头是骨水泥，另一头是骨质，传递压应力。可能的情况下，应尽量避免骨水泥承受折弯、剪切和张应力。

在实验室内测试骨水泥时，由于试样准备方法不一致，测试强度的结果也不一样。Brown和Barger[8]发现和体温下制成的试样相比，在室温环境下制成的试样弯曲强度要高。他们同时发现薄试样的强度要比厚试样的高。

发生强度差异的原因很复杂，包括了薄试样孔隙率的影响，以及在较高温度下聚合时降低了聚合物的分子量。但目前还不清楚Brown和Barger提到的这种强度差异是否具有临床意义。

PMMA骨水泥的长期特性

骨水泥需要在患者体内发挥长期功能——Exeter®髋关节系统（Stryker Orthopedics，Mahwah，NJ）使用骨水泥已经超过33年[9]。为使骨水泥在患者体内发挥长期功能，需考虑两个因素：首先，材料短期强度随时间变化的规律；其次，骨水泥的长期黏弹特性是如何影响功能的？

有报道将前面列举的PMMA骨水泥的短期强度和从患者体内使用了15～24年后取出的骨水泥进行了比较[10]。测试结果显示在体内发挥相当长时间的功能以后，骨水泥仍然具备可接受的机械特性，与时间相关的蠕变和应力松弛（如下所述）的特性仍很明显。联想到髋关节置换长期的临床结果，表明骨水泥在人体内可以长期发挥理想的功能。但PMMA骨水泥在体内最终的结果（如果其始终存在的话）仍未可知。

PMMA骨水泥的长期黏弹特性是蠕变、应力松弛和疲劳强度。

PMMA骨水泥的蠕变

蠕变的定义是试样在持续应力作用下随着时

间发生的应变。通常，金属只在达到其熔化温度的0.4倍时才开始产生蠕变（例如，不锈钢在400℃发生蠕变）。骨水泥聚合物在体温下的蠕变很明显，因此用于人工关节置换时必须要加以考虑。聚合物的结构允许发生蠕变——PMMA是一种线性、非结晶型的聚合物，它的长链分子缠绕在一起形成块状的物质。长链的PMMA是由MMA分子通过稳定的共价键结合组成的。链与链之间通过较弱的次级键连接，它们受到环境的影响，例如温度。当温度从室温向体温过渡，并逐渐升高至玻璃软化温度（大约90℃），链之间的次级键逐渐变弱，允许链之间互相滑动。蠕变即显示的是较弱的次级链之间的连接，允许长链间缓慢滑动；滑动发生在链没有缠绕或打结的部位。链之间的缠结赋予材料形状记忆能力——在应力作用下材料形变为更有序的状态，在去除应力后材料发生一定的复原，成为初始的缠绕状态。由于链的连接受到周围环境因素的影响，因此当测试PMMA骨水泥的黏弹性时，很重要的一点是必须将材料置于适当的环境中——37℃恒温生理盐水是绝大多数研究最常用的环境，但也有许多测试是在其他环境中完成的，如，髓腔内的脂肪和小牛血清等。但其实所有的测试都应该在体温下进行[11]。在37℃生理盐水中，对PMMA骨水泥长方体试样进行持续压力作用下的四点折弯试验，其典型的结果（图1.1-2）显示，所有的PMMA骨水泥都发生蠕变，而在两种最常使用的骨水泥中，Palacos R骨水泥的蠕变明显大于Simplex P。图1.1-2中显示的结果是骨水泥已经制备

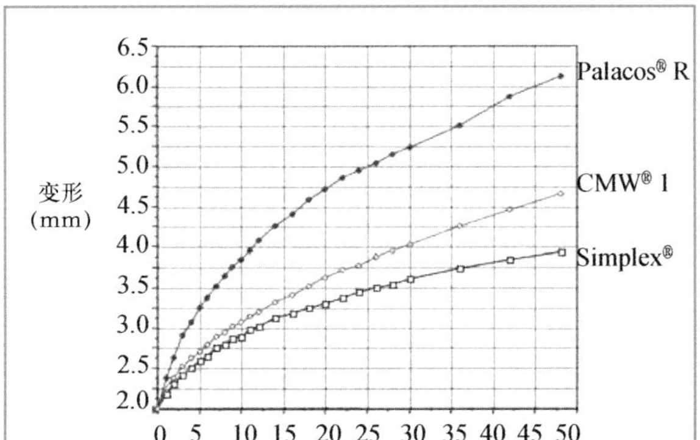

图1.1-2 PMMA骨水泥的蠕变；四点折弯试验，已制备7天的骨水泥，随着时间发生中间变形，37℃

了7天后开始测试的。随着时间的推移，当4～6周后聚合固化有效完成后，蠕变率大大降低。但即使在经历相当长的时间后，骨水泥的蠕变也没有停止—— 在体内15～24年后[10]的标本仍然可以测到蠕变，在Exeter柄的长期回顾中也曾发生类似情况（在超过25年后仍然有证据表明柄在骨水泥鞘中持续下沉）[9]。

PMMA骨水泥的应力松弛

应力松弛的定义是材料在应变保持不变的状态下，应力随时间延长逐渐降低。在原理上，聚合物内产生应力松弛的机制和发生蠕变的机制是一样的。随着应力松弛，材料发生形变（将长链分子和它们之间的连接置于应力作用下），这种形变是链之间的解锁打开。当材料处于形变状态下，由于应变产生变形的次级链之间可以彼此产生滑动（和蠕变一样），逐渐出现应力降低。和蠕变一样，所有PMMA骨水泥均有应力松弛；应力松弛多数在张力作用下发生（此时次级链被拉伸更容易发生滑动），但同样也可以在压应力和剪切力作用下发生。

PMMA骨水泥的疲劳现象

疲劳是重复循环载荷产生的影响，尽管这种循环载荷低于使材料发生折弯的单一载荷力。例如，对PMMA试样加载一个载荷产生应力导致材料折弯断裂——这称之为材料的极限强度。如果对同样的试样加载一个仅有一半极限强度的载荷，那么这种载荷必须持续不断，并且做持续、大量的移除/加载的重复循环，可能在10^4～10^5次循环以后材料才发生断裂。这就是疲劳强度的特点，循环载荷的累积对材料的损伤最终导致试样断裂。PMMA骨水泥不存一个应力水平，当低于此水平时不发生材料断裂（不像许多金属那样有所谓的“疲劳极限”）。因此，当患者对假体和骨水泥每年加载10^6次循环负荷，可以认为，在体内，骨水泥的疲劳断裂是不可避免的。然而，疲劳断裂并非在每一例获长期结果的临床病例中都有发生，因此不禁要问，在髋关节置换后长期生存的患者体内骨水泥到底发生了怎样的变化？已知材料的疲劳断裂通

常发生在张应力集中的部位。如上所述，在合适的条件下，应力松弛可以降低张应力——在体内，这种情况在压力封闭型柄中发生（但对于锥形滑移型柄而言，可能在骨水泥中并无残余的环形张力应变存在），当在夜间睡觉时运动量大为减少，关节的载荷相对去除。当使用锥形、无颈领、抛光柄时，每天都会在骨水泥中产生张应力，引起股骨柄在骨水泥鞘中单向微动（微下沉），当负荷减小时发生应力松弛[12]；因此，当使用压力封闭型柄的时候，骨水泥有对抗疲劳失败的自我保护机制。

关节假体失败的主要原因通常认为是骨水泥的疲劳失败。尽管在失败的时候检查发现骨水泥鞘的疲劳裂缝，但是这种裂缝引起失败的证据仍不能令人信服。实际上，在术后的最初几个星期就可以预见未来假体潜在的失败[13-15]（而此时，只有少量的负荷循环加载在骨水泥上），这也表明疲劳损伤（包含上万个负荷周期）不是以后发生失败的主要原因。

PMMA骨水泥的混合——使用真空搅拌系统

多年前，手术室中混合骨水泥的方法就已经发生了改变；现在有许多混合系统可以提供在部分真空状态下混合骨水泥，从而减少骨水泥中的孔隙，这些方法已在普遍使用。问题是——骨水泥中的孔隙对临床结果有何影响？

当20世纪60年代末期骨水泥首次在临床使用时，是在手术室内用一个碗，通过手工调和的方法将两种成分混合。采用这种方法混合的骨水泥中包含孔隙、空气产生的气泡以及单体挥发产生的气泡。70年代早期，由于担心骨水泥中的单体会对患者的心血管系统产生影响，认为混合时快速搅拌可以减少骨水泥中单体的数量，从而减少患者接触骨水泥单体[16]。在埃克塞特的工作中，有一组包括35例髋关节置换的患者，使用骨水泥时采用快速搅拌，频率5～6Hz，在这些髋关节置换中骨水泥出现明显的孔隙。这35例占这组433例髋的8.08%[9]。截止到2003年，35例髋中有1例（已经经历过1次翻修）因为股骨假体的无菌性松动进行了翻修，发生率是2.86%。其余的398例髋，也是截止到2003年末，13例因为股骨假体的无菌性松动而翻修，翻修率3.27%。从本组临床数据看，骨水泥孔隙率增加的35例髋并没有因此出现无菌性松动失败率的增加。因此，骨水泥的孔隙率也许对"压力封闭型"柄的长期表现影响并不显著。在Ling和Lee[17]发表的文章中也可以找到一些关于骨水泥孔隙率的观点。毫无疑问，在实验室中，采用真空搅拌，没有孔隙的骨水泥在测试时有更好的耐疲劳表现。疲劳测试是将骨水泥试样置于10^6～10^7持续循环载荷下，通常是单一模式（张力/张力，或者折弯力）。由于测试时没有时间允许发生蠕变，或者进一步发生应力松弛（这需要在持续的应变下发生），因此这种测试不能代表骨水泥在体内发生的实际负荷情况。当然，骨水泥具有更好的抗疲劳能力则更为理想（显然疲劳强度差不是一件好事），但没有证据表明真空搅拌可以取得更好的临床结果。而在一些手术室中，手术人员对混合时单体挥发产生的气味含有不愉快的感受，这也成为使用密闭混合系统以防止单体挥发的一个理由。混合系统是否需要在"真空"压力下，或者只是轻微降低压力，以去除挥发的气体，目前仍然存在争议。

总结

骨水泥用于长期固定假体。在患者中使用超过35年的经验，已经证明骨水泥的长、短期特性都适于发挥固定的功能，因此，骨水泥作为一种固定假体的材料在埃克塞特被用于所有年龄段的患者。

（蔡 宏 译）

参考文献

1. **Kuhn K-D.** *Bone cements.* Berlin: Springer-Verlag. 2000
2. **BS ISO 5833:2002** *Implants for surgery – acrylic resin cements.* British Standards Institution, June 2002
3. **Jefferiss CD, Lee AJC, Ling RSM.** Thermal aspects of self-curing polymethylmethacrylate. *J Bone Joint Surg [Br] 1975; 57(4):511-8*
4. **Gilbert JL, Hasenwinkel JM, Wixson RL, Lautenschlager EP.** A theoretical and experimental analysis of polymerization shrinkage of bone cement: a potential major source of porosity. *J Biomed Mater Res 2000;52(1):210-8*

5. **Malchau H, Herberts P, Garellick G, Söderman P, Eisler T.** Prognosis of total hip replacement. Scientific exhibit, 69th annual meeting of the AAOS, Dallas USA, Feb 2002

6. **Saha S, Pal S.** The Mechanical properties of bone cement: a review. *J Biomed Mater Res 1984;18(4):435-62*

7. **Lewis G.** Properties of acrylic bone cement: state of the art review. *J Biomed Mater Res 1997;38(2):155-82*

8. **Brown SA, Barger WL.** The influence of temperature and specimen size on the flexural properties of PMMA bone cement. *J Biomed Mater Res 1984;18(5):523-36*

9. **Ling RSM, Charity J, Lee AJC, Whitehouse SL, Timperley AJ, Gie GA.** The long-term results of the original Exeter polished cemented femoral component – A follow-up report. *J Arthroplasty 2009;24(4):511-7*

10. **Chaplin RPS, Lee AJC, Hooper RM, Clarke M.** The mechanical properties of recovered PMMA bone cement: a preliminary study. *J Mater Sci Mater Med* 2006;17(12):1433-88

11. **Lee AJC, Ling RSM, Gheduzzi S, Simon J-P, Renfro RJ.** Factors affecting the mechanical and viscoelastic properties of acrylic bone cement. *J Mater Sci Mater Med 2002;13(8):723-33*

12. **Lee, AJC.** The time dependent properties of polymethylmethacrylate bone cement: the interaction of shape of femoral stems, surface finish and bone cement. In: Learmonth I, ed. *Interfaces in total hip arthroplasty.* Berlin: Springer-Verlag, 1999:11-19'

13. **Ritter MA, Zhou H, Keating CM, Keating EM, Faris PM, Meding JB, Berend ME.** Radiological factors influencing femoral and acetabular failure in cemented Charnley total hip arthroplasties. *J Bone Joint Surg [Br] 1999;81(6):982-6*

14. **Freeman MA, Plante-Bordeneuve P.** Early migration and late aseptic failure of proximal femoral prostheses. *J Bone Joint Surg [Br] 1994;76(3):432-8*

15. **Karrholm J, Borssen B, Lowenhielm G, Snorrason F.** Does early micromotion of femoral stem prostheses matter? 4-7-year stereoradiographic follow-up of 84 cemented prostheses. *J Bone Joint Surg [Br] 1994;7(6):912-7*

16. **Lee AJC, Ling RSM, Wrighton JD.** Some properties of polymethylmethacrylate with reference to its use in orthopedic surgery. *Clin Orthop Relat Res 1973;95:281-7*

17. **Ling RSM, Lee AJC.** Porosity reduction in acrylic cement is clinically irrelevant. *Clin Orthop Relat Res 1998;355:249-53*

1.2 骨水泥型假体固定的原理

M. Fagan, *R. S. M. Ling*

引言

所有骨科医生都知道，关节置换术后良好的功能取决于假体部件在对应骨质部分上获得满意的固定。

在阐述使用骨水泥固定假体的原理之前，先简单讨论一下关节置换中“固定”一词的含义。在《简明牛津词典》中对“固定”一词的定义是被“固定的”或者“使成为固体的过程”。在人工关节置换中对假体使用“固定”一词，是指假体和宿主骨之间在承受应力负荷时绝对没有移动。但这是一种误解，来自于普遍的原理[1]、死亡后的研究[2-3]以及放射立体照相测量分析法（RSA）[4-6]等许多有力的证据表明，无论是否使用骨水泥，在每一个载荷周期，假体和骨之间都会发生微动，而在负荷去除后则发生复原（图 1.2-1）。

尚不清楚发生这种运动的确切部位和幅度，但必定存在个体间的差异，因为除了术后恢复期间，假体和骨之间的结合部位生长的连接组织（界面）会产生影响外，还存在许多其他因素。增加负荷、手术操作失误、过度的磨锉、支撑骨薄弱等都可以削弱界面骨结构的强度（1.4 章节阐述了不同的原因），从而导致这种微动不断增强。在持续相应的载荷循环下，可能到达这种运动无法复原的程度（图 1.2-2），此时将出现假体的移动（如垂直的箭头所指），例如，在持续的载荷循环下不复原的移动（图 1.2-3）。

随着时间推移，假体相对宿主骨发生的移动，只能通过一系列的放射立体照相测量分析方法监测，而不是通过组织学观察[7]。因此在影像学上不论是看到骨质变得致密或是骨质破坏，抑或是二者兼而有之，只要这种变化速度很快或者范围很广的话，即意味着假体的松动。除了在术后的早期阶段会发生良性的移动以外，在

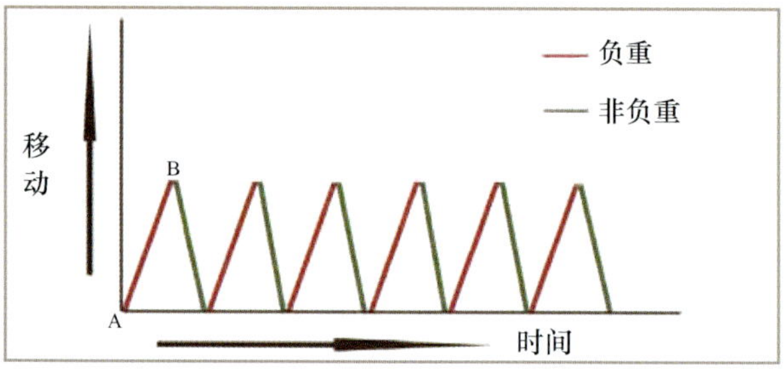

图 1.2-1 图中显示，假体与骨结合后，必定发生循环的、可复原的微动。A 为加载负荷（开始于负重行走周期），B 为负荷去除时（非负重行走周期）

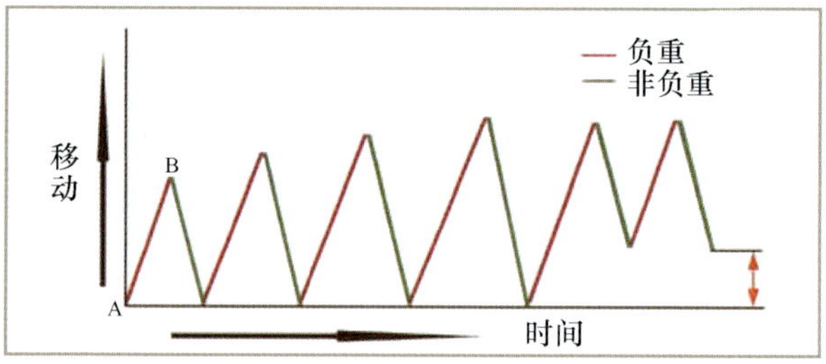

图 1.2-2 图中显示不断增加的循环微动。负荷方式同上，垂直的箭头表示移动距离

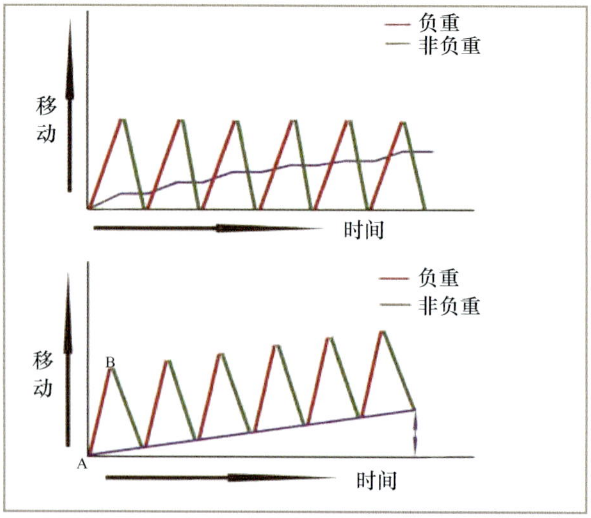

图 1.2-3 图中显示可复性的微动和移动之间的差异。在持续负荷周期下并随着时间的延长，移动是一种不可恢复性的微动

日常的活动负荷周期下，所有的假体都会和骨之间存在可逆性的微动，但并不都存在移动[8]。显然移动都是伴随着循环负荷下的微动发生，但并非所有的移动都能够复原。而在部分患者中，无论是负荷下的循环微动还是移动，都可以出现可感知的明确症状[4]。

以上的论述必须和实际的情况对应起来看，在体内，应力作用于骨端或者通过肌肉作用于肌肉的骨止点部位，从而使骨产生明显的应变。事实上，这意味着假体被“固定”在一个移动的物体上。概而言之，“固定”，从实践的角度讲是关于控制假体和骨之间的移动，因此是一个非常复杂的问题。

关于假体固定的一些基本的事实

最初所有骨内植物的固定，从人工关节假体到螺钉、钉子、钉板、斯氏钉等等，不管是骨水泥或者非骨水泥的，都取决于在内植物（包括使用的骨水泥）和宿主骨之间形成机械的锁定。

主要由手术医生来建立这种锁定，锁定的强度取决于手术中使用的工具和技术，以及锁定时和锁定后一定时间内骨的强度。

进行内植物植入准备时，在植入物和骨接触的部位造成机械性和血管性的损伤，无疑会引起植入物周围的骨坏死[9-10]，许多作者发现使用髓腔钻股骨扩髓将会导致股骨皮质的内三分之二去血管化[11-12]。因此，在早期，植入物（无论是否使用骨水泥）是“固定”在死骨上的。

早期死骨的去除和内植物周围骨床的愈合将引起炎症反应。医生的手术操作能否让假体获得最初的机械交锁而稳定，则对内植物周围骨床的愈合起主要作用[13-14]。这也决定了连接部位的组织的特性，这些组织随后会分隔假体和骨。只有当初始稳定性足以限制循环负荷下假体（包括使用骨水泥时的骨水泥自身）和骨之间的微动，其幅度小到某种程度，目前已知最小在25～75μm[15]（尽管当假体表面有生物活性的涂层时可以更多一些[16]），骨组织可以表现其基本的愈合潜能，从而和假体形成一种非常紧密的接触[17]，在骨组织和假体之间不形成一层细胞层，而是由一层几个微米的很薄的蛋白多糖所分隔。虽然至今对这一术语仍然存在争议，但习惯称这种接触为“骨整合”[18]。无论如何，手术医生的目标是获得假体（包括骨水泥）和骨之间紧密的结合，方可达到防止或限制假体晚期的移位，同时也阻止骨水泥-骨界面之间液体的流动和微粒的进入。

最初的机械微交锁失败未达足够的稳定性，将导致界面之间出现一层界膜组织结构，本质上是一层达2mm或更厚的纤维组织膜[19-22]，它位于一层薄而致密的骨板上。已有实验研究很好地证明了纤维膜和骨板的形成[16]。尽管当使用骨水泥时，界膜的细胞成分通常会不一样，但无论是否有骨水泥存在，这种现象都会发生。临床上可以看到很多与界膜相关的例子，如三翼型的髋螺钉（图1.2-4a）周围[20]或者非骨水泥固定的Austin-Moore假体（图1.2-4b）周围，或者是“固定”不佳的骨水泥假体周围的透亮线[21-24]（图1.2-4c）。

在同一假体的不同部位经常同时发生骨整合和纤维界膜[3]，尤其是假体在髓腔内的部分很长。大量的纤维组织/界膜层具有一定的机械和静水压等特性，由于它们的弹性模量较低，在载荷下可以释出水分，在移除载荷后又可以重新吸收水分[25]。因此，当假体和骨组织之间出现由载荷诱导的循环运动的振幅增加时，则静水压的影响和压力的变化可以导致骨结构破坏、假体的移位和松动[26]（参见1.4章节）。

从长远看，界面之间的结构和使用的假体的几何形状必须能将负荷传递至周围的骨，以维持界面的机械整合不受破坏（参见1.4章节）。

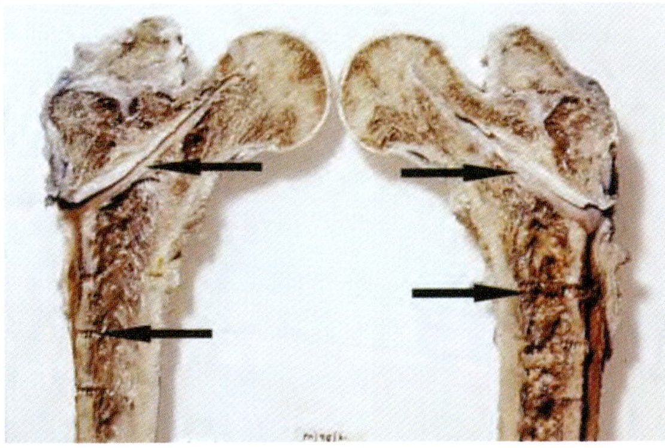

图1.2-4 a. 转子间骨折后植入三翼型钉板后的组织反应。骨折后植入钉板和螺钉，在骨床愈合期间，界面之间相对的微动程度不同，反映在三翼型钉周围软组织层很厚，而与之相比，钉孔周围的软组织几乎很难看见

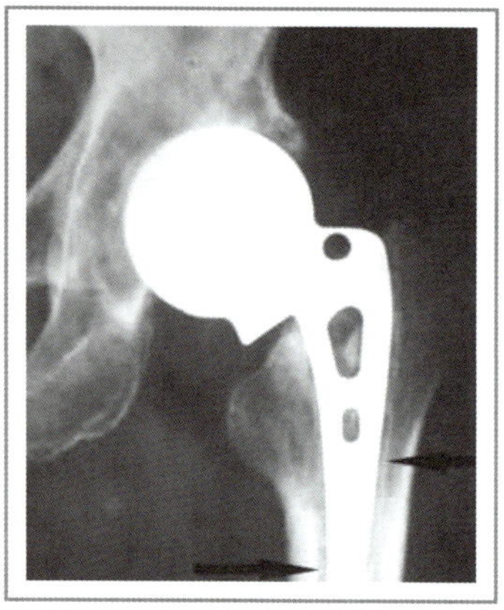

图 1. 2-4 b. 非骨水泥型 Austin-Moore 假体的 X 线片：柄的上半部环绕着狭窄的放射致密线（箭头所示），被一层软组织将其和柄隔开，这种情况和图 1. 2-4a 中的钉子类似，也是反映植入假体后骨床愈合过程中发生假体-骨界面的微动

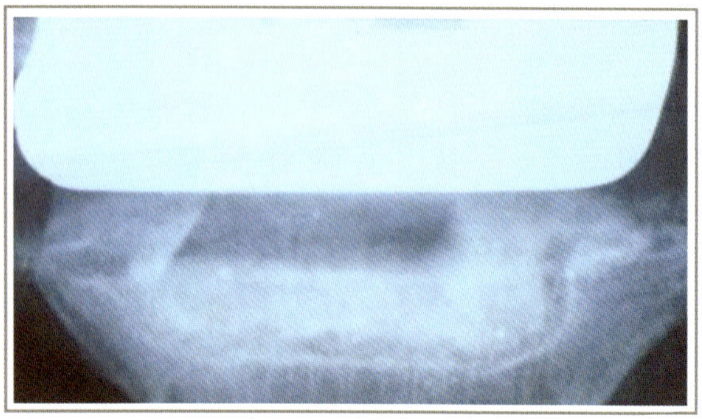

图 1. 2-4 c. TKR 术后骨水泥固定的胫骨假体的前后位 X 线片，图中显示的一条很宽的透亮线代表一层软组织，将骨水泥和其临近的放射致密线分隔开，表示假体存在明显的微动而影响了固定

使用骨水泥固定假体

以上所述内容中的主要部分同时涉及骨水泥固定和非骨水泥固定的假体。显然，这两者间明显的差异是界面，前者在假体和骨之间有一层聚合的骨水泥。骨水泥不是一种黏合剂，它没有黏附特性，因此，和生物固定的假体一样，骨水泥型假体的初始固定完全依赖于机械微交锁。但与生物固定假体不同的是，它包含两个界面——一个在骨和骨水泥之间，一个在骨水泥和假体之间。虽然现在讨论的主要内容集中在骨水泥-骨之间，但是力学承载、可逆的循环运动、移动和松动可以发生在这两层界面的任意一层或同时存在。

骨和假体之间的骨水泥层在以往一直被看做是灌注“水泥浆”（grout）。在《牛津简明词典》中这个词的定义是“一层液态的砂浆注入间隙中”。这个定义不能全面描述骨水泥在现代关节矫形外科中的作用，骨水泥发挥着以下两个功能：第一，将假体固定在骨床上；第二，因为它将假体和骨完全隔离开，所以必须在假体和骨之间发挥部分传导应力的基本特性。此外，它的黏弹性（参见 1.1 章节）允许其发挥应力扩散、减少和吸收冲击力的作用。

在骨和骨水泥之间获得机械交锁

无论何时，当骨水泥被用于固定假体的时候，操作医生都要绝对保证在骨水泥和宿主骨之间创造一种机械交锁，并且这种机械交锁要有足够的强度和广度，允许承载负荷，同时，将发生在假体和骨之间的循环、可复运动的振幅限制在 25～75μm。伴随着这种稳定性，骨床完全愈合，骨水泥与宿主骨之间紧密接触，而没有中间细胞层出现。界面接触越广，保护的作用就越强，可以防止随后发生的移位和可能的松动。如果医生在术中没有努力获得这种微交锁，那么随后在骨水泥-骨之间将会包含不同数量的纤维组织，这将会增加今后移位和松动的风险。

骨水泥技术致力于建立这种机械性交锁，但也不能过度强调它的重要性[27]。根据术中骨表面解剖的差异，骨水泥技术操作的精确细节和必备工具也有所不同。

在某些部位，例如肱骨远端、尺骨近端和股骨近端，通常髓腔通过其自身锥形和非圆形的横断面形状就可以提供一些稳定性，这也可以被称之为“巨大交锁”（译者注：巨大交锁 macrointerlock 和微交锁 microinterlock 相对应）。

在长骨的干骺端或者膝关节周围的骨质，髋臼的凹面或者关节盂的浅窝内，骨水泥必须通过和有力的松质骨[28-29]发生交锁（“微交锁”[30-31]）才能获得坚强的固定。总之，对任何部位，通行的原则是将骨床通过脉冲冲洗充分清洁，然后干燥，在面团（dough）期将骨水泥注入松质骨床，并渗入到松质骨内。然后将假体植入骨水泥内，保持不动直到骨水泥聚合。骨水泥独有的特性可以获得骨水泥和骨的机械性交锁，在面团期，骨水泥可以和与之接触的任何表面形成细微的塑形结构（图 1. 2-5）。聚合将骨水泥和骨牢固地锁定。

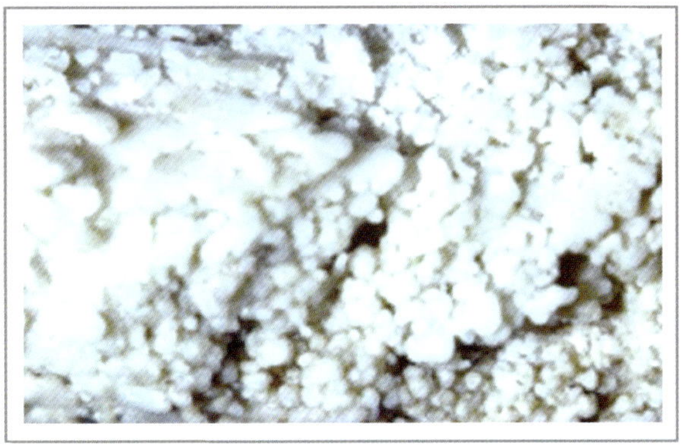

图 1.2-5 图示为一例关节置换术后 10 天死于主动脉瘤破裂患者，股骨假体上三分之一水平，将骨质溶解脱除后骨水泥表面和骨的关系。它显示了股骨内侧面令人称奇的精确的 3D 结构，是由面团状的骨水泥渗入到骨的表面形成的

骨水泥和松质骨之间形成的机械性交锁称为“微交锁”，有许多离体实验探讨影响这种机械性交锁力的因素。总体而言，这些研究[28,30-32]都表明，将质量好的松质骨清洗干净，使用加压脉冲冲洗装置，将降低黏滞度的面团期骨水泥在加压状态下注入，通过以上措施可以使骨水泥和骨界面之间的剪切应力增加数倍。

这些离体研究共同的局限性就在于无法模拟在体状态下，骨水泥和骨界面存在的持续性出血。髋关节置换时股骨侧血液渗出的压力可达 36cmH_2O(27.7mmHg；7.67psi；53kPa)，渗血可以影响到骨水泥-骨界面之间的结合力[34-35]，特别是当骨水泥黏度很低时。这种压力可以将开始混合后 6 分钟的面团状的 Simplex 骨水泥推离骨面[35]。这些数据对于髋关节中使用骨水泥有着深刻的意义。

体内骨水泥-骨界面的自然特征

本段承接以上内容，初始的机械性交锁非常重要，因为它决定骨水泥和骨接触面的结构，从而最终决定假体的长期稳定性。

在 20 世纪 70 年代和 80 年代早期，通过对人体骨水泥-骨界面组织学研究发现，在骨和骨水泥之间总是存在一层纤维组织层[19,21,36]，并且认为当使用骨水泥时，界面间的这种结构是不可避免的。当然，在这些病例中，骨水泥技术整体而言是非常粗糙的。不过，也有一些文献报道在骨水泥和骨之间发生紧密的接触而没有中间的细胞层。

Charnley 是最先认识到这一点的，但他的发现最初受到怀疑[37]，直到 13 年后被 Linder 和 Hansson 证实[38]，他们分别随访了 3 例术后 1 年、7 年和 8 年的病例的股骨侧标本，发现骨和骨水泥界面被一层不超过 0.3～7μm 厚的无细胞结构的蛋白多糖层隔开。Jasty[39]同样报道了一组假体稳定患者病死后的资料，骨水泥和骨紧密结合，尽管其中有 4 例标本可看到纤维膜结构。在体内使用超过 5 年以上的回收标本中，都可以看到髓腔内的松质骨重建。在骨水泥周围形成新的骨鞘，并和髓腔内侧的皮质骨通过新形成的骨板延续。骨向不规则的骨水泥表面突出，在骨水泥的孔隙间形成微小的骨小梁结构。

Charnley[40]是这样解释他发现的界面之间缺少纤维组织的情况：“假设是理想的机械固定(来源于良好的骨水泥技术)造成骨水泥和骨之间没有厚厚的胶原纤维组织层”。在其预见性的建议中，他简要强调了在术后愈合期界面之间机械因素的重要性。他相信其他研究者[19,21,36]发表的关于界面之间存在纤维组织的报道，意味着研究的标本在不同程度上有假体的“松动”。

为除外这些研究中股骨假体的“松动”，他强调纳入研究的患者必须在他们的生存期有优异的结果，这样患者死后的标本才可以进行股骨骨水泥-骨界面间标准的组织学切片研究。这成为以后 Malcolm[41]研究工作的基础，他从 Charnley 医生的患者死后的标本研究中发现，78 例中有 60 例在整个股骨假体长度的骨水泥-骨界面中（图 1.2-6），存在紧密接触，而没有所谓的细胞层。这些假体的在位时间为 7 个月～20 年（平均 14.2 年）。

Malcolm[41]证实了 Jasty[39]涉及髓内骨重建的观察，他认为，“矿化的有活力的骨组织整合到骨水泥表面表明骨水泥-骨之间可能存在真正的骨整合”。他们没有发现骨水泥有任何微骨折的情况，并解释了在显微摄片中常看到的骨水泥空腔。造血骨髓常常紧贴在骨水泥大约 1μm 的部位，这也表明骨水泥对局部无毒性作用。在骨整合界面始终没有发现聚乙烯颗粒，但是在纤维组织界膜部位则有不同程度的聚乙烯颗粒存在。

Draenert[42]报道，在被压入骨小梁孔隙内的面团状骨水泥聚合的过程中，会发生体积缩小，这将导致骨水泥和松质骨小梁间产生缝隙，这

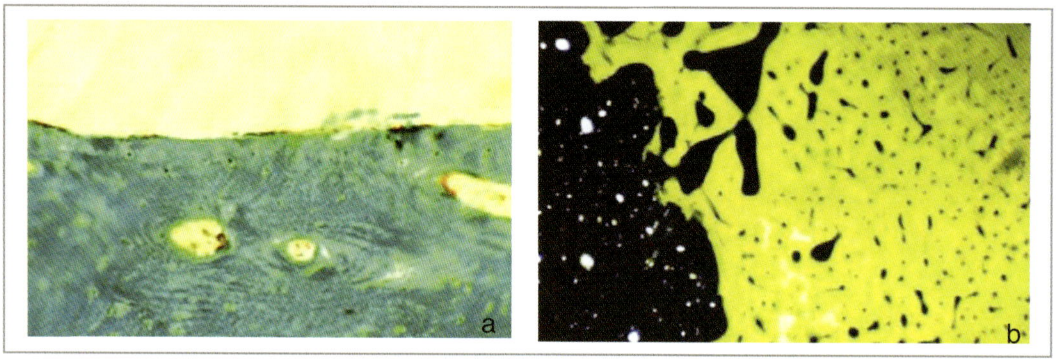

图 1.2-6 股骨骨水泥-骨界面组织学（a）（骨水泥在上，骨在下）和显微摄片（b）（射线显影的骨水泥在左侧，骨在右侧），显示骨水泥和骨的紧密接触，没有中间的细胞层。来源于一例在生前有良好长期结果的患者死后的标本（由 Archie Malcolm 教授友情提供）

些缝隙允许后者的再血管化，通过这来解释他证实的骨水泥周围被有活力的松质骨围绕。他总结到："骨水泥假体的成功基于保护蜂窝状的松质骨并被骨水泥牢固地固定"。

全髋关节置换中股骨侧骨水泥的使用原则

股骨侧假体的骨水泥固定为其他部位髓腔内使用骨水泥固定提供了一个范例。

在髋关节中，柄-骨水泥界面的松动（分离）可通过不同的机制（参见 1.4 章节），导致股骨侧骨水泥-骨界面的松动。因此理论上，在讨论髋关节中骨水泥的使用时，应同时包括这两个界面的"固定"。对于表面粗糙度（Ra）大于 0.4μm 的假体柄而言[43]，柄-骨水泥界面松动会引起严重后果，主要是由于柄-骨水泥的界面发生磨损导致，但同样的问题却极少发生在抛光的"压力封闭型"或"锥形滑移型"的柄中，如 Exeter 柄（参见 1.3 章节、1.4 章节、3.6 章节），它们的表面粗糙度在 0.01～0.03μm。大量文献讨论粗糙表面、形状匹配型柄的柄-骨水泥界面的固定问题，他们试图在界面发生"固定"或者"结合"，但是，自从出现抛光的 Exeter Universal 柄以后，柄-骨水泥界面的固定已非实际问题，因此，本章节中将不再讨论股骨假体-骨水泥界面的固定问题。

目前股骨侧假体的固定有两种骨水泥技术。

这两种技术，通常都在股骨髓腔内柄的远端水平，使用髓内栓子封闭髓腔，然后使用加压脉冲冲洗装置彻底清洗骨内膜表面，接着在使用骨水泥之前，通过负压吸引和过氧化氢浸润的海绵填塞入髓腔对骨表面进行干燥。

其中一种技术起源于法国[44]，无论是采用指压法还是骨水泥枪，在填塞骨水泥前，股骨髓腔在准备时需要移除所有的松质骨。因此，填充髓腔的柄插入后通常需要锤击以保证其最后到位[45-46]。这种技术步骤产生的骨水泥鞘很薄，在插入柄的过程中骨水泥-骨界面之间的压力很高[47]，因此和骨内膜建立的交锁是在插入柄的过程中实现的。这种方法目前在英国[48]和其他一些地方[49]依然较为盛行。尽管只是采用抛光柄，但该方法已经获得了良好的长期结果[44]。

而另外一种技术，迄今为止在亲英派的国家中广为倡导，即保留股骨上端靠近骨内膜面皮质的坚强的松质骨[28]，目的是形成一层完整的、2～3mm 厚、包绕柄的骨水泥鞘。本方法中，髓腔内采用骨水泥枪逆行注入骨水泥，这样在远端塞和封口器（安装在骨水泥枪的末端）封堵的股骨近端开口之间形成一个"密闭的腔"。接着继续使用骨水泥枪将面团状的骨水泥通过封口器压注入髓腔内（参见 3.3 章节）。因此，柄插入前已经形成了机械交锁。此技术可使用比徒手指压法操作黏度更低的骨水泥，当骨水泥处于面团期时使用水泥枪灌注，更有利于加压期骨水泥渗入到骨质中[50]。随后柄的插入可以提供进一步加压，但要注意不要试图使用过大的柄去填充髓腔。

对骨水泥的准备和混合方式依然存在争论。一派的观点坚持柄的无菌性松动多是由于骨水泥疲劳失败引起的，因此坚持认为需要设法降低固化后骨水泥的孔隙（例如真空搅拌），以此来增强材料的抗疲劳强度。其他人提出放射立体照相测量分析法（RSA）[51]的预测价值，在假体植入后“正常使用”的早期，RSA 就可以预测哪些假体最终会失败。假体不同的移位模式即决定了假体松动失败的命运，那些能够长期存活的假体在早期“使用”的时候就已经清楚地预见了未来，而此时，假体远未达到足够的循环负荷累积而导致骨水泥疲劳失败的程度，也显然尚未出现足够的磨损颗粒。然而假体的命运似乎已经注定。骨水泥的疲劳失败（或是磨损颗粒）不能成为其最初松动的原因。除此之外，真空搅拌骨水泥在聚合时骨水泥体积缩小更为明显。

在埃克塞特，第二种技术被逐渐提炼发展，并在现在广泛采用，但是出于以上原因，真空搅拌并未在埃克塞特推广。3.3 章节按照埃克塞特的使用经验，详细阐述了这种技术的外科操作细节，而 3.6 章节则报道了埃克塞特取得的结果。1.3 章节描述了采用这种方法获得预期结果的 X 线证据。

埃克塞特使用股骨侧骨水泥技术的“金标准”是，当面团状的骨水泥已经注入到股骨髓腔内后，在柄插入前、插入的过程中以及插入后，直到骨水泥固化前都需要持续加压。

还需要强调一些其他的要点。通过以下的图示可以很好地说明这些要点，它们是 Fagan 及之后的 Heyse-Moore[52] 在埃克塞特设计的一个非常有价值的离体实验模型。该实验用一系列相关的变量来考察骨水泥渗入模拟的骨内膜松质骨的情况。利用一个股骨和柄的二维模型来研究骨水泥的渗入（图 1.2-7）。骨水泥被灌注到模型中，然后插入柄；测量骨水泥渗入到锯齿状线内的距离。另外，在尸体的股骨研究中，分别于 Gruen 7 区的上端[53] 和 Gruen 5 区的下端使用压力传感器，直接测量“指压”法填塞骨水泥和采用近端股骨髓腔加压方法的效果差异。

1976 年，Markolf 和 Amstutz[54] 最早描述髓腔远端塞的重要性（图 1.2-8）。在远端髓腔塞产生效果的基础上，封闭近端增加骨水泥渗入，这种差异在近端最为明显。然而，即便同时使用这两种手段，近端骨水泥的渗入也无法提升至远端的 40%。为提高近端骨水泥渗入（主要是在髓腔的最近端获得理想的骨水泥交锁），就需要使用股骨近端加压装置（参见 3.3 章节中的“半月形”柄封）。图 1.2-9 和图 1.2-10 证实了近端股骨柄封和加压装置的价值，首先增加

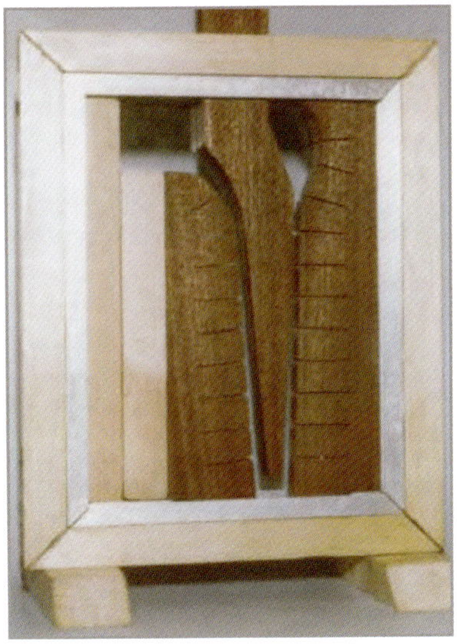

图 1.2-7 骨水泥模型的渗入

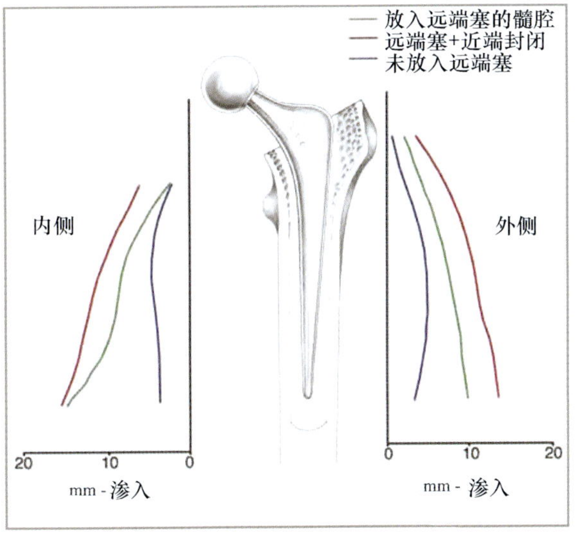

图 1.2-8 黏度和 Simplex RO 相当的骨水泥在开始混合后的 4.5 分钟，将 Exeter 柄插入骨水泥中，记录骨水泥渗入的深度（横坐标表示）。曲线分别代表髓腔内未放置远端塞（蓝线）和放置远端塞（绿线），栓塞远端髓腔同时在股骨近端内侧出口的位置采用手指堵塞近端（红线）

了股骨近端 1/3 的骨水泥渗入，其次，在器械操作的整个过程中可以维持压力的增加（例如从插入柄直至柄的远端到位），同时在骨水泥枪灌注的间歇期可以增加压力。采用这种装置确保骨水泥-骨界面不被渗出的血液沾染。与此相对应，采用指压法填塞时，每次往里填塞的间歇压力几乎下降到零。在临床操作中，当 Simplex 骨水泥混合 2.5～3 分钟后，使用股骨近端柄封装置加压注入骨水泥，此时在股骨近端皮

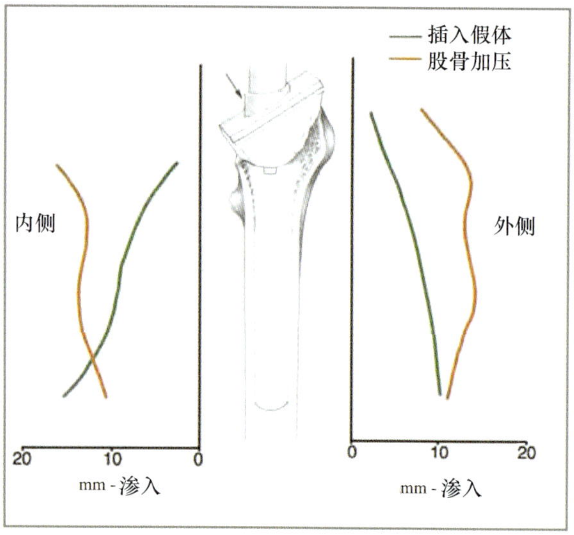

图 1.2-9 柄单独插入和采用加压装置产生的骨水泥渗入（横坐标表示）。二者都采用了远端塞。骨水泥黏度和 Simplex RO 相当，在混合后 4.5 分钟开始使用

质部位有持续的脂肪渗出（参见 3.3 章节）。

这种情况即便在注入骨水泥前充分清洁股骨髓腔后仍然可能发生，这表明骨水泥进入到松质骨小梁中，将原来存留的脂肪挤出。图 1.2-11 和图 1.2-12 显示骨水泥在聚合过程中黏度改变对骨水泥渗入产生非常重要的影响。所有骨水泥的黏度都在聚合的过程中发生变化，随着聚合过程黏度明显增加。不同骨水泥品牌详细的黏度/时间关系各不相同（1.1 章节）。在埃克塞特常规使用含抗生素的 Simplex RO 骨水泥，主要因为它有相对长的“工作期”，可用于乳胶手套下手工操作。出于实验的目的，准备了 9 种不同黏度的合成骨水泥表示 Simplex 骨水泥在从混合到开始后 6.5 分钟时的黏度特征。图 1.2-11 显示在不同聚合时段将 Exeter 柄插入远端塞封闭的髓腔时，骨水泥-骨界面特定部位的骨水泥相对渗入深度。在体外，无论是内侧还是外侧，骨水泥最大的渗入发生在 3～4 分钟时。在实际操作中，这一时间插入假体则太早，此时骨水泥黏度太低不足以填充骨小梁并对抗血液的渗入，在 3～4 分钟时，柄插入时在髓腔内产生的压力不够。骨水泥渗入的深度直接和柄插入时产生的压力呈正相关，和柄插入时骨水泥的黏度呈负相关。因此，在比较不同黏度骨水泥产生的压力时，需要同时考虑骨水泥的渗入和黏度。图 1.2-12 证实了在骨水泥聚合的不同时段，在封闭的髓腔内插入 Exeter 柄，取样部位骨水泥-骨界面产生的压力变化。柄插入得越晚，压力越高。

从中我们可以体会到重要的一点是，医生在选择使用低黏度骨水泥或者中等黏度的骨水泥，并在其黏度较低的阶段使用时，为了获得最大程度的渗入，他必须使用股骨的加压装置并维持压力，直到骨水泥的黏度达到一定的程度，对骨水泥而言，就是能够对抗髓腔内血液渗出的压力，提供填充[34-35]。

Simplex P 骨水泥不能早于混合后的 6 分钟使用。只有这样插入柄才是安全的。太早插入柄潜在巨大的风险，有以下三个原因：第一，在骨水泥黏度很低的时候，柄的插入不能在骨水泥-骨的界面产生显著的压力；第二，出血可以影响到界面的质量；最后，柄在骨水泥中不稳定，直至聚合进行到黏度上升到一定程度。柄的插入

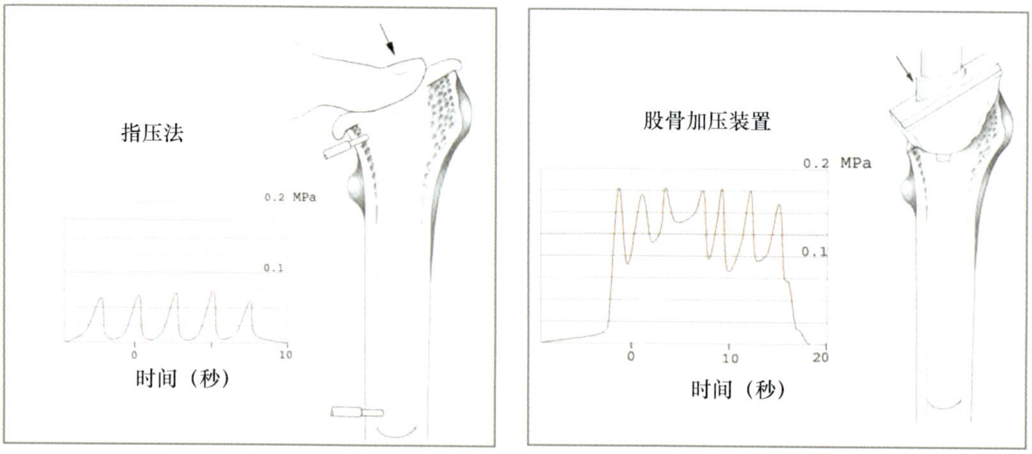

图 1.2-10 比较指压法和使用股骨髓腔加压装置在股骨颈内侧（Gruen 7 区[53]）界面产生的压力（数据来自于尸体股骨）

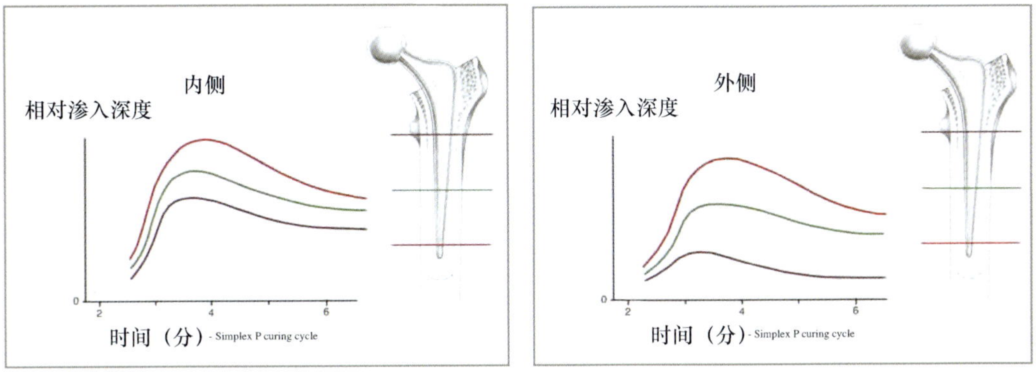

图 1.2-11 骨水泥聚合的不同时段（横坐标表示），在封闭髓腔内插入 Exeter 柄，取样部位骨水泥-骨界面产生的相对渗入深度（纵坐标表示）。曲线是使用不同黏度的骨水泥获得的，代表 Simplex P 骨水泥从开始混合后的不同时间段

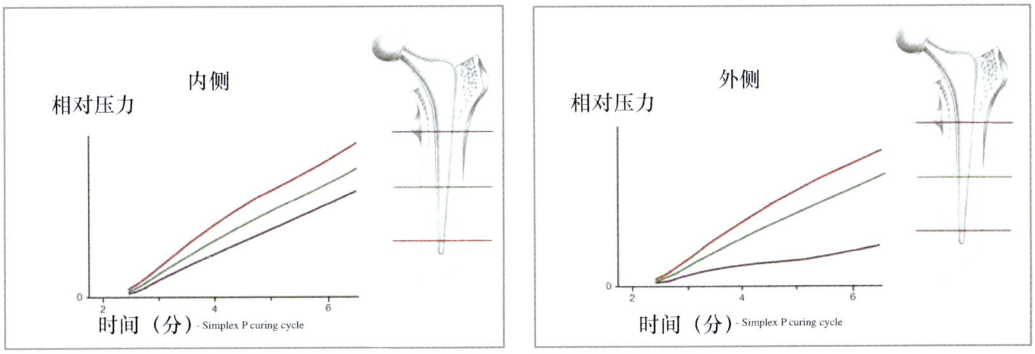

图 1.2-12 骨水泥聚合的不同时段（横坐标表示），在封闭髓腔内插入 Exeter 柄，取样部位骨水泥-骨界面产生的相对压力（纵坐标表示——见正文）。曲线是使用不同黏度的骨水泥获得的，代表 Simplex P 骨水泥从开始混合后的不同时间段

需要相当的力度。由于未充分认识到这些问题而发生了失败，这也正是在许多地方低黏度骨水泥不被接受的原因。一旦柄到达最终位置，必须在柄的近端部位使用某些类型的柄封来维持压力，直到骨水泥聚合完成（参见 3.3 章节）。

如果医生无可用的或合适的近端柄封封闭开放的髓腔，那么使用任何形式的低黏度骨水泥都不会起到好效果，原因已显而易见。应该使用较黏的、面团期的骨水泥填塞入髓腔，同时使用“二指法”、骨水泥枪或者“吸入”的技术，再用手指堵塞髓腔后插入股骨柄假体，在实际操作中，尽可能地推迟柄的插入。

髋臼侧使用骨水泥

在手术中，由于臼杯表面凸起、形状不规整适于骨水泥固定，允许其和骨水泥间产生充分的机械交锁，在臼杯周围形成足够的骨水泥鞘厚度和骨水泥-骨的充分接触，因此，一直未重视髋臼侧的假体-骨水泥界面。

关于髋臼侧的骨水泥-骨界面，以上针对股骨侧骨水泥操作的所有原则方法都适用，尽管，更多基于解剖因素，在髋臼侧很难实现股骨侧骨水泥的“黄金法则”（参见 3.2 章节）。在股骨侧，可以准备一个清洁、干燥和内侧壁大部分衬有松质骨的髓腔，骨水泥加压打入，并保持压力，使用一些特殊的加压装置，直到骨水泥的黏度足够，可以对抗血液渗出为止。对于髋臼杯而言，适当的越晚置入越好。影响骨水泥-骨界面压力的建立和维持的干扰因素是髋臼壁和边缘的不连续导致骨水泥渗漏，尤其是推进臼杯时从它和髋臼的边缘之间有骨水泥的渗出。为了应对这些问题，最近又有一些技术的革新和假体的改良，将在 3.2 章节中讨论。

总结

尽管过去的某些文献和数据[55]让部分学者对骨水泥产生误解，但那些了解材料、认识它的性能和如何使用的医生，仍然乐于在许多关节置换，特别是髋关节和膝关节中，广泛使用骨水泥。通常，当假体植入的骨床面愈合，导致骨水泥和活骨之间直接接触，即成为获得理想长期固定和功能的基础。

（蔡 宏 译）

参考文献

1. **Gordon JE.** Stresses and strains - or why don't you fall through the floor. *The New Science of Strong Materials. 2nd Edition. Harmondsworth, Penguin Books Ltd. 1976;27-62*
2. **Maloney WJ, Jasty M, Burke DW, O'Connor DO, Zalenski EB, Bragdon C, Harris WH.** Biomechanical and histologic investigation of cemented total hip arthroplasties. A study of autopsy-retrieved femurs after in vivo cycling. *Clin Orthop Relat Res 1989;249:129-40*
3. **Engh GA, O'Connor D, Jasty M, McGovern TF, Bobyn JD, Harris WH.** Quantification of implant micromotion, strain shielding, and bone resorption with porous-coated anatomical medullary locking femoral prostheses. *Clin Orthop Relat Res 1992; 285:13-29*
4. **Green DL, Bahniuk E, Liebelt RA, Fender E, Mirkov P.** Biplane radiographic measurements of reversible displacements (including clinical loosening) and migration of total joint replacements. *J Bone Joint Surg [Am] 1983;65(8):1134-43*
5. **Toksvig-Larsen S, Ryd L, Lindstrand A.** Early inducible displacement of tibial components in total knee prostheses inserted with and without cement, a randomised study with roentgen stereophotogrammetric analysis. *J Bone Joint Surg [Am] 1998;80(1):83-9*
6. **Glyn-Jones S, Polgar K, Hicks J, Murray DW, Gill HS.** RSA-measured inducible micromotion and interface modeling with finite element methods. *Clin Orthop Relat Res 2006;448:98-104*
7. **Linder L.** Implant stability, histology, RSA and wear more critical questions are needed. A view point. *Acta Orthop Scand 1994;65(6):654-8*
8. **Karrholm J, Nivbrant B, Thanner J, Anderberg C, Borlin N, Herberts P, Malchau H.** Radiostereometric evaluation of hip implant design and surface finish. Micromotion of cemented femoral stems. *Scientific* exhibit presented at the 67th Annual Meeting of the American Academy of Orthopaedic Surgeons, Orlando, USA, 2000
9. **Albrektsson T, Brånemark PI, Hansson HA, Lindstróm J.** Osseointegrated titanium implants. Requirements for ensuring a long-lasting, direct bone-to-implant anchorage in man. *Acta Orthop Scand 1981; 52(2):155-70*
10. **Linder L, Lundskog J.** Incorporation of stainless steel, titanium and vitallium in bone. *Injury 1975;6(4):277-85*
11. **Sevitt S.** The healing of tracks from implants and screws. In: *Bone repair and fracture healing in man.* Edinburgh, Churchill Livingston, 1981:262
12. **Rhinelander FW , Nelson CL, Stewart RD, Stewart CL.** Experimental reaming of the proximal femur and acrylic cement implantation: vascular and histologic effects. *Clin Orthop Relat Res 1979;141:74-89*
13. **Uhthoff HK.** Mechanical factors influencing the holding power of screws in compact bone. *J Bone Joint Surg [Br] 1973;5(3):633-49*
14. **Ling RSM.** Observations on the fixation of implants to the bony skeleton. *Clin Orthop Relat Res 1986; 210:80-96*
15. **Pilliar RM, Lee JM, Maniatopoulos C.** Observations on the effect of bone ingrowth into porous surfaced implants *Clin Orthop Relat Res 1986;208:108-13*
16. **Søballe K, Brockstedt-Rasmussen H, Hansen ES, Bunger C.** Hydroxyapatite coating modifies implant membrane formation. Controlled micromotion studied in dogs. *Acta Orthop Scand 1992;63(2):128-40*
17. **Linder L.** Osseointegration of metallic implants. 1. Light microscopy in the rabbit. *Acta Orthop Scand 1989;60(2):129-34*
18. **Ryd L.** The Gothenburg Osseointegrated Titanium (GOT) hip – a new addition to the orthopedic arsenal-whether osseointegrated or not. *Acta Orthop 2006; 77(4):547-8*
19. **Willert HG, Ludwig J, Semlitsch M.** Reaction of bone to methacrylate after hip arthroplasty: A long-term gross, light microscopic and scanning electron microscopic study. *J Bone Joint Surg [Am] 1974; 56(7):1368-72*
20. **Cameron HU, Fornasier VL.** The bone-metal interface following hip nailing. *J Biomed Mater Res 1976;10(5):769-76*
21. **Freeman MAR, Bradley GW, Revell PA.** Observations upon the interface between bone and polymethylmethacrylate cement. *J Bone Joint Surg [Br] 1982; 64(4):489-93*
22. **Cook SD, Barrack RL, Thomas KA, Haddad RJ.** Tissue growth into porous primary and revision femoral stems. *J Arthroplasty 1991;6 (Suppl):37-46*
23. **Schmalzried TP, Kwong LM, Jasty M, Sedlacek RC, Haire TC, O'Connor DO, Bragdon CR, Kabo JM, Malcolm AJ, Harris WH.** The mechanism of loosening of cemented acetabular components in total hip arthroplasty. Analysis of specimens obtained at autopsy. *Clin Orthop Relat Res 1992;274:60-78*
24. **Kobayashi S, Takaoka K, Saito N, Hisa K.** Factors affecting aseptic failure of fixation after primary Charnley total hip arthroplasty. Multivariate survival analysis. *J Bone Joint Surg [Am] 1997;79(11):1618-27*
25. **Hori RY, Lewis JL.** Mechanical properties of the fibrous tissue found at the bone-cement interface following total joint replacement. *J Biomed Mater Res 1982;16(6):911-27*
26. **Aspenberg P, Van der Vis H.** Migration, particles, and fluid pressure. A discussion of causes of prosthetic loosening. *Clin Orthop Relat Res 1998;352:75-80*
27. **Karrholm J, Garrelick G, Rogmark, Herberts P.** Swedish Hip Arthroplasty Register. Annual Report 2006. Sahlgrenska University Hospital 2007

28. **Halawa M, Lee AJC, Ling RSM, Vangala SS.** The shear strength of trabecular bone from the femur and some factors affecting the shear strength of the cement-bone interface. *Arch Orthop Trauma Surg 1978; 92(1):19-27*

29. **Miller J, Tremblay GR, Burke DL, Ahmed A, Kelebay LC.** The injection of acrylic cement into cancellous bone as a method for the prevention of loosening of arthroplasty components. *Orthopaedic Research Society, Dallas 1978*

30. **Krause W, Krug W, Miller J.** Cement-bone interface – effect of cement technique and surface preparation. *Orthop Trans 1980;4:204*

31. **Krause WR, Krug W, Miller J.** Strength of the cement-bone interface. *Clin Orthop Relat Res 1982;163: 290-9*

32. **Majkowski RS, Miles AW, Bannister GC, Perkins J, Taylor GJS.** Bone surface preparation in cemented joint replacement. *J Bone Joint Surg [Br] 1993;75(3):459-63*

33. **Heyse-Moore GH, Ling RSM.** Current cement techniques. In: Marti RK, ed. *Progress in Cemented Hip Surgery and Revision.* Amsterdam: Exerpta Medica. 1982:71-86

34. **Majkowski RS, Bannister GC, Miles AW.** The effect of bleeding on the cement-bone interface. An experimental study. *Clin Orthop Relat Res 1994; 299:293-7*

35. **Benjamin JB, Volz RG, Gie GA, Lee AJC, Ling RSM,** Cementing technique and the effects of bleeding. *J Bone Joint Surg [Br] 1987;69(4):620-4*

36. **Vernon-Roberts B, Freeman MAR.** Morphological and analytic studies of the tissues adjacent to joint prostheses: Investigations into the causes of loosening of prostheses. In: *Artificial Hip and Knee Joint Technology.* Schaldach M, Homan D. eds. Berlin: Springer-Verlag *1976;148-186*

37. **Charnley J.** The reaction of bone to self-curing acrylic cement: long-term histological study in man. *J Bone Joint Surg [Br] 1970;52(2):340-53*

38. **Linder L, Hansson H-A.** Ultra-structural aspects of the interface between bone and cement in man.Report of three cases. *J Bone Joint Surg [Br] 1983;65(5):646-9*

39. **Jasty M, Maloney WJ, Bragdon CR, Haire T, Harris W.** Histomorphological studies of the long-term skeletal responses to well fixed cemented femoral components. *J Bone Joint Surg [Am] 1990;72(8):1220-9*

40. **Charnley J.** Cement-bone interface. *In: Low Friction Arthroplasty of the Hip – Theory and Practice.* Berlin: Springer-Verlag. 1979:25-40

41. **Malcolm AJ.** Cemented and hydroxyapatite-coated Hip Implants: An autopsy retrieval study. In: Morrey BF, ed. *Biological, Material and Mechanical Considerations of Joint Replacement.* New York: Raven Press. 1993:39-50

42. **Draenert KD, Draenert YI, Krauspe R, Bettin D.** Strain adaptive bone remodelling in total joint replacement. *Clin Orthop Relat Res 2005;430:12-27*

43. **Howell JR, Blunt LA, Doyle C, Hooper RM, Lee AJC, Ling RSM.** In vivo surface wear mechanisms of femoral components of cemented total hip arthroplasties.The influence of wear on clinical outcome. *J Arthroplasty 2004;19(1):88-101*

44. **Langlais F, Kerboull M, Sedel L, Ling RSM.** The 'French Paradox'. *J Bone Joint Surg [Br] 2003; 85(1):17-20*

45. **Kerboull M.** The Charnley-Kerboul prosthesis. In: Postel M, Kerboul M, Evrard J, Courpeid J, eds. *Total hip replacement.* Berlin: Springer Verlag, *1987:13-17*

46. **Postel M.** The routine operation. In: Postel M, Kerboul M, Evrard J, Courpied J, eds. *Total hip replacement.* Berlin: Springer Verlag, *1987:26-33*

47. **Song Y, Goodman SB, Jaffe RA.** An in vitro study of femoral intramedullary pressures during hip replacement using modern cement techniques. *Clin Orthop Relat Res 1994;302:297-304*

48. **Skinner JA, Todo S, Taylor M, Wang JS, Pinskerova V, Scott G.** Should the cement mantle around the femoral component be thick or thin? *J Bone Joint Surg [Br] 2003;85(1):45-51*

49. **Ito H, Hirayama T, Tanino H, Matsuno T, Minami A.** Tight fit technique in primary hybrid total hip arthroplasty for patients with hip dysplasia. *J Arthroplasty 2007;22(1):57-64*

50. **Markolf KL, Amstutz HC.** Penetration and flow of acrylic bone cement. *Clin Orthop Relat Res 1976; 121:99-102*

51. **Kärrholm J, Borssén B, Löwenhielm G, Snorrason F.** Does early micromotion of femoral stem prostheses matter. 4-7 year stereoradeo graphic follow-up of 84 cemented prosthesis. *J Bone Joint Surg [Br] 1994; 76(6):912-7*

52. **Fagan MJ, Heyse-Moore G.** Penetration and flow of bone cement in the femur during total hip replacement surgery. In: A finite element analysis of femoral stem design in cemented total hip relacement. PhD *Thesis.* University of Exeter, *1984:58-81*

53. **Gruen TA, McNeice G, Amstutz HC.** 'Modes of Failure' of cemented stem-type femoral components. A radiographic analysis of loosening. *Clin Orthop Relat Res 1979;141:17-27*

54. **Markolf KL, Amstutz HC.** In-vitro measurement of bone-acrylic interface pressure during femoral component insertion. *Clin Orthop Relat Res 1976; 121:60-6*

55. **Jones LC, Hungerford DS.** Cement disease. *Clin Orthop Relat Res 1987;225:192-206*

1.3 几何形状、表面处理和力学传导

J. R. Howell, R. S. M. Ling

Exeter 柄的几何形状

第一例 Exeter 柄于 1970 年 11 月 27 日应用于临床，在当时，它代表了骨水泥柄设计的基本理念，但有两个关键的形态特征使其有别于当时（1969—1970 年）的骨水泥假体柄。

完全没有颈领

在 1970 年，所有的骨水泥柄都有不同形式的颈领，直到 1990 年左右，这种设计形式仍然出现在绝大多数的柄中。颈领的形状和大小则各不相同。短领和翼状设计试图将力量传导至骨水泥鞘，而长的颈领则坐于股骨颈截骨的上表面（经常错误地将之称为“股骨矩”，因此表述为“颈领-股骨矩”接触）。负荷直接从颈领传导到股骨颈截骨的表面，传统观念中认为必须有这种接触，如果没有的话，股骨近端的骨质可能会受影响[1]。

然而，在 20 世纪 60 年代晚期的埃克塞特，从骨水泥型的 McKee-Farrar 和 Thompson 柄的影像学随访发现，随着时间推移，发生位于假体颈领以下的股骨颈截骨面进行性的骨吸收（图 1.3-1），表明在体内，“颈领-股骨矩接触”也许开始时发挥某些作用，但是很少能维持长久。这些发现表明颈领不能起到通常认为的可靠传递应力至股骨颈的作用，因此形成了新的 Exeter 柄去除颈领的理论基础。随后，其他的一些研究工作[2-5]不仅证实了在不同的颈领形式下随着时间推移发生颈部骨吸收，而且也发现了使用颈领的一些操作缺陷[4-6]。

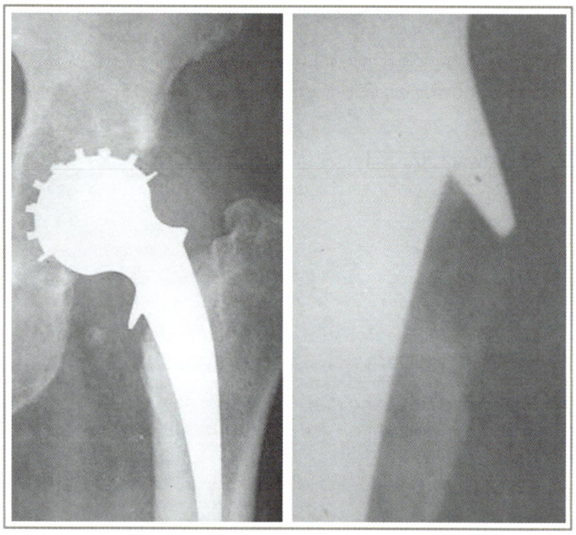

图 1.3-1 X 线片示颈领下颈部骨吸收

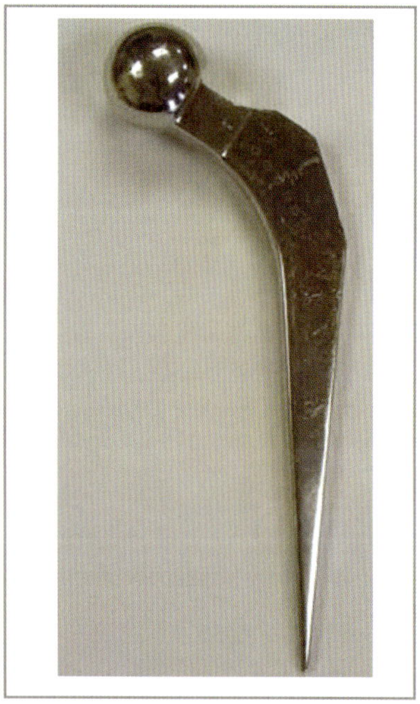

图 1.3-2 最初的抛光、双锥形柄

锥形柄

柄的内外面和前后面都做成锥形，使得近端宽远端细（图 1.3-2）。双锥形，直柄的几何形状是一种理想的形状，在柄插入时有利于骨水泥渗透入股骨内侧面的松质骨中。这种直观的选择最后得到了许多实验研究的支持[7-8]。

在 1970 年开始使用 Exeter 柄时，并没有更多考虑这种双锥形柄的长期机械力学本质。

Exeter 柄的表面抛光

在 1969—1970 年，当研发 Exeter 柄的时候，关于表面抛光并未特意加以考量。最初的 Exeter 柄采用 EN58J[9] 可锻造不锈钢制造，按照英国的标准对任何植入人体内的装置进行抛光处理。因此，柄进行了抛光，表面粗糙度（Ra）为 0.01～0.03μm。最初的 Exeter 抛光柄很少发生无菌性松动失败，但是对于体重大、活动能力强的成人而言，柄的强度不够，因此在 1976 年被强度更高的柄取代，最初采用 316L[10] 制造，从 1983 年开始，使用更坚硬的合金 Rex 734[11]（"Orthinox"™，Stryker Orthopedics，Mahwah，NJ）。采用这种合金制造股骨假体后，没有要求必须进行抛光处理，因为抛光价格昂贵，所以这种新柄的表面粗糙度（Ra）为 0.8～1.3μm，和最初的抛光柄相比粗糙度增加了两个数量级。这种改变带来了严重的后果，原因将在后面进行讨论。1986 年重新引入抛光表面，自此以后的 Exeter 柄均采用这种抛光的选择。

Exeter 柄的功能和在股骨内的力学传导

在进一步深入讨论前必须先回答四个问题：

1. 抛光的 Exeter 柄的功能和传统的柄有何不同？
2. 如果有，它是基于什么发挥这种功能的？
3. Exeter 柄能够将应力传导到股骨的近端吗？
4. 如果可以，它是如何做到这一点的？

抛光的 Exeter 柄的功能和传统的柄有何不同

现在，不同来源的数据均已充分证明，Exeter 柄和传统的骨水泥柄的功能存在本质上的不同。下面对这些证据进行了总结：

临床和影像学证据

抛光的 Exeter 柄在骨水泥中下沉是它特有的表现，这成为多年来争论的焦点，因为它挑战了骨水泥柄已被广泛接受的概念。

在 1970 年，并没有考虑到 Exeter 柄可能在骨水泥鞘中发生下沉，当在 1971 年观察到这种下沉时（图 1.3-3b），差一点放弃使用 Exeter 柄。当时认为骨水泥是一种脆性材料，显然这种下沉是双锥形柄造成了骨水泥鞘的劈裂，而发生假体早期失败。事实上，尽管发生下沉，但并未出现早期失败，而影像学上下沉部位的表现也出人意料的良好（图 1.3-3b）。此外，与之相伴随的是股骨颈或者"矩"部位的高度和密度保持得异乎寻常满意。

甚至当骨水泥鞘出现"穿破"的折裂现象

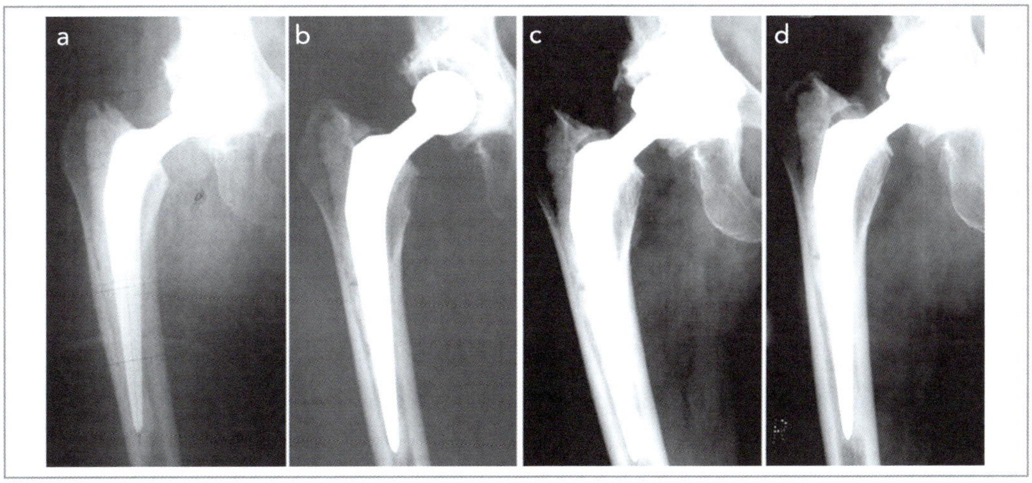

图 1.3-3　术后 X 线片。骨水泥质量一般，柄内翻（a），18/12 X 线片示柄在骨水泥中轻度下沉，在柄中部水平骨水泥出现"穿破"（b）。7 年后 X 线片示柄在水泥中下沉增加，但是骨水泥鞘无明显改变（c）。术后 15 年 X 线片示柄下沉有轻度加重，但是骨水泥鞘没有任何变化（d）

时也几乎没有产生任何不良影响（图 1.3-3c、3d）[13]，尽管这在 Charnley 柄中认为是发生无菌性松动的危险因素[14]。图 1.3-3d 显示柄发生下沉时出现了缓慢的外翻方向的移动。“股骨矩”的高度得以保持，在骨水泥-骨界面没有骨溶解或放射透亮线。这是个活跃的女性患者，她几乎拥有一个完全“正常的髋关节”，在术后 16 年因为和关节不相关的疾病去世。

在 20 世纪 60 年代晚期和 70 年代早期的一段时间内，随着实验装置的发展和有限元分析的方法被工程师和骨科医生应用于股骨假体功能的机械特性研究中，逐渐的，股骨假体应该和骨水泥之间发生“黏合”成为一个普遍被接受的概念，这种“黏合”发生失败，即是假体发生无菌性松动的重要原因[15]。任何形式的移位都被认为是假体发生了“明显的松动”[16]。Exeter 假体在骨水泥鞘中发生下沉是术后随访中的常见现象，在埃克塞特，这些患者关节置换后没有疼痛，功能在许多年都表现得很好[17]，这清楚地表明抛光的 Exeter 柄不是和骨水泥“黏合”在一起，因此也证明这种下沉不是“松动”。在这些病例的 X 线平片中，没有看到下沉发生在骨水泥-骨的界面。

很显然，其他形式的带有颈领或者翼，或其他不规则表面的假体柄不能像抛光的 Exeter 柄一样在骨水泥鞘中发生下沉。

使用 Boneloc™ 骨水泥的证据

Boneloc™（Biomet Inc，Warsaw，IN）是一种由于担心传统骨水泥单体的毒性和产热的聚合反应，在 20 世纪 80 年代晚期引入的基于聚甲基丙烯酸丁酯的冷聚合骨水泥。尽管在理论上具有一定的优势，但是在临床使用中除了和抛光的 Exeter 柄[25]配伍外，和其他所有的柄[18-24]临床联合使用都导致了灾难性的后果。挪威关节登记系统的报道[22]，在 5 年的随访中，使用 Boneloc 固定 Charnley 柄发生无菌性松动失败的风险是固定 Exeter 柄的 8 倍。

这些现象只能用这样的道理来解释，那就是这两种类型的柄在将负荷传导到骨水泥和骨的时候是通过完全不同的形式。

放射立体照相测量分析（RSA）的证据

RSA 作为一种研究方法在测量骨骼系统植入物相对骨的移动时有很高的测量精度，其首先在 1974 年由 Selvik[26] 引入。将特殊的能显影的标记物固定在骨骼和假体上，采用放射立体 X 线在不同时间重复摄片，通过计算机分析这些标记物之间的相对运动，它可在普通 X 线平片显示移位之前数年发现假体的微动。因此，在术后早期采用此方法进行评估，成为预测假体晚期松动失败的一种有价值的手段。在一项 Lubinus SP1 柄的研究中，Karrholm[27] 发现如果柄在 2 年内下沉（移动）≥1.2mm，因为无菌性松动需要翻修（7 年内）的可能性将＞50％。但是，这些发现必须以事实为依据去解释，即任何一种假体的移位方式均取决于三个因素：假体的内在特征；植入假体的手术技术和技术的有效性；最后，宿主的特点。

在 90 年代早期，通过 RSA 技术显示所有的股骨假体都只在骨水泥-骨的界面发生移动，因此认为抛光的 Exeter 假体柄不能通过这种方法来评价。柄的下沉几乎都发生在柄-骨水泥界面，而骨水泥-骨界面则没有下沉。最初，Exeter 抛光柄的使用者对此问题普遍存在质疑，而只有当 RSA 技术改良后才获得科学的证据，证实了确切的移动（下沉）发生的部位[28-33]。作为对比，Charnley Elite 柄（组合梁式或者“锥形滑移型”柄的设计）的下沉则同时发生在两个界面[32]。

随后，在术后的头两年内，根据研究发现所有柄在假体-骨水泥界面都发生不同程度的下沉[34]，甚至是那些有宽大颈领和粗糙表面的假体。和其他的假体相比较发现，Exeter 柄在假体-骨水泥界面上移动的距离比其他假体高一个数量级，但与此同时，却没有骨水泥-骨界面的轴向移动。至于在旋转稳定性方面，当做诸如爬楼梯和从椅子上起立的动作时[36,37]，通常髋关节会对假体产生很大的向后的力[35]，这可能会导致某些假体发生后倾移位。Steffansdottir[38] 在仅有的对 Exeter 柄 5 年的 RSA 研究中，发现多数后倾发生在术后第一年，尽管 22 个柄中有 4 个在术后 3～4 年时发生旋转后倾。尽管无法清楚地解释后倾发生的部位，但毫无疑问，这对于 Exeter 抛光柄的长期结果而言，没有任何不良影响（参见 3.6 章节）。然而，假体头侧早期快速地后倾移位被认为是股骨假体随之松动需要翻修的准确预测指标[39]，但是在Exeter抛光假体的已发表的所有RSA研究中，并未发现这种早期快速的假体头侧后倾。

事实上，在Exeter（锥形）柄和Charnley Elite（组合梁式）柄[32]的RSA对比研究中，未见一例Exeter柄发生快速、早期的向后移位而可以预测早期失败，而在Charnley柄中这种移位的发生率为20%。

Exeter类型的柄的移位方式显然很独特。

抛光的Exeter柄是基于什么发挥这种功能的

在1974年前，433例Exeter抛光柄中有几例发生了柄的折断（这种情况持续到2003年底，发生率达到了3.9%——参见3.6章节），很显然需要更为坚强的柄。如上所述，随后，在1976年，适当增加了柄的横截面，而表面的粗糙度则和最初的抛光柄相比增加了两个数量级（图1.3-4）。当时这种改变主要是出于工厂生产更加经济的原因，没有进一步要求表面做抛光处理，而这一点也未引起足够重视。

然而，随着时间的推移结果越来越清晰，尽管新柄大大解决了折断问题，但是和以前的抛光柄相比，股骨局部的骨溶解和无菌性松动显著增加（参见3.6章节）。此外，在骨溶解和松动的亚光柄翻修术中，比较一致地发现存在亚光柄表面的自抛光现象[40]，累及的范围常在后内侧和前外侧表面（图1.3-5）。这清楚地表明，在体内，股骨头受到旋转应力的作用[35]。这些现象和既往存在很大差异，引发了许多对各种不同类型的假体更加深入和系统性的研究[6]。这表明柄的磨损问题要远比我们预先的设想严重和普遍得多，而通过肉眼判断又很容易遗漏，无论是松动还是固定良好的假体都受此影响。亚光表面假体的再抛光归因于亚光假体和骨水泥之间的磨损，不仅产生金属和骨水泥的碎屑，同时通过磨损也增加了骨水泥鞘内缝隙的尺寸。

以上改变明显增加假体的不稳定性，并且开放了柄-骨水泥之间的界面，液体可以在界面中发生流动，随着压力的改变，伴有磨屑进出。而抛光型假体柄的研究表明只有单纯的腐蚀磨损，而没有与之相关的骨水泥鞘的损伤。

在使用亚光型柄的这段时间（1977—1983）内，问题渐次出现，原因逐渐清晰，而对最初的抛光柄的随访始终持续，并获得了良好的影像学和功能结果，尽管这些柄在骨水泥鞘中发生了下沉，但只极偶尔地发生无菌性松动的问题。

通过这些发现得出三个结论：

1. 亚光柄相对差的结果是由于改变了表面的抛光而随之出现的。
2. 从骨水泥-骨的界面来考量，在柄-骨水泥界面发生的抛光柄下沉实际上是一个有益的现象。
3. 对于骨水泥鞘而言，抛光柄才能发挥锥形的作用。

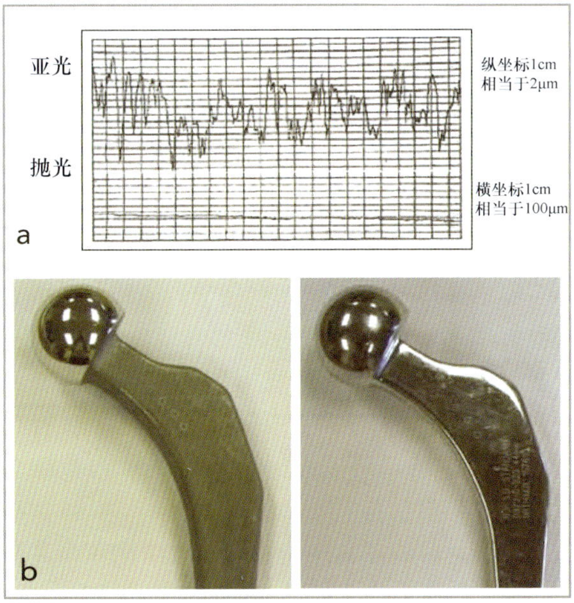

图1.3-4 (a)亚光和抛光表面的轮廓描迹。(b)左侧为亚光表面：Ra 0.7～1.4μm；右侧为抛光表面：Ra 0.01～0.03μm

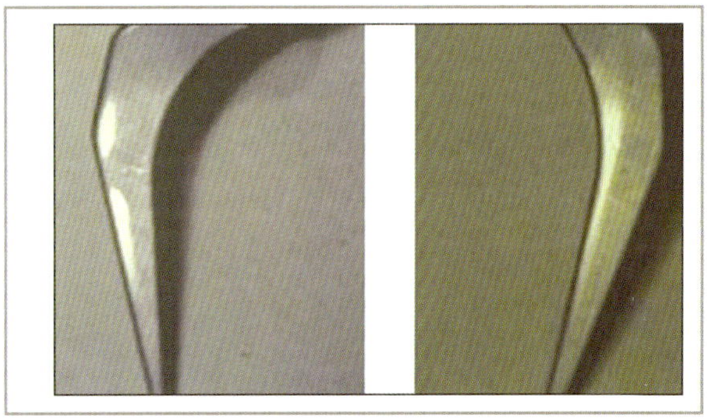

图1.3-5 回收松动的亚光柄显示，柄和体内的骨水泥鞘相摩擦，引起柄的抛光现象。左侧：柄的前表面，右侧：柄的后表面

对于骨水泥而言股骨假体像个锥子

Shen[41]分析了表现形式相异的 Exeter 抛光型柄和更加传统的带颈领、粗糙表面的柄，他建议将它们分成两种基本的类型，一种是“锥形”柄（例如在当时抛光的背面扁平的 Charnley 柄和抛光的 Exeter 柄），它们在骨水泥鞘中常规发生下沉；另外一种称作“组合梁式”柄，它们比较难以定义。这两种类型的柄又有其他更为通俗的名称“压力封闭型柄”，它是通过柄-骨水泥界面力学的平衡来维持其稳定性，在二者之间不存在黏合。另外一种称为“锥形滑移型”柄，它的稳定性是通过黏合维持的，这种黏合来源于柄表面特异的沟槽（正如它的形状）和骨水泥之间结合匹配[42]。

Karrholm[34]在 2000 年用 RSA 的方法证实，柄-骨水泥界面的下沉并非只是常规出现在“锥形”柄中，也同时出现在“组合梁式”柄中，因此对后者的设计理念产生了质疑。严格地说，根据股骨假体的设计理念，“锥形滑移”相对于“组合梁式”柄可能是个更好的名称，和理论机制相反，负荷仅加载在假体中部的梁式结构上。在机械力学中，物体间通过锥形是一种最坚强、最可靠的传递力量的方式，不仅是轴向应力，也包括扭转应力。依据骨水泥柄的理念，在骨水泥中锥形柄的下沉就好比在骨水泥中插入了一个锥子，如果柄象锥一样有效地发挥功能，那么它就必须和骨水泥完全游离，即便是末端承重的部位[43]。为了避免发生柄在骨水泥鞘中无法下沉的情况，1986 年，在埃克塞特引入了中空的中置器（图 1.3-6）。

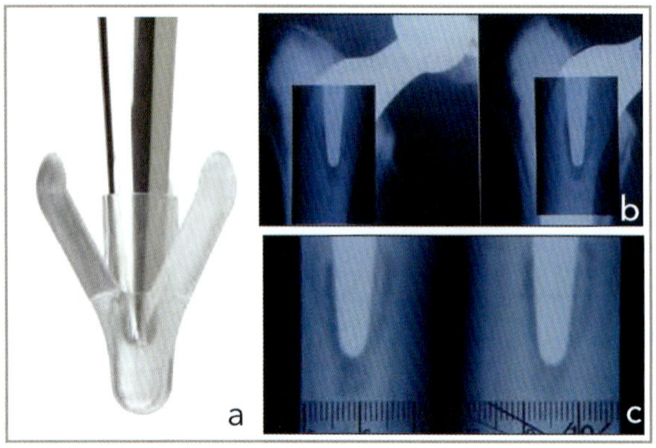

图 1.3-6 中空中置器 (a)。术后和 8 个月时的影像学显示，柄下沉入中空的中置器中 (b)。放大的中空中置器的图像证实柄下沉入中置器中 (c)

骨水泥适应下沉

随之而来的问题是，骨水泥是如何适应下沉的呢？尽管存在争论，但是问题只可能有三种解释：骨水泥的黏弹变形[44]；骨水泥鞘劈裂或者多发的疲劳骨折[45,46]；或者二者结合。

这对于理解股骨柄的功能和体内固定股骨假体柄的骨水泥的疲劳特性[48-54]有很重要的意义，然而，即便是最近的关于骨水泥型假体设计和功能的有价值的综述[47]依然没有解决这一问题。在埃克塞特的理论体系中，简而言之，抛光型的 Exeter 柄通常都会在骨水泥鞘中发生下沉，它是骨水泥的黏弹变形而导致的适应性改变，尽管还不能就此下定论，但已有的证据如下：

临床和影像学发现

股骨假体颈部断裂再手术

在最初的 433 例抛光型柄中，有 14 例因发生了股骨假体颈部断裂（参见 3.6 章节）进行了翻修，对其中 9 例的骨水泥鞘内部做了非常仔细的观察。这些病例发生假体断裂的时候，柄在骨水泥中下沉的距离从 0.5mm 到 6.0mm 不等，根据当时关于骨水泥是一种脆性材料的认识来推断，骨水泥鞘应该发生了断裂。事实上，术中没有任何骨水泥鞘断裂的证据。因此，一定存在另外一种机制，通过它骨水泥适应了柄的下沉，因此看起来更像是发生了黏弹性的变形。这一发现在埃克塞特激起了对骨水泥黏弹性的深入研究，这些结果由 Lee 等[44]在 2002 年做了总结。

随着时间推移下沉的形式

如果最初 Exeter 抛光型柄下沉的模式是和时间相关的话，那么经过数年的观察（图 1.3-7），它们应该表现为最初快速下沉，然后逐渐变缓慢并达到一个稳定的增加。骨水泥的黏弹性特征在聚合早期表现最为明显，但在体内数年以后它们不再继续保持黏弹特性[55]。

这些材料特征的改变和柄随着时间下沉的形式一致，并有力地支持看到的柄下沉的现象，是一种适应骨水泥黏弹性变形。如果下沉是为了适应多处疲劳骨折的话，那么由于骨水泥骨折会在骨水泥中累积，而后者会随时间推移快速发生。

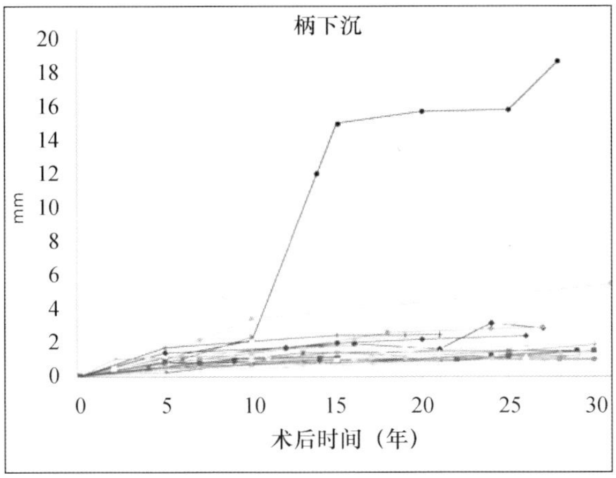

图 1.3-7　以年为时间单位的柄下沉以 mm 计。每一条曲线代表一个独立的柄（患者的假体柄下沉 19mm，Oxford 髋关节评分 13 分，Charnley 疼痛评分 5 分，证明柄下沉到一个稳定的位置可能已经持续了 10 年或更长时间。水泥鞘也许在 10～15 年劈裂，然后到 25～30 年再次发生劈裂）

立体放射影像学分析

Ornstein[30,56]利用 RSA 技术发现除非在术后第一天即进行早期 RSA 检测，否则锥形柄在骨水泥鞘中重要的轴向移位可能会被遗漏。换句话说，当有足够的应力加载在假体上时，下沉会立刻发生。因此下沉不是基于骨水泥的疲劳过程。

实验室和理论研究

试图证实骨水泥黏弹变形的证据不能在临床实践中适应下沉

这来源于实验室的结果[57]和两个有限元分析的研究[45,58]，它们得出这样的结论：骨水泥鞘的多发疲劳骨折或者周围骨的重新塑形是引发下沉的主要原因。然而，在研究黏弹性材料时，这些研究中使用的应力加载方式并不正确。为了能模拟临床 5～10 年的活动模式，加载了 500 万～1000 万次循环负荷[57,58]，频率为 2Hz[57]或 1Hz[58]，中间无间歇期。

这种负荷加载频率和无间歇期的方法效率更高，大大缩短了实际研究时间，从 5～10 年缩减至 30～120 天。而临床实践中，没有患者可以行走 5～10 年而不间断休息，在每天的循环周期内，有相当时间内患者的髋关节没有任何负荷。缺少实际的间歇期，骨水泥的黏弹特性受到了抑制，因此没有足够的时间发生应力松弛。这些研究中最大的下沉仅为 200μm 也就不足为奇了。

骨水泥鞘的应变测量

Hustosky[59]进行了一个应变测量研究，给予锥形柄周围的骨水泥一个静态的应力负荷，证明存在和柄下沉相关的应力松弛。

持续和间歇负荷的实验室结果

Lee[60]和 Verdonschot[61]的实验研究表明，规定时间内，和持续负荷相比，间歇负荷下锥形柄可以产生更多下沉。这种现象只可以用以下的理论来解释，即在间歇负荷加载的休息期，骨水泥支撑柄的部位发生张力应力松弛。

和骨水泥黏弹特性相关的下沉

如果将实验方法中消除黏弹反应（正如上述 Davies 等[57]和 Verdonschot 等[58]的研究）后测得的实验室下沉数据和临床中的下沉进行比较，临床中的负荷模式没有抑制骨水泥的黏弹反应，因此很清楚地反映了下沉和骨水泥黏弹性特征有关。当骨水泥的黏弹特性被抑制后，最大的下沉在 65μm 或者 200μm。而根据临床结果，如果配合 Exeter Universal 柄使用 Simplex RO[62]骨水泥，10 年在骨水泥鞘中平均下沉在 1.32mm（1300μm）。使用 Exeter 柄和 Boneloc™ 骨水泥[63]，这种骨水泥被认为和基于聚甲基丙烯酸甲酯的 Simplex 骨水泥相比黏弹特性更加显著[44]，Thomsen 等[25]发现在第一个 28 个月内下沉平均每年 1.5mm（1500μm），而在随后的 31 个月内下沉平均每年为 0.3mm，略高于 Simplex。

前述的观点综合起来提供了有力的证据，支持抛光型 Exeter 柄的下沉通常（尽管不是所有的）是适应骨水泥黏弹性变化的结果这一观点。

抛光锥形柄和骨水泥的黏弹特性之间的作用

在过去 20 年里逐渐理解，要深入探究 Exeter 柄发挥的功能，无颈领、锥形柄的形态和抛光表面，以及骨水泥的黏弹特性缺一不可[60]。

在骨水泥鞘中锥形柄下沉有三个重要的影响方面，使得柄在骨水泥中不是表现为末端负重：

1. 在柄-骨水泥界面引起下沉的应力并不会影响到骨水泥-骨界面，也就是说，在一个界面发生的运动可以保护另一个界面。

这和那些依靠柄和骨水泥发生“黏合”，或者带有各种形式的颈领或翼的柄有明显不同（图 1.3-8），这些柄中剪切力通过柄传导到骨水泥上，随之传导到骨水泥-骨的界面。

2. 当柄下沉后，它的抛光表面不会对骨水泥鞘内表面产生明显的损伤（和亚光型 Exeter 柄相比）[6]，并且在骨水泥中产生对骨水泥鞘的环形张应力和应变以及放射状的压应力和应变。柄在间歇期间并不发生退出，比如夜晚，因此张应力应变持续，环形张应力的存在使得周围骨水泥发生应力松弛（参见 1.1 章节）。

这不仅保护骨水泥鞘对抗疲劳骨折（通常这是张应力导致的结果），同时主要产生放射状的压应力，而这种压力载荷模式（图 1.3-9）不仅作用在柄-骨水泥界面，同时通过骨水泥作用在骨水泥-骨界面。

尽管仍然存在一些扭转剪切力，但降低了垂直剪切力。在 30 年前就开始强调这种载荷模式的重要性[64]。有相当多的实验和理论支持这一观点[65-67]，这也是在临床实践中 Exeter 抛光型假体柄维持稳定性的最基本、最重要的机制，特别对于扭转应力，柄近端的扁宽形状起到非常重要的作用。特别是

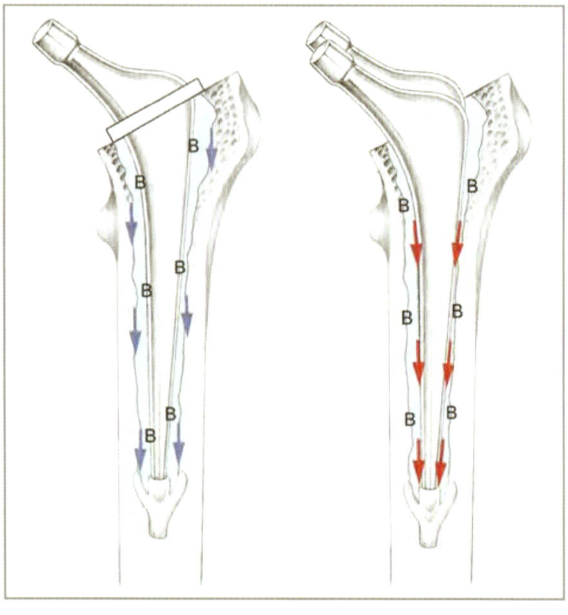

图 1.3-8 组合梁式柄（左）骨水泥和柄结合（B）——剪切力直接传导到骨水泥-骨的界面（蓝色箭头）。锥形柄（右）——剪切力传导到柄-骨水泥界面，下沉（红色箭头）保护了骨水泥-骨的界面（B）

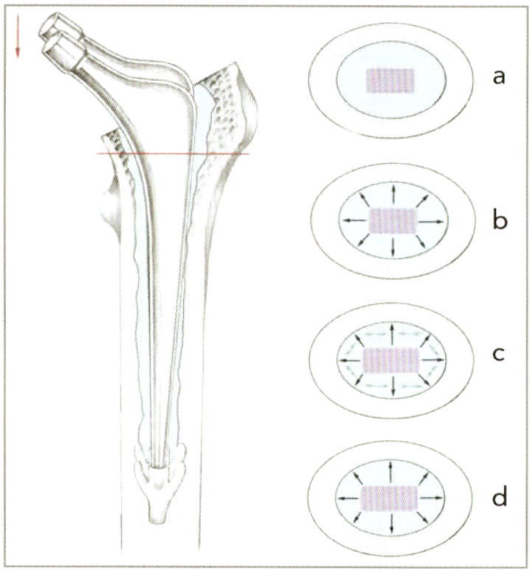

图 1.3-9 图示证实了柄在骨水泥鞘中下沉的影响（左）。（右）手绘图都是左侧图中在红线水平的横截面。a～d 横截面：a——未加载负荷；b——负荷后显示骨水泥中放射状的压应力；c——柄下沉，因此骨水泥需要大的横截面积来适应，在骨水泥鞘中产生环形的张应力；d——在间歇期负荷减少，但是柄并未退出，在骨水泥鞘中留有环形应变，随之产生环形张应力松弛和残留的放射状压应力。载荷的加载主要通过放射状压力

Yoon 等[67]的研究工作表明，在同样的静态载荷下，甚至是更大的循环载荷下，与组合梁式柄或锥形滑移型柄相比较，锥形柄或压力封闭型柄能够在失败前承受足够大的力学载荷。

3. 有充分的实验室证据证明在骨水泥中抛光锥形柄的下沉增加了柄的旋转稳定性[68]。

在临床中，Exeter 柄能够将应力传导到股骨的近端吗

尽管 Exeter 柄没有颈领，但是有充分的证据支持这一观点，即在近端骨水泥足够的情况下，它可以将载荷传导到股骨近端。

放射学表现

如果在数年后，股骨颈截骨表面的高度和影像学密度仍然得以保持的话，则表明该部位的骨质必定受到负荷。同时如果应力过多向远端传导的话，会在骨干的远端看到增生现象。同样，如果没有出现这一现象，也再次证明股骨近端有应力传导。图 1.3-10、1.3-11、1.3-12

中观察到的股骨颈骨质保持的情况是使用现代的骨水泥技术和 Exeter Universal 柄最常见的随访结果。

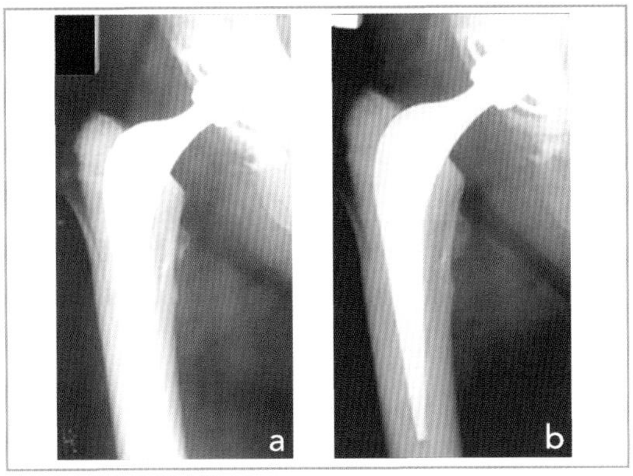

图 1.3-10 一位非常活跃的男性患者，手术时年龄是 51 岁，术后即时（a）和术后 10 年（b）的 X 线片。有大约 1mm 的下沉，除此以外整个影像学表现非常好。使用现代骨水泥技术

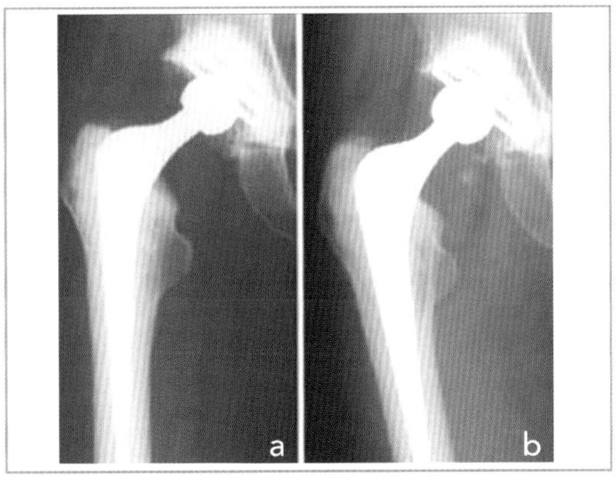

图 1.3-11 术后即时（a）和术后 12 年（b）X 线片证实股骨矩的高度和密度保持得很好。注意，在术后 12 年时柄在骨水泥中下沉了 1mm

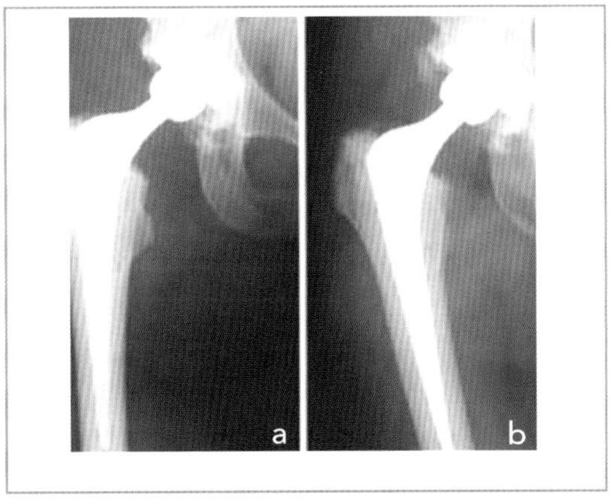

图 1.3-12 术后即时（a）和术后 10 年（b）X 线片证实股骨矩的高度和密度保持得很好。术后 10 年时下沉大约 1mm

DEXA（双能 X 线）

有许多关于 Exeter 柄的 DEXA 研究。Downing 等[69]对两种锥形柄和两种组合梁式柄用 RSA 方法比较了移位特征，用 DEXA 方法比较了骨矿化的改变。锥形柄下沉更多，但和组合梁式柄相比，向后旋转的少，并且骨矿化密度丢失也少。

Patel 等[70]使用 DEXA 方法研究了 18 例 Exeter 柄，在术后随访 1 年时，Gruen 7 区[71]未发现任何统计学上明显的骨矿化密度的降低。Minnguo 和 Nivbrant[72]研究了 5 种不同的柄[Exeter、Lubinus SP2（钴铬合金）、Lubinus SP2（Ti6Al4V）、SHP 和 Spectron]，在术后 5 年时，发现 Gruen 7 区[71]骨矿化密度降低在 8%～25% 之间，最少的是 Exeter 柄。

组织学

在 1 例因为假体股骨颈部位折断进行再手术的患者中，发生假体颈折断前的 X 线片（在初次置换后 7 年时的随访）显示颈部骨质保持非常满意（图 1.3-13），并有机会术中在股骨颈的上表面获取一块薄片状的骨组织。

标本的组织学观察显示为正常的皮质骨结构（图 1.3-14），没有骨量丢失的证据。该标本从股骨颈截骨的上表面获取，这一部位已经在没有颈领的 Exeter 假体柄的力学作用模式下暴露了 7 年。

骨干部位增生

这种情况在使用 Exeter Universal 柄，骨水

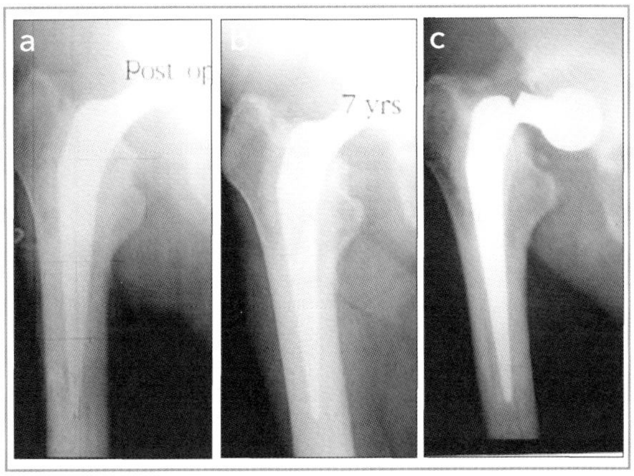

图 1.3-13 术后即时 X 线片（a）和术后 7 年 X 线片（b）。注意颈部高度和密度的保持。在（b）拍摄后 3 周的前后位片（c）显示假体颈部断裂

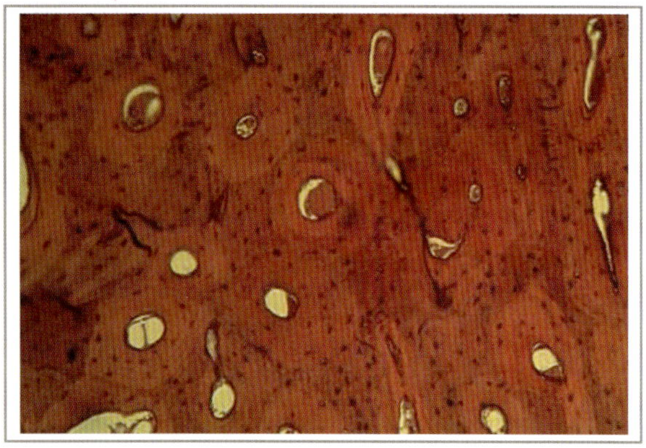

图 1.3-14 股骨矩上表面的骨组织学切片，来自于图 1.3-13 的 X 线片显示的患者

泥固定良好的病例中很少看到，回顾随访 8～12 年的 201 例使用 Exeter Universal 柄的病例中，发生率仅为 5%[62]。95%的病例没有发生这种现象提示近端已获力学传导。

Exeter 柄是如何将负荷传导至股骨近端的

锥形柄下沉后近端扩展，不对称部分进入骨水泥鞘的近端部分（图 1.3-15），被认为在柄下沉中起主要作用。

骨水泥通过黏弹性形变和骨水泥鞘的张应力松弛来适应下沉。图 1.3-16 证实了股骨近端区域被骨水泥完全填充后，适合的柄会将负荷沿着内、外侧面在骨干的近端充分分散。这一观点认为，从传递负荷的角度，Exeter 柄的外侧面和内侧面同样非常重要，因此这种柄的设计被认为是“三锥”概念[73,74]。

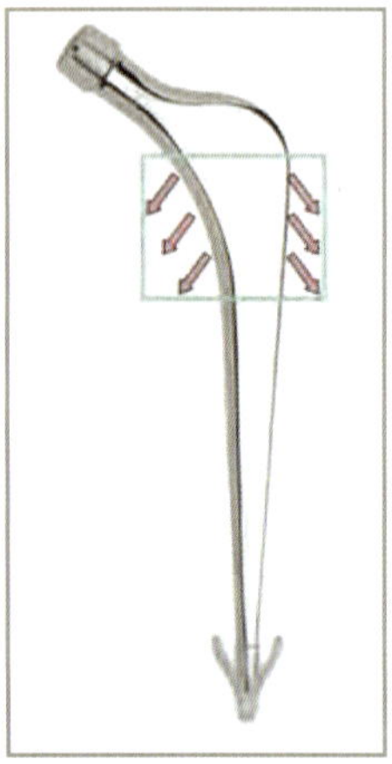

图 1.3-15 图示当柄在骨水泥鞘中轻微下沉后，锥形柄近端的不对称部分对于将负荷传导到周围的骨水泥中起到很重要的作用

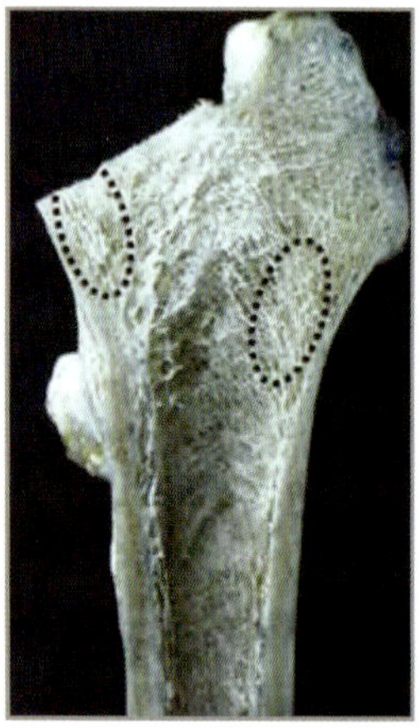

图 1.3-16 股骨近端 1/3 部分的冠状面切片。黑点标记的两个卵圆形区域是内侧骨小梁承重区和上方的张力骨小梁将负荷从软骨下骨的皮质传递到股骨干近端部分。这些部位需要完整地填塞骨水泥和松质骨交锁，这样柄才可以同时利用内侧和外侧部分将负荷充分传导到骨干的近端部位

无颈领设计的手术应用获益

在 McKee-Farrar 髋关节置换和 Thompson 股骨头置换的影像学随访中，颈领下方股骨颈的骨吸收是常见现象，正是基于这一结果，最初在 1969 年设计的 Exeter 柄中将颈领去除。而当 Exeter 柄在临床应用后，又出现了许多无颈领设计带来的好处：

1. 股骨颈截骨面的水平和方向不用非常精确。
2. 柄无固定的插入深度。这为医生控制肢体长短提供了便利，同时又可以通过选择合适的柄调整偏心距和股骨头，达到髋关节的正常重建。这需要详细的术前计划，将在 2.3 章节描述。
3. 医生可以自始至终均看到柄-骨水泥界面的近端部分。当插入柄时，便于用拇指或其他特殊的适用工具堵塞髓腔的内侧面（股骨的皮质和柄的内侧面之间）防止骨水泥的溢出。这有助于在柄插入的整个过程中维持骨水泥-骨界面的压力（参见 1.1 章节和 3.3 章节）。
4. 一旦假体最终到位，医生又可以利用合适的工具，环绕在柄的近端部位维持压力直到骨水泥固化（参见 1.1 章节和 3.3 章节）。
5. 如果需要取出柄，它的形状以及光滑的表面使之非常容易从骨水泥鞘中拔出，而不会损伤骨水泥鞘。

总结

锥形或称为压力封闭型的抛光 Exeter 柄发挥功能有赖于无颈领、双扁锥形态的设计，和它在骨水泥鞘中随着骨水泥的蠕变和应力松弛而发生下沉之间的相互作用。当使用锥形柄时，骨水泥的应力松弛主要影响张应力，从而形成了内在的保护，有效对抗骨水泥的疲劳失败。这也同时归功于抛光柄的下沉，在柄-骨水泥界面主要产生压应力的力学负荷，通过骨水泥传导到骨水泥-骨界面。抛光 Exeter 柄正是由于这些功能特性，才获得了长期的稳定性和低失败率。

尽管最初的抛光 Exeter 柄不是为了“在骨水泥鞘中下沉而设计”的[75]，但是在临床使用中出现了下沉现象。通过 1976—1986 年 10 年多时间逐渐认识清楚这种下沉是有益的，并且是这种柄的功能特性的一部分，因此在 1988 年引入了 Exeter Universal 柄，它可以被认为是“为了下沉而设计的”。

（蔡　宏　译）

参考文献

1. **Oh I, Harris WH.** Proximal strain distribution in the loaded femur. *J Bone Joint Surg [Am] 1978;60(1):75-85*
2. **Rickards R, Duncan CP.** The collar-calcar contact controversy. *J Bone Joint Surg [Br] 1986;68(5):851*
3. **O'Hara JN, McMinn D.** Calcar resorption beneath a well-fitting flanged femoral prosthesis. *J Arthroplasty 1991;6(2):147-50*
4. **Ling RSM.** The use of a collar and pre-coating on cemented femoral stems is unnecessary and detrimental. *Clin Orthop Relat Res 1992;285:73-83*
5. **Carlsson AS, Rydberg J, Onnerfalt R.** A large collar increases neck resorption in total hip replacement. 204 hips evaluated during 5 years. *Acta Orthop Scand 1995;66(4):339-42*
6. **Howell JR, Blunt LA, Doyle C, Hooper RM, Lee AJC, Ling RSM.** *In vivo* surface wear mechanisms of femoral components of cemented total hip arthroplasties. *J Arthroplasty 2004;19(1):88-101*
7. **Fagan MJ, Heyse-Moore G.** Penetration and flow of bone cement in the femur during total hip replacement surgery. In: *A finite element analysis of femoral stem design in cemented total hip replacement*. University of Exeter, Exeter, UK. PhD Thesis, 1984:58-81
8. **Churchill DL, Uroskie J, Incavo SJ, Johnson CC, Beynnon BD.** High bone cement pressurization is achieved during femoral stem insertion into viscous cement. *Trans Orthop Res Soc 2000;25:0253*
9. **EN58J.** *British Standard 3531-2 1962*
10. **ISO 5832-1.** 316 L *ISO Standard 5832-1 1987*
11. **Rex 734.** *ISO 5832-9 1992*
12. **Weber FA, Charnley J.** A radiological study of fractures of acrylic cement in relation to the stem of a femoral head prosthesis. *J Bone Joint Surg [Br] 1975;57(3):297-301*
13. **Crawford RW, Ling RSM.** Cement fracture does not progress to osteolysis. *J Bone Joint Surg [Br] 1999;81:(Suppl II):163*
14. **Pacheco V, Shelley P, Wroblewski BM.** Mechanical loosening of the stem in Charnley arthroplasties. Identification of the 'at risk' factors. *J Bone Joint Surg [Br] 1988;70(4):596-9*
15. **Jasty M, Maloney WJ, Bragdon CR, O'Connor DO, Haire T, Harris WH.** The initiation of failure in cemented femoral components of hip arthroplasties. *J Bone Joint Surg [Br] 1991;73(4):551-8*
16. **Harris WH, McCarthy JC, O'Neill D.** Femoral component loosening using contemporary techniques of femoral cement fixation. *J Bone Joint Surg [Am] 1982;64(7):1063-7*
17. **Fowler J, Gie GA, Lee AJC, Ling RSM.** Experience with Exeter Hip since 1970. *Orthop Clin North Am 1988;19(3):477-89*
18. **Linder L.** Boneloc® - the Christiansen experience revisited. *Acta Orthop Scand 1995;66(3):205-6*
19. **Riegels-Nielsen P, Sørensen L, Andersen HM, Lindequist S.** Boneloc® cemented total hip prostheses. Loosening in 28/43 cases after 3-38 months. *Acta Orthop Scand 1995;66(3):215-7*
20. **Suominen S.** Early failure with Boneloc® bone cement 4/8 stems loose within 3 years. *Acta Orthop Scand 1995;66(1):13*
21. **Nilsen AR, Wiig M.** Total hip arthroplasty with Boneloc: loosening in 102/157 cases after 0.5-3 years. *Acta Orthop Scand 1996;67(1):57-9*
22. **Furnes O, Lie SA, Havelin LI, Vollset SE, Engesoeter LB.** Exeter and Charnley arthroplasties with Boneloc® or high visosity cement. Comparison of 1,127 arthroplasties followed for five years in the Norwegian Arthroplasy Register. *Acta Orthop Scand 1997;68(6):515-20*
23. **Walczak JP, D'Arcy JCD, Ross KR, James SE, Bonnici AV, Koka SR, Morris RW.** Low-friction arthroplasty with Boneloc® bone cement: *outcome at 2 to 4 years. J Arthroplasty 2000;15(2):205-9*
24. **Abdel-Kader KF, Allcock S, Walker DI, Chaudhry SB.** Boneloc bone-cement: experience in hip arthroplasty during a 3-year period. *J Arthroplasty 2001;16(77):811-19*
25. **Thomsen PB, Bovling S, Jacoby B, Hansen TB.** Aseptic loosening of Boneloc cemented Exeter total hip replacement: a 5 year follow-up of the first 100 hips. *Hip Int 2000;10:102-7*
26. **Selvik G.** A roentgen stereophotogrammetric method for the study of the kinematics of the skeletal system. *PhD thesis* A V-centralen, *1974*
27. **Karrholm J, Borssen B, Lowenhielm G, Snorrason F.** Does early micromotion of femoral stem prostheses matter? *J Bone Joint Surg [Br] 1994;76:912-7*
28. **Ornstein E, Franzén H, Johnsson R, Lofqvist T, Stefansdottir A, Sundberg M.** Does the tapered Exeter stem migrate at the stem-cement interface or/and at the cement-bone interface. *Acta Orthop Scand 1997;68(Suppl 274):111*
29. **Ornstein E, Franzén H, Johnsson R, Lofqvist T, Stefansdottir A, Sundberg M.** The Exeter stem subsides within the cement both in primary arthroplasties and in revisions using morselised allografts. *Acta Orthop Scand 1998;69(Suppl.280):49*

30. **Ornstein E, Franzén H, Johnsson R, Löfqvist T, Stefánsdóttir A, Sundberg M.** Early subsidence of the Exeter femoral stem within the cement mantle in primary arthroplasties and in revisions using impacted allografts and cement: a roentgen stereophogrammetric analysis. *Hip Int 1999;9:139-43*

31. **Alfaro-Adrián J, Gill HS, Crawford R, Murray DW.** Migration patterns in cemented THR. Where does migration occur? An RSA study. *Trans European Hip Soc 1998;030*

32. **Alfaro-Adrián J, Gill HS, Murray DW.** Cement migration after THR: a comparison of Charnley Elite and Exeter femoral stems using RSA. *J Bone Joint Surg [Br] 1999;81(1):130-4*

33. **Nivbrant B, Soderlund P, Karrholm J.** Migration of the Exeter stem relative to bone and cement: an RSA study. *SIROT Congress, Sydney, 1999*

34. **Karrholm J, Nivbrant B, Thanner J, Anderberg C, Borlin N, Herberts P, Malchau H.** Radiostereometric evaluation of hip implant design and surface finish. Micromotion of cemented femoral stems. *Scientific Exhibit at the annual meeting of the American Academy of Orthopaedic Surgeons, Orlando, Florida, USA, 2000.*

35. **Berme N, Paul JP.** Load actions transmitted by implants. *J Biomed Eng 1979;1(4):268-72*

36. **Bergmann G, Graichen F, Rohlmann A.** Loading of hip implants by torsional moments. *Trans Orthop Res Soc1992;17:19*

37. **Bergmann G, Deuretzbacher G, Heller M, Graichen F, Rohlmann A, Strauss J, Duda GN.** Hip contact forces and gait patterns from routine activities. *J Biomech 2001;34:859-71*

38. **Stefánsdóttir A, Franzen H, Johnsson R, Ornstein E, Sundberg M.** Movement pattern of the Exeter femoral stem. A radiostereometric analysis of 22 primary hip arthroplasties followed for 5 years. *Acta Orthop Scand 2004;75(4):408-14*

39. **Hauptfleisch J, Glyn-Jones S, Beard DJ, Gill HS, Murray DW.** The premature failure of the Charnley Elite-Plus stem: a confirmation of RSA predictions. *J Bone Joint Surg [Br] 2006;88(2):179-83*

40. **Hale D, Ling RSM, Lee AJC, Hooper R.** The production of acrylic cement and metal debris by the femoral component in cemented total hip replacement. *J Bone Joint Surg [Br] 1990;72(6):1090*

41. **Shen G.** Femoral stem fixation: An engineering interpretation of the long-term outcome of Charnley and Exeter stems. *J Bone Joint Surg [Br] 1998;80(5):754-6*

42. **Huiskes R, Verdonschot N, Nivbrant B.** Migration, stem shape and surface finish in cemented hip arthroplasty. *Clin Orthop Relat Res 1998;355:103-12*

43. **Archibald DAA.** The role of self-locking tapers in stem fixation. *PhD Thesis. University of Strathclyde,* 1991.

44. **Lee AJC, Ling RSM, Gheduzzi S, Renfro JR.** Factors affecting the mechanical and viscoelastic properties of acrylic bone cement. *J Mater Sci Mat in Med 2002;13(8):723-33*

45. **Lu Z, McKellop H.** Effects of cement creep on stem subsidence and stresses in the cement mantle of a total hip replacement. *J Biomed Mat Res 1997;34(2):221-6*

46. **Yates PJ, Burston BJ, Whitley E, Bannister GC.** Collarless polished tapered stem: clinical and radiological results follow-up at a minimum of 10 years follow-up. *J Bone Joint Surg [Br] 2008;90(1): 16-22*

47. **Scheerlinck T, Casteleyn PP.** The design features of cemented femoral hip implants. *J Bone Joint Surgery [Br] 2006;88(11):1409-18*

48. **Estok DM, Orr TE, Harris WH.** Factors affecting cement strains near the tip of a cemented femoral component. *J Arthroplasty 1997;12(1):40-8*

49. **Fisher DA, Tsang AC, Paydar N, Milionis S, Turner CH.** Cement-mantle thickness affects cement strains in total hip replacement. *J Biomech1997;30(11-12):1173-7*

50. **Kwak BM, Lim OK, Kim YY, Rim K.** An investigation of the effect of cement thickness on an implant by finite element stress analysis. *Int Orthop 1979;2(4):315-9*

51. **Schmölz W, Gordon DR, Shields AJ, Kirkwood D, Grigoris P.** The effect of stem geometry on stresses within the distal cement mantle in total hip replacement. *Technol Health Care 2000;8(1):67-73*

52. **Ramaniraka NA, Rakotomanana LR, Leyvraz P-F.** The fixation of the cemented femoral component. Effects of stem stiffness, cement thickness and roughness of the cement/bone surface. *J Bone Joint Surg [Br] 2000;82(2):297-303*

53. **Postak PD, Greenwald AS.** The influence of antibiotics on the fatigue life of acrylic bone cement. *J Bone Joint Surg [Am] 2006;88(Suppl 4):148-55*

54. **Jeffers JRT, Browse M, Wroblewski BM, Isaac G, Taylor M.** Loosening of two contemporary stem designs by cement mantle fatigue in hip arthroplasty. *Trans Orthop Res Soc 2007;32:1740*

55. **Chaplin RPS, Lee AJC, Hooper RM, Clarke M.** The mechanical properties of recovered PMMA bone cement: a preliminary study. *J Mater Sci Mater Med 2006;17(12)1433-48*

56. **Ornstein E, Franzén H, Johnsson R, Sundberg M.** Radiostereometric analysis in hip revision surgery – optimal time for index examination: 6 patients revised with impacted allografts and cement followed weekly for 6 weeks. *Acta Orthop Scand 2000;71(4):360-4*

57. **Davies J, Anderson MJ, Harris WH.** The cement-metal interface of the Exeter stem during fatigue loading of a simulated THA in-situ. *Trans Orthop Res Soc 1996;21:525*

58. **Verdonschot N, Huiskes R.** Acrylic cement creeps but does not allow much subsidence of femoral stems. *J Bone Joint Surg [Br] 1997;79(4):665-9*

59. **Hustosky KT, Norman TL, Kish VL, Blaha JD, Gruen TA.** The effect of creep on cement hoop stresses and axial displacement of a cemented femoral hip prosthesis in vitro. *Trans Orthop Res Soc 1996;21:423*

60. **Lee AJC.** The time dependent properties of poly-methylmethacrylate bone cement: the interaction of the shape of femoral stems, surface finish and bone cement. In: Learmonth ID, ed. *Interfaces in total hip arthroplasty.* Berlin etc, Springer Verlag, 1999:11-19

61. **Verdonschot N, Barink M, Stolk J, Gardeniers JW, Schreurs BW.** Do unloading periods affect migration characteristics of cemented femoral components? An in vitro evaluation with the Exeter stem. *Acta Orthop Belg 2002 ;68(4):348-55*

62. **Williams HDW, Browne G, Gie GA, Ling RSM, Timperley AJ, Wendover N.** The Exeter Universal cemented femoral component at 8 to12 years - a study of the first 325 hips. *J Bone Joint Surg [Br] 2002;84(3):324-34*

63. **Thanner J, Freij-Larsson C, Kärrholm J, Malchau H, Wesslén B.** Evaluation of Boneloc®. Chemical and mechanical properties, and a randomized clinical study of 30 total hip arthroplasties. *Acta Orthop Scand 1995;66(3):207-14*

64. **Crowninshield RD, Brand RA, Johnstone RC, Milroy JC.** The effect of femoral stem cross-sectional geometry on cement stresses in total hip reconstruction. *Clin Orthop Relat Res 1980;146:71-7*

65. **Miles AW, Clift SE, Bannister GC.** The effect of the surface finish of the femoral component on load transmission in total hip replacement. *J Bone Joint Surgery [Br] 1990;72(4):736*

66. **Wheeler JPG, Miles AW, Clift S.** The influence of the stem-cement interface in total hip replacement: a comparison experimental and finite element approaches. Proc Inst of Mech Eng *[H] 1997;211(2):181-6*

67. **Yoon Y, Oxland T, Hodgson A, Duncan C, Masri B, Lee J.** Structural behaviour of a bone-cement implant system under axial load: the effect of stem-cement bonding and geometrical factors. *Trans Orthop Res Soc 2001;26:1073*

68. **Lee AJC, Thomson A,** Torsional stability of a polished, collarless, tapered total replacement hip joint stem under vertical load: an in vitro investigation. *Arthroplasty Society of Australia, Noosa 2009*

69. **Downing MR, Ashcroft GP, Wilkinson S, Gibson PH.** Migration and bone mineral changes of 4 cemented THR stems. *J Bone Joint Surgery [Br] 2001;83(Supp IIII):344*

70. **Patel JV, Chattoo M, Banks L, Higgins R, Pearse MF.** Bone mineral density changes one year following total hip arthroplasty with a cemented double tapered collarless polished stem. *J Bone Joint Surg [Br] 1999;81(Suppl II):163.*

71. **Gruen TA, McNeice G, Amstutz HC.** 'Modes of Failure' of cemented stem-type femoral components; a radiographic analysis of loosening. *Clin Orthop Relat Res 1979;141:17-27.*

72. **Mingguo L, Nivbrant B.** Periprosthetic bone remodelling and its relation with migration of the stem 5 years after cemented total hip arthroplasty, with comparison of 5 stem designs. *J Bone Joint Surg [Br] 2004; 86(suppl III):251.*

73. **Wroblewski BM, Siney PD, Fleming PA.** Triple taper polished cemented stem in total hip arthroplasty: rationale for the design, surgical technique, and 7 years of clinical experience. *J Arthroplasty 2001;16(Suppl I):37-41.*

74. **Field RE, Singh PJ, Latif AMH, Cronin MD, Matthews DJ.** Five-year prospective clinical and radiogical results of a new cannulated cemented polished Tri-Taper femoral stem. *J Bone Joint Surg [Br] 2006; 88(3):315-20.*

75. **Alfaro-Adrian J, Gill HS, Murray DW.** Should total hip arthroplasty femoral components be designed to subside? A radiostereometric analysis study of the Charnley Elite and Exeter stems. *J Arthroplasty 2001; 16(5):598-606.*

1.4 骨溶解、柄磨损和松动

R. S. M. Ling, J. R. Howell, G. Bartlett, R. W. Crawford

引言

2007年的瑞典髋关节登记系统[1]的年度报道表明：无菌性松动仍然是瑞典髋关节翻修的最常见的原因，尽管其发生概率在逐渐下降，而其他的原因（感染、脱位和骨折）在逐渐上升。有趣的是报道中显示在过去10年中非水泥的假体在置换术后的最初2年内翻修的概率在增加（除外感染）。

翻修手术造成的负担在各个国家有一定的差别，加拿大为9%[2]，美国为17.5%[3]。在世界范围内，对于骨科医生翻修手术都是巨大的挑战，给经济上也带来了巨大的负担[4]。

髋关节置换领域的医生逐渐认识到假体松动的影像学及临床表现，患者有疼痛，影像学上有严重的骨丢失、放射学透亮线（radiolucent lines，RLLs）、假体周围骨破坏伴有明显的假体移位。这种情况代表了松动的最晚期，可能起始于数月前或数年前，又或者开始于手术台上。如果没有骨的压缩，更常见的是骨的破坏（溶解），就不会发生假体的持续移位。

骨溶解

骨溶解代表了骨质的吸收和破坏，可以分为线状和局灶性[5]。在两种情况下，其组织学表现上活动的骨吸收是相似的，之后的进展，常常最终出现假体的无菌性松动。

病因学

骨溶解的病因是多种因素的，包括了磨损颗粒、假体不稳定、界面之间的压力和液体流等，这些因素又互相影响。

尽管上述相关因素各自的作用并没有完全清楚，但随着时间进展，一些因素正被人们逐渐了解。

磨损颗粒

磨损颗粒多年来被认为是导致假体周围骨溶解和松动的主要原因，这可能是因为在松动假体周围的组织当中经常能够检测到磨损的颗粒。

磨损颗粒可以在全髋关节置换的各个界面产生，当然主要是在关节的摩擦界面。细微的活动产生的磨损称为微振磨损[6]，这些活动多为固定良好的假体正常使用时部件之间的相对运动，可以产生大量的颗粒，其尺寸非常小，可以非常容易地被吞噬或者转运。

目前被人们广泛熟悉的全髋关节磨损的理论来源于1992年的两项重要研究[5,7]。Schmalzried等报道了假体周围骨丢失的研究，在34髋骨吸收的区域均可检查到细胞内的磨损颗粒，大多数的聚乙烯磨损颗粒直径小于1μm，在22髋观察到细胞内的金属颗粒，10/16骨水泥髋发现了细胞内的PMMA颗粒，除此之外，多个病例还发现了细胞外的颗粒。作者通过这些发现[5]提出了有效关节腔的概念，包括了关节液可以到达的所有假体周围区域。

最初，丙烯酸骨水泥（PMMA）的颗粒被认为参与了骨吸收，它们由骨水泥的疲劳骨折或者骨水泥磨损产生，出现在与骨或者假体的接触界面上[8-11]。后来，非骨水泥假体的广泛使用并没有解决这个问题。因此，人们的注意力转为集中在其他类型的颗粒，比如金属[12-14]和超高分子聚乙烯[15-17]（UHMWPE）。

直到最近，聚乙烯（polyethylene，PE）颗粒成为了大多数文献中的焦点。

体外实验中显示：巨噬细胞[18]被颗粒所激活，产生了吞噬作用，释放出多种细胞活素，参与了骨的重塑和吸收。随后的体外实验也证实，暴露于磨损颗粒[19]当中，同样重要的是，在循环的压力改变环境下[20]，都造成了巨噬细胞的激活。在复杂的生物学信号系统作用下[21-23]，启动了向破骨细胞分化的进程，这种巨噬细胞向破骨细胞的分化破坏了局部骨形成和骨吸收的平衡，导致了骨的溶解。PE 的颗粒可能也抑制了骨的形成，导致了骨的丢失，这至少得到了实验室的证实[24,25]。

PE 颗粒在巨噬细胞的激活过程中是必需的，这种理论现在受到了挑战[26]，目前认为颗粒与巨噬细胞接触是必需的。

大量的文献涉及颗粒碎片以及它起到的作用，尤其是 PE 颗粒。在引用最多的文献中，在鼠的股骨远端髁间钻孔，安放未聚合的 PMMA 假体，假体末端开放在关节腔内，向膝关节腔内注入 PE 颗粒，结果发现股骨广泛的骨溶解，实验证实了 PE 碎片的骨溶解作用[27]。但是后来的一些相似的实验并没有得出同样的结果[28]，骨溶解可能是源于颗粒中内毒素的污染[29]，但后来的工作证实黏附的内毒素会很快地消失[30]，因此这种可能性并不大。

Sundfeldt 等[31]在关于无菌性松动的详细综述中谈到："在动物实验中很难去确定 PE 颗粒与骨吸收之间的联系"。

后来，随着人们对金属对金属界面的追捧，尤其是表面置换兴起，注意力又转移到钴铬颗粒可能的作用以及超敏反应上来[32-35]。在假体周围的组织中可以发现比聚乙烯颗粒更小的金属颗粒，而且数量上更多[36]，它们具有更大的表面积，生物学上更加活跃，易于转运，因此在体内广泛地转运，产生了金属离子[37]。离子被巨噬细胞所吞噬[34,38]，产生了细胞毒素，这可能是造成假性肿瘤的一个原因[35]，也可能是诱发了基因的突变[39]。

尽管目前这些研究已经被人们所认同，但其实践作用还没有体现出来。

不稳定

在 1994 年，有两篇[40,41]关于全髋关节置换术后股骨假体微动的文章发表，涉及到骨水泥型及非骨水泥型假体，其中一篇使用了放射立体照相测量分析法（RSA），另一篇使用了 X 线平片及数字化的图板，二者的结果非常相近。RSA 研究（骨水泥柄）显示如果 2 年后假体相对于骨的下沉达到了 1.2mm 或更多，那么在 7 年时其翻修的可能性将超过 50%。X 线片的研究采用了一个数字化的图板，结果显示如果在术后 2 年内每年的下沉达到 1.2mm，那么髋关节很可能出现无菌性的松动，这个结果的特异度达到 86%，敏感度达到 78%。图 1.4-1 显示 RSA 研究中的两条曲线，X 线平片也显示出了极其相似的曲线。图 1.4-1 表示随时间进展股骨头中心的移位情况，一条曲线代表后来翻修的髋关节，另一条代表未翻修的髋关节，这两条曲线在术后早期即出现了明显的分离，在这个时间内，移位的假体被密封起来，它们还远远没有产生明显的 PE 磨损颗粒，也没有出现骨水泥疲劳的征象，这些现象表明无菌性松动的诱因不能够归结于磨损颗粒或者疲劳现象。在同一年，Mjoberg[42]通过 RSA 研究得出结论，无菌性松动是由于早期的固定不牢靠和不稳定造成的，但早期很难从组织学上去评估，磨损的产物在以后到达了不稳定产生的间隙，他根据 RSA 发现提出了"松动导致磨损"的概念，比"磨损导致松动"更适合。

随之而来的问题是在什么时间异常的微动或假体的不稳定开始导致失败，一种解释认为这个过程在手术台上就开始了，一些学者支持这种观点[43-46]，在 1.2 章节中 Linder 的文章值得膝、髋关节外科医生去阅读，这是本领域内发表的极具思想的一篇文章。

接下来的章节将要阐述假体的微动模式并不仅仅与假体本身有关，还与手术技术的优劣有关，因为假体的初始稳定性是在手术过程中建立的。

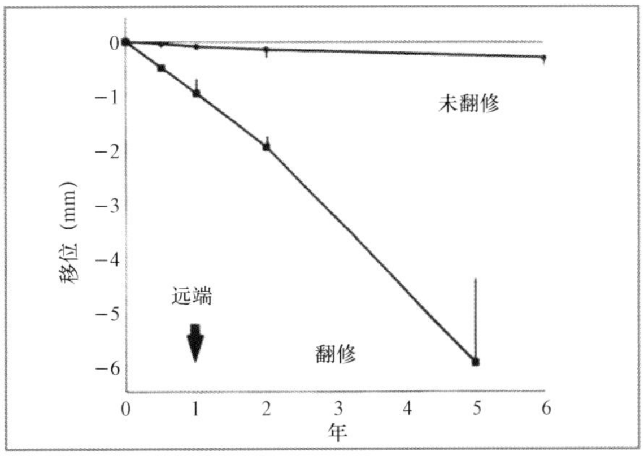

图 1.4-1 股骨头远近方向的移动（mm）

界面结构

初始稳定性和界面结构是紧密联系的。长久来看，在假体与活骨之间界面或连接处的组织结构能够减少微动、减少液体流及碎片侵入、抵御压力变化，两者之间紧密接触，中间没有其他干涉的细胞层（骨整合——参见1.2章节）来传递载荷。要达到这个标准，手术台上需要使假体达到足够的稳定，在循环压力作用下，假体与骨之间的微动应当为足够低的水平，可能达到20～70μm[47,48]。如果达不到这个标准，假体周围受到创伤的骨质就不能够完全发挥其骨愈合的潜能，界面之间就会被非骨性的组织填充，大多数情况下是不同厚度的纤维组织膜。

然而，也有特定类型的软组织能够维持长久的稳定。Engh[49]曾经描述过在多孔表面的AML股骨柄周围发现了稳定的纤维长入，成为了骨长入的一个满意的替代方式。切面研究发现致密的纤维组织由微孔表面延伸至附近的骨板。Linder[50]报道了股骨打压植骨后的组织学发现，同样致密的纤维组织中嵌有坏死的移植骨颗粒，这样就形成了一个组织复合体，能够承担载荷，随时间进展其形态并不会被破坏。在上述这两种情况下，致密的纤维组织及复合物构筑了一个阻碍液体流的屏障。界面组织的标本中还可以发现软骨的实质部分，能够承担压力载荷，这与膝关节的胫骨假体尤其相关[44,51]。

大量的动物实验研究表明在假体和骨之间的剪切活动导致了界面之间膜的形成[52-54]，这些实验模型当中添加颗粒就会出现不同的结果，结论是机械学的刺激是假体松动的主要原因，而颗粒的存在又加剧了这个过程[53]。界面的活动以及颗粒的存在形成了协同的作用，造成了假体周围的反应[54,55]。

在临床回收的标本中，经常会看到这样的生物膜，其下方为骨板[56]，实验室中可以完全模拟出其生成的过程，条件是循环的剪切应力以及150μm的微动。在使用三翼钉固定股骨颈骨折的研究中，也可以发现骨与内固定之间的生物膜（见1.2章节图1.2-4a,）。尽管目前的争论集中在髋关节置换领域，但在任何植入物与骨的界面都应该是适用的。目前机械因素对界面结构的影响还有许多值得去研究[43,58,59]。

谈到假体的稳定性和微动，界面组织的机械学特征和厚度是尤为重要的。Hori和Lewis[60]进行了一个极为重要但却很少被引用的实验研究，在狗的身上植入骨水泥或非骨水泥的假体，模拟出早期松动所需的力学条件。组织学上两者取出的生物膜是一样的——在致密骨的表面形成一层纤维膜。力学测试发现：在低载荷的压力下，组织出现了大的变形，高载荷的压力下，组织变得更加坚硬（图1.4-2），具有了比松质骨小2倍的弹性模量。生物膜的力学特性对循环载荷下的假体微动产生了明显的影响。不仅如此，Hori和Lewis[60]发现：在压应力作用下，生物膜能够挤出液体，而压力去除后，液体又能够渗透进来。这表示这样的膜能够参与颗粒的转运，同时作为组织泵产生了循环的载荷，导致流体静力的改变，从而影响关节间隙液体流的改变。

假体周围纤维膜的存在有时依赖于它的厚度，影像上在假体（包括骨水泥）与骨的界面有放射透亮线，但是没有透亮线并不意味着没有纤维膜[56]。RSA的研究证实放射学透亮线与髋臼、股骨柄的微动相关，可能导致晚期的无菌性松动[62,63]。

在患者体内，髋关节置换后的纤维膜的载荷是非常复杂的，压力的存在会造成流体静力的改变，我们应当记住Hori和Lewis[60]的研究成果，那就是初始稳定性和界面结构是紧密联系的。

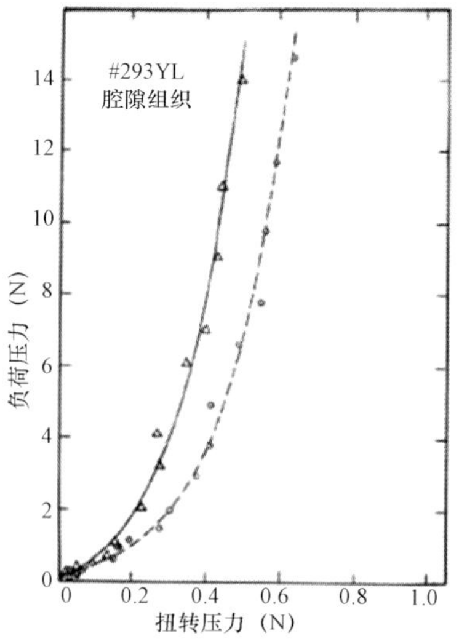

图1.4-2 狗模型当中的松动假体在压力下产生的应变（Hori和Lewis）

压力

在显微镜下很难观察到静水的压力和液体的流动，因此，不必感到惊奇的是，早期的关于骨溶解和无菌性松动的解释多是基于对松动假体周围组织的观察[10,64]。这时并没有认为静水压力和液体流动是可能的致病因素，而磨损颗粒此时被认为是可吸收的。这种认识直到Karrhlom[40]的工作之后才有所改变。Freeman、Plante-Bordeneuve[41]、Mjöberg[42]提出了关于磨损颗粒在产生骨溶解及无菌性松动中的作用，此时认为压力是这个过程中极为重要的一环[25,65]。此前的一些临床工作也证实了这个观点的可能性。Landells[66]、Golding[67]、Crane 和 Scarano[68]、Menges 等[69]都认为滑液在压力下进入关节软骨和软骨下骨的缺损处导致了软骨下骨囊肿的产生。

在 Lund 和 Amsterdam 20 世纪 90 年代末及 21 世纪初所做的工作中，并没有许多的动物实验的证据，来证实中等程度的静水压力能够造成细胞死亡和伴随着肉芽组织形成的骨吸收，这种压力作用于骨的表面或者由已变形的假体周围的生物膜循环压力所致[55,70,71,72]。PMMA 的颗粒对于骨的表面产生的骨吸收作用较小[55]。在后来的研究中，使用了密闭的金属盒[73]，在骨的表面覆有假体周围的生物膜，并且给予了不同程度的压力，可以观察到骨的坏死、软骨和纤维膜的形成。坏死出现在压力最高的部位，低压力下的软骨对其下方的骨质具有保护的作用。作者认为他的发现和水流压力有关，在实验模型上模拟了机械的组织压力。

细胞的培养试验证实 20psi（138kPa）的震荡压力可以单独或者协同产生颗粒，并导致 M-CSF、炎症趋化因子、PGE2 的释放，从而激活单核细胞衍生出来的巨噬细胞，导致了破骨细胞的分化，造成了骨的吸收。

松动，在有症状的髋关节置换中，被证实可以产生关节内的高压，这是伴随着关节活动产生的[76,77]。上楼梯及从坐位站起来产生了最高的关节内压力，可以高达 776mmHg（100.3kPa），平均升高达 517mmHg（69kPa）[78]，这个压力可以促使关节囊的纤维组织增生，这可以通过超声检查可以观察到，这可能是针对关节囊内的颗粒产生的反应。

Anthony 等[38]报道了术中测量局限化骨溶解部位的压力，在不超过 15°的被动活动中，压力可以高达 200mmHg（30kPa）。图 1.4-3 显示了实验当中压力变化的情况。而 Robertsson 则测量出了更高的压力（280mmHg；37.3kPa）[77]。Hendrix 记录了在髋关节主动活动过程中，压力可以达到 776mmHg（100.3kPa）[76]。在静态下，不负重的骨内压力为 12～37mmHg（4.9kPa）[78]。

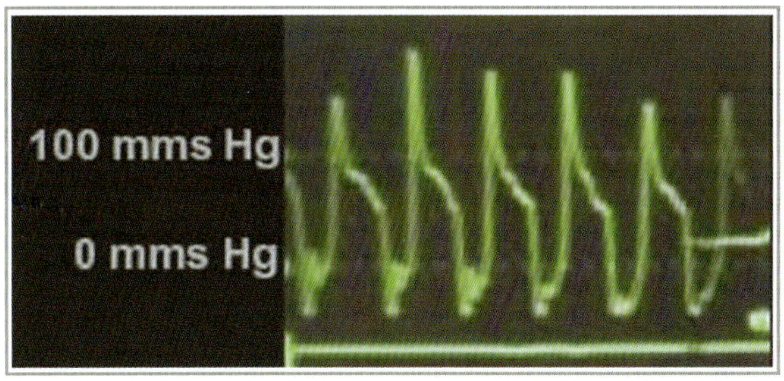

图 1.4-3 手术当中的压力监测显示股骨骨溶解灶内的压力波动，被动屈曲髋关节 15°时为 30mmHg，最大载荷时增加了 200mmHg（约 30kPa），达到 230mmHg（约 35kPa）

Anthony 在实验中发现的压力（200mmHg）[38]是另一个实验的 5 倍，另一个实验是在尸体股骨上测量粗隆间区域的压力，给予髋关节 1960 牛顿的负荷（3 倍体重）[79]，“这么高的压力可以干扰到正常骨质的灌注和氧合”。

Van der Vis 等[70]在后面的实验中使用了兔的模型，给予 70～150mmHg 的振荡压力（1.45～2.9psi；10～22.4kPa），一日 2 小时，频率为 0.1Hz，就造成了钛金属和骨的界面出现骨溶解以及骨细胞的坏死。

线性和局灶性的骨溶解、柄的磨损

尽管线性和局灶性的骨溶解导致了不同形式的骨丢失，Schmalzried 等[5]认为两者在组织学上和活跃的骨吸收是相似的。

在骨水泥或者非水泥髋关节置换当中，不管使用金属对聚乙烯的摩擦界面[38,80-82]，还是金属对金属[83]、陶瓷对陶瓷[84,85]，或者非骨水泥半髋关节置换都有可能出现骨的溶解。

局灶性的骨溶解、柄的磨损

柄磨损

柄的磨损对于我们理解股骨局灶性骨溶解

的产生是非常必要的，埃克塞特中心的 Anthony 等[38,88]在 20 世纪 90 年代提出来相关的理论，进行了柄磨损的研究[89]，涉及到 172 例回收股骨柄，包括了 23 种不同类型的骨水泥柄，其中 74 例在体内没有松动，125 例是粗糙表面，47 例是抛光表面。使用了肉眼观、镜下及纳米水平的观察手段，发现柄的表面在与骨水泥的微动当中，93%的柄发生了变化，尽管肉眼不容易观察到，但在光学显微镜下可以看到。柄表面的处理方式决定了磨损的模式。粗糙的表面显示出典型的摩擦性改变（图 1.4-4），这也同时使骨水泥壳的内侧面产生了磨损，释放出了骨水泥和金属的颗粒，这可能导致柄在骨水泥内的活动，从而产生了局灶性的骨溶解。抛光表面的柄表现出了侵蚀的改变，磨损颗粒停留在柄的表面，没有对骨水泥造成严重的影响（图 1.4-5）。这两者之间的差别对股骨柄的功能有显著的影响，这也可以解释为什么后者局灶性的骨溶解比较少。

Berme 和 Paul 在 1979 年研究了股骨柄表面磨损的分布，这和行走时股骨头上承载的扭转

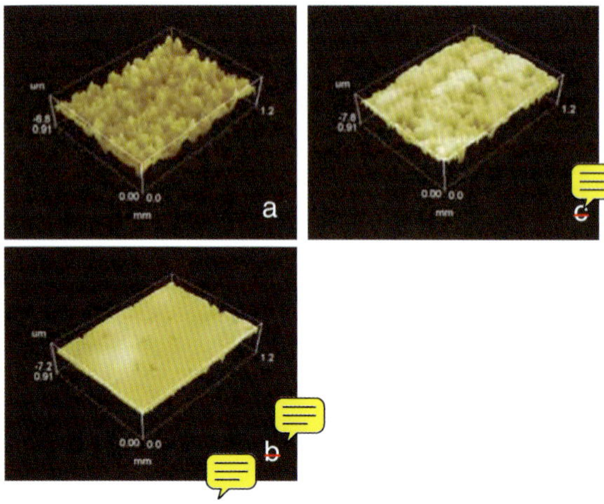

图 1.4-4 粗糙表面的 3D 表现。(a) 未磨损区域，(b) 轻微的抛光磨损，(c) 明显的抛光

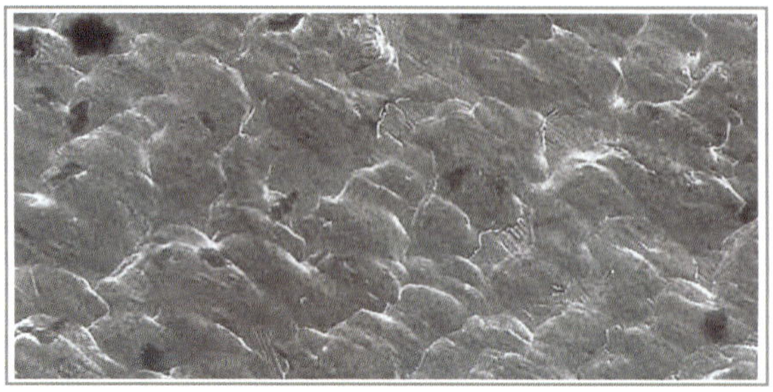

图 1.4-5 SEM 显示抛光 Exeter 柄的磨损

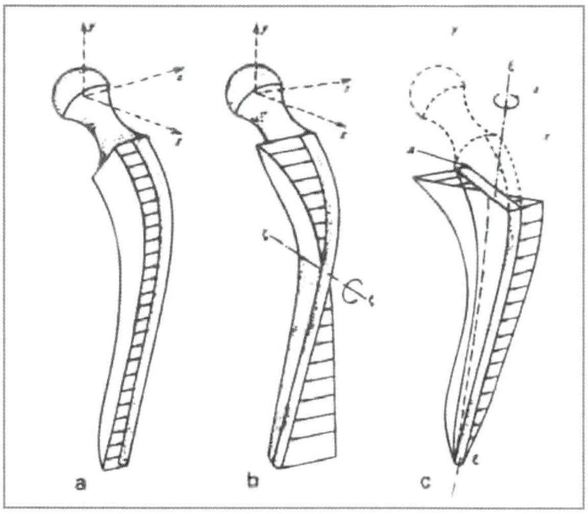

图 1.4-6 由于来自关节后方的力量使得股骨柄和骨水泥之间接触压力的分布如图所示，c 图与在我们的病例中发现尤其相关

负荷相关[90]（图 1.4-6）。这也在 Bergmann 及其同事的研究中得到印证[91,92]。因此，磨损的改变通常出现在柄的内后侧或者前外侧（另见图 1.4-13），在颈领和翼的下表面也可以看到磨损。

将 Stanmore 柄（Ra 0.6μm）在扫描电镜（SEM）下观察，可以发现浆样的磨损（图 1.4-7），浆样磨损是由于关节液[93]中携带的硬颗粒（PMMA、造影剂、金属、陶瓷）产生的。SEM 下发现颗粒在柄与骨水泥的界面沿固定方向活动，其活动的速度介于 5～500m/s 之间，这种有力的冲击可以导致髋臼和股骨假体的松动，磨损假体的股骨头。

Howell 等[89]的研究表明柄表面粗糙度介于 0.1～0.3μm 之间是能够避免磨损的合适表面粗糙度，有兴趣的读者可以参考其原始文献。只

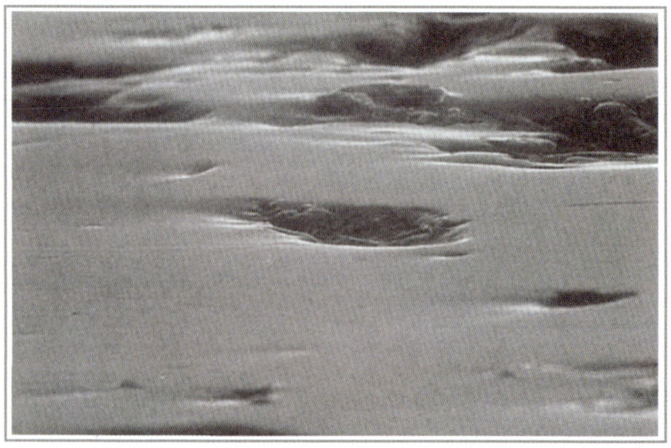

图 1.4-7 SEM 显示浆样的磨损，类似于彗星尾状的改变

有那些表面抛光程度小于 0.3μm 的锥形柄，才能够有好的长期结果。Charnley 或者 Charnley Elite 柄，其表面抛光程度达到 0.6～1.21μm，图 1.4-4 显示了采用干扰量度法去观察局灶性的骨溶解，可以看到明显的磨损[89]。Vaquasheen 柄的表面触摸起来感觉很光滑，我们认为不能用“光滑”或者是“粗糙”来描述柄的表面，应该用相应的抛光度来描述，以避免概念的混淆。

局灶性的骨溶解

骨内膜的局灶性的骨溶解被定义为：非线性的骨溶解，宽度大于 5mm，位于骨水泥与骨的界面[96]。这些区域与关节腔相临近，病因就好理解了；但是当骨溶解发生在髋臼周围、小转子下方、股骨远端，而此时股骨假体周围没有透亮线，毫无疑问没有松动，此时就难以理解了。Schmalzried[97] 提出一个推论，局灶性的溶解部位、关节旁的淋巴系统、骨囊肿与关节腔是相通的，这使得骨溶解部位也可以进入关节液，带来细胞因子、酶类，产生了流体静力压。对于局灶区域，关节液还能够转运磨损的颗粒，骨囊肿壁的细胞因子的特点与假体周围骨溶解内纤维膜的是相似的[98]，巨噬细胞和破骨细胞的分化也可能与骨囊肿增大、骨溶解有关[99]。

之前已经提到过，压力可以导致巨噬细胞和破骨细胞的分化[20]，从而引起骨的吸收[70-73]。这在伴有肌肉活动的膝关节当中可以测量到淋巴管内非常高的压力[100]。

股骨的局灶性骨溶解

股骨柄和骨水泥的界面可能和关节腔相连，这个假设一直没有被承认，直到 4 例经解剖发现局灶性骨溶解部位与骨水泥壳相通[38]，这才得到证实。这 4 例都是粗糙表面的 Exeter 股骨假体，采用 316L 的不锈钢制造，表面的光滑度介于 0.8～1.3μm 之间。组织学观察溶解灶内可发现 PMMA、金属、PE 颗粒，这证明了病灶与关节腔相通。这几个病例并没有影像上的透亮线从关节腔到病灶，提示了柄与骨水泥的界面是可能的交通途径。下面还将介绍对这个假设的进一步的证据。不仅如此，更多的学者在柄与骨水泥界面当中，也观察到了 PE 的颗粒[102]。

接下来报道的 26 个病例中，包括了 8 个不同类型的假体，在尸检或者手术当中，也证实了骨水泥壳的缺损与骨溶解灶的相关性[88]，在其中 16 例的组织学观察当中发现了金属和丙烯酸的颗粒。

基于总共 30 个病例的数据，使用 Poisson 变量进行分析，水泥壳缺损与骨溶解灶之间的相关程度介于 88%～100%之间，如果没有完整的骨水泥壳，在股骨远端出现局灶性骨溶解的概率为 12%[103]。

骨水泥壳的缺损通常是医源性的[104]，经常会出现，但却常常被忽视[105]，很多在 X 线平片上看不出来[106,107]，图 1.4-8 列举了可能的原因。骨水泥壳缺损的部位决定了局灶性骨溶解的部位，其原因可能是由于股骨柄的冲击导致骨水泥壳的骨折[108]，这将使得关节液进入，压力改变，磨损颗粒由柄-骨水泥界面到达了骨水泥与骨的界面（另见图 1.4-16）。

在 3 个病例当中，当暴露出溶解病灶，去除肉芽组织，可以清晰地看到水泥壳的缺损。在髋关节内注入亚甲蓝染料，数秒后就可以在柄与骨水泥界面的缺损处发现染料（图 1.4-9）。图 1.4-3 显示了溶解病灶内的压力变化。之后切开髋关节，暴露股骨假体，当使用较大力量扭转股骨柄时，取出假体肩部的骨水泥，打出股骨柄，可见到柄及骨水泥壳的内侧面都出现了蓝染，骨水泥-骨界面是完整的，分块取出骨水泥，骨水泥-骨的界面没有出现蓝染。这些发现强烈支持关节液和磨损颗粒经由柄-骨水泥界面到达骨水泥-骨的界面。此外，在另外的 3 个病例组织学也发现，骨水泥与骨质的严密接触阻止了关节液进入到骨水泥与骨的界面当中（另见 1.2 章节图 1.2-6）。

图 1.4-10 为术后即刻的第一张 X 线片，2 区的骨水泥壳比较薄但仍是完整的[109]。该患者

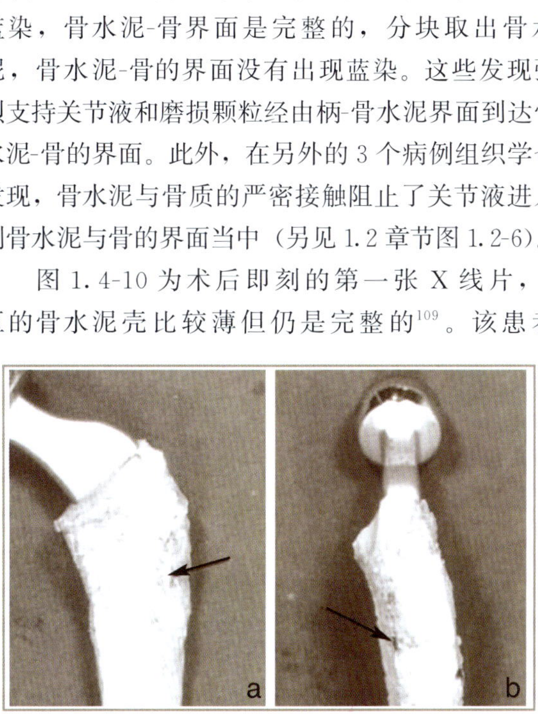

图 1.4-8 图示为不透光的骨水泥壳掩盖了缺损部位，在前后位和侧位可以看到

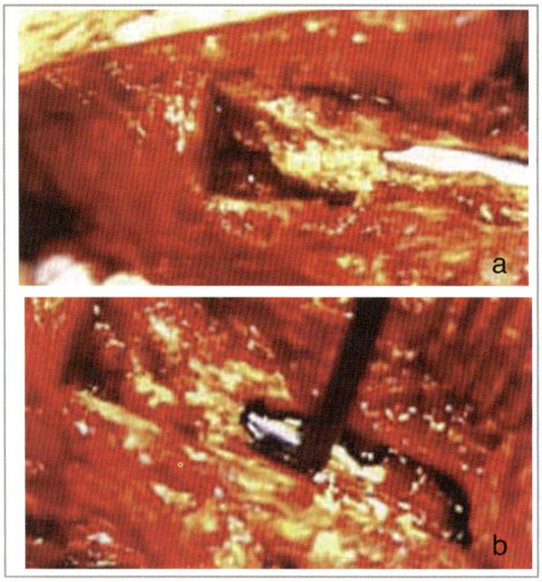

图 1.4-9 经股骨的暴露显示出骨水泥壳的缺损（a），（b）显示经关节内注入亚甲蓝染料可以在柄-骨水泥界面看到，而骨水泥的外侧面没有染色

比较活跃，一周 3 次 10km 行走，在没有症状的 9 年之后，影像学发现（图 1.4-11）2 区有骨溶解灶，髋臼的磨损还是很少的。

图 1.4-12a 显示了横断股骨后水泥壳的缺损，取出股骨柄，图 1.4-12b 没有发现骨水泥的骨折。

图 1.4-13 显示取出股骨柄的前后表面，可以发现磨损出现在骨水泥壳的内表面。图 1.4-14 扫描电子显微照片显示柄的后侧、前侧、外侧、内侧面都存在刮擦的磨损。图 1.4-14b 显示明显的金属磨损，对应的骨水泥壳有镜面样的磨损。图 1.4-15 显示水泥壳不对称性的磨损。

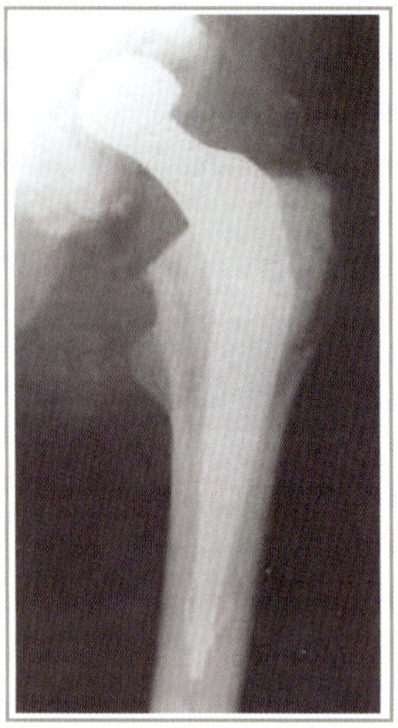

图 1.4-10 患者术后第一张 X 线片

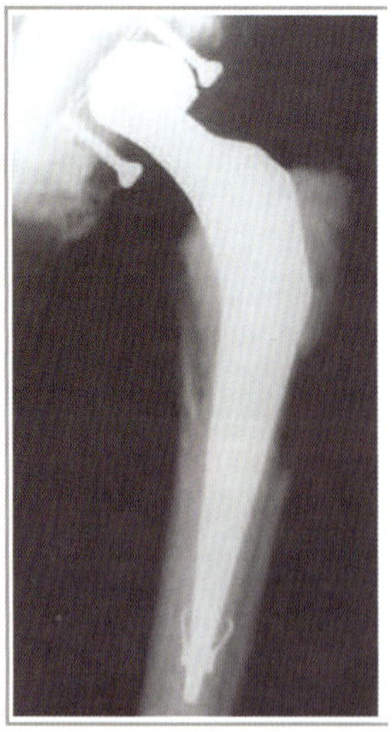

图 1.4-11 患者 9 年后随访发现局灶性骨溶解

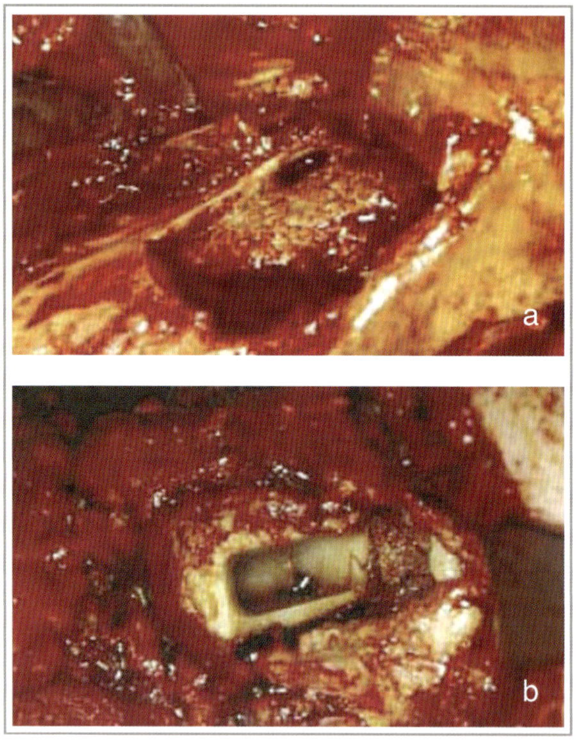

图 1.4-12 经股骨暴露出骨水泥的表面，可见水泥壳缺损（a），（b）显示取出柄后的髓腔

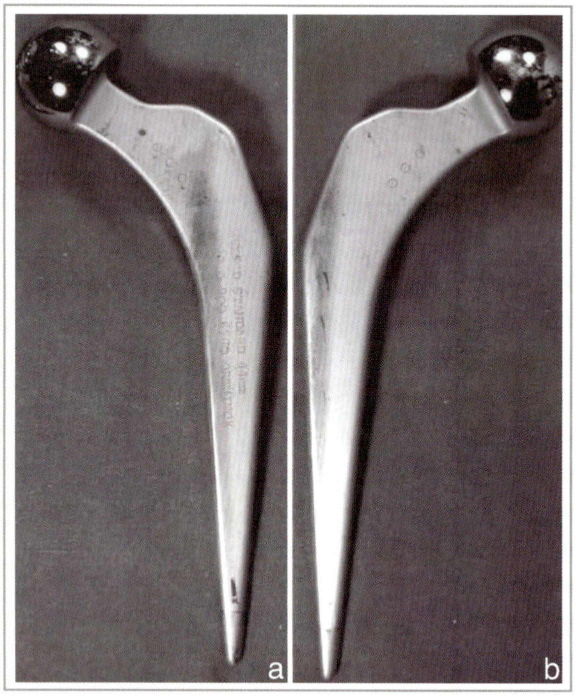

图 1.4-13 取出股骨柄的后面（a）和前面（b）

图 1.4-16 是术后 3 年和 5 年的 X 线片，显示出骨溶解灶的增大，骨水泥的骨折[108]。在翻修时发现，骨水泥-骨的界面从近端到溶解病灶都是完整的，柄（Howse Johnson and Johnson

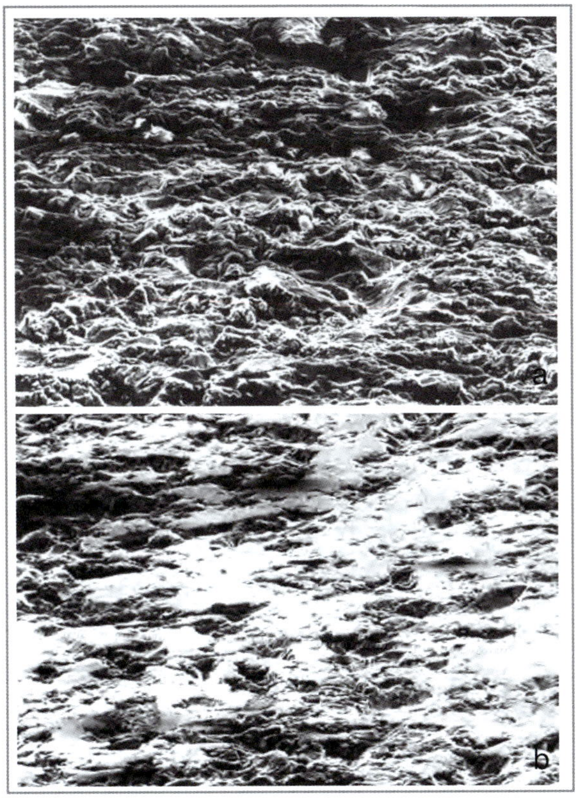

图 1.4-14 SEM 照片。(a) 未磨穿的区域，(b) 磨穿的区域

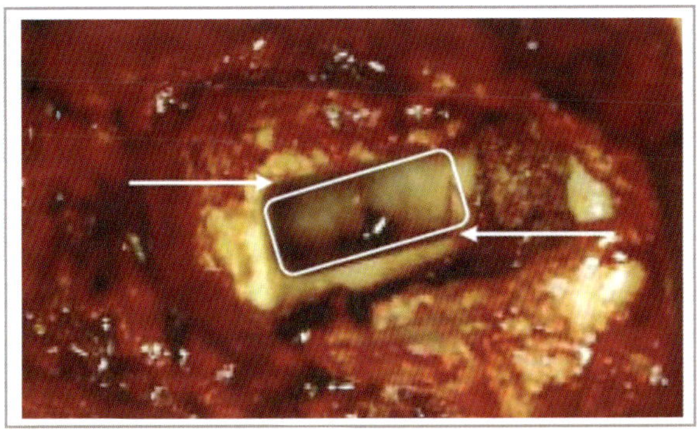

图 1.4-15 骨水泥壳内不对称性的磨损

collarless）的表面有明显的磨损的痕迹，后内侧及前外侧表面有抛光的现象（图 1.4-17）。

图 1.4-18 可以观察到骨水泥壳的内径已经增大了，图 1.4-15 中显示了典型的镜面样磨损，这使得柄在压力下活动范围增加，特别是扭转的力量，这对于压力的产生和液体流动是十分重要的。柄在增大的骨水泥壳中活动，可以将关节液泵出到柄与骨水泥的界面[110]，经过任何水泥壳的缺损，不管是医源性的还是获得性的，到达骨内膜的表面，从而形成了局灶性的骨溶解。

基于前面的阐述，问题是假体-骨水泥的界面何时开始将关节腔内的液体转运到远端去呢？这个问题涉及到柄和骨水泥结合的方式以及这个界面的分离。

实验研究发现[111]当股骨柄表面是粗糙面（而非抛光面）时，即使是最严密的假体-骨水泥界面，液体也可以缓慢地沿着假体流动，类似于毛细的虹吸效应，这样就缓慢破坏了界面的完整性，随后力学强度在盐水的浸泡中逐渐疲劳[112]。其实在体内我们看到假体-骨水泥界面分离是很常见的[113,114]，这也与这个实验相吻合，但有时在 X 线平片上未必能够观察出来[115]。实验[116,117]、理论[118,119]以及临床[38,120]操作都证实，在假体-骨水泥界面间有明显的间隙，短时期内可以容纳少部分液体，比如在骨水泥聚合过程当中。不仅如此，在尸检的证据也发现，即使是一个稳定的假体，在假体-骨水泥界面之间常常会有一个薄层的纤维组织[38,120]，这也支持了液体流动、压力变化的理论。通过 RSA 的研究发现[121]，在术后最初的两年内，所有的假体都会

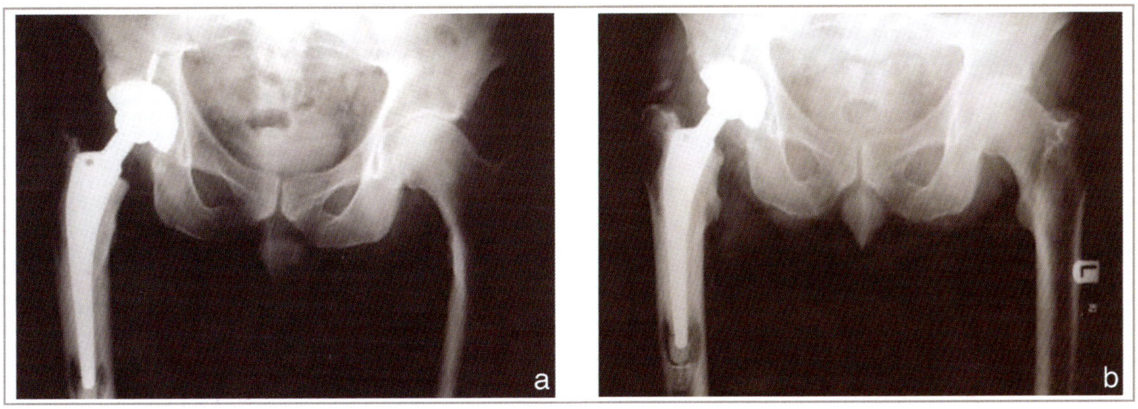

图 1.4-16 AP 位 X 线片示术后 3 年骨水泥骨折后的骨溶解灶（a），之后 2 年骨溶解灶的进展（b）

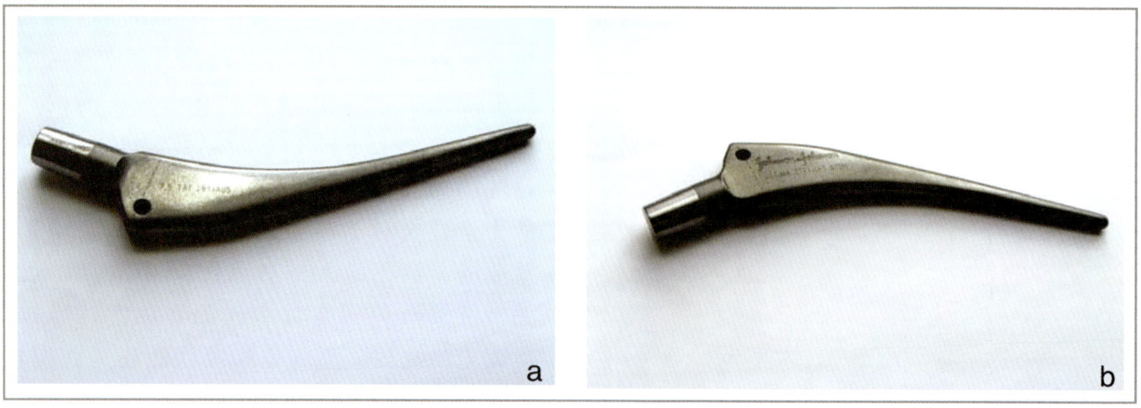

图 1.4-17 翻修手术中取出的股骨柄，可见到刮擦磨损，抛光现象，涉及了内后侧面（a）和前外侧面（b）

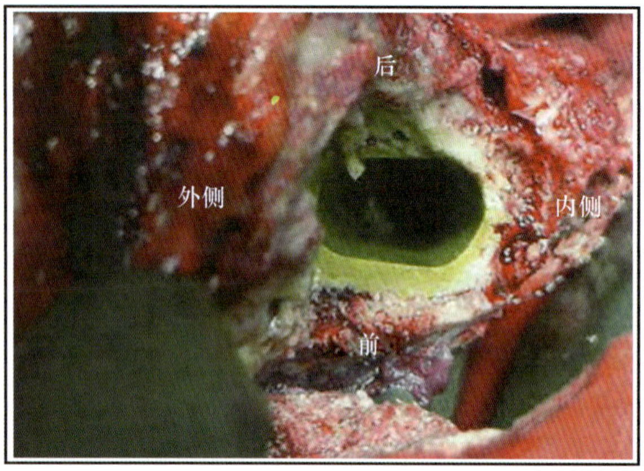

图 1.4-18 图 16、17 病例的术中照片，显示骨水泥壳内侧不对称性增大，粗糙面的柄造成刮擦的磨损，柄的前后面平行，没有发现骨水泥的骨折

沿着轴向在骨水泥壳内移动，这也解释了现在比过往更常见到一些磨损的现象[89]，尤其是使用先进的手段可以观察到，比如扫描电镜、干涉测量图。骨水泥壳的缺损[106,107]、假体柄的磨损都是比较常见的[89]，而局灶性的骨溶解、特别是小转子远端的比较少见，因此问题来了，什么因素决定了或者说什么类型的水泥壳缺损将出现局灶性的骨溶解？其核心的因素是假体在骨水泥壳内的稳定性，尤其是骨水泥壳提供的旋转稳定性。当粗糙表面导致刮擦磨损增加，使得水泥壳内径增大，柄的活动范围增加，造成关节液压力的增高[122,123]，液体通过缺损处促成了骨溶解。抛光表面的柄并不会造成骨水泥壳内侧面的磨损，无颈领的设计允许假体在骨水泥壳内下沉，以保持旋转的稳定性[123]。因此使用抛光柄很少见到骨溶解灶，而粗糙面柄则在尸检中常常见到[89]，但是并不一定最终要翻修。

骨盆的局灶性骨溶解

股骨和骨盆的骨溶解在病因上是相似的。对于非骨水泥固定的髋臼，髋臼上方及底部的骨溶解越来越受到学者们的重视[124,125]。使用 CT 检查可以进行影像上的全面评估[126]。髋臼的骨溶解通常要比股骨侧更加明显，这可能和髋臼周围骨小梁结构有关，并且在软骨下骨板上方的皮质骨也十分非薄[79]。

很多的实验和数据分析[127]证实了非骨水泥髋臼在负荷下存在相对的活动，当取出髋臼，可以发现聚乙烯内衬主要靠髋臼假体边缘提供支撑，给予循环的力量将带来内衬和臼杯内侧面循环的活动。若在一个液体的环境中，这个活动能够产生循环的压力冲动，经过臼杯上的孔及螺钉直到臼杯下方的骨质。

这些假设得到了 Walter 等[128]的证实，他研究了 10 例非骨水泥 THR 后的髋臼骨溶解，在髋关节未打开前，使用 12 号的金属插管插入到髋关节当中，另一根插入到骨溶解灶当中，髋关节内注入亚甲蓝染料，由溶解灶内吸出，证实了两者是相通的。使用压力转换器连接两个金属管，在 4 个密闭的溶解灶中，下肢的轴向压力造成了溶解灶内压力的一致性的升高，与髋关节内压力升高并不平行。切除关节囊后，可以看到衬垫在臼杯内的活塞效果。非包容性的骨溶解在给予轴向压迫时并没有检测到压力的升高。

线性（弥散性）骨溶解

对于线性骨溶解的解释可能在于水泵机制，当髋关节内或者假体周围压力增高时，水泵的作用就将磨损颗粒和压力广泛地传递到各个方向。

髋关节置换相关的水泵机制

1. 髋关节内压力增高：活动时，关节内压力增高，肥厚的关节囊[77]协助将颗粒经过界面间泵出，导致骨溶解和松动。
2. 纤维膜的循环压迫：Hori 和 Lewis[60]的工作证实当给予循环压力时，纤维膜可以形成一个组织泵，这可以解释臼杯边缘以内可以产生压力，相对于固定的臼杯或者骨水泥产生移动，逐渐分散，正如 Schmalzried 等[129]描述的那样，线性的磨损由周缘扩展到髋臼的顶部。
3. 当给予人工关节循环负荷使其运动时，可以发现在衬垫和臼杯之间的活动确实产生了泵的作用[127,128]，股骨头在臼杯内进出的活塞效应也有同样的效果[130]，包括在磨损后非对称的臼杯中也是一样的。

    柄和骨水泥之间的水泵机制最近已经被体外的实验所证实，使用模拟 Exeter hip 的设备（Hip Arthroplasty Pressure Simulator，HAPS），结果发现在固定良好的情况下也存在微动，新植入的股骨柄在假体骨水泥界面已经能够产生水流和压力，形成了水泵机制，尽管水流是非常少量的[122,123]。如果假体的微动没有变化，那么这个水泵现象就持续下去，小的水流相对于生物结构来讲并不是很严重，这可以参考抛光 Exeter 柄良好的临床结果（Stryker Orthopedics，Mahwah，NJ）（参见 3.6 章节）。我们将粗糙表面和抛光表面的 Exeter 柄同时进行研究，使用 HAPS 装置给予长期的循环负荷，结果证实粗糙表面的柄由于不对称性的水泥壳磨损，导致旋转的不稳定，而抛光柄并没有出现。同时相比于初始状态，粗糙表面的柄也在界面上形成了更高的压力，这也比固定良好的抛光柄要高[123]。因此，全部的股骨柄不管在完整还是磨损的骨水泥壳当中都产生了水泵的现象，而在不对称性磨损的水泥壳中给予旋转负荷将会产生更高的压力[122,123]。

Walter[128]等认为可能存在着不同模式的水泵机制，可以在有效的关节间隙中相互作用，形成一个复杂的水流动力学系统。还需要更多的证据来支持这种说法，这也会是未来研究的一个方向。

颗粒和压力的播散

骨性关节炎时可以出现关节周围的骨囊肿，其内侧面膜的细胞特点和 THR 术后局灶性骨溶解的特点是相似的[98]。关节内的滑液在压力下经过关节软骨的缺损处进入到软骨下骨内，这样就形成了骨囊肿。骨溶解病灶的形成也是类似的过程，实验研究也证实了这样的物理现象[70]。

磨损的颗粒只是其中的一部分内容，关节液及其内容物在压力下经过管道到达或者进入骨的表面，溶解灶是和管道的出口有关的，比如临床上见到的骨水泥壳的缺损。

这样，局灶性骨溶解的形成可以没有磨损颗粒的参与，但在髋关节置换的文章中，这些骨溶解通常含有磨损颗粒，这是因为其内有关节液的存在。颗粒在临床上的作用目前还未完全了解清楚。

无菌性松动

在本章的界面结构部分提到，最佳的界面结构是区域之间的骨整合，可以传递负荷，这样才能有长期的功能。适合于体重 60kg 的女士未必适合于活跃的体重达 100kg 的年轻人，而“过度负荷”也是相对而言的，需要考虑到负荷的平均程度以及固定的牢靠程度。

逐渐进展的骨溶解减弱了骨的支撑，机械固定最终失败，从而出现松动。Manley 等[132]认为骨溶解，作为无菌性松动的基础，对于固定界面来讲是一种侵入的疾病，不管是磨损颗粒还是液体流或压力。因此骨溶解的预防依赖于创造好的假体-骨的界面，不论使用骨水泥或者形成骨长入的非骨水泥，来阻止这种侵入。要形成这样的界面，骨水泥的髋关节确实需要非常好的手术技术（参见 1.2、3.2、3.3 章节）。

骨水泥髋中的固定界面也包括了假体-骨水泥界面，阻挡含有颗粒的关节液进入到界面当中，预防产生明显的高压对于长期结果也是很重要的。锥形柄通过两种方法来达到这个目的，一种是减少液体进入[111]，一种是减少压力产生[122,123]。在本书的 3.6 章节中，将会介绍详细的方法（并非唯一）如何使用 Exeter 股骨柄达到这两个目的。

（李 锋 译）

参考文献

1. **Karrholm J, Garrelick G, Rogmark, Herberts P.** Swedish Hip Arthroplasty Register. Annual Report 2007. Sahlgrenska University Hospital 2008 www.jru.orthop.gu.se
2. **Skutek M, Bourne RB, MacDonald SJ.** International epidemiology of revision THR. *Curr Orthop 2006;20(3):157-61*
3. **Kurtz S, Mowat F, Ong K, Chan N, Lau E, Halpern M.** Prevalence of primary and revision total hip and knee arthroplasty in the United States from 1990 through 2002. *J Bone Joint Surg [Am] 2005;87(7):1487-97*
4. **Burns AWR, Bourne RB.** Economics of revision total hip arthroplasty. *Curr Orthop 2006;20(3):203-7*
5. **Schmalzried TP, Jasty M, Harris WH.** Periprosthetic bone loss in total hip arthroplasty. Polyethylene wear and the concept of effective joint space. *J Bone Joint Surg [Am] 1992;74(6):849-63*
6. **Black J.** Friction and Wear. In: *Orthopaedic Biomaterials in Research and Practice.* New York, Edinburgh, London, Melbourne. Churchill Livingstone 1988:213-33
7. **Langkamer VG, Case CP, Heap P, Taylor A, Collins C, Pearse M, Solomon L.** Systemic distribution of wear debris after hip replacement. A cause for concern? *J Bone Joint Surg [Br] 1992;74(6):831-9*
8. **Willert HG, Ludwig J, Semlitsch M.** Reaction of bone to methacrylate after hip arthroplasty: a long-term gross, light microscopic and scanning electron microscope study. *J Bone Joint Surg [Am] 1974;56(7):1368-72*
9. **Harris WH, Schiller AL, Scholler JM Freiberg Ra, Scott R.** Extensive localized bone resorption in the femur following total hip replacement. *J Bone Joint Surg [Am] 1976;58(5):612-8*
10. **Willert HG, Semlitsch M.** Reactions of the articular capsule to wear products of artificial joint prostheses. *J Biomed Mat Res 1977;11(4):157-64*
11. **Willert HG, Bertram H, Buchhorn GH.** Osteolysis in Alloarthroplasty of the hip. The role of bone cement fragmentation. *Clin Orthop Rel Res 1990;258:108-21*
12. **Bullough PG, DiCarlo EF, Hansraj KK, Neves MC.** pathologic studies of total joint replacement. *Orthop Clin North Am 1988;19(3):611-25*
13. **Lombardi AV Jr, Mallory TH, Vaughn BK, Drouillard P.** Aseptic loosening in total hip arthroplasty secondary to osteolysis induced by wear debris from titanium-alloy modular femoral heads. *J Bone Joint Surg [Am] 1989;71(9):1337-42*
14. **Buly RL, Huo MH, Salvati E, Brien W, Bansal M.** Titanium wear debris in failed cemented total hip arthroplasty. An analysis of 71 cases. *J Arthroplasty 1992;7(3):315-23*
15. **Harris WH.** Osteolysis and particle disease in hip replacement. A review. *Acta Orthop Scand 1994;65(1):113-23*
16. **Ingham E, Fisher J.** Biological reactions to wear debris in total joint replacement. *Proc Inst Mech Eng [H] 2000;21(10):21-37*
17. **Archibeck MJ, Jacobs JJ, Roebuck KA, Glant TT.** The basic science of periprosthetic osteolysis. *Instr Course Lect 2001;50:185-95*
18. **Murray DW, Rushton N.** Macrophages stimulate bone resorption when they phagocytose particles. *J Bone Joint Surg [Br] 1990;72(6):988-92*
19. **Sabokbar A, Pandey R, Quinn JM, Athanasou NA.** Osteoclastic differentiation by mononuclear phagocytes containing biomaterial particles. *Arch Orthop Trauma Surg 1998;117(3):136-40*
20. **McEvoy A, Jeyam M, Ferrier G, Evans CE, Andrew JG.** Synergistic effect of particles and cyclic pressure on cytokine production in human monocyte/macrophages: proposed role in periprosthetic osteolysis. *Bone 2002;30(1):171-7*
21. **Lacey DL, Timms E, Tan HL, Kelley MJ, Dunstan CR, Burgess T, Elliott R, Colombero A, Elliott G, Scully S, Hsu H, Sullivan J, Hawkins N, Davy E, Capparelli C, Eli A, Qian YX, Kaufman S, Sarosi I, Shalhoub V, Senaldi G, Guo J, Delaney J, Boyle WJ.** Osteoprotegerin ligand is a cytokine that regulates osteoclast differentiation and activation. *Cell 1998;93(2):165-76*
22. **Itonaga I, Sabokbar A, Murray DW, Athanasou NA.** Effect of osteoprotegerin and osteoprotegerin ligand on osteoclast formation by arthroplasty membrane derived macrophages. *Ann Rheum Dis 2000;59(1):73-80*
23. **Sabokhar A, Kudo O, Athansou NA.** Two distinct cellular mechanisms of osteoclast formation and bone resorption in periprosthetic osteolysis. *J Orthop Res 2003;21(1):73-80*
24. **Aspenberg P, Goodman S, Toksvig-Larsen S, Ryd L, Albrektsson T.** Intermittent micromotion inhibits bone ingrowth. Titanium implants in rabbits. *Acta Orthop Scand 1992;63(2):141-5*
25. **Aspenberg P, van der Vis H.** Fluid pressure may cause periprosthetic osteolysis. Particles are not the only thing. *Acta Orthop Scand 1998;69(1):1-4*
26. **Sabokbar A, Pandey R, Athanasou NA.** The effect of particle size and electrical charge on macrophage-osteoclast differentiation and bone resorption. *J Mat Sci Mat Med 2003;14(9):731-8*
27. **Howie DW, Vernon-Roberts B, Oakeshott R, Manthey B.** A rat model of resorption of bone at the cement-bone interface in the presence of polyethylene wear particles. *J Bone Joint Surg [Am] 1988;70(2):257-63*
28. **Van der Vis H, Marti R, Tigchelaar W, Schüller HM, Van Noorden CJ.** Benign cellular responses in rats to different wear particles in intra-articular and intra-medullary environments in rats. *J Bone Joint Surg [Br] 1997;79(5):837-43*

29. **Bi Y, Seabold JM, Kaar SG, Ragab AA, Goldberg VM, Anderson JM, Greenfield EM.** Adherent endotoxin on orthopedic wear particles stimulates cytokine production and osteoclast differentiation. *J Bone Miner Res 2001;16(11):2082-91*

30. **Skoglund B, Larsson L, Aspenberg PA.** Bone-resorptive effects of endotoxin-contaminated high-density polyethylene particles spontaneously eliminated in vivo. *J Bone Joint Surg [Br] 2002;84(5):767-73*

31. **Sundfeldt M, Carlsson LV, Johansson CB, Thomsen P, Gretzer C.** Aseptic loosening, not only a question of wear: a review of different theories. *Acta Orthop 2006;77(2):177-97*

32. **Park YS, Moon YM, Lim SJ, Yang JM, Ahn G, Choi YL.** Early osteolysis following second-generation metal-on-metal hip replacement. *J Bone Joint Surg [Am] 2005;87(7):1515-21*

33. **Willert HG, Buchhorn GH, Fayyazi A, Flury R, Windler M, Köster G, Lohmann CH.** Metal-on-metal bearings and hypersensitivity in patients with artificial hip joints. A clinical and histomorpho metrical study. *J Bone Joint Surg [Am] 2005;87(1):28-36*

34. **Davies AP, Willert HG, Campbell PA, Learmonth ID, Case CP.** An unusual lymphocytic perivascular infiltration in tissues around contemporary metal-on-metal joint replacements. *J Bone Joint Surg [Am] 2005;87(1):18-27*

35. **Pandit H, Glyn-Jones S, McLardy-Smith P, Gundle R, Whitwell D, Gibbons CLM, Ostlere S, Athanasou N, Gill HS, Murray DWR.** Pseudotumours associated with metal-on-metal resurfacings. *J Bone Joint Surg [Br] 2008;90(7):847-51*

36. **Firkins PJ, Tipper JL, Saadetzadeh MR, Ingham E, Stone MH, Farrer R, Fisher J.** Quantitative analysis of wear and wear debris from metal-on-metal prostheses tested in a physiological hip joint simulator. *Biomed Mat Eng 2001;11(2):143-57*

37. **Case CP, Langkamer VG, James C, Palmer MR, Kemp AJ, Heap PF, Solomon L.** Widespread dissemination of metal debris from implants. *J Bone Joint Surg [Br] 1994;76(5):701-12*

38. **Anthony PP, Gie GA, Howie CR, Ling RSM.** Localised endosteal bone lysis in relation to the femoral components of cemented hip arthroplasties. *J Bone Joint Surg [Br] 1990;72(6):971-9*

39. **Davies AP, Sood A, Lewis AC, Newson R, Learmonth ID, Case CP.** Metal-specific differences in levels of DNA damage caused by synovial fluid recovered at revision arthroplasty. *J Bone Joint Surg [Br] 2005;87(10):1439-44*

40. **Karrholm J, Borssen B, Lowenhielm G, Snorrason F.** Does early micromotion of femoral stem prostheses matter? 4-7 year stereoradiographic follow-up of 84 cemented prostheses. *J Bone Joint Surg [Br] 1994;76(6):912-7*

41. **Freeman MA, Plante-Bordeneuve P.** Early migration and late aseptic failure of proximal femoral prostheses. *J Bone Joint Surg [Br] 1994;76(3):432-8*

42. **Mjöberg B.** Theories of wear and loosening in hip prostheses. Wear induced loosening vs loosening induced wear - a review. *Acta Orthop Scand 1994;65(3):361-71*

43. **Ling RSM.** Observations on the fixation of implants to the bony skeleton. *Clin Orthop Rel Res 1986;210:80-96*

44. **Linder L.** Implant stability, histology, RSA and wear – more critical questions are needed. A view point. *Acta Orthop Scand 1994;65(6):654-8*

45. **Toksvig-Larsen S, Ryd L, Lindstrand A.** Early inducible displacement of tibial components in total knee prostheses inserted with and without cement: a randomized study with roentgen stereophotogrammetric analysis. *J Bone Joint Surg [Am] 1998;80(1):83-9*

46. **Iwaki H, Scott G, Freeman MAR.** The natural history and significance of radiolucent lines at a cemented femoral interface. *J Bone Joint Surg [Br] 2007;84(4):550-5*

47. **Albrektsson T, Brånemark PI, Hansson HA, Lindström J.** Osseointegrated titanium implants. Requirements for ensuring a long-lasting, direct bone-to-implant anchorage in man. *Acta Orthop Scand 1981;52(2):155-70*

48. **Pilliar RM, Lee JM, Maniatopoulos C.** Observations on the effect of movement on bone ingrowth into porous-surfaced implants. *Clin Orthop Rel Res 1986;208:108-13*

49. **Engh CA, Bobyn JD, Glassman AH.** Porous coated hip replacement. The factors governing bone ingrowth, stress shielding and clinical results. *J Bone Joint Surg [Br] 1987;69(1):45-55*

50. **Linder L.** Cancellous impaction grafting in the human femur: histological and radiographic observations in 6 autopsy femurs and 8 biopsies. *Acta Orthop Scand 2000;71(6):543-52*

51. **Tibrewal SB, Grant KA, Goodfellow JW.** The radiolucent line beneath the tibial components of the Oxford meniscal knee. *J Bone Joint Surg [Br] 1984;66(4):523-8*

52. **Søballe K., Brockstedt-Rasmussen H, Hansen ES, Bünger C.** Hydroxyapatite coating modifies implant membrane formation. Controlled micromotion studied in dogs. *Acta Orthop Scand 1992;63(2):128-40*

53. **Aspenberg P, Herbertsson P.** Periprosthetic bone resorption. Particles versus movement. *J Bone Joint Surg [Br] 1996;78(4):641-6*

54. **Bechtold JE, Kubic V, Soballe K.** Bone ingowth in the presence of particulate polyethylene. Synergy between interface motion and particulate polyethylene in periprosthetic tissue response. *J Bone Joint Surg [Br] 2002;84(6):915-9*

55. **Skoglund B, Aspenberg P.** PMMA particles and pressure – a study of the osteolytic properties of two agents proposed to cause prosthetic loosening. *J Orthop Res 2003;21(2):196-201*

56. **Bos I, Fredebold D, Diebold J, Löhrs U.** Tissue reactions to cemented hip sockets. Histologic and morphometric autopsy study of 25 acetabula. *Acta Orthop Scand 1995;66(1):1-8*

57. **Cameron HU, Fornasier VL.** The bone-metal interface following hip nailing. *J Biomed Mat Res 1976;10(5):769-76*

58. **Uhthoff HK.** Mechanical factors influencing the holding power of screws in compact bone. *J Bone Joint Surg [Br] 1973;55(3):633-9*

59. **Uhthoff HK, Germain JP.** The reversal of tissue differentiation around screws. *Clin Orthop Rel Res 1977;123:248-52*

60. **Hori RY, Lewis JL.** Mechanical properties of the fibrous tissue found at the bone-cement interface following total joint replacement. *J Biomed Mat Res 1982;16(6):911-27*

61. **Kneif D, Downing MR, Ashcroft GP, Knight DJ, Ledingham WM, Gibson PH, Hutchison JD.** The correlation between immediate radiolucent lines and early implant migration in cemented acetabular components. *J Arthroplasty 2006;21(2):215-20*

62. **Ritter MA, Zhou H, Keating CM, Keating EM, Faris PM, Meding JB, Berend ME.** Radiological factors influencing femoral and acetabular failure in cemented Charnley total hip arthroplasties. *J Bone Joint Surg [Br] 1999;81(6):982-6*

63. **Kobayashi A, Donnelly WJ, Scott G, Freeman MA.** Early radiological observations may predict the long-term survival of femoral hip prostheses. *J Bone Joint Surg [Br] 1997;79(3):583-9*

64. **Willert H, Semlitsch M.** Tissue reactions to plastic and metallic wear products of joint endoprostheses. In: Gschwund N Debrunner HU eds. *Total Hip Prostheses.* Berne: Hans Huber, 1977:205

65. **Aspenberg P, Van der Vis H.** Migration, particles, and fluid pressure. A discussion of causes of prosthetic loosening. *Clin Orthop Rel Res 1998:352:75-80*

66. **Landells JW.** The bone cysts of osteoarthritis. *J Bone Joint Surg [Br] 1953;35(4):643-9*

67. **Golding C.** Radiology and orthopaedic surgery. *Journal Bone Joint Surg [Br] 1966;48(2):320-32*

68. **Crane AR, Scarano JJ.** Synovial cysts (ganglia) of bone. Report of two cases. *J Bone Joint Surg [Am] 1967;49(2):355-61*

69. **Menges V, Prager P, Cserhati MD, Becker W, Griss P, Wurster K.** Das intraossare ganglion [Intraosseous ganglion. *Z Orthop Ihre Grenzgeb 1977;115(1):65-75*

70. **Van der Vis H, Aspenberg P, Marti R, Tigchelaar W, Van Noorden C.** Fluid pressure causes bone resportion in a rabbit model of prosthetic loosening. *Clin Orthop Relat Res 1998;350:201-8*

71. **Van der Vis HM, Aspenberg P, Tigchelaar, Van Noorden CJ.** Mechanical compression of a fibrous membrane surrounding bone causes bone resorption. *Acta Histochem 1999;101(2):203-12*

72. **Skripitz R, Aspenberg P.** Pressure-induced periprosthetic osteolysis: a rat model. *J Orthop Res 2000;18(3):481-4*

73. **De Man FHR, Tigchelaar W, Marti RK, Van Noorden CFG, Van der Vis HM.** Effects of mechanical compression of a fibrous tissue interface on bone with or without high-density polyethylene particles in a rabbit model of prosthetic loosening. *J Bone Joint Surg [Am] 2005;87(7):1522-33*

74. **Ferrier GM, McEvoy A, Evans CE, Andrew JG.** The effect of cyclic pressure on human monocyte-derived macrophages in vitro. *J Bone Joint Surg [Br] 2000;82(5):755-9*

75. **Sampathkumar K, Jeyam M, Evans CE, Andrew JG.** Role of cyclical pressure and particles in the release of M-CSF, chemokines, and PGE2 and their role in loosening of implants. *J Bone Joint Surg [Br] 2003;85(2):288-91*

76. **Hendrix RW, Wixson RL, Rana NA, Rogers LF.** Arthrography after total hip arthroplasty: a modified technique used in the diagnosis of pain. *Radiology 1983;148(3):647-52*

77. **Robertsson O, Wingstrand H, Kesteris U, Jonsson K, Onnerfält R.** Intracapsular pressure and loosening of hip prostheses. Preoperative measurements in 18 hips. *Acta Orthop Scand 1997;68(3):231-4*

78. **Ficat RP, Arlet J.** Ischaemia and necroses of bone. In: Hungerford DS, ed. *Ischaemia* and *Necroses of Bone.* Baltimore: Williams and Wilkins,1980:1-182

79. **Downey DJ, Simkin PA, Taggart R.** The effect of compressive loading on intraosseous pressure in the femoral head in vitro. *J Bone Joint Surg [Am] 1988;70(6):871-7*

80. **Huddleston HD.** Femoral lysis after cemented hip arthroplasty. *J Arthoplasty 1988;3(4):285-97*

81. **Santavirta S, Hiokka V, Eskola A, Konttinen Y, Paavilainen T, Tallroth K.** Aggressive granulomatous lesions in cementless total hip arthroplasty. *J Bone Joint Surg [Br] 1990;72(6):980-4*

82. **Rockborn P, Olsson SS.** Loosening and bone resorption in Exeter hip arthroplasties: Review at a minimum of five years. *J Bone Joint Surg [Br] 1993;75(6):865-8*

83. **August AC, Aldam CH, Pynsent PB.** The McKee-Farrar hip arthroplasty: A long-term study. *J Bone Joint Surg [Br] 1986;68(4):520-7*

84. **Shih CH, Wu CC, Lee ZL, Yang WE.** Localised

femoral osteolysis in cementless ceramic total hip arthroplasty. *Orthop Rev 1994;23(4):325-8*

85. **Yoon TR, Rowe SM, Jung ST, Seon KJ, Maloney WJ**. Osteolysis in association with a total hip arthroplasty with ceramic bearing surfaces. *J Bone Joint Surg [Am] 1998;80(10):1459-67*

86. **Kozinn SC, Johanson NA, Bullough PG**. The biologic interface between bone and cementless endoprostheses. *J Arthroplasty 1986;1(4):249-59*

87. **Bal BS, Jiranek WA, Jasty M, Harris WH**. Periprosthetic femoral osteolysis around an uncemented nonmodular Moore prosthesis. *J Arthroplasty 1997;12(3):346-9*

88. **Anthony PP, Crawford RW, Gie GA, Ling RSM, Malcolm AJ, Murray DW, Timperley AJ**. Localised femoral endosteal bone lysis following cemented hip arthroplasty. *J Bone Joint Surg [Br] 1999;81(Suppl III):327*

89. **Howell JR, Blunt LA, Doyle C, Hooper RM, Lee AJC, Ling R.S.M**. In vivo surface wear mechanisms of femoral components of cemented total hip arthroplasties: The influence of wear mechanism on clinical outcome. *J Arthroplasty 2004;19(1):88-101*

90. **Berme N, Paul JP**. Load actions transmitted by implants. *J Biomed Eng 1979;1(4):268-72*

91. **Bergmann G, Graichen F, Rohlmann A**. Loading of hip implants by torsional moments. *Trans Orthop Res Soc 1992;17:19*

92. **Bergmann G, Deuretzbacher G, Heller M, Graichen F, Rohlmann A, Strauss J, Duda GN**. Hip contact forces and gait patterns from routine activities. *J Biomech 2001;34(7):859-71*

93. **Hutchings IM**. Wear by hard particles. In: Hutchings IM, ed. *Tribology: Friction and Wear of Engineering Materials*. London, Sydney, Auckland: Arnold, 1992:133-97

94. **Huiskes R, Verdonschot N, Nivbrant B**. Migration, stem shape and surface finish. *Clin Orthop Rel Res 1998;355:103-12*

95. **Shen G**. Femoral stem fixation: An engineering interpretation of the long-term outcome of Charnley and Exeter stems. *J Bone Joint Surgery [Br] 1998;80(5):754-6*

96. **Sporer SM, Callaghan JJ, Olejniczak BA, Goetz DD, Johnston RC**. The effects of surface roughness and polymethylmethacrylate precoating on the radiographic and clinical results of the Iowa hip prosthesis. A study of patients less than fifty years old. *J Bone Joint Surg [Am] 1999;81:481-92*

97. **Schmalzried TP, Akizuki KH, Fedenko AN, Mirra J**. The role of access of joint fluid to bone in peri-articular osteolysis. A report of four cases. *J Bone Joint Surg [Am] 1997;79(3):447-52*

98. **Jiranek WA, Dalury DF, Qiu JY, Cardea J**. Bone resorption in osteo-arthritic cysts demonstrates a similar cytokine profile as osteolytic lesions around joint implants. *Trans Orthop Res Soc 1997;22:159*

99. **Sabokbar A, Crawford R, Murray DW, Athanasou NA**. Macrophage-osteoclast differentiation and bone resorption in osteoarthrotic subchondral acetabular cysts. *Acta Orthop Scand 2000;71(3):255-61*

100. **Jayson MIV, Rubenstein D, Dixon AS**. Intra-articular pressure and rheumatoid geodes (bone 'cysts'). Ann Rheum Dis *1970;29(5):496-502*

101. *ISO standard 5832-1 1987*

102. **Schmalzried TP**. Personal communication. 1997

103. **Pearson E, Hartley H**. Confidence limits for the expectation of a Poisson variable. In: Pearson E, Hartley H, eds. *Biometrika Tables for Statisticians*. Cambridge: Cambridge University Press, 1966:227

104. **Crawford RW, Psychoyios V, Gie G, Ling RSM, Murray DW**. Incomplete cement mantles in the sagittal femoral plane: an anatomical explanation. *Acta Orthop Scand 1999;70(6):596-8*

105. **Malefit JD**. Early features of the implant bone interface in hip arthroplasty. PhD Thesis. Catholic University of Nijmegen, 1988

106. **Reading AD, McCaskie AW, Gregg PJ**. The inadequacy of standard radiographs in detecting flaws in the cement mantle. *J Bone Joint Surg [Br] 1999;81(1):167-70*

107. **Valdivia GG, Dunbar MJ, Parker DA, Woolfrey MR, MacDonald SJ, McCalden RW, Rorabeck CH, Bourne RB**. The John Charnley award: Three-dimensional analysis of the cement mantle in total hip arthroplasty. *Clin Orthop Rel Res 2001;393:38-51*

108. **Weber FA, Charnley J**. A radiological study of fractures of acrylic cement in relation to the stem of a femoral head prosthesis. *J Bone Joint Surg [Br] 1975;57(3):297-301*

109. **Gruen TA, McNeice G, Amstutz HC**. "Modes of Failure" of cemented stem-type femoral components: a radiographic analysis of loosening *Clin Orthop Rel Res 1979;141:17-27*

110. **Ling RSM, Timperley AJ**. Cemented total hip replacement. In: Harris NH, Birch R, eds. *Postgraduate Text book of Clinical Orthopaedics, Second edition*. Oxford, London,1995:645-85

111. **Crawford RW, Evans M, Ling RSM, Murray DW**. Fluid flow around model femoral components of differing surface finishes: in vitro investigations. *Acta Orthop Scand 1999;70(6):589-95*

112. **Paravic V, Noble PC**. The effect of long-term saline ageing on the fatigue properties of cement-implant interfaces. *Trans Orthop Res Soc 1999;25:4*

113. **Jasty M, Maloney WJ, Bragdon CR, O'Connor DO, Haire T, Harris WH**. The initiation of failure in cemented femoral components of hip arthroplasties. *J Bone Joint Surg [Br] 1991;73(4):551-8*

114. **Davies JP, Tse M**. Non-destructive testing of bonding and debonding of cemented femoral

components in vitro. *Trans Orthop Res Soc 1992;16(2):359*

115. **Duffy GP, O'Connor DO, Lozynsky AJ, Harrington M, Harris WH**. The effect of surface finish on one cemented design of femoral component under simulated stair climbing loading conditions. *Trans Orthop Res Soc 2001;26:1001*

116. **Verdonschot N, Huiskes R**. Surface roughness of straight tapered stems in cemented THA reduces subsidence but not cement damage. In: Verdonschot N, Huiskes R, eds. *Biomechanical Failure Scenarios for Cemented Total Hip Replacement*. Nijmegen, The Netherlands: University of Nijmegen, the Netherlands, 1995:47-8

117. **Wang JS, Franzén H, Lidgren L**. Interface gap after implantation of a cemented femoral stem in pigs. *Acta Orthop Scand 1999;70(3):234-9*

118. **Ahmed AM, Pak W, Burke DL, Miller J**. Transient and residual stresses and displacements in self-curing bone cement - part I: characterisation of relevant volumetric behaviour of bone cement. *J Biomech Eng 1982;104(1):21-7*

119. **Ahmed AM, Nair R, Burke DL, Miller J**. Transient and residual stresses and displacements in self-curing bone cement - part II: thermoelastic analysis of the stem fixation system. *J Biomech Eng 1982;104:28-37*

120. **Fornasier VL, Cameron HU**. The femoral stem cement interface in total hip replacement. *Clin Orthop Rel Res 1976;116:248-52*

121. **Karrholm J, Nivbrant B, Thanner J, Anderberg C, Borlin N, Herberts P, Malchau H**. Radiostereometric evaluation of hip implant design and surface finish. Micromotion of cemented femoral stems. American Academy of Orthopaedic Surgeons, Orlando, USA, 2000.

122. **Bartlett GE, Beard DJ, Murray DW, Gill HS**. In vitro comparison of the effects of rough and polished stem surface finish on pressure generation in cemented hip arthroplasty. *Acta Orthop 2009;80(2):144-9*

123. **Bartlett GE, Beard DJ, Murray DW, Gill HS**. The femoral stem pump in cemented hip arthroplasty: an *in vitro model. Med Eng Phys 2008;30(8):1042-8*

124. **Schmalzried TP, Guttmann D, Grecula M, Amstutz HC**. The relationship between the design, position, and articular wear of acetabular components inserted without cement and the development of pelvic osteolysis. *J Bone Joint Surg [Am] 1994;76(5):677-88*

125. **Hozack WJ, Mesa JJ, Carey C, Rothman RH**. Relationship between polyethylene wear, pelvic osteolysis, and clinical symptomatology in patients with cementless acetabular components. A framework for decision making. *J Arthroplasty 1996;11(7):769-72*

126. **Egawa H, Powers CC, Beykirch SE, Hopper RH Jr, Engh CA Jr, Engh CA**. Can the volume of pelvic osteolysis be calculated without using computed tomography? *Clin Orthop Relat Res 2009;467(1):181-7*

127. **Manley MT, Streicher RM**. Fluid pumping and osteolysis in the acetabulum. *J Bone Joint Surg [Br] 2004;86(Suppl I):2*

128. **Walter WL, Walter WK, O'Sullivan M**. The pumping of fluid in cementless cups with holes. *J Arthroplasty 2004;19(2):230-4*

129. **Schmalzried TP, Kwong LM, Jasty M, Sedlacek RC, Haire TC, O'Connor DO, Bragdon CR, Kabo JM, Malcolm AJ, Harris WH**. The mechanism of loosening of cemented acetabular components in total hip arthroplasty. Analysis of specimens retrieved at autopsy. *Clin Orthop Relat Res 1992;274:60-78*

130. **Lombardi AV Jr, Mallory TH, Dennis DA, Komistek RD, Fada Ra, Northcut EJ**. An in vivo determination of total hip arthroplasty pistoning during activity. *J Arthroplasty 2000;15(6):702-9*

131. **Manley MT, D'Antonio JA, Capello WN, Edidin AA**. Osteolysis: a disease of access to fixation interfaces. *Clin Orthop Relat Res 2002;405:129-37*

1.5 超高分子量聚乙烯

J. h. Dumbleton, M. T. Manley, K. Sutton

引言

1962 年，超高分子量聚乙烯（ultra high molecular weight polyethylene，UHMWPE）被引入了全髋关节置换手术（total hip replacement，THR），作为髋臼的内衬，其在髋臼内成为了不锈钢（stainless stell，SS）股骨头的活动空间。UHMWPE 的磨损率很低，这使得其在 THR 中得到了广泛并且成功的应用。在 1970 年，同样的材料在 Exeter 假体中也开始得到使用。尽管 UHMWPE 在体内具有低磨损性，但随着假体植入时间的延长，材料直接磨损的部位或是磨损出的碎片将会导致溶骨反应。随着生产和加工工序的不断进步[1,2]，如今 UHMWPE 的耐磨性比之前有了很大的提高。

超高分子量聚乙烯的结构和加工

化学结构

聚乙烯是由线性的 CH_2 单位连接而成的（图 1.5-1）。在生产过程中，以乙烯作为原材料，通过立体定位催化剂催化的聚合反应，制造出了这一大型的线性分子。依据分子量的不同和分子支化程度的不同，聚乙烯可以分为很多种类。其中，每摩尔分子量在 350 万～600 万之间（取决于原料的等级），每个分子由数十万个 CH_2 单位组成，并且完全是线性结构、不存在支链的聚乙烯，被称作超高分子量聚乙烯。正是由于这样极大的分子量，使之拥有了作为人体植入材料的化学惰性、坚韧性和耐磨性。

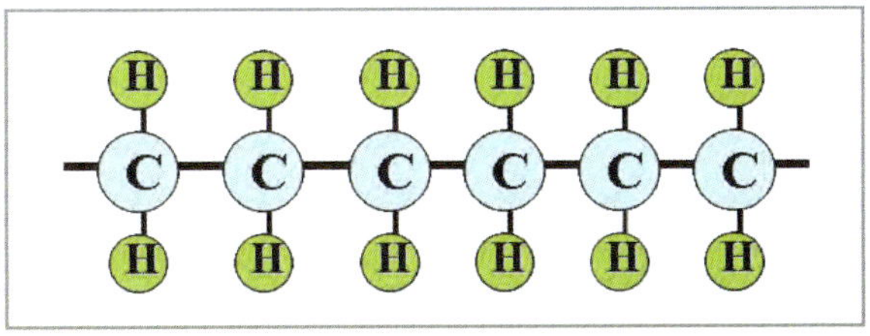

图 1.5-1 聚乙烯是由乙烯单位构成的线性分子

物理结构

分子量达到几千克/摩尔的聚乙烯材料会在溶液中形成结晶体（图 1.5-2）。由于结晶体的密度远比线性结构聚乙烯分子低，因此为了形成有序的（晶体性的）排列，聚合的分子需要折叠它们的碳-碳（C-C）键。在形成结晶体的过程中，每个分子会折叠多次。当更高分子量的聚乙烯材料形成的时候，聚乙烯分子无法将整个线性结构都装进一个晶体排列中，于是最终材料中结晶部分所占的比例将会减少。因此，高分子量聚乙烯的结构就包括了折叠分子构成的有序区域（结晶态）以及散布的无序区域（非晶态）。这种结构大致如图 1.5-3 所示。每个大分子都是由有序区域和无序区域所组成的。对于 UHMWPE，结晶态占到了整个材料的

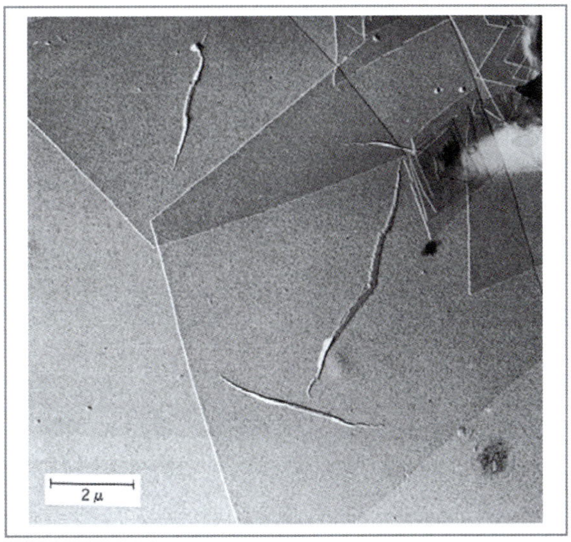

图 1.5-2 低分子量聚乙烯的单晶结构

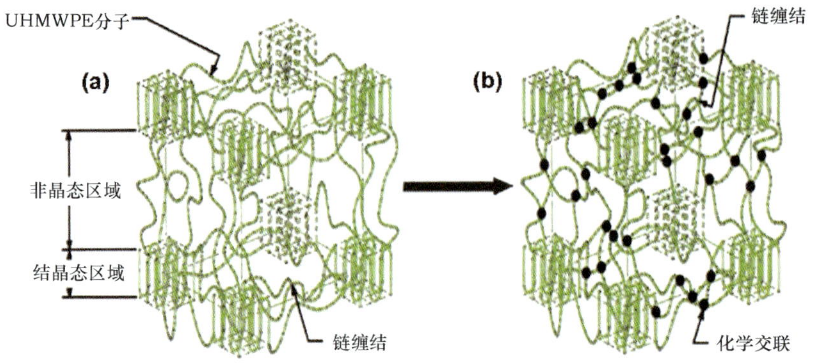

图 1.5-3 (a) UHMWPE 分子的三维结构图，(b) 三维结构图中交联位点的位置

50%左右。连接结晶态区域的分子被称为纽带分子，主要负责保持分子的网络结构及负载能力。力学性能上，在连接成网状的分子中，结晶态区域提供强度，而非晶态区域提供延展性。

超高分子量聚乙烯的分级

绝大多数的医用 UHMWPE 是由 Ticona 公司生产制造的（前称 Hoechst，最早之前称 Ruhrchemie）。历史上，医用 UHMWPE 曾经分为 GUR 412 和 GUR 415 两个等级（GUR 代表了 Ruhrchemie 颗粒状超高分子量聚乙烯，Granular UHMWPE Ruhrchemie）。其中 GUR 412 的分子量是 350 万克/摩尔，而 GUR 415 的分子量是在 400 万～550 万克/摩尔之间。在 1992 年，引入了一种四位数字的命名法，例如像 GUR 415 就变成了 GUR 4150。在四位数字命名法中，第二个数字代表了材料中是否存在硬脂酸钙。硬脂酸钙在材料的加工过程中可以起到润滑的作用，同时也可以减少氧化，但是目前 GUR 树脂里面已经不再添加硬脂酸钙了。同时，最终的四位数字命名法将第一个数字由 4 变成了 1。因此，目前 UHMWPE 被分为 GUR 1020 和 GUR 1050 两个等级。

直到 20 世纪 80 年代中期，Exeter 髋关节系统一直在使用 GUR 412（1120）做为髋臼的内衬，从那之后，就开始使用 GUR 415（1150）。在 80 年代末期，为了使材料变得更加坚固，制造者们大大减少了材料中硬脂酸钙的浓度。在 90 年代末期，完全不含硬脂酸钙的超高分子量聚乙烯 GUR 1050 开始得到使用，并取代了含有硬脂酸钙的 UHMWPE。之后，通过 γ 射线辐射 GUR 1050 使其内部发生交联，获得了适度交联的 UHMWPE（Duration®）和高度交联的 UHMWPE（Crossfire®）。最近，GUR 1020 被用来生产第二代 UHMWPE——高度交联 UHMWPE（X3® Stryker Orthopedics，Mahwah，NJ）。图 1.5-3b 显示了交联 UHMWPE 的结构。这种联接是由相邻的分子通过 C-C 键构成的，并且和非晶态区域相邻。

加工

目前，有多种方法可以将颗粒状的多聚超高分子量聚乙烯转变为各种固体形状，以便适用于当做骨科的零件。生产矩形的超高分子量聚乙烯，通常采用的是压缩模塑方法。UHMWPE 的高分子量使其具有极高的熔解黏度，因此在制造工艺上与烧结类似。图 1.5-4 是压缩模塑进行固体成型所采用的经典温度-压力循环图。首先，加压来排尽空气；当温度超过熔点的时候，释放压强；最后，在冷却阶段需要重新加压以避免产生孔洞。根据成型体积的不同，整个成型周期需要几小时到一天的时间。在连续加工过程中，柱塞挤出的方式被用来生产圆棒形超高分子量聚乙烯。首先，将粉末倒入模

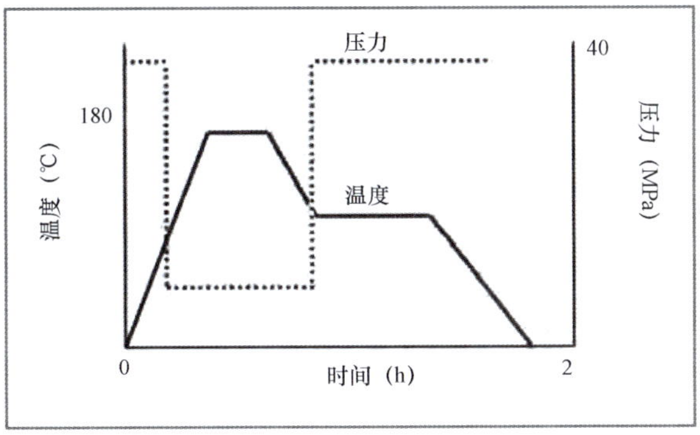

图 1.5-4 压缩模塑温度-压力-时间周期图

具，经过压缩、加热，最后慢慢挤压成固定形状。GUR 1020 和它的前身（GUR 412 和 GUR 1120）采用的是压缩模塑的方式；而 GUR 1050 和它的前身（GUR 415 和 GUR 1150）采用的是柱塞挤出的方式。通常，不同等级加工方式的选择主要取决于所期望的成型形状，从而满足高效生产组件的需求。另外，对于精加工所必需的最少成型量可以直接采用压缩模塑的方法。对于 Exeter 髋关节假体系统的髋臼组件而言，它的植入物最初是从 RCH 1000 blocks（Ruhrchemie GUR 412 压缩模塑）开始进行加工的。到了 20 世纪 80 年代，随着 GUR 415 的改进，组件的加工也变为从柱塞挤出棒开始。多年来，成型过程中的参数有了不断的改变，材料的固体化也得到了改良。图 1.5-5 显示的是 20 世纪 80 年代至 90 年代对于材料固体化的改良。20 世纪 80 年代，在固化的聚乙烯中能够清楚地分辨出原始材料的颗粒物；但是，到了 90 年代，由于材料固体化的改进，已经很难分辨出这些颗粒物了。Duration 和 Crossfire 是由柱塞挤出成型材料制成，而 X3 高交联 UHMWPE 则由压缩模塑成型材料制成。

灭菌

髋臼的内衬在成型之后，要进行包装和灭菌。在空气中进行 30～40kGy 剂量的 γ 射线辐射灭菌，是有着超过 30 年历史的工业标准。即使是对于单独一块金属化的组件，此灭菌方法的辐射穿透力也被证明是非常可靠的。通过特定放射剂量的 γ 射线辐射灭菌后，不需要再做进一步的生物学测试。但是，在 20 世纪 90 年代，由于担心在空气中进行 γ 射线辐射灭菌会

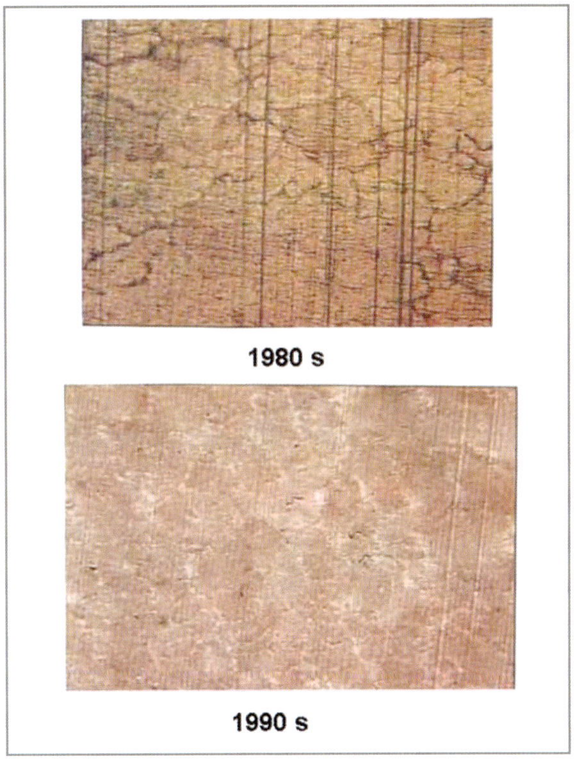

图 1.5-5 随着时间推移，固体化改良在柱塞挤出 UHMWPE 微观结构上的显示

出现聚乙烯氧化的问题，人们开始采用在真空中或者惰性气体中进行 γ 射线辐射灭菌。

另外的灭菌方法是使用环氧乙烷（ethylene oxide，ETO）或者等离子体（gas plasma，GP）。前者曾经在 20 世纪 70 年代被使用过，但是后来被弃用了。使用环氧乙烷（ETO）进行灭菌的缺点，包括工人暴露于致癌的环境中，患者有可能会暴露于化学残留物的环境里，并且在灭菌过程中排放的稀释气体会对臭氧层产生不利影响。但在近些年，学者们已经在很大程度上克服了以上 ETO 灭菌的不足之处，同时又因为 ETO 在灭菌过程中不会导致聚乙烯氧化，于是在 20 世纪 90 年代，人们又开始采用 ETO 进行灭菌。和 γ 射线辐射灭菌不同的是环氧乙烷并不能使聚乙烯分子之间产生交联，也因此由环氧乙烷灭菌的髋臼杯的磨损要比辐射灭菌的大。于是，在 20 世纪 90 年代中期，人们开始采用等离子体灭菌法。等离子体灭菌法采用的是过氧化氢等离子体，其经常被用来对在制造过程早期已经完成内部交联的材料进行灭菌。对于环氧乙烷和等离子体灭菌，根据工序验证类别的不同，后续的生物学测试可能是必要的。值得

注意的是，ETO 和 GP 均不能用于复合产品（金属和塑料）的灭菌。

在采用 Duration 超高分子量聚乙烯之前，Exeter 髋关节假体的髋臼内衬是在空气中进行 γ 射线辐射灭菌的。Duration 材料是一种适度交联的超高分子量聚乙烯，这些将会在后面的章节中进行详细的介绍。

氧化

在 γ 射线辐射灭菌过程中，会导致键的断裂[3]。对于 UHMWPE，碳-氢键（C-H）断裂的概率是碳-碳键（C-C）断裂概率的 9 倍。由于聚乙烯分子具有很大的分子量，在 C-C 键断裂后，C 原子之间仍然靠得很近，从而可以继续维持分子的整体状态。但是，在 C-H 键断裂后，氢原子则会快速地扩散出去，留下含有一个不饱和电子的碳原子。这样，碳原子就成为高反应性的自由基。在空气中进行 γ 射线辐射灭菌的时候，碳自由基会与空气中的氧反应生成过氧自由基（COO），接着生成氢过氧化物（COOH）。随后，伴随着一系列复杂的反应会产生更多的自由基，引起更多的 C-C 键断裂，最后导致聚乙烯分子量的降低。虽然在结晶态区域也会产生自由基，但是氧化常率先从材料的非晶态区域开始。链的断裂会导致纽带分子个数的减少，并且会增加分子的流动性，从而会增加结晶态所占比例，导致聚乙烯力学性能的大大降低。即使在储存期，产品也会发生氧化，由于自由基从结晶态区域扩散出来需要长时间的诱导过程，因此氧化的速度非常缓慢。然而，随着氧化反应产生自由基的增加，链断裂过程会被加速。在储存时间达到 5 年后，产品的延展性将会有显著丧失。一些关于髋关节假体的研究表明，产品的储存时间不超过 3 年时，对其在临床上的表现没有任何影响，有时候甚至是 5 年也不会有太大影响[4]。

最近的研究表明，尽管人体内氧含量低于空气中的氧含量，但是在体内聚乙烯也会发生氧化[5]。体内氧化机制与储存期间氧化的机制类似，但是氧化率略低。

虽然在空气中进行 γ 射线辐射灭菌会导致聚乙烯氧化，但是这种灭菌方法并没有被完全弃用。其中一个原因是，在 γ 射线辐射过程中和完成后，聚乙烯内部会产生交联。当两个临近分子的自由基处于同一晶格中时，两个分子之间会形成交联或者碳-碳键桥。研究表明，交联能够抵抗髋关节假体中支承位置的磨损[6]，从而提高超高分子量聚乙烯的耐磨性。交联使聚乙烯分子连接在一起形成网状结构，并且显著增加了聚乙烯的分子量。虽然环氧乙烷和等离子体灭菌不会导致聚乙烯的氧化，但是也不会使聚乙烯分子之间产生类似的交联反应。与空气中 γ 射线辐射灭菌相比，采用等离子灭菌方法进行灭菌，超高分子量聚乙烯的磨损率会提高 2 倍。

在惰性气体的环境下，进行 γ 射线辐射灭菌能够防止聚乙烯在储存期间氧化。然而，在灭菌的过程中，仍然会产生自由基，而且由此聚乙烯在体内还是会发生缓慢的氧化，只是氧化的过程没有那些在空气中受 γ 射线辐射灭菌的 UHMWPE 剧烈。

为了测定超高分子量聚乙烯的抗氧化能力，学者们研制出了加速老化的方法。此方法包括以下步骤：在空气中维持 80℃ 加热，持续 14～23 天[7]；相当于 5 个大气压的氧气中 70℃ 加热，持续 14 天[8]。另外，实时老化的方法（储存于 40℃ 的碳酸水中）被用来研究超高分子量聚乙烯在体内的抗氧化能力[9]。此两种方法只是用来评测超高分子量聚乙烯的抗氧化能力，并不能预测聚乙烯在临床上的氧化量或者随时间的演化情况。

交联超高分子量聚乙烯

传统的 UHMWPE 材料包括在空气或惰性环境下 γ 射线辐射灭菌的 UHMWPE 和经环氧乙烷或等离子体灭菌的 UHMWPE 两种。这里的“传统”一词主要是为了区分前面这两种聚乙烯与人为交联的 UHMWPE 材料。

Duration 超高分子量聚乙烯是一种适度交联的材料[10]。它的加工过程包括两个阶段：①灭菌，在氮气填充包装里面进行 30kGy 剂量 γ 射线辐射灭菌；②稳定，在同一个包装里面，50℃ 加热，持续 144 小时。稳定这一步骤主要是为了增加交联的程度并且协助使自由基得到衰减，例如形成 C-C 双键。通过在空气中加热到 80℃ 的加速老化试验，发现 Duration 超高分子量聚乙烯具有很好的抗氧化能力。另有已经发表的临床数据表明，与空气中受γ射线辐射灭菌的超高分子量聚乙烯相比，Duration在耐磨性上有30%以上的提高[11]。

更高水平交联的超高分子量聚乙烯可以通过提高辐射剂量获得。另外，高温加热是一种非常有效的淬灭自由基的方法。自1998年，多种类型的高度交联聚乙烯开始被使用[2]，其中的大多数在辐射灭菌后进行了升温到熔点以上的熔融。然而，由于在熔融的过程中超高分子量聚乙烯的微观结构发生了变化，导致了产品结晶态占比低，强度和抗疲劳性都下降了[12]。对于Crossfire聚乙烯[13]，交联加工包括两个过程：对GUR 1050圆棒进行75kGy剂量的γ射线辐射和持续8小时的130℃加热。这一过程也被称做退火，因为其低于材料的熔化温度。组件在氮气环境下被加工出来，并且包装，并在30kGy的剂量下进行γ射线辐射灭菌。这样的加工过程没有熔融的过程，因此会保留材料中结晶态的微观结构。然而，灭菌步骤会导致自由基的产生，因此材料可能会在体内发生氧化。一些回顾性研究发现，氧化并不在材料的支承表面发生[14]。临床研究表明，与氮气中进行γ射线辐射灭菌的超高分子量聚乙烯相比，Crossfire聚乙烯的耐磨程度降低了72%[15]。

由于熔融过程会导致聚乙烯材料的性能变差，并影响其在临床上的表现，因此，退火方法优先于熔融方法应用到第二代高度交联超高分子量聚乙烯材料的研究中。2005年，研究者通过连续的辐射和退火过程生产出X3聚乙烯材料[16]。在加速老化试验中，学者们发现X3聚乙烯材料与原始超高分子量聚乙烯材料（未加工）具有相同的抗氧化能力。髋关节模拟器测试表明X3材料的磨损比Crossfire材料还要低62%。

表1.5-1是在氮气中进行γ射线辐射灭菌的传统超高分子量聚乙烯、Duration聚乙烯材料、Crossfire聚乙烯材料和X3聚乙烯材料在力学性能上表现的对比。假如除去氧化的影响，在空气中受γ射线辐射灭菌的传统超高分子量聚乙烯，在性能上与在氮气中灭菌的材料类似。对于传统超高分子量聚乙烯，由于灭菌过程随机发生的交联程度较低，因此具有最高的延伸率和压力抗性。另外，在此列出美国材料试验协会（American Society for Testing and Materials，ASTM）规定的未灭菌超高分子量聚乙烯力学性能的最小值（标准F468），以作参考。可以发现，传统的、适度交联的和高度交联的超高分子量聚乙烯在力学性能上的表现都超越了ASTM所规定的最小值。

表1.5-1 Exeter髋关节假体的髋臼内衬曾使用的超高分子量聚乙烯的力学性能

性能	ASTM F648	传统UHMWPE*	Duration®	Crossfire®	X3®
折弯强度（MPa）	>19	23.7±0.3	23.5±0.3	23.2±0.5	25.4±0.4
拉伸强度（MPa）	>27	51.0±1.7	51.8±2.5	54.3±8.0	59.2±2.4
延伸率（%）	>250	333±9	336±11	303±7	316±9
冲击强度（kJ/m²）	>30	96±1	93±1	75±3	78±2

* 氮气中γ射线辐照灭菌的UHMWPE

总结

目前，Exeter髋关节假体承重面都是由超高分子量聚乙烯制成的。伴随着对超高分子量聚乙烯加工转化技术的改良和进步，超高分子量聚乙烯产品的耐磨性有了很大提高。特别是当硬脂酸钙不再作为加工过程的辅助剂后，产品的固体化性能有了很大改善。20世纪90年代后期，随着低磨损、稳定的超高分子量聚乙烯Duration的出现，在空气中γ射线辐射灭菌法被弃用。随之又出现了高度交联超高分子量聚乙烯（Crossfire）。最近，能够显著降低磨损率的高度交联超高分子量聚乙烯（X3）被采用，并且其与原始超高分子量聚乙烯材料（未加工）具有相同的抗氧化能力。低磨损性X3材料的出现，使得超高分子量聚乙烯在强承重假体上的应用变得可行，例如金属对金属假体或者陶瓷对陶瓷假体，从而可以使其应用到更年轻、更有活力的患者身上。

（李　杨　译）

参考文献

1. **Kurtz SM, Muratoglu OK, Evans M, Edidin AA.** Advances in the processing, sterilization, and crosslinking of ultra-high molecular weight polyethylene for total joint arthroplasty. *Biomaterials 1999;20(18):1659-88*
2. **Kurtz SM.** *The UHMWPE Handbook.* San Diego: Elsevier, 2004
3. **Premnath V, Harris WH, Jasty M, Merrill EW.** Gamma sterilization of UHMWPE articular implants: an analysis of the oxidation problem. *Biomaterials 1996;17(18):1741-53*
4. **Sychtertz CJ, Young AM, Orishimo K, Engh CA.** The relationship between shelf life and in vivo wear for polyethylene acetabular liners. *J Arthroplasty 2005;20(2):168-73*
5. **Kurtz SM, Rimnac CM, Hozack WJ, Turner J, Marcolongo M, Goldberg VM, Kraay MJ, Edidin A.** In vivo degradation of polyethylene liners after gamma sterilization in air. *J Bone Joint Surg [Am] 2005;87(4):815-23*
6. **Wang A, Stark C, Dumbleton JH.** Mechanistic and morphological origins of ultra-high molecular weight polyethylene wear debris in total joint replacement prostheses. *Proc Inst Mech Eng 1996;210(3):141-55*
7. **Sun DC, Stark C, Dumbleton JH.** Development of an accelerated aging method for evaluation of long-term irradiation effects on UHMWPE implants. *Polymer Reprints 1994;35:969-70*
8. **Sanford WM, Saum KA.** Accelerated oxidative aging testing of UHMWPE. *Orthop Res Society. Orlando, FL, 1995:119*
9. **Wannomae KK, Christensen SD, Freiberg AA, Bhattacharyya S, Harris WH, Muratoglu OK.** The effect of real-time aging on the oxidation and wear of highly cross-lined UHMWPE acetabular liners. *Biomaterials 2006;27-9:1980-7*
10. **Sun DC, Wang A, Stark C, Dumbleton JH.** The concept of stabilization in UHMWPE. World Biomaterials Congress. *Toronto, Canada, 1996:195*
11. **Geerdink CH, Grimm B, Ramakrishnan R, Rondhuis J, Verburg AJ, Tonino AJ.** Crosslinked polyethylene compared to conventional polyethylene in total hip replacement: Pre-clinical evaluation, in-vitro testing and prospective clinical follow-up study. *Acta Orthop 2006;77-5:719-25*
12. **Oral E, Wannomae KK, Hawkins N, Harris WH, Muratoglu OK.** Alphatopherol-doped irradiated UHMWPE for high fatigue resistance and low wear. *Biomaterials 2004;25:5512-22*
13. **Kurtz SM, Manley MT, Wang A, Taylor S, Dumbleton JH.** Comparison of the properties of annealed crosslinked (Crossfire) and conventional polyethylene as hip bearing materials. *Bulletin-Hosp Joint Dis 2003;61(1 & 2):17-26*
14. **Kurtz SM, Hozack WJ, Turner J, Purtill J, MacDonald D, Sharkey P, Parvizi J, Manley MT, Rothman RH.** Mechanical properties of retrieved highly crosslinked (Crossfire) liners after short-term implantation. *J Arthroplasty 2005;20(7):840-9*
15. **D'Antonio JA, Manley MT, Capello WN, Bierbaum B, Ramakrishnan R, Naughton M, Sutton K.** Five-year experience with Crossfire highly crosslinked polyethylene. *Clin Orthop Rel Res 2005;441:143-50*
16. **Wang A, Zeng H, Yau S-S, Essner A, Manley MT, Dumbleton JH.** Wear, oxidation, and mechanical properties of a sequentially irradiated and annealed UHMWPE in total joint replacement. *J Phys D Appl Phys 2006;39:3213-9*

1.6 植骨术

M. J. W. Hubble, S. Dalziel

引言

在肌肉骨骼外科手术中应用植骨术可恢复解剖结构完整以及具有促进成骨的可能。植骨术已经应用了很长一段时间，但是自从1995年以来，随着人工关节翻修术、骨肿瘤以及创伤手术对植骨术的需求日趋增加，以及近期对骨移植生物力学的了解加深，植骨术的施行例数快速增长。据估计每年在世界各地施行150万例植骨术。目前在获取、储存以及应用骨组织、植骨衍生物、替代品、成骨刺激因子方面也有了重大进步。

历史

除了*Genesis*第2章第22节的描述，第1例植骨术是在第3世纪St Damian和St Cosmos为一名罹患下肢肿瘤的教会委员行尸体同种异体植骨。Baha'-ul-Doulch在1501年，以及其后的van Meckeren在1668年，分别报道了使用犬骨作为异体骨成功修复人骨缺损。在近代，Lexer在1908年，以及MacEwen在1909年，Albee在1915年均报道了应用同种异体骨成功的案例。在1930年代Orell报道了49例应用纯化异种骨植骨的案例，在1940年代开始在颌面外科手术中广泛应用自体植骨。在1950年代Herndon和Chase报道冷冻可降低同种异体骨的免疫原性。在1951年，建立了美国海军组织库（US Navy Tissue Bank)。在1965年Marshall Urist首先演示了脱矿骨基质的诱导成骨的效能[1]。然而，直到20世纪80年代和90年代同种异体植骨库、带游离血管的自体植骨、人工骨替代品以及骨诱导剂才广泛普及。据估计，在1996年共应用426 000例植骨术，而在1985年仅应用5000～10 000例。

植骨术在髋关节置换中的应用

植骨术在髋关节置换中的首例应用是纠正髋臼内陷造成的骨缺损。Hastings和Parker[2]报道了应用morcellised自体松质骨填补类风湿关节炎患者髋臼[5]侧骨缺损。他们在放入臼杯前用钛网围住打压骨。McCollum和Nunley[3]使用皮质骨-松质骨晶片来填补初次置换或臼杯侧术后的骨缺损。他们在植入骨上放置明胶海绵以防止骨水泥扩散，在内侧放置金属加强环填补内侧壁缺损。20世纪70年代晚期奈美根的Slooff改进了Hastings和Parker的髋关节翻修技术。他应用打压松质骨和同种异体骨植骨，并在1984年首先提出了这一技术[4]（见1.7章节)。

Harris[5]首先提出应用自体骨或同种异体骨对髋臼侧缺损行大块植骨。在1973年他首次应用股骨头碎块对DDH骨缺损行植骨术，并在1977年报道了最初的手术效果[6]。同时他将这一技术扩展到可应用同种异体骨股骨头重建髋臼侧缺损，并于1982年进行了报道[5]。虽然早期效果显著，但是其长期效果并不如morcellised打压植骨。

Parish在1973年首次成功将股骨同种异体骨应用于肿瘤手术。很多作者都改良了这一技术，通过节段性股骨同种异体植骨来处理髋关节翻修手术中大范围股骨缺损。这些人包括Sim和Chao(1981)、Gross(1985)以及Oakshott(1987)。

低骨水泥翻修率，以及髋臼侧morcellised打压植骨的良好预后，使得这一技术扩展到了股骨侧的应用上。这一想法首先于埃克塞特在1985年应用，最初是作为两步骤翻修手术的第一步。1987年Tyer等报道了23例在植入

Huckstep 假体前应用松质骨同种异体骨修复股骨侧缺损。埃克塞特团队是首个将这一技术与骨水泥假体联合应用的团队，并在 1993 年首次报道了他们最初应用这一方法的 56 例病例[7]。

骨迁移的生物学特点

骨迁移可在同一生物体中一个位点迁移至另一位点（自体植骨），或是可以在不同生物体同一位点上进行迁移（同种异体骨）。另外，也可以使用不同物种的骨头（异种植骨），目前也出现了许多有效的移植骨替代物、衍生物、综合产品及添加剂。自体植骨是骨移植材料的金标准。它没有免疫原性，包涵活性骨诱导蛋白及骨母细胞，除此之外，它至少存在部分直接成骨的能力。植入的同种异体骨和异种骨则相反，在未经处理情况下，会产生高免疫原性，可能会产生强烈的免疫排斥反应。但该免疫原性可通过多种处理被清除，包括冷冻、冷冻干燥、伽马射线及化学处理。经过处理的移植骨，虽然免疫原性降低，但很少具有或几乎没有直接成骨的能力。它们主要是提供骨长入最初所需的微孔结果，或是作为新骨长入的架构（骨传导）。宿主组织释放的生物因子虽然不直接作为植骨材料，但可促进骨生长（骨诱导）。这些生物因子包括骨髓穿刺物，以及转移生长因子 β（TGF-β）蛋白和骨形成蛋白（BMP）族。

植骨是一个复杂的过程，其在植骨来源（自体、同种异体、异种）和植骨结构（皮质骨或多孔松质骨）上存在显著差异。它也受到宿主组织血运和被放置的微环境的影响。但是，所有的移植骨整合均涉及如下五个步骤：出血期，炎症期，血管重建期，新骨替代期，重建期。自体松质骨仍旧是植骨最常用的材料，其骨整合的方式可作为其他植骨材料的参考。出血期和炎症期在移植骨植入骨床即快速发生。在植骨过程中由于骨小梁破坏，大量骨细胞凋亡，但是植骨表面的骨母细胞仍旧存活并促进新骨形成。由于松质骨的孔隙兼容性，在术后 48 小时即出现宿主血管长入以及宿主成骨细胞及破骨细胞前体向移植骨迁移。这一过程由移植骨内的诱导蛋白，包括生长因子、形成蛋白以及生长因子来促进完成。随着移植骨新生血管的出现，宿主骨母细胞开始在移植骨小梁上自外向内生长。这就像新骨在死骨上形成。新骨与死骨复合体被破骨细胞吸收，同时被更多的新骨所替代。整个过程被称为“爬行替代”，在移植骨边缘逐渐向中心发展。重建过程在骨植入后持续进行，至植骨后数月才可完成。

自体松质骨无免疫原性，具有直接成骨及骨诱导的潜能，并且其具有理想的骨传导结构，从生物学角度来说是理想的植骨材料，虽然其存在结构不完整及骨强度不够的缺点。其他的植骨材料骨整合均不如自体松质骨。致密松质骨由于缺乏骨小梁结构，影响骨传导，骨整合十分缓慢，甚至无法完全骨整合。同种异体骨或异种骨如果未经加工，可因免疫原性最终被宿主吸收。加工后的移植骨不具有骨诱导性，仅可作为骨传导的初始架构，也可作为合成骨的替代物。

免疫学

人们对移植骨的免疫学研究不如实质组织研究得详细，而且这些研究数据动物实验较人的更容易获得。众所周知，宿主对同种异体植骨或异种植骨的反应主要是通过异体骨表面抗原介导的免疫反应，尤其是主要组织相容性复合体基因（MHC）介导的Ⅰ型或Ⅱ型超敏反应。这些抗原先由杀伤/抑制 T 细胞亚型识别并扩增表达。排斥反应可包括抗体介导、抗体依赖细胞介导、细胞介导以及细胞毒性作用。排斥反应表现多样，可为植骨吸收，或不完全整合，骨折或是骨不连。目前已经证实对同种异体骨或异种骨的这种免疫反应可通过冷冻来降低，通过冷东干燥法及辐照法可进一步降低该反应。加工移植骨以降低细胞内容物，或匹配 MHC 抗原相容性与生物学要求相符，并在临床中获得成功[8,9]。

生物力学

除了生物学特性之外，任何植骨材料必须适合其所在的机械环境，并能够承受加之其上的载荷。过度载荷或不适当的载荷会导致移植骨吸收或是植骨失败，而良好的机械环境则会促进骨整合。

移植骨的机械性能有赖于其材料性质（致密皮质骨或疏松多孔的松质骨）和几何断面。对移植骨机械性能的要求有很大的变化，有些移植骨主要需要它们的生物效能，如 morcellised 自体松质骨，而有些则主要需要它们的机械强度，如股骨近端替代同种异体皮质骨。除此之外，植骨术还经常与假体或是内固定联用，以支撑或用来保护移植骨。随着时间的推移，移植骨的机械强度也在发生着变化，强度会随着植骨吸收而下降，又会由于新骨形成而升高。移植骨的生物强度一定程度上有赖于其生物整合的情况。

移植骨的机械特性受到加工程序的影响。冷冻骨的机械特性无较大影响，而冷冻干燥移植骨则会破坏其机械特性。高压蒸汽灭菌及辐照法对移植骨的强度破坏存在剂量效应，而去矿化则会显著降低移植骨的抗压强度。

自体植骨

自体植骨是最佳的植骨方式，也是最常用的植骨方式，自体植骨通常是小的节段植骨或是楔形植骨。显微手术领域的进展使带血管蒂的自体植骨成为可能，包括腓骨、肋骨、髂骨和桡骨的节段植骨，通常为移植骨复合软组织（图 1.6-1）。但是采集带或不带血管蒂的自体骨需要额外切口从而增加发病率，并且降低供体骨强度。供体骨的采集数量和选择方式是很有限的。为了避免这些限制衍生出了同种异体骨和异种植骨，以及移植骨替代品的研究。

同种异体植骨

同种异体植骨近来也得到广泛应用。其可应用于小块植骨、大块植骨、柱状植骨、节段性植骨或软骨植骨。这些植骨的供体可为活体或是尸体。在髋关节置换或是股骨头骨折手术中股骨头可作为同种异体骨材料的合适来源（图 1.6-2 和 1.6-3）。尸体供骨可作为大的节段植骨或是柱状植骨，以及软骨植骨。大块植骨通常用于在关节翻修手术和肿瘤手术中四肢或关节重建过程。

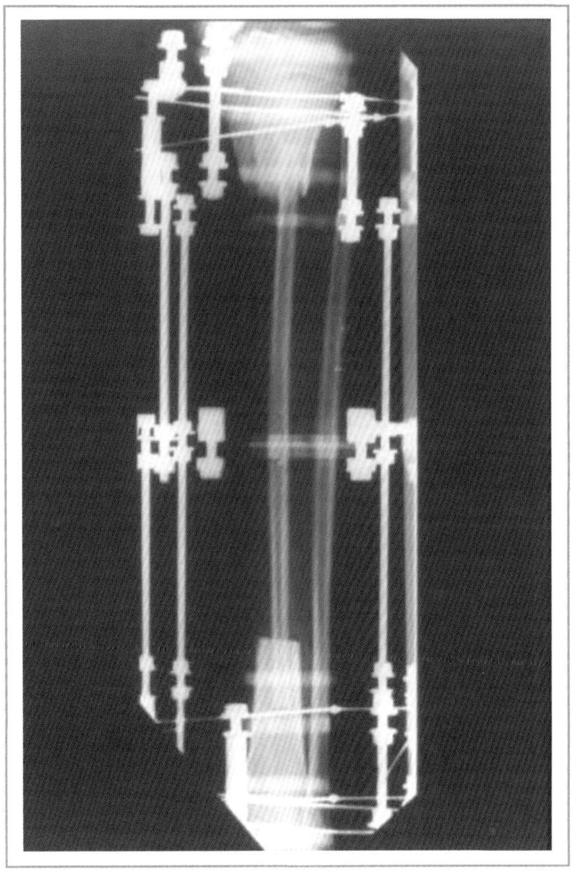

图 1.6-1 应用带血管蒂的自体腓骨移植术治疗创伤后导致的胫骨广泛缺损

移植骨库

移植骨库目前在世界各地局部地区及国家级水平均有建立，但近年来已经逐渐集中化及规范化。在英国，组织库应遵循 2004/23/EC 欧洲标准，最近，人体组织委员会（Human Tissue Authority，HTA）制定了 2006/86/EC 和 2006/17/EC 标准。HTA 制定了明确的关于行政机构、捐赠者筛选、采购、储存、运输以及同种异体骨加工的条例。

这些包括了由全国输血服务中心集中和管理移植骨，对供体系统疾病及感染疾病的排除，HIV 筛查，乙型肝炎、丙型肝炎、梅毒的筛查，以及确保育龄期妇女 Rh 血型相匹配。在美国食品药品管理局（FDA）和美国组织库管理局也制定了类似的协议[10,11]。加工过程包括对移植骨的清洗过程，可应用多种材料移除移植骨中的血液及骨髓，主要应用酒精完成这一步骤。这

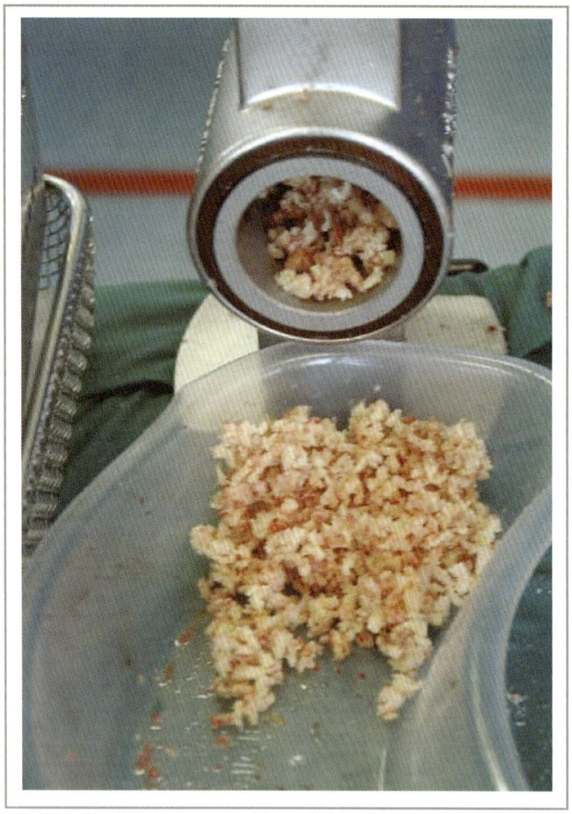

图 1.6-2 来自骨库的同种异体股骨头经碎骨机绞碎后用于打压植骨

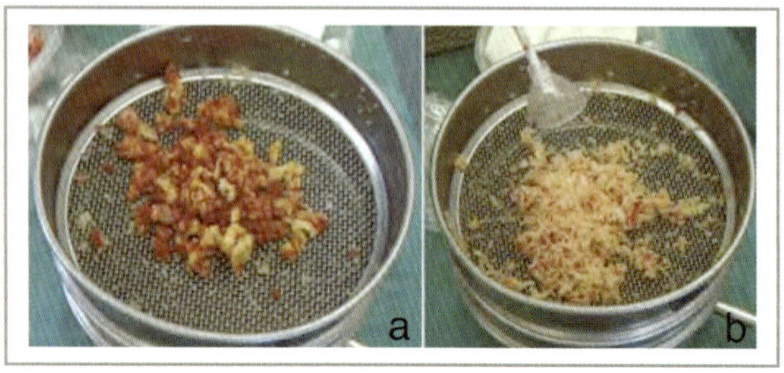

图 1.6-3 同种异体股骨头颗粒骨在清洗前（a）和清洗后（b）

可以减少移植骨的免疫原性，降低疾病传播率，其最好在−7℃下保存。尽管采取了无菌采集技术，除了移植物导致细菌传染外，在美国至少有 4 例移植骨导致的 HIV 传播记录在案。

由于大多数移植骨库应用 γ 射线或环氧乙醚等“二次灭菌法”。除冷冻之外，这些方法都既降低了免疫原性又降低了移植骨的机械性能，这将对之后的使用产生影响。也有一些报道表明潜在恶性肿瘤组织也适用于移植骨库的采集，而且对供体组织的免疫学检查也已提上日程。随着移植骨处理流程的进步，许多骨库除了准备小块植骨及大块植骨外，还预先准备了柱状植骨、楔形植骨、螺纹骨及骨棒，以应对不同的需求。

异种植骨

由于移植骨的需求迅速增长，人同种异体骨获取和准备的成本及后勤保障问题的存在，以及动物骨的易获取性，异种植骨作为替代方案已经进行了广泛探讨[12]。最初的研究被异种植骨的高免疫原性所阻碍。但是，随着异种植骨处理方案的改良，异种植骨也可做到无蛋白化，或是低抗原性脱脂化，并且其机械效能类似人骨。与自体骨联用的适应证也日趋广泛（图 1.6-4）。目前已有三个厂家可提供纯化的异种植骨：Kiel bone、Surgibone 和 Lubboc。这三个厂家均取牛骨作为异种骨来源。动物组织也并非没有潜在的疾病传染风险，而疯牛病（BSE）增加了异种植骨感染性疾病的风险。

植骨替代品

目前越来越多的人工骨作为自体骨或同种异体骨的替代品。这些替代品仅具有骨传导的作用，虽然其作用可由骨髓及骨诱导因子的联合使用而扩展[13]。人工骨的作用有赖于它们的孔隙度，主要体现在孔隙大小（理想状态是 100～600μm）和孔隙密度（75%～80%的区域）。人工骨的化学结构可促进骨长入和重塑。植骨替代物包括多孔陶瓷、珊瑚和胶原蛋白衍生物。

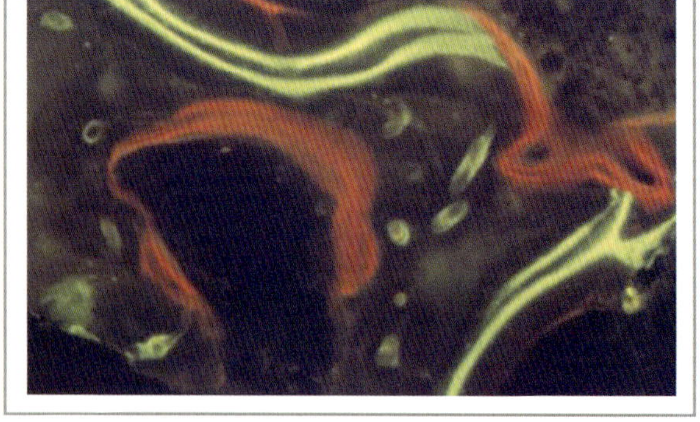

图 1.6-4 高能显微镜显示在同种异体骨打压植骨中的爬行替代，荧光标记在植骨后 6 周（红）和 12 周（绿）的矿化进展

羟基磷灰石和三钙磷酸盐的多孔陶瓷有骨结合（促进成骨）的能力，是惰性及可吸收的，三钙磷酸盐吸收较快，而羟基磷灰石吸收较慢。Triosite 联合制剂（40%三钙磷酸盐和 60%羟基磷灰石）近期作为自体植骨替代品成功地完成了脊柱融合手术的临床试验。目前对钙磷酸盐骨水泥的兴趣越来越大，其可在液态情况下制备并硬化结晶后形成类似松质骨的耐压强度。这些骨水泥可通过注射器安置在骨折部位或是骨缺损部位；随着其安放在所需部位，骨水泥形成一种仅引起微小或无异物反应的物质并由破骨细胞进行重塑。这种材料已经证实有益于桡骨远端骨折的治疗，并在其他各领域存在成功应用的希望。

某些南太平洋珊瑚（沿海珊瑚），例如 *Porites Gonipora* 属是具有孔径大小为 150～600μm 的多孔碳酸钙盐，构造类似于骨松质[14]。此优越的多孔结构可通过水热有机体骨架结构复制法在不影响珊瑚内部结构的基础上将钙盐转化为羟基磷灰石。在 1988 年作为 Biocoral 推广的产品，多孔珊瑚可促进新骨形成及重塑。然而，珊瑚移植物的初始强度和难制备性制约了它的发展。

脱钙骨大部分由胶原组成，有利于矿物质沉积和非胶原基质蛋白的结合。单独应用胶原蛋白作为植骨材料是不全面的，但是如果与三钙磷酸盐（TCP）或羟基磷灰石（HA）以及骨诱导剂（如骨髓或 BMP），则会促进新骨形成。牛 1 型胶原蛋白与 TCP 和 HA（Collagraft）的复合材料正在经历骨折不愈合或脊柱融合治疗的多中心研究。虽然这种复合材料可存进骨折愈合，但是它在大多数位置并不像自体骨那样有效，而且在许多骨骼位点缺乏支撑强度[15]。

骨诱导

存储的同种异体骨、异种植骨以及骨替代品与新鲜的自体植骨不同，仅有很小的或几乎没有直接的成骨或骨诱导效应。但是如果它们与自体骨髓制成复合制剂则可具有成骨性，骨髓也可提供丰富的骨母细胞及骨诱导剂。由于 Urist 发现脱矿的骨基质（DMB）可诱导原始间充质细胞转化为成熟的骨母细胞，从而促进成骨，促进了骨诱导因子领域的探索。BMP2 和 BMP7 已经被证实在体实验中其可诱导骨及软骨生成，而且目前我们可以通过 DNA 重组技术来获取这些诱导因子。联合应用 BMP 可增加植骨或骨替代物的成骨潜能，假体涂层可促进骨长入和骨骼固定，而且目前已经证实 BMP 对骨折愈合具有直接的促进作用。

成骨诱导因子可作为间充质干细胞联合同种异体骨的替代材料直接增加植入骨的成骨潜能，目前应该得到更广泛的探索[16]。

展望

由于植骨术在骨骼重建中的应用日趋广泛，对同种异体骨供不应求。寻找易获取的、廉价的、安全而有效的替代品正在进行。合适的移植骨必须是多孔并可促进骨传导，具有足够的骨强度及生物相容性。理想的植骨材料应该是一种复合材料，并加入基因工程诱导因子来促进成骨。

（赵　然　译）

参考文献

1. **de Boer HH**. The history of bone grafts. *Clin Orth Relat Res 1988;226:292-8*
2. **Hastings DE, Parker SM**. Protrusio acetabuli in rheumatoid arthritis. *Clin Orthop Relat Res 1975;108:76-83*
3. **McCollum DE, Nunley JA, Harrelson JM**. Bone-grafting in total hip replacement for acetabular protrusion. *J Bone Joint Surg [Am] 1980;62(7):1065-73*
4. **Slooff TJ, Huiskes R, van Horn J, Lemmens AJ.** Bone grafting in total hip replacement for acetabular protrusion. *Acta Orthop Scand 1984;55(6):593-6*
5. **Harris WH.** Allografting in total hip arthroplasty: in adults with severe acetabular deficiency including a surgical technique for bolting the graft to the ilium. *Clin Orthop Relat Res 1982;162:150-64*
6. **Harris WH, Crothers O, Oh I.** Total hip replacement and femoral-head bone grafting for severe acetabular deficiency in adults. *J Bone Joint Surg [Am] 1997;59(6):752-9*
7. **Gie GA, Linder L, Ling RSM, Simon JP, Slooff TJ, Timperley AJ.** Impacted cancellous allografts and cement for revision total hip arthroplasty. *J Bone Joint Surg [Br] 1993;75(1):14-21*

8. **Stevenson S, Horowitz M**. The response to bone allografts. *J Bone Joint Surg [Am] 1992;74(6):939-50*

9. **Stevenson S.** Biology of bone grafts. *Orthop Clin North Am 1999;30(4):543-52*

10. Department of Health & Human Services (FDA). Human tissue intended or transplantation. *Fed Reg 1997;62:40429-47*

11. Common standards for musculoskeletal tissue banking. *European Association for Musculoskeletal Transplantation 1997*

12. **Salama R.** Xenogeneic bone grafting in humans. *Clin Orth Relat Res 1983;174:113-21*

13. **Burwell RG.** The function of bone marrow in the incorporation of a bone graft. *Clin Orth Relat Res 1985;200:125-41*

14. **Shors EC.** Coralline bone graft substitutes. *Orthop Clin North Am 1999;30(4):599-613*

15. **Urist MR, O'Connor BT, Burwell RG.** Bone grafts, derivatives & substitutes. *Oxford: Butterworth Heinman, 1994*

16. **Bolland BJ, Tilley S, New AM, Dunlop DG, Oreffo RO.** Adult mesenchymal stem cells and impaction grafting: a new pradagim shift *Expert Rev Med Devices 2007;4(3):393-404*

1.7 打压植骨术的基础科学

G. Hannink，*P. Burma*，*B. W. Schreurs*

引言

全髋关节置换是最为成功的手术之一，手术后对于髋关节功能的恢复、髋关节骨性关节炎疼痛症状的缓解是非常令人满意的。然而，全髋关节置换手术的成功以及手术经验的增加造成了全髋关节置换指征的扩大。比如，近年来伴有严重骨缺损的先天性髋关节疾病或类风湿关节炎的年轻患者也被建议全髋关节置换。不幸的是髋关节假体也不能永远存活。髋关节假体失败的主要原因是无菌性松动[1]。松动的髋关节假体需要翻修手术，越是活跃的年轻患者其一生中可能需要两次或更多的翻修手术。在髋关节翻修手术中遇到的主要问题之一是由于松动过程和假体取出过程中造成的骨量损失（参见1.4章节）。打压植骨作为一个重建技术已经被成功地应用于髋关节翻修的髋臼侧和股骨侧的骨缺损处理上。这一技术是基于荷兰奈美根[2]和英国埃克塞特[3]研究小组的前期工作之上，其长期结果是非常理想的[4-7]。对于打压植骨技术有很多重要问题是需要注意的，对颗粒骨的力学和生物学行为的清楚理解再加上合适的手术技术会对提高其临床结果有益。这一章节的目的是要对当代打压植骨技术的生物力学和生物学特性的基础科学知识进行讨论，并对这一技术的未来发展进行展望。

植骨整合的一般特征

假体获得初始稳定的力学要求和远期骨整合（incorporation）的生物学之间是一个复杂的平衡关系，骨整合是一生物学过程，但也需要一定程度上的力学稳定性。目前还不清楚获得假体远期的成功需要多大程度的骨整合，也不清楚骨整合需要多长的时间。组织学研究已经证实植骨后逐渐出现了骨的重新塑形，但骨长入的情况不一致。用山羊模型来分析打压植骨后的骨整合和再塑形过程，对髋臼打压植骨后的不同阶段进行取材后组织学分析[8]。在术后3周的时候已经能够观察到血管的再通和骨的重新塑形，在6周的时候三分之二的骨颗粒出现整合的现象，12周的标本上可以看到几乎完全的骨整合，植骨颗粒在血管再通区被正常骨所替代。在术后24周和48周，所有的标本上都可以看到植骨的完全的整合及血管再通。在髋臼侧，从人的活检标本看，打压植骨的组织学改变类似于骨折愈合[9]。在一项更为深入的研究中，21例打压植骨后翻修的标本，在一些病例中可以观察到植骨骨床的软骨内骨化现象[10]。在另外一项研究中，24例髋臼打压植骨初次手术或翻修手术后3个月至15年取得髋臼骨组织标本发现，植骨颗粒血管再通很快，紧接着在植骨颗粒上直接进行破骨细胞的骨吸收和新骨形成[11]。

采用正电子释放断层扫描（Positron Emission Tomography）的研究显示手术后初期血流增加和骨重新塑形的现象在术后1年时恢复到正常水平，提示在这一阶段骨整合已经完成[12]。整合率可能与植骨的孔隙率有关。一项研究比较了压紧后的植骨颗粒和非压紧的植骨颗粒的骨长入情况，发现压紧的程度增加会削弱骨长入[13]。然而，临床手术重建中的植骨压紧能否达到这种程度还是个疑问。另一方面，纤维组织长入增加了稳定性，这提示完全的骨组织再塑形对于良好的临床结果来说不一定是必需的[14]。这一假说得到了假体取出研究的支持，研究提示如果重建能够提供机械稳定性，那么完全的植骨整合并不是临床成功的前提[15]。一项对于稳定的假体的观察性研究发现骨的重新塑形和植骨的整合，作者的结论是在没有整合的植骨区域纤维组织的长入也可以提供稳定的重建[16]。很显然，对于植骨整合的自然过程和是否必要还存在争论，但如果完全的骨长入在长期没有出现，那么纤维组织的长入可以提供一定程度的可以接受的稳定性。在下面的部分要对各个细节进行讨论。

植骨材料

自体骨被认为是骨移植材料的金标准，自体骨有骨传导和骨诱导的作用，其中还含有成骨细胞。另外，自体骨移植没有传播感染性疾病的风险，不会有使用异体骨时的免疫反应。但是，取骨部位的并发症和骨量有限造成了在髋关节翻修手术时通常不能取自体骨。异体骨的好处包括避免了取骨的并发症以及骨量不受限制，异体骨的缺点是免疫反应、缺少成骨细胞、骨诱导因子减少和感染的风险。一般认为松质骨内的骨髓成分是大部分免疫源性的原因，在过去这并没有得到重视。近年来，这一免疫反应的不良效应引起了人们的兴趣，有作者报道了使用组织相容性相匹配的植骨能够提高骨整合和生物力学表现[17,18]。

髋关节置换术中收集到的骨性关节炎的股骨头是用于打压植骨新鲜深冻异体骨最常见的来源，其包含了三种类型的组织：骨块内的松质骨、皮质骨（主要来自股骨颈）和残留的关节软骨或滑膜层。在处理这些股骨头时很重要的是要去除软骨，因为可能影响到力学稳定性和骨整合[11]。已经证实软骨的存在能够妨碍骨颗粒的有效打压，可能是由于软骨的弹性[19]。另外，不含关节软骨的皮质骨和松质骨的混合颗粒的刚度值与对照组相同，似乎有一点的皮质骨碎片并不会明显地改变植骨的生物学反应。通常松质骨的血管再通比较快，能够较快地被新生的宿主骨所替代，而皮质骨血管再通比较慢，需要破骨细胞将骨再吸收后提供从宿主骨血管进入的通道。与正常骨相比破骨细胞的这种活动在一个阶段内削弱了植骨的强度，这一时间的长短取决于植骨的尺寸[20]。

植骨的准备和处理

碎骨

植骨颗粒的尺寸和品质对于压紧后的碎骨颗粒的初始力学稳定性非常重要。颗粒骨的大小应该是能方便实际操作的最大尺寸，例如骨颗粒应该是能够放到宿主皮质骨和打压器之间的最大尺寸，股骨翻修的颗粒骨应该是直径3～5mm[21,22]，在髋臼侧理想的骨颗粒尺寸要更大，有研究建议8～10mm直径颗粒骨的初始稳定性最好[23,25]。大颗粒的另一个好处是打压后的孔隙和渗透性更好，这非常重要，因为孔隙的减小会造成新骨长入打压骨内更为困难。一项研究比较了骨长入到非压紧骨和压紧骨的不同情况，发现压紧程度的增加会减少骨的长入[13]。同时，大的孔隙也有利于骨水泥的渗入，这样可以提高初始稳定性。由打压的颗粒骨支撑的假体在打压植骨界面上如果存在剪切力就可能发生移位，使用不同尺寸的颗粒骨进行打压的界面能够改善剪切力的问题[26]，但是使用不同尺寸的颗粒骨又降低了植骨的渗透性，因为较大骨颗粒直径的缝隙被较小的骨颗粒填满了。正如上面所讨论的，渗透性的降低会削弱骨的长入，但这又可以通过抗剪切力的提高来抵消这种影响。还需要更多的研究来明确力学因素和生物学因素之间的相互影响。

清洗

对植骨颗粒进行清洗能够提高压紧后异体骨颗粒的抗剪切力[26]，其机制有两方面，首先去除脂肪和骨髓之后能够减少颗粒的润滑程度，从而增加摩擦力；其次在打压前去除脂肪能够增加植骨颗粒的相容性，允许颗粒间更好地相互嵌合。这些好处在牛的股骨打压植骨重建模型上和人的体内研究中都得到了证实[27]，研究作者报道了使用清洗后的植骨颗粒比没有清洗的植骨颗粒能够显著地减少假体的下沉。在髋臼模型上也证实了其在稳定性上的优势[25]，在这项研究中，在打压前用生理盐水清洗植骨后，将髋臼假体倾斜16°所需要的力量从3450N提升到了7000N。由此可见，清洗肯定能够提升力学稳定性。然而，清洗的生物学效应还不清楚。一方面，新鲜的颗粒骨含有生长因子和细胞因子，能够促进骨长入和新骨形成对颗粒骨进行替代；另一方面，新鲜深冻异体骨中的免疫因子能够削弱骨长入。最近，一项研究采用山羊标本比较了清洗对于打压后的自体骨和异体骨的骨长入的不同效应[28]，在没有清洗时，自体骨比异体骨显示出更多的骨长入，如果在打压前对植骨进行清洗则会削弱自体骨移植的骨长入，但会增强异体骨移植的骨长入。

相似的结果在用溶剂脱脂的异体骨在兔子的腔隙模型中非打压植骨也有发现[29]。现在还不清楚清洗能够增强骨长入的效应是由于继发于清洗后骨组织孔隙更大的这种自然特性还是由于清洗去除了骨髓中某种生物学抑制作用。对植骨进行清洗同时也去除了大部分的骨髓，能够减小对患者的免疫负荷。异体骨会产生对植骨的免疫反应，绝大多数的抗原细胞是在骨髓中的。另外，清洗能够去除植骨中的血液、骨髓、细胞和细菌，从而降低传播疾病的风险。对骨床进行清洗还能减少在使用骨水泥过程中骨髓栓子的外溢。Sherman 等比较了狗的全髋关节置换模型中血流动力学和血气的变化，在使用骨水泥前对骨床进行彻底的冲洗对于心血管并发症的预防有极好的效果[30]。与其相似的，Byrick 等在狗的骨水泥关节置换模型中发现使用大量液体的脉冲冲洗与少量液体的冲洗相比较，能够明显减少脂肪栓子[31]。但哪种方法清洗植骨颗粒最为有效目前尚未确定。

放射线照射处理

由于对细菌和病毒都能有效地杀灭，γ 射线照射被广泛应用于异体骨的消毒上。在 γ 射线照射消毒过程中，由于水分子的离子化会形成高活性的羟基，据推测这些自由基会对胶原分子的完整性造成损害[32]。另外，照射会使骨形态发生蛋白发生变形，从而减弱异体骨的骨诱导潜力。由于照射后骨的力学特性的变化，在临床应用中要有所警惕，特别是在需要负重的时候。临床上 γ 射线照射（至少 25kGy）对人的未经处理的深冻松质骨的力学性质没有影响，但在 60kGy 的更高照射剂量下会明显削弱骨的抗压缩能力和弹性模量[33]。对冻干骨的照射效应是不一样的，25kGy 的照射加上冻干处理后强度大约下降 42.5%[34]。但是，一项髋关节模拟研究显示照射后的冻干骨打压股骨重建后比新鲜深冻骨更加稳定[35]。另一方面，对照射骨进行强有力的打压可能会降低骨整合的速度并减少骨水泥的渗入。

在髋关节股骨和髋臼翻修手术中使用照射骨打压植骨翻修，并用影像学和临床评分进行疗效评价的临床报道还很少。一项研究评价了使用 Exeter 髋关节和非清洗的照射骨（25kGy）进行股骨打压植骨的影像学结果，发现骨整合和松质骨再塑形都有所减弱[36]。与之相反的是，在一项使用清洗的新鲜异体骨和照射异体骨的 41 例股骨翻修术后 2～7 年的随访研究中，临床和影像学结果没有明显的区别[37]。新鲜深冻异体骨和照射异体骨在髋臼的打压植骨的比较研究中，使用两种不同的评价标准，在术后 6 个月和 13 个月的骨整合和再塑形上没有明显的区别[38]。Buckley 等使用非清洗的照射骨（2kGy）进行髋臼的翻修，平均随访 5 年，假体的存活率为 88%，这一结果与使用非照射骨的结果相当[39]。另外，Hamer 等对使用照射异体皮质骨翻修后再翻修的 5 例患者进行了组织学检查[40]，所有的病例都表现出很好的组织学特征，有纤维组织粘连的软组织附着、植骨与宿主骨的愈合和骨性再塑形。对未经处理的股骨头进行照射会产生来自骨髓的变化了的脂肪，这对培养试验的成骨细胞有细胞毒性作用，这可能会对植骨的骨长入和远期存活率产生影响[41]。

环氧乙烷消毒

环氧乙烷处理过的植骨材料在骨填充研究中表现出骨整合的减弱，但环氧乙烷的作用还存在争论[42,43]。环氧乙烷还具有潜在的致癌性，同时残留的气体可能引起受体的炎症反应。在一项针对环氧乙烷消毒的冻干异体骨进行髋臼翻修的中期随访中，21 例平均随访 5.8 年中仅有 1 例由于无菌性松动进行了翻修，但 62%的病例显示出髋臼假体的明显移位[44]。

冻干处理

由于冻干异体松质骨相比新鲜深冻骨的力学特性要差，因此很少用于打压植骨技术。在离体的打压研究中，比较了冻干照射处理的异体骨和新鲜深冻骨，两种材料都能够达到相同的 55MPa 的最大硬度，但冻干骨只需要 1/4～1/3 的打压次数就可以达到这一硬度[35]。相同的作者进行的另外一个单独的研究中，髋关节模拟模型中用冻干骨植骨的假体下沉更少[45]。使用冻干骨的好处包括由于打压力度更低使得发生股骨骨折的风险更低，以及传播疾病的风险更低。在对这些研究进行解释的时候需要注意的是因为新鲜深冻骨并没有清洗骨髓，这是一个明显影响植骨生物相容性和稳定性的因素。只有很少的临床研究报道了这种类型植骨材料的结果。在一项短期研究中，40 例的股骨翻修中平均随访 14 个月没有失败发生[46]。作者为其中 9 例患者进行了骨扫描检查，发现假体周围有新骨形成。另外一项中期研究中，32 例患者进行了髋臼和股骨的翻修，假体存活率为 91%，所有的失败都发生在髋臼侧[47]。Thien 等报道了使用冻干松质骨条进行髋臼打压植骨翻修的 7 例患者，平均随访 7 年，假体的存活率是 86%[48]。

打压技术

打压植骨技术中最为严格的部分是对植骨的打压。在植骨打压过程中，植骨颗粒发生了变形和颗粒间的运动，使得植骨颗粒填充紧密，发生体积减小性的永久性的变形。绞碎的植骨材料只有经过打压才有足够的强度来承担患者的负荷。体外试验研究证实了打压的重要性，股骨柄发生移位的距离与植骨打压的密度相关联。打压的程度主要受打压力量（每一次打压的力度）和打压的次数影响。Gie 等在他们的关于股骨侧打压植骨的研究论文中建议使用强有力的打压，使用如此的技术可以获得足够的稳定性[3]。使用更大的力量虽然能够造成更为压实的植骨床，提高机械强度，但也有其不好的一面。研究显示股骨术中骨折是这一技术最为常见的并发症[49]。如上文所讨论的，植骨打压得越密实可能会降低骨整合进程的速度，同时减少骨水泥的渗入。与髋臼侧打压植骨不同，在每个骨科中心都有所谓的“反转髋臼锉技术”，这一技术更为节省时间。在这项技术中，采用反向旋转髋臼锉，并对髋臼锉进行徒手的加压。然而，研究发现反转髋臼锉技术加上小尺寸植骨颗粒，相比使用金属打压器、锤子和大尺寸骨颗粒的传统技术，假体移位大约增加了 60%，因此不建议使用此项技术[24]。

植骨床能够获得足够负重能力所需的打压强度不仅与打压力量和打压次数有关，还跟植骨的材料性状、颗粒尺寸、材料级别和脂肪含量有关。选择更为强韧的材料、更大的尺寸、更高级别的颗粒、去除脂肪是手术医生能够选择的降低打压强度并减少术中骨折可能的选择。

骨水泥技术

现代骨水泥技术对于提高全髋关节置换的远期结果做出了贡献。对骨床进行彻底的清洁、使用髓腔远端栓子和髓腔近端密封垫，这其中每一项技术都能够降低大约 20%的翻修风险[50]。另外，新的假体设计能够改善骨水泥的渗入，提高骨-骨水泥界面的稳定性，继而延长股骨假体的寿命，但对髋臼假体的影响还缺乏证据。绝大多数关于骨水泥技术的基础研究都集中在股骨和股骨假体上，很少研究关注髋臼侧骨水泥技术对于骨水泥加压和骨水泥渗入的影响。

对于初次全髋关节置换来讲，足够的骨水泥压入松质骨床内对于手术的成功至关重要。随着骨水泥渗入深度的增加，骨-骨水泥界面的强度也随之增强[51,52]。对骨水泥进行加压和对松质骨床进行冲洗是提高骨水泥渗入继而增强界面强度的重要因素。骨床的血流可能会妨碍清洁和骨水泥的渗入，对于手术结果可能会产生明显的影响。对于失败的髋关节置换采用打压植骨技术进行翻修时，理想的骨水泥渗入量还不清楚。过多的骨水泥渗入如果达到了骨床内表面可能会阻止植骨颗粒的重新塑形[53]。另一方面，如果骨水泥渗入不足，可能会导致股骨假体柄的下沉[54]。决定骨水泥渗入松质骨床的界限还没能很好地搞清楚。

可用于打压植骨或植骨填充的材料

在异体骨中加入其他材料的做法非常具有吸引力，因为这样可以减少对于供体的依赖性，同时提高了改善植骨材料生物力学强度的可能性。在植骨中加入生物玻璃的小颗粒可以提高打压植骨的抗剪切力强度[55]。其他学者也证实了在碎骨内加入强度或硬度更高的颗粒，比如陶瓷颗粒，能够提高力学稳定性。在一项体外髋臼模型研究中，通过在异体骨内添加多孔三磷酸钙和羟基磷灰石混合物可以使得髋臼假体的位移减少 27%，当添加实心的三磷酸钙和羟基磷灰石混合物时，位移减少 55%[56]。在体外的股骨模型研究中，使用三磷酸钙和羟基磷灰石填充物时提高了力学稳定性，但医源性股骨骨折的风险也增加了[57]。在使用三磷酸钙和羟基磷灰石混合物进行的股骨翻修的动物模型研究中，术后18个月时假体松动或下沉发生率上没有统计学的显著性差异[58]。用1∶1的松质骨和三磷酸钙、羟基磷灰石颗粒混合的髋臼包容性骨缺损的山羊模型中，发现了三磷酸钙和羟基磷灰石颗粒与骨的整合[59]。虽然使用这些填充物后力学稳定性能够有所提高，但这些植骨材料整合和再塑形的生物学方面还没有进行全面的研究。致密性高的材料不仅能够减弱骨水泥的渗入，同时还会削弱骨长入，导致很高的失败风险。还要关注三磷酸钙和羟基磷灰石颗粒引起关节表面三体磨损的可能性。在临床上，Oonishi等使用羟基磷灰石颗粒进行髋臼重建已经有超过10年的经验[60]，他们采用的是所谓的二次骨水泥固定技术，即先使用一层骨水泥来完全密封重建髋臼里的陶瓷材料，然后在第一次骨水泥上再使用第二层骨水泥来固定髋臼假体。通过对回收的标本进行分析，他们发现在术后4～10年随访中，羟基磷灰石颗粒极少引起异物反应。很明显，在这些植骨替代材料广泛临床应用之前，还需要更多的研究数据。

生长因子

人们对在植骨内添加添加剂来提高异体骨的整合有着浓厚的兴趣。

生长因子能够促进新骨形成、增强异体骨的整合，进而增加假体的稳定性，提高翻修手术后的临床效果。骨形态发生蛋白7（BMP-7）是已经研究比较深入的细胞因子。

骨形态发生蛋白7或骨形成蛋白（OP-1）在骨填充模型研究中已经表现出增加骨长入的作用[61]。但是，由于再吸收的增加，新骨的密度可能会有所减低。在一项添加了OP-1的股骨打压植骨的动物研究中，显示出最初植骨再吸收的增加以及植骨整合和再塑形的加速[62]。但是，在使用OP-1的实验组中有1例发生假体的过度下沉，这一现象提示早期植骨再吸收的增加可能会降低假体的力学稳定性。在一项打压植骨动物模型的负重研究中显示负重可以增加植骨的再塑形，但OP-1并没有额外的增强作用[63]。

细胞因子对于再吸收的促进可能对打压植骨有负面的影响，因为骨形成之前的再吸收可能影响到假体的固定。一个解决方法就是使用具有骨传导作用的材料提供重建后的初始稳定性[64,65]。骨形态发生蛋白在髋关节翻修手术中的作用可以是与缓慢再吸收或不吸收植骨材料一起结合使用来促进骨形成[66,67]。

在髋关节重建手术中使用骨形态发生蛋白不是没有限制和潜在并发症的[68]。骨形态发生蛋白并不能克服糟糕的生物学或生物力学环境。为了诱导骨形成和再塑形，必须满足以下条件：假体的稳定性、一定的细胞来源、没有感染以及有血管的形成。另外，将骨形态发生蛋白保持在植入位置并通过合适的载体材料释放适当的浓度也是获得骨诱导成功的必要条件。

一些患者体内的抗体作用是未知的风险。这些抗体对于骨诱导和骨愈合的影响还不清楚，特别是反复应用骨形态发生蛋白，这种做法并不被推荐[69]。然而，骨形态发生蛋白似乎在未来合并骨缺损的髋关节重建手术中将会起到重要的作用。

另外，还有学者研究了双膦酸盐对于打压的异体骨的作用。Aspenberg和Astrand在骨填充模型研究中显示阿仑膦酸能够阻止植骨的再吸收，但能够允许骨长入[67]。同时，OP-1和双膦酸盐（氯膦酸盐）联合使用能够增加植骨的最终密度、促进骨长入[70]。

总结

打压植骨技术结合骨水泥假体处理髋关节翻修手术中的骨缺损是一项成功的技术。这一方法的成功取决于获得足够的初始稳定性和接下来的植骨整合和再塑形的生物学反应。为了改善其中某个因素（生物力学或生物学）对植骨材料进行的处理可能会对另一因素产生不良的影响。理想的植骨材料到目前还没有很好的界定。新鲜深冻的股骨头是最常使用的植骨材料，但其传播疾病的潜在风险以及能否充足供应仍备受关注。对于髋臼侧打压植骨颗粒理想的尺寸大小已经非常清楚了，但股骨侧的尺寸还不十分确定。对植骨颗粒进行清洁是有好处的，但最有效的方法还不确定。在对打压植骨作为一项技术进行评价以及分析文献中最大的一个问题是有大量的可变因素和不同的评价方法。影像学随访需要更好的概念性的定义，特别是关于失败的早期征象以及影像学与组织学改变的关系，这在临床工作中非常重要。植骨的整合和再塑形已经得到了组织学的证实，但在体内对其进行监控的方法还仅限于骨扫描和正电子成像术，微创的更为敏感的监测再塑形的方法是有用的。打压植骨术是髋关节翻修手术中可以选择的方法之一，其良好的临床效果支持继续使用这种方法，并对其不断进行发展。在植骨材料的制备和处理技术上还需要更进一步的研究，来制作一种有利于生物学整合和塑形的力学稳定的结构。

（李子剑　译）

参考文献

1. **Herberts P, Malchau H.** Long-term registration has improved the quality of hip replacement: a review of the Swedish THR Register comparing 160,000 cases. *Acta Orthop Scand 2000;71(2):111-21*
2. **Slooff TJ, Huiskes R, van Horn J, Lemmens AJ.** Bone grafting in total hip replacement for acetabular protrusion. *Acta Orthop Scand 1984;55(6):593-6*
3. **Gie GA, Linder L, Ling RS, Simon JP, Slooff TJ, Timperley AJ.** Impacted cancellous allografts and cement for revision total hip arthroplasty. *J Bone Joint Surg [Br] 1993;75(1):14-21*
4. **Schreurs BW, Bolder SB, Gardeniers JW, Verdonschot N, Slooff TJ, Veth RP.** Acetabular revision with impacted morcellised cancellous bone grafting and a cemented cup. A 15- to 20-year follow-up. *J Bone Joint Surg [Br] 2004;86(4):492-7*
5. **Schreurs BW, Busch VJ, Welten ML, Verdonschot N, Slooff TJ, Gardeniers JW.** Acetabular reconstruction with impaction bone-grafting and a cemented cup in patients younger than fifty years old. *J Bone Joint Surg [Am] 2004;86(11):2385-92*
6. **Lie SA, Havelin LI, Furnes ON, Engesaeter LB, Vollset SE.** Failure rates for 4762 revision total hip arthroplasties in the Norwegian Arthroplasty Register. *J Bone Joint Surg [Br] 2004;86(4):504-9*
7. **Halliday BR, English HW, Timperley AJ, Gie GA, Ling RSM.** Femoral impaction grafting with cement in revision total hip replacement – Evolution of the technique and results. *J Bone Joint Surg [Br] 2003;85(6):809-17*
8. **Schimmel JW, Buma P, Versleyen D, Huiskes R, Slooff TJ.** Acetabular reconstruction with impacted morselized cancellous allografts in cemented hip arthroplasty: a histological and biomechanical study on the goat. *J Arthroplasty 1998;13(4):438-48*
9. **Buma P, Lamerigts N, Schreurs BW, Gardeniers J, Versleyen D, Slooff TJ.** Impacted graft incorporation after cemented acetabular revision. Histological evaluation in 8 patients. *Acta Orthop Scand 1996;67(6):536-40*
10. **Ullmark G, Obrant KJ.** Histology of impacted bone-graft incorporation. *J Arthroplasty 2002;17:150-7*
11. **van der Donk S, Buma P, Slooff TJ, Gardeniers JW, Schreurs BW.** Incorporation of morselized bone grafts: a study of 24 acetabular biopsy specimens. *Clin Orthop Relat Res 2002;396:131-41*
12. **Sörensen J, Ullmark G, Långström B, Nilsson O.** Rapid bone and blood flow formation in impacted morselized allografts: position emission tomography (PET) studies on allografts in 5 femoral component revisions of total hip arthroplasty. *Acta Orthop Scand 2003;74(6):633-43*
13. **Tägil M, Aspenberg P.** Impaction of cancellous bone grafts impairs osteoconduction in titanium chambers. *Clin Orthop Relat Res 1998;352:231-8*
14. **Tägil M, Aspenberg P.** Fibrous tissue armoring increases the mechanical strength of an impacted bone graft. *Acta Orthop Scand 2001;72(1):78-82*
15. **Weidenhielm LR, Mikhail WE, Wretenberg P, Fow J, Simpson J, Bauer TW.** Analysis of the retrieved hip after revision with impaction grafting. *Acta Orthop Scand 2001;72(6):609-14*
16. **Linder L.** Cancellous impaction grafting in the human femur: histological and radiographic observations in 6 autopsy femurs and 8 biopsies. *Acta Orthop Scand 2000;71(6):543-52*
17. **Virolainen P, Vuorio E, Aro HT.** Different healing rates of bone autografts, syngeneic grafts, and allografts in an experimental rat model. *Arch Orthop Trauma Surg 1997;116(8):486-91*
18. **Stevenson S, Li XQ, Davy DT, Klein L, Goldberg VM.** Critical biological determinants of incorporation of non-vascularized cortical bone grafts. Quantification of a complex process and structure. *J Bone Joint Surg [Am] 1997;79(1):1-16*
19. **Bavadekar A, Cornu O, Godts B, Delloye C, Van Tomme J, Banse X.** Stiffness and compactness of morselized grafts during impaction: an in vitro study with human femoral heads. *Acta Orthop Scand 2001;72(5):470-6*
20. **Goldberg VM.** Selection of bone grafts for revision total hip arthroplasty. *Clin Orthop Relat Res 2000;381:68-76*
21. **Eldridge JDJ, Hubble M, Nelson K, Smith EJ, Learmonth ID.** The effect of bone chip size on initial stability following femoral impaction grafting. *J Bone Joint Surg [Br] 1997;79:364*
22. **Wallace IW, Ammon PR, Day R, Lee DA, Beaver RJ.** Does size matter? An investigation into the effects of particle size on impaction grafting in vitro. *J Bone Joint Surg [Br] 1997;79:365-6*
23. **Giesen EB, Lamerigts NM, Verdonschot N, Buma P, Schreurs BW, Huiskes R.** Mechanical characteristics of impacted morcellised bone grafts used in revision of total hip arthroplasty. *J Bone Joint Surg [Br] 1999;81(6):1052-7*
24. **Bolder SBT, Schreurs BW, Verdonschot N, van Unen JMJ, Gardeniers JWM, Slooff TJJH.** Particle size of bone graft and method of impaction affect initial stability of cemented cups – Human cadaveric and synthetic pelvic specimen studies. *Acta Orthop Scand 2003;74(6):652-7*

25. **Ullmark G.** Bigger size and defatting of bone chips will increase cup stability. *Arch Orthop Trauma Surg 2000;120(7-8):445-7*

26. **Dunlop DG, Brewster NT, Madabhushi SPG, Usmani AS, Pankaj P, Howie CR.** Techniques to improve the shear strength of impacted bone graft – The effect of particle size and washing of the graft. *J Bone Joint Surg [Am] 2003;85(4):639-46*

27. **Höstner J, Hultmark P, Kärrholm J, Malchau H, Tveit M.** Impaction technique and graft treatment in revisions of the femoral component: laboratory studies and clinical validation. *J Arthroplasty 2001;16(1):76-82*

28. **van der Donk S, Weernink T, Buma P, Aspenberg P, Slooff TJ, Schreurs BW.** Rinsing morselized allografts improves bone and tissue ingrowth. *Clin Orthop Relat Res 2003;408:302-10*

29. **Thoren K, Aspenberg P, Thorngren KG.** Lipid extracted bank bone. Bone conductive and mechanical properties. *Clin Orthop Relat Res 1995;311:232-46*

30. **Sherman RM, Byrick RJ, Kay JC, Sullivan TR, Waddell JP.** The role of lavage in preventing hemodynamic and blood-gas changes during cemented arthroplasty. *J Bone Joint Surg [Am] 1983;65(4):500-6*

31. **Byrick RJ, Bell RS, Kay JC, Waddell JP, Mullen JB.** High-volume, high-pressure pulsatile lavage during cemented arthroplasty. *J Bone Joint Surg [Am] 1989;71(9):1331-6*

32. **Hamer AJ, Stockley I, Elson RA.** Changes in allograft bone irradiated at different temperatures. *J Bone Joint Surg [Br] 1999;81(2):342-4*

33. **Anderson MJ, Keyak JH, Skinner HB.** Compressive mechanical properties of human cancellous bone after gamma irradiation. *J Bone Joint Surg [Am] 1992;74(5):747-52*

34. **Cornu O, Banse X, Docquier PL, Luyckx S, Delloye C.** Effect of freeze-drying and gamma irradiation on the mechanical properties of human cancellous bone. *J Orthop Res 2000;18(3):426-31*

35. **Cornu O, Bavadekar A, Godts B, Van Tomme J, Delloye C, Banse X.** Impaction bone grafting with freeze-dried irradiated bone. Part II. Changes in stiffness and compactness of morselized grafts: experiments in cadavers. *Acta Orthop Scand 2003;74(5):553-8*

36. **Robinson DE, Lee MB, Smith EJ, Learmonth ID.** Femoral impaction grafting in revision hip arthroplasty with irradiated bone. *J Arthroplasty 2002;17(7):834-40*

37. **Bankes MJK, Allen PW, Aldam CH.** Results of impaction grafting in revision hip arthroplasty at two to seven years using fresh and irradiated allograft bone. *Hip Int 2003;13(1):1-11*

38. **Holt GM, Stockley I, Elson RA, Ibbotson C.** A comparison of the performance of irradiated and non-irradiated bone graft in hip surgery. *Hip Int 2001;11:18-24*

39. **Buckley SC, Stockley I, Hamer AJ, Kerry RM.** Irradiated allograft bone for acetabular revision surgery. Results at a mean of five years. *J Bone Joint Surg [Br] 2005;87(3):310-3*

40. **Hamer AJ, Suvarna SK, Stockley I.** Histologic evidence of cortical allograft bone incorporation in revision hip surgery. *J Arthroplasty 1997;12(7):785-9*

41. **Moreau MF, Gallois Y, Basle MF, Chappard D.** Gamma irradiation of human bone allografts alters medullary lipids and releases toxic compounds for osteoblast-like cells. *Biomaterials 2000;21(4):369-76*

42. **Thorén K, Aspenberg P.** Ethylene oxide sterilization impairs allograft incorporation in a conduction chamber. *Clin Orthop Relat Res 1995;318:259-64*

43. **Aspenberg P, Lindqvist SB.** Ethene oxide and bone induction. Controversy remains. *Acta Orthop Scand 1998;69(2):173-6*

44. **Wall OR, Duffy D, MacDonald DA.** Behaviour of impacted morcelised acetabular allograft in revision hip surgery. *J Bone Joint Surg [Br] 2004;86(Supp I):68*

45. **Cornu O, Bavadekar A, Godts B, Van Tomme J, Delloye C, Banse X.** Impaction bone grafting with freeze-dried irradiated bone. Part I. Femoral implant stability:cadaver experiments in a hip simulator. *Acta Orthop Scand 2003;74(5):547-52*

46. **Mazhar Tokgözoğlu A, Aydin M, Atilla B, Caner B.** Scintigraphic evaluation of impaction grafting for total hip arthroplasty revision. *Arch Orthop Trauma Surg 2000;120(7-8):416-9*

47. **de Roeck NJ, Drabu KJ.** Impaction bone grafting using freeze-dried allograft in revision hip arthroplasty. *J Arthroplasty 2001;16(2):201-6*

48. **Thien TM, Welten ML, Verdonschot N, Buma P, Yong P, Schreurs BW.** Acetabular revision with impacted freeze-dried cancellous bone chips and a cemented cup: a report of 7 cases at 5 to 9 years' follow-up. *J Arthroplasty 2001;16(5):666-70*

49. **Ornstein E.** Hip revisions with impacted morselized allograft bone and cement. Patient outcome, prosthetic fixation and risks. *Acta Orthop Scand Suppl 2002;73(306):1-66*

50. **Breusch SJ, Norman TL, Schneider U, Reitzel T, Blaha JD, Lukoschek M.** Lavage technique in total hip arthroplasty: jet lavage produces better cement penetration than syringe lavage in the proximal femur. *J Arthroplasty 2000;15(7):921-7*

51. **Halawa M, Lee AJ, Ling RS, Vangala SS.** The shear strength of trabecular bone from the femur, and some factors affecting the shear strength of the cement-bone interface. *Arch Orthop Trauma Surg 1978;92(1):19-30*

52. **Krause WR, Krug W, Miller J.** Strength of the cement-bone interface. *Clin Orthop Relat Res 1982;163:290-9*

53. **Frei H, Mitchell P, Masri BA, Duncan CP, Oxland TR.** Allograft impaction and cement penetration after revision hip replacement – A histomorphometric analysis in the cadaver femur. *J Bone Joint Surg [Br] 2004;86(5):771-6*

54. **Leopold SS, Jacobs JJ, Rosenberg AG.** Cancellous allograft in revision total hip arthroplasty. A clinical review. *Clin Orthop Relat Res 2000;371:86-97*

55. **Brewster NT, Gillespie WJ, Howie CR, Madabhushi SP, Usmani AS, Fairbairn DR.** Mechanical considerations in impaction bone grafting. *J Bone Joint Surg [Br] 1999;81(1):118-24*

56. **Bolder SBT, Verdonschot N, Schreurs BW, Buma P.** The initial stability of cemented acetabular cups can be augmented by mixing morsellized bone grafts with tricalciumphosphate/hydroxyapatite particles in bone impaction grafting. *J Arthroplasty 2003;18(8):1056-63*

57. **van Haaren EH, Smit TH, Phipps K, Wuisman PI, Blunn G, Heyligers IC.** Tricalcium-phosphate and hydroxyapatite bone-graft extender for use in impaction grafting revision surgery. An in vitro study on human femora. *J Bone Joint Surg [Br] 2005;87(2):267-71*

58. **Blom AW, Cunningham JL, Hughes G, Lawes TJ, Smith N, Blunn G, Learmonth ID, Goodship AE.** The compatibility of ceramic bone graft substitutes as allograft extenders for use in impaction grafting of the femur. *J Bone Joint Surg [Br] 2005;87(3):421-5*

59. **Arts JJ, Gardeniers JW, Welten ML, Verdonschot N, Schreurs BW, Buma P.** No negative effects of bone impaction grafting with bone and ceramic mixtures. *Clin Orthop Relat Res 2005;438:239-47*

60. **Oonishi H, Iwaki Y, Kin N, Kushitani S, Murata N, Wakitani S, Imoto K.** Hydroxyapatite in revision of total hip replacements with massive acetabular defects: 4- to 10-year clinical results. *J Bone Joint Surg [Br] 1997;79(1):87-92*

61. **Tägil M, Jeppsson C, Aspenberg P.** Bone graft incorporation. Effects of osteogenic protein-1 and impaction. *Clin Orthop Relat Res 2000;371:240-5*

62. **McGee MA, Findlay DM, Howie DW, Carbone A, Ward P, Stamenkov R, Page TT, Bruce WJ, Wildenauer CI, Toth C.** The use of OP-1 in femoral impaction grafting in a sheep model. *J Orthop Res 2004;22(5):1008-15*

63. **Tägil M, Jeppsson C, Wang JS, Aspenberg P.** No augmentation of morselized and impacted bone graft by OP-1 in a weight-bearing model. *Acta Orthop Scand 2003;74(6):742-8*

64. **Bolder SB, Verdonschot N, Schreurs BW, Buma P.** Acetabular defect reconstruction with impacted morsellized bone grafts or TCP/HA particles. A study on the mechanical stability of cemented cups in an artificial acetabulum model. *Biomaterials 2002;23(3):659-66*

65. **Verdonschot N, van Hal CT, Schreurs BW, Buma P, Huiskes R, Slooff TJ.** Time-dependent mechanical properties of HA/TCP particles in relation to morsellized bone grafts for use in impaction grafting. *J Biomed Mater Res 2001;58(5):599-604*

66. **Åstrand J, Aspenberg P.** Reduction of instability-induced bone resorption using bisphosphonates: high doses are needed in rats. *Acta Orthop Scand 2002;73(1):24-30*

67. **Aspenberg P, Åstrand J.** Bone allografts pretreated with a bisphosphonate are not resorbed. *Acta Orthop Scand 2002;73(1):20-3*

68. **Cook SD, Barrack RL, Patron LP, Salkeld SL.** Osteoinductive agents in reconstructive hip surgery:a look forward. *Clin Orthop Relat Res 2003;417:195-202*

69. **Poynton AR, Lane JM.** Safety profile for the clinical use of bone morphogenetic proteins in the spine. *Spine 2002;27(16 Suppl l):S40-8*

70. **Jeppsson C, Åstrand J, Tägil M, Aspenberg P.** A combination of bisphosphonate and BMP additives in impacted bone allografts. *Acta Orthop Scand 2003;74(4):483-9*

第 2 章

全髋关节置换临床科学

2.1 髋关节疼痛的评估

S. Lewthwaite，J. P. Whittaker，M. J. W. Hubble

病史

在医学的任何领域，获得详细、准确的病史都是诊断疾病的过程中最重要的部分，某种程度上来说，只有在需要确诊或者需要明确排除鉴别诊断中的疾病时，临床化验和随后的检查才是必要的。

在对患有髋关节炎的患者进行评估的时候，很容易引入个人主观性的偏见，因为在与患者见面之前，临床医师就已经根据患者的髋关节X线片来推断病情，并给出了诊断报道。此外，患者或许也已经被告知自己患有髋关节疾病，并会将他们的全部症状归咎于此。因此，我们需要了解一个更加详细的病史，而不是仅仅问一些与髋关节有关的特定问题。在了解患者的病史时，为了有个良好的开始，我们可以这么说："……我知道您的髋关节有些问题，但是请告诉我这一切是怎么开始发生的……"。通过这种方式，患者就不会认为他们必须要把髋关节作为描述的重点，从而能够更加自然、更加有序地讲述他们的发病过程。在患者讲述的过程中，医生们应尽可能不要重复地打断他们，否则，患者可能不能够做到很自由自在地表述，并最终会回到一问一答式的交谈。一旦患者讲出了自己对某些事件的描述，于是很重要的，就是我们需要重复患者的描述，并关注此事，进而弄清楚相关的细节。

当患者陈诉主诉的时候，有一些信息是很重要的。其中，与髋关节病变密切相关的症状包括疼痛、僵硬和活动功能的障碍。而其他的一些信息，可能会涉及髋关节以外的疾病，也同样需要关注，比如虚弱无力、感觉异常、不正常的声音或弹响等。

疼痛及其发作的部位是诊断过程中最重要的部分。疼痛的性质可以有很大的不同，可以是隐痛、刺痛，或是灼烧样的剧痛，总之，疼痛本身并没有太大的参考意义。同样，除非是极度的疼痛，否则疼痛的强弱程度对于诊断也没有太大的意义。

然而，患者对疼痛程度的主观评定，在评估外科手术的预后时却是必不可少的，所以在术前应该对此有所记录，而且术后也要进行定期的随访。这也是 Oxford[1,2] 或 Harris[3] 髋关节评分等正规的髋关节评分方案中所必须包含的内容。

在患者的主诉中，疼痛的位置及其分布是最有价值的信息，因为其往往可以准确地鉴别不同的疾病。最初，患者可能对疼痛的具体位置比较模糊，认为疼痛涉及了整个髋关节区域，但是，当医生要求患者具体定位的时候，他们通常都能指出疼痛最严重的部位。实际上，这种"一指法则"是定位疼痛位置的一种非常有效的方法。当然，有时候部分患者也会表现出一些有代表性的手势。比如当患者将手平放在臀部区域时，则有可能是腰椎的病变。对于患有髋关节炎的患者，通常在髋关节区域有隐痛，但往往不是主要发生疼痛的部位。伯德（Byrd）描述了一种"C征"，用来作为髋关节病变的典型体征[4]。

伯德"C征"是指患者将手掌放于大转子上，一个手指放在腹股沟区，而大拇指放在臀部（图2.1-1）。另外，这样的姿势也能够用来提示关节外的病变，如转子滑囊炎等。

髋关节引起疼痛的典型分布区域，包括腹股沟、臀部、大腿前侧和膝关节周围。而对于膝关节以下的疼痛，一般认为并不会源于髋关节的病变，而很可能是脊柱病变所引起的。但是，以前的和现在的经验告诉我们事实并不一定全是这样。按照 Hilton 法则，可以解释膝关节以下的疼痛也会与髋关节病变有关，即"控

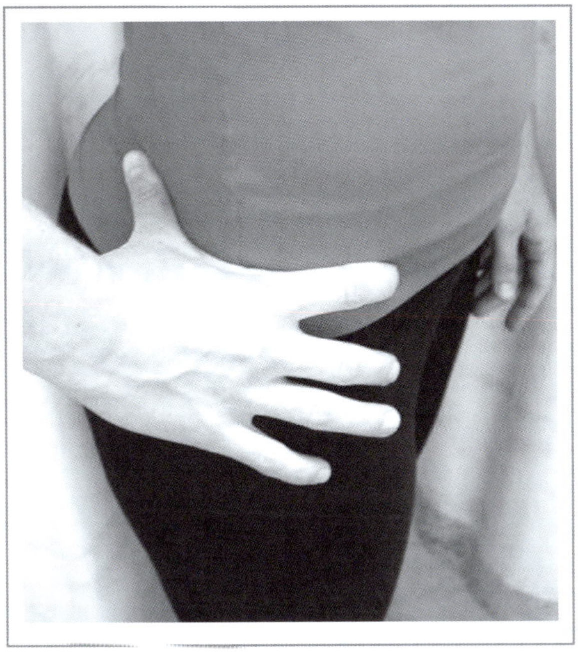

图 2.1-1　伯德 C 征（Byrd's C sign）

制关节活动肌肉的神经，与分布在肌肉上皮肤的神经来自同一个神经束，并且关节内部的神经也是来自于此神经束的”。髋关节由 L2 到 S1 的神经支配，其中 L3 神经起主要的作用，同时，这些区域也都是隐神经的分布范围，而它们则都是股神经的分支（图 2.1-2），因此，这就可以解释为何有时疼痛会分布到小腿的内侧。

关节僵硬通常是仅次于疼痛的第二主诉。但由于关节僵硬是一个逐渐加重的过程，患者

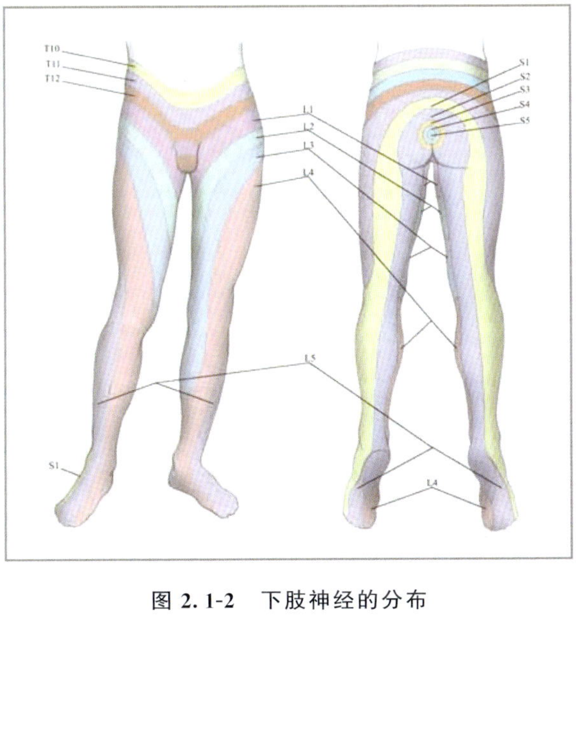

图 2.1-2　下肢神经的分布

可能常常不会注意到关节活动度的下降。如果出现了固定的畸形，患者则可能会主诉一条腿变短，这是由于髋关节内收所致；或者是腰背部的疼痛，这是因为固定的屈力使腰椎过伸。“不能够修剪自己的脚趾甲”，是能体现关节僵硬的一种非常有特异性的主诉，其与髋关节的病变常常有很重要的关系。

如果这些信息在患者描述的病史中没有提到，那么则需要我们通过直接询问的方式来获取。髋关节的疼痛通常也与活动有关，因此如果患者负重时引起疼痛或者疼痛感加重，或行走变得很艰难，那么这就强烈地提示患者髋关节的功能有所丧失。大多数患者很难判断自己行走的距离，而更愿意描述自己所能进行的活动。目前，已经有很多评分系统都包含了这些内容，从而也给外科手术预后的评估提供了另一个指标。家庭生活，或者从事平时工作时关节的一般功能，是反映髋关节病变对于患者生活质量影响的一个非常好的指标。同样，患者的业余爱好和娱乐的方式也是非常重要的信息，并值得专门询问。

患者的既往史也会有一些亮点，不仅有助于明确诊断，也会为可能的病因提供一定的启发，比如外伤、童年时髋关节的问题、既往手术史和服药史（如：甾体类药物）等。伴随疾病的评估也是极其重要的，不仅可以指导手术方式的选择，也能对全身的功能情况进行评估。可能一个患者患有髋关节炎，但如果此患者同时存在心肺系统的疾病，而且这些疾病才是限制其活动的主要原因，即使此时承担风险进行了手术治疗，也并不一定能使他的活动得到改善。需要牢记的一点是，任何改善僵硬的、疼痛的并且有功能障碍的髋关节的锻炼均需要消耗大量的能量，因此对于活动时气短的患者，一定要谨慎地评估其发生的原因。

体格检查

一般检查

通常当患者进入诊室的时候，查体就已经开始了。助行器、鞋的种类以及鞋是否垫高等都会被医生们注意到。有时步态会被助行器的帮助所误导，从而掩盖了患者活动的问题。所

以，理想的情况是，患者在只穿内衣的情况下做进一步的检查，这样就避免了漏过任何一个重要的体征。

步态

患有髋关节疾病的患者可以表现出几种特有的病理步态。当仅有疼痛感时，患者会采取一种止痛步态，即在行走中减短患肢的站立时长。当疼痛影响了外展肌的功能时，则会使患者表现出 Trendelenburg 步态[5]（Trendelenburg gait），这在任何其他影响外展肌功能的疾病中均能看到。

当两腿不等长时也会产生一种特有的步态：肩膀与骨盆倾向于身体的同一侧，同时，健侧的那条腿可能更加外展，从而在两条腿之间产生空隙。

站立

在患者站立时，除了要观察患者的皮肤的外观、是否有皮肤瘢痕和肌肉萎缩的状况之外，最重要的是观察患者的脊椎、骨盆和下肢对称的情况。这些内容需要同时从冠状面和矢状面两方面进行评估。

判断骨盆是否存在倾斜是很重要的，因为处于非水平对称状态的骨盆可能会对后续的检查产生影响。为了判断骨盆是否存在倾斜，可以面对患者跪下，并触摸其髂前上棘是否水平。这样也能够检查其双膝关节是否能够完成伸展，双足是否能完全平放在地面上，并判断其两条腿是否存在长度上的差异。如果需要，这也是进行 Trendelenburg 试验（Trendelenburg's test）[5] 的一个很好的姿势。

这一经典的 Trendelenburg 试验，是 Friedrich Trendelenburg 于 1985 年最先提出并命名的。此试验旨在鉴别是否存在因髋关节半脱位或股骨颈异常短缩所引起的疼痛、肌无力或者肌肉功能丧失所致的外展功能障碍。但对于髋关节炎的患者，则可以提示外展功能的障碍是由股骨头内陷所导致的。这项试验需要在术前进行评估，因为它能够证明在手术干预之前患者已经存在了外展功能的障碍。进行此项试验的方法有很多种，无论选择哪种，最重要的都是方法的可重复性以及能解释所得出的结果。由于被诊断为髋关节疾病的患者大多年龄较大，绝大多数的患者在进行检查时都需要一些辅助，所以通常在完成骨盆倾斜评估之后，立即进行 Trendelenburg 试验。检查时，用大拇指定位在患者的髂前上棘（Anterior Superior Iliac Spines，ASIS）上（图 2.1-3），此时可以让患者放松地将双手放在检查者前臂上。用这种方式，伴随着检查者前臂给予的压力逐渐降低，任何骨盆的上下移动都能够容易地察觉到。然后，让患者用健侧肢体站立，将另一只脚向身后抬起（图 2.1-4）。当患者明白需要怎么做以后，就可以检查其患侧，并将两侧肢体进行对比。如果最初的测试结果为阴性，那么患者需要保持此姿势 30 秒。如果试验过程中，出现对侧骨盆下降、患者将重心移到对侧肢体上或者患者根本不能进行此项试验时，那么说明站立侧的试验结果是阳性的。

如果患者站立时骨盆处于不对称的水平位置，那么我们需要查明其中的原因。髋关节固定内收畸形会导致患者出现明显的下肢长短差异，此时为了维持平衡，患侧的骨盆将会抬起。此外，骨盆倾斜可能会引发脊椎侧凸，脊柱侧凸又能反过来加重骨盆的倾斜。如果脊椎侧凸确实是继发于骨盆倾斜，那么当患者坐下时脊椎侧凸就会消失。如果患者存在明显的下肢不等长，那么患者会通过弯曲健侧膝关节或者在患侧脚踝处形成马蹄足以进行代偿（图 2.1-5）。

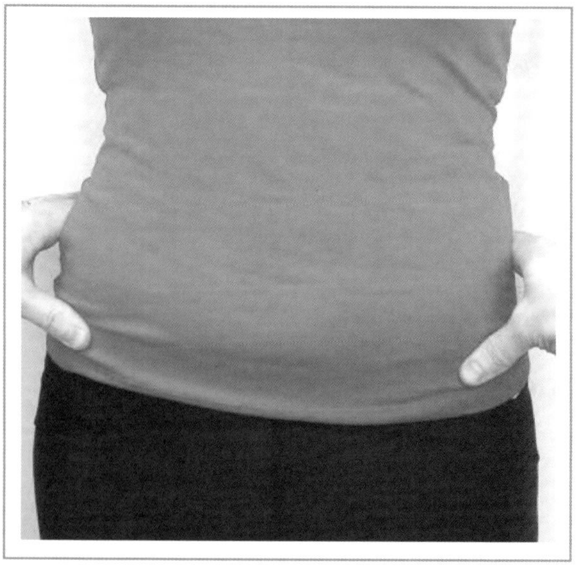

图 2.1-3 髂前上棘的触诊

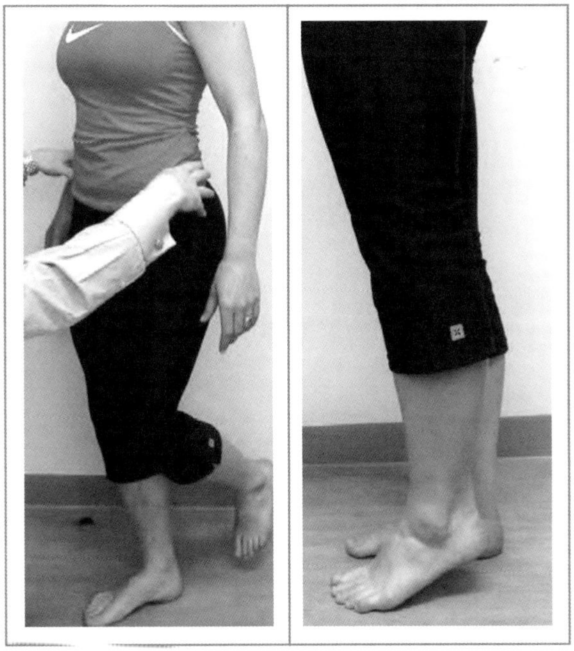

图 2.1-4 **Trendelenburg** 试验

图 2.1-5 下肢不等长。当站立时，患者通过采取马蹄足的姿势来进行补偿

所有这些畸形都会随着时间的推移而定型。因此，当计划进行手术的时候，对这些畸形的评估是非常重要的。由于需要了解脊柱的情况，所以触诊也是有必要进行的，但是一般只在髋关节以外的病变触诊才会有价值，比如：滑囊炎、梨状肌综合征、耻骨骨炎、脊柱或者骶髂关节压痛等。

平卧

平卧位检查时，应该让患者尽可能地躺平，这样就有助于发现所有的髋关节屈曲畸形。如果可能的话，双腿放置的位置应该与骨盆的横截面垂直，这样才能够更加全面地对下肢的长度进行评估。另外，保持两下肢对称也是很重要的，特别是当其中一侧肢体存在畸形的时候，应该将对侧肢体放到此畸形对应的位置上。比如若存在一侧的髋关节或者膝关节屈曲畸形，那么对侧肢体摆放的位置应该与患侧对齐。当患者躺好之后，可以通过卷尺来直接测量下肢的长度，或者比较两侧内踝的位置来判断下肢相对的长度（图 2.1-6）。当发现患者的两下肢不等长时，就应该进行 Galeazzi 试验（Galeazzi's test）[9] 来判断长度的差异是发生于膝关节以上还是膝关节以下。

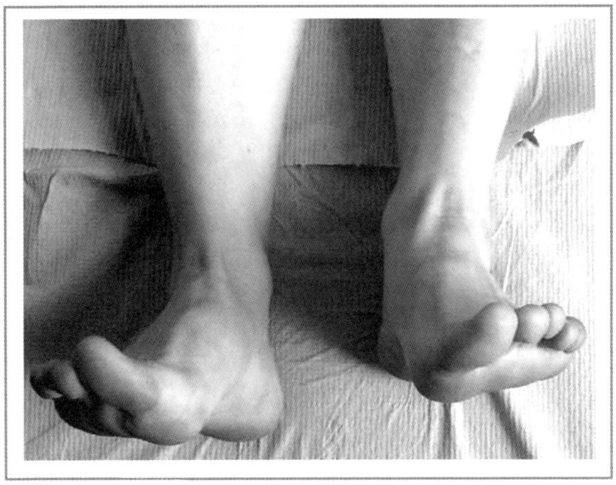

图 2.1-6 两腿不等长。患者仰卧时，可以比较两个内踝的内置

进行 Galeazzi 试验时，要将患者的双膝屈曲到 90°，同时保持两个足跟放平并且并拢。然后，从侧面观察两个膝关节的位置，判断长度的差异是来源于胫骨还是股骨（图 2.1-7）。如果试验阳性，证明是股骨短缩，那么可以对髂股三角（Bryant's triangle）做进一步的评估。即让患者将双腿平放在检查床上，检查者将大拇指置于髂前上棘（ASIS），其余的手指触诊到股骨大转子，此时如果短缩是发生在大转子以上的，那么在患侧这两者之间的距离会感觉较短。这是评估 Bryant 三角的简易版本，而此"Bryant 三角"是由 Thomas Bryant 于 1867 年提出的，由三条线包围而成，分别是髂前上棘与股骨大转子的连线、通过髂前上棘的垂直线和与之相垂直的通过股骨大转子的水平线。若最后这条水平线相对变短，则提示大转子以上发生了短缩（图 2.1-8）。

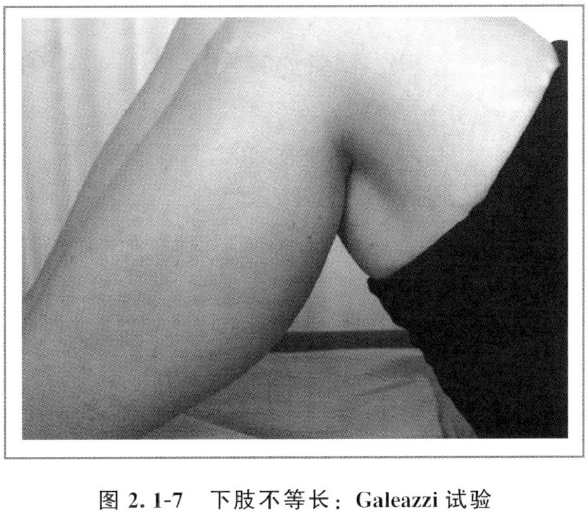

图 2.1-7 下肢不等长：**Galeazzi** 试验

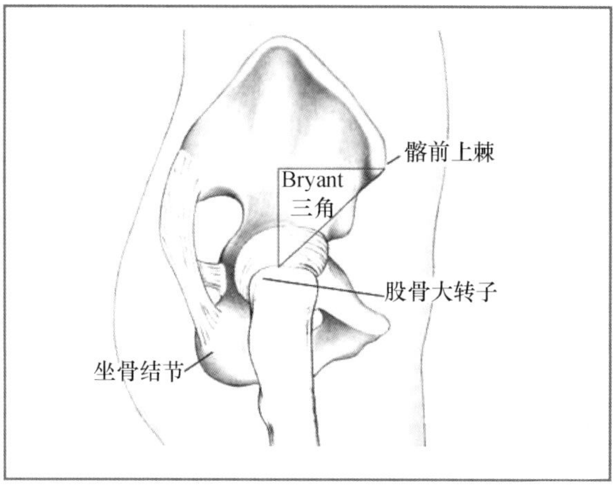

图 2. 1-8 Bryant 三角（Bryant's triangle）

接下来要对髋关节的活动范围进行评估，最合适的评估方式是对患者的髋关节进行被动活动，除非怀疑患者存在神经系统方面的疾病。

当对髋关节的活动进行评估的时候，不仅要注意关节的活动范围，还需要注意其在活动范围内是否会引起症状。此时让患者再次产生的疼痛要比平时感觉到的疼痛更加明显。活动范围的检查应该从 Thomas 试验（Thomas's test）[7] 开始，以发现隐匿的或固定的屈曲畸形。因为某些固定的髋关节屈曲畸形可能会被过度的腰椎前凸所掩盖，所以此试验的目的就是通过最大限度地弯曲正常的髋关节来排除腰椎的前凸，由此，任何隐匿的屈曲畸形都能被发现。然而，强迫患者通过强烈的收缩来使髋关节抬起一条沉重的腿，往往会让患者感到不舒服，因此，在进行此试验时建议采用一种更人性化的动作。可以让患者的双髋关节同时弯曲，这时可以用常规的触诊手法来检查是否克服了患者腰椎的前凸，然后比较患者两侧髋关节屈曲的程度。紧接着，将需要进行评估的腿缓慢放到检查床上，此时要让患者继续抱住另一只腿的膝关节，如果有存在任何屈曲畸形的话，患者的腿将不能放回到床面上（图 2. 1-9）。

如果患者的腿能够完全放平，那么说明其髋关节可以进行一定程度的伸展，但是正式的伸髋检查还需要在患者俯卧的状态下进行，且此检查对于诊断通常没有太大的意义。一般只有当怀疑患者存在股神经刺激的情况下，才需要进行这样正式的股神经牵拉试验。另外，在做 Thomas 试验的时候，一定要注意患者是否存在膝关节的固定屈曲畸形。

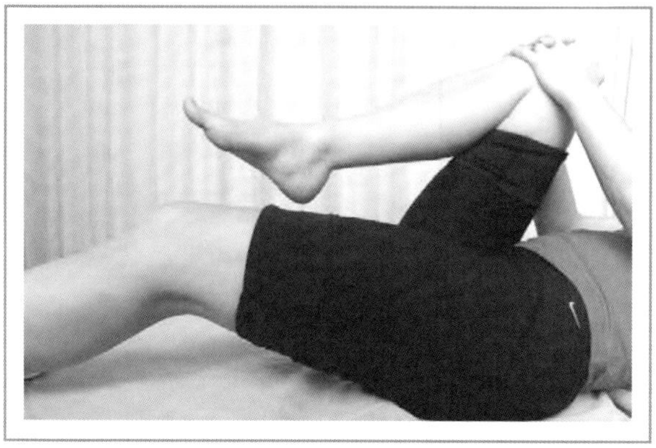

图 2. 1-9 检查固定屈曲畸形的 Thomas 试验

屈曲畸形的膝关节本身就会使下肢不能放平，这样就可能会掩盖髋关节隐匿的畸形。为了避免这种情况发生，当患者患有膝关节畸形时，应该将患者移到检查床的床边，让膝关节屈曲，小腿垂到床下，这样就能观察到髋关节的伸展了（图 2. 1-10）。

在 Thomas 试验之后，将患者髋关节屈曲 90°，以大腿作为标志，进行髋关节内旋和外旋的评估。之所以选择屈髋，是因为伸髋时做内外旋的评估会更困难而且可能会不准确，除非在检查时患者是俯卧的姿势并且屈曲了膝关节。然而若在伸髋时缓慢地转动下肢，则是对是否存在髋关节刺痛的一项非常敏感的检查，因为这样的动作几乎不牵涉到其他的结构。接下来就是内收和外展的检查。与常规的查体一样，检查应先从健侧开始，同时在检查时应让对侧下肢摆成外展的位置放在检查床的边缘。摆成这样的姿势，不仅能在检查患侧时使骨盆得到固定，同时也为内收检查提供了活动的空间（图 2. 1-11）。

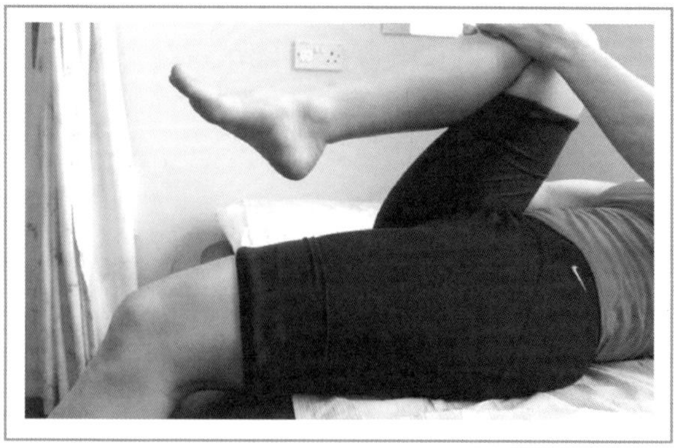

图 2. 1-10 存在膝关节屈曲畸形时的 Thomas 试验

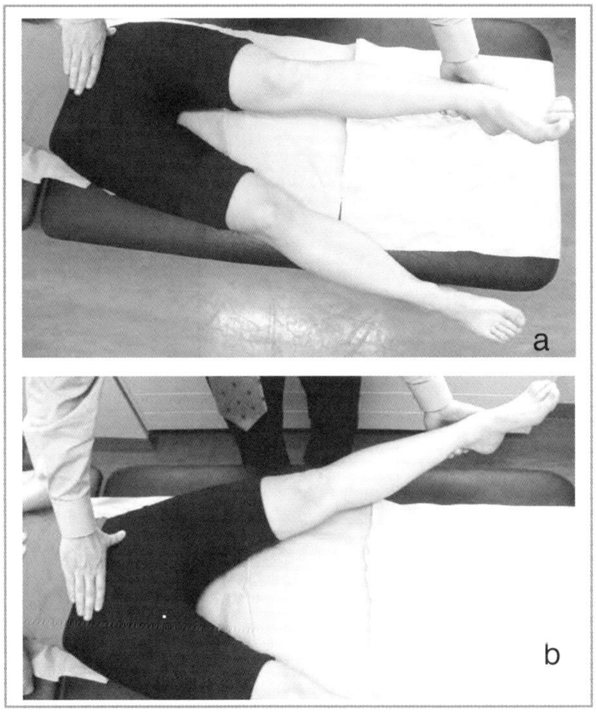

图 2.1-11 对侧肢体摆成外展位放在检查床的一边(a)以便在检查髋关节外展时固定骨盆(b)

当患者的髋关节外展到最大限度时，可以用前臂放在两个髂前上棘上来感知骨盆的移动。一个完整的关节查体，不能缺少了对其远近两端相邻关节的检查，这一点是毋庸置疑的，特别是对于要准备行手术治疗的髋关节。因为这些相邻关节的病变不仅会和症状有关，而且，如果患者存在膝关节或者脊柱的畸形，则会对髋关节手术的过程和预后产生非常大的影响。

脊柱和髋关节病变的区分，通常是在采集病史的时候，根据疼痛的分布情况来鉴别的。然而，若疼痛仅分布在臀部和髋部周围，且与活动有关而无其他神经系统症状时，仅仅通过病史来鉴别病变的来源就会变得很困难。此时，进行腰椎的触诊和叩诊可以对鉴别诊断提供一些帮助。

Ling 试验

Ling 试验是专门为了帮助鉴别脊柱和髋关节的疾病而设计出来的。此试验基于在主动抬腿的过程中，髋关节内将产生较大的作用力，从而便会放大关节处的疼痛。在检查时，让患者仰卧，并主动直腿抬高，直到诱发出疼痛，此时医师用手托起患者的足部，然后让患者把腿放松，这样整条腿就完全由医师来支撑，从而一个保持被动抬腿的状态。如果患者的疼痛来源是髋关节，那么此时患者的症状将会减轻，因为髋关节的作用力变小了（图 2.1-12）。

髋关节固定畸形时发生的腰椎曲度减少很难被察觉到，其发生的原因也很难解释，同样的，腰椎曲度的消失也可能会被活动的髋关节所掩盖，因此，应进一步做 Schober 试验（Schober's test）来进行检查。此检查可以测量腰椎椎体的相对运动，测量可以用正规的方式，也可以"凭感觉"来进行。首先，沿后正中线，分别在髂后上棘水平线下 5cm 处及水平线上 10cm 处各标记一个点，然后让患者弯腰前屈，如果此两点之间距离的增长未达到 5cm，那么则提示患者存在腰椎屈曲受限。腰椎背伸的检查进行起来更加困难，而且也很少能测出有价值的结果，但是这项检查依然是有意义的，因为它能诱发出典型的小关节炎症导致的疼痛。这种表现很少是髋部周围疼痛的原因，但是，一般来说，却是诊断脊柱病变的一个标志。骶髂关节病变也能导致臀部疼痛，这一点

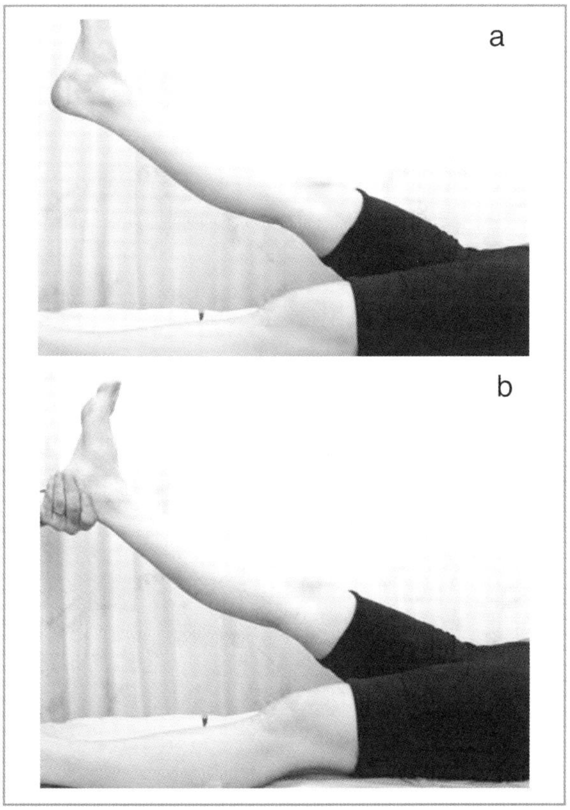

图 2.1-12 Ling 试验，主动直腿抬高（a）和医师支撑其腿（b）

不要忽视，尽管其具有很好的限局性。通常可以采用直接触诊的方式对其进行判断，但是，如果在不能明确的情况下，可以通过 Patrick 或 FABER（Flexion，ABduction，External Rotation of the hip 屈曲、外展和外旋髋关节）方法来让特定的关节受到应力以进行鉴别。

膝关节的病变并不会产生髋部周围的疼痛，但髋关节的病变产生膝部周围疼痛的情况却并不少见。因此，在对这些关节进行检查时，关节的活动应该是独立的，而不应是混合的。一个常见的例子，就是通过屈曲膝关节来屈曲髋关节。为了使患者的髋关节或膝关节能够独立地运动，可以让患者坐在检查床的边上，使其髋关节屈曲旋转，并紧接着进行伸膝或屈膝。重复以上的这些活动，让患者进行比较，并判断究竟是哪个动作最确切地引发了他们的症状。

神经和血管

对患者下肢的神经进行检查有两个主要的目的：第一，对怀疑存在神经系统病变的患者可以辅助诊断；第二，可以为拟行手术治疗的患者记录下术前的神经情况。特别是对于髋关节的手术，因为术后肯定要检查坐骨神经的功能，所以术前对于踝关节背屈以及足背感觉情况的记录是非常重要的。同时，神经系统的检查也评估了是否可能存在脊柱方面的病变，为诊断提供了帮助。如果怀疑有这方面的疾病，一定不能忘记要进行坐骨神经和股神经的牵拉试验，因为，若这两个神经存在刺激，均能够产生类似髋关节病变的症状。

下肢脉搏的检查，对于准备进行手术的患者来讲是必须要做的，有时，一些“不典型”的下肢症状也会由血管源性的跛行而引起，特别是当引起跛行的主要病变部位位于臀肌或股四头肌的时候。

除非高度怀疑血管存在病变，否则足背动脉的触诊一般就足够了。对两侧脉搏同时进行检查，可以相当准确地筛查外周血管性疾病。如果脉搏很弱，甚至感觉不到，则需对其进行便携式多普勒的检查，并计算血压的踝肱比（ankle-brachial pressure index，ABPI）。在检查时应该注意，某个血管的缺失可能是一种正常的变异，且对于患有糖尿病的患者，其测量的 ABPI 可能会出现虚高的结果。对于 70 岁以上的患者，如果 ABPI 小于 0.85，则一般认为是不正常的。

如果 ABPI 小于 0.5，则提示可能存在严重的肢体缺血。最后，完善其他部位的查体，以判断患者是否存在潜在的感染也是十分重要的，比如嵌甲、龋齿等。

鉴别诊断

关节内病变

盂唇撕裂

髋臼盂唇撕裂，一般通过患者的病史即能初步诊断。往往患者都有急性的外伤史，受伤时患者髋关节过伸、外旋，伤后有绞索等症状，并伴有刀割样的疼痛。这种疼痛的分布具有典型的关节病变疼痛分布的特点，即局部疼痛明显，且疼痛会按 Hilton 法则辐射到相应的区域。此时若对髋关节进行活动范围的检查，可能会产生关节弹响或撞击声，但此症状非常不特异，并不能准确地提示病变是来自关节以内还是关节以外。

撞击症

髋股撞击症（femoro-acetabular impingement）作为髋部疼痛的可能病因，正逐渐受到重视。撞击发生在股骨颈和髋臼边缘之间，一般发生在前部，此时髋关节呈屈曲或内旋的状态。儿童时代的髋关节病史可能会对诊断提供一些线索，如：儿童股骨头骨骺坏死（亦称累-卡-佩病，Legg-Calve-Perthes disease）或股骨上端骨骺滑移（slipped upper femoral epiphysis，SUFE）。同时此病也可以继发于严重的髋关节损伤，如髋关节脱位或股骨头骨折。它的症状主要是位于腹股沟区的疼痛，特别是在患者久坐或者运动之后。髋关节的屈曲撞击试验会对诊断有一定的帮助，即被动活动患者的髋关节，当达到屈曲、内收且内旋的极限时，患者的疼痛感会消失（图 2.1-13）。

关节外病变

髋关节弹响综合征

事实上，有很多种情况可以导致髋关节外或者髋关节内的弹响。虽然弹响通常都是源于关节以外的病变，但有时关节内的问题也会出

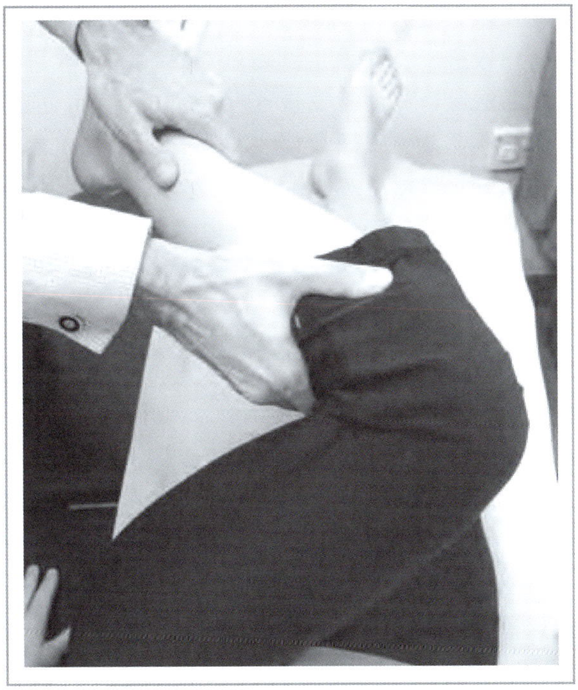

图 2.1-13 髋关节撞击诱发试验

现类似的症状，比如盂唇撕裂、软骨瓣或关节内游离体等。关节外的弹响，有时系由髂腰肌肌腱于髂耻结节上滑动所致，也可以由于内收肌或髂胫束（iliotibial band，ITB）在大粗隆上滑动而产生。

患者往往主诉在进行特定的运动时，可以摸到或者听到髋部的弹响，伴或不伴有疼痛。有时，患者也会有“打软腿”的感觉，或者感觉髋关节“几乎要脱位了”，但过后也能自动地复位回来。

在查体时，如果患者同时存在髂腰肌肌腱炎的话，那么可以观察到一种异常的步态，即在行走中脚跟着地的时候患侧膝关节会变得更加屈曲。而髂胫束引起的外侧弹响，无论是在对患者的直接检查中，或者患者的行走周期里，都非常的明显。髂腰肌的内侧弹响可以在腹股沟部位（股三角）触到，并一般伴有压痛。检查时若想诱发出弹响，可以将关节从屈髋、外展、外旋的姿势活动到内收、内旋且伸髋的位置。

大粗隆滑囊炎

这是导致患者髋关节疼痛并且促使他们求医的相对最常见的关节外病变，患者来就诊时通常会用一只手按在大粗隆的位置。通常通过对患者进行查体便可以得到诊断。除非患者有近期的外伤，否则视诊一般不会有什么发现。触诊时可以触及局部的压痛，并且此疼痛可以由被动的髋关节外旋或主动对抗内收而诱发。滑囊炎很少表现出感染的症状，更常见的表现是臀肌肌腱的病变，伴或不伴有肌腱的撕裂。

神经卡压

闭孔神经的卡压通常与骨盆损伤、分娩或者肿瘤压迫有关。同时，也可能会因为某些炎症过程，使闭孔神经跨过了内收短肌而被卡压。另外，因为有些运动员的大内收肌十分发达，所以也会出现此症状。

诊断时要鉴别此病的原因，是因为它能够产生与髋关节病变相类似的症状。当闭孔神经的前支受影响时，能引起患者腹股沟区域及大腿内侧的疼痛，活动时尤为明显。它也会引起髋部的无力和关节不稳定的感觉。通过仔细的查体，能发现步态中的髋关节外旋，以及内收肌的萎缩和大腿内侧感觉的减弱。除非经历了严重的外伤，否则髋关节的活动一般是正常的。股外侧皮神经卡压，也称“感觉异常性股痛”（meralgia paraesthetica），可能会导致大腿前外侧的刺痛，查体时在卡压的部位可触及压痛，且该处 Tinels 征阳性，股前外侧感觉减退或过敏。

耻骨骨炎

耻骨骨炎（osteitis pubis）是一种发生于成人耻骨上的，疼痛且自限性的炎症疾病，一般可以持续几周到数年的时间。此病的特征为耻骨局部的明显压痛，因此，通常很容易与髋关节病变进行鉴别。

当疼痛的位置主要局限于腹股沟时，应该考虑是否存在一些非骨科的问题，比如妇科的疾病，或股疝、腹股沟疝等。

全髋关节置换术后疼痛的临床评估

若一个曾做过髋关节置换的患者出现了临床症状，那么就会成为一个潜在的临床难题，因为找到发生症状的根源以及鉴别可能的原因都至关重要。不同的问题会导致不同的症状，疼痛是其中最常见的，但有时患者也会主诉髋关节的弹响，或者悬空感，甚至关节脱位。当对这些患者进行评估的时候，应该尽可能多地收集他们在术前的疾病信息、手术中的细节以及术后的恢复情况。注意要仔细询问患者在术前的症状，且这些应该与既往的临床记录相符合，特别是有助于评估患者在手术后髋关节的症状是否得到了缓解。同时，参考既往的手术记录可以了解在手术过程中遇到的任何问题。另外，确定症状再次出现的时间也是十分重要的，例如，是否置换的髋关节在手术后表现良好，过了一段时间才出现的症状，还是在手术后一直就“不怎么好”?

当置换的全髋关节出现症状时，常要考虑是否有发生感染的可能，并要对此进行详细的调查。患者在术前、术中或术后是否有过，或存在着潜在的感染源？感染源可能是比较明显的，如某器官的脓肿，或比较隐蔽的，如龋齿、肠道疾病、皮肤病等。另外，也需要注意患者是否患有糖尿病或者免疫功能的下降。伤口感染的表现是比较明显的，通过询问伤口愈合的时间，或术后伤口渗液的时间，会对判断有所帮助。当患者存在持续性感染时，可能没有什么疼痛感，但是会有不特异的全身症状，如周身不适、食欲减退、消瘦和发热等。

当疼痛是术后的主要症状时，就要首先考虑是否和假体-宿主骨的接触面有关，或者是手术术式的问题，亦或者源于宿主骨组织在髋关节假体上的移动。另外，也有可能疼痛与髋关节置换实际上没有直接的关系。

假体-宿主骨接触面产生的疼痛

在骨水泥-骨或者假体-骨表面上发生的微动或肉眼可见的移动，均可能会引起疼痛，例如：一个松动的股骨或髋臼假体。此时，患者同时会感觉到大腿上方的疼痛。此部位是杨氏模量（Young's modulus）变化最显著的地方，主要是由于金属假体与股骨硬度的不匹配。

手术术式导致的疼痛

当对发生疼痛的置换的髋关节进行评估时，发现疼痛通常分布在股骨粗隆的区域。这可能是由于有潜在的粗隆的突起，而继发于粗隆部位的滑囊炎。粗隆截骨术后突出的固定线有可能会引起滑囊炎，同时，后外侧入路修复外旋短肌或前外侧入路修复外展肌时所遗留的不可吸收线节，也会导致滑囊炎的发生。通过对疼痛的粗隆进行仔细的触诊，有助于发现这些局部的突起。前外侧入路时，分离臀肌后修复得不彻底也会引起疼痛和无力，这时，如果是一个较瘦的患者，就有可能能触诊到一个光秃的股骨粗隆。

假体-宿主间反应产生的疼痛

在髋关节活动时，与置换的关节假体相临近的软组织也会引起疼痛。腰大肌的肌腱炎就是其中的病变之一，已发现它可以由突起的非骨水泥髋臼假体所导致。股骨假体大小的不合适也是髋关节置换后疼痛的原因之一，股骨偏心距的增大导致粗隆的疼痛或者粗隆上阔筋膜的半脱位。

髋关节置换术之外区域的疼痛

对于发生在髋部周围的疼痛而言，如前所述，还需要考虑其他原因，如：腹股沟疝、神经卡压、妇科疾病或脊柱病变等。

（李　杨　译）

参考文献

1. Dawson J, Fitzpatrick R, Carr A, Murray D. Questionnaire on the perceptions of patients about total hip replacement. *J Bone Joint Surg* [Br] 1996;78(2):185-90
2. Murray DW, Fitzpatrick R, Rogers K, Pandit H, Beard DJ, Carr AJ, Dawson J. The use of the Oxford hip and knee scores. *J Bone Joint Surg* [Br] 2007;89(8):1010-4
3. Harris WH. Traumatic arthritis of the hip after dislocation and acetabular fractures: treatment by mold arthroplasty. An end-result study using a new method of result evaluation. *J Bone Joint Surg* [Am] 1969;51(4):737-55
4. Byrd JW. Hip arthroscopy: patient assessment and indications. *Instr Course* Lect 2003;52:711-9
5. Peltier LF. Trendelenburg's test:1895. *Clin Ortop Relat* Res 1998;355:3-7
6. Magee DJ. *Orthopedic physical assessment.* Philadelphia, PA. ed. WB Saunders 1987;423
7. Stockley I. *Advanced examination techniques in orthopaedics. Greenwich Medical Media.*Harris N, Stanley D. ed. 2003:202
8. Macrae IF, Wright V. *Measurement of back movement. Ann Rheum Dis* 1969;28(6):584-9

2.2 影像学评价

A. C. Redfern，D. Gay，D. A. T. Silver

引言

本章将概述放射学检查方法及其在髋关节疾病诊断中的应用。

X 线平片

髋关节的标准投照体位包括前后位和侧位（图 2.2-1）。

前后位投照时，患者取仰卧位，如果可以则下肢轻度内旋 15°～20°，使股骨长轴与胶片平行以便更好地显示股骨颈的真实长度。通常，拍摄全骨盆像，便于双侧髋关节对比。

侧位投照时，患者从仰卧位转向患侧卧位，同时患侧膝关节屈曲 90°。创伤时患者无法摆放此体位，则采取仰卧位，使用水平侧位的射线进行股骨颈成像。前后位成像能清楚地显示退行性疾病和炎性关节病的特点（图 2.2-2）。X 线平片可以用于骨关节病的诊断和严重程度分级，同时，也能显示某些发育性变异，这些变异容易导致退行性改变，如髋臼发育不良合并股骨头外侧包容性差（图 2.2-3），以及股骨近端“手枪柄状”形态导致股骨-髋臼撞击（图 2.2-4）。

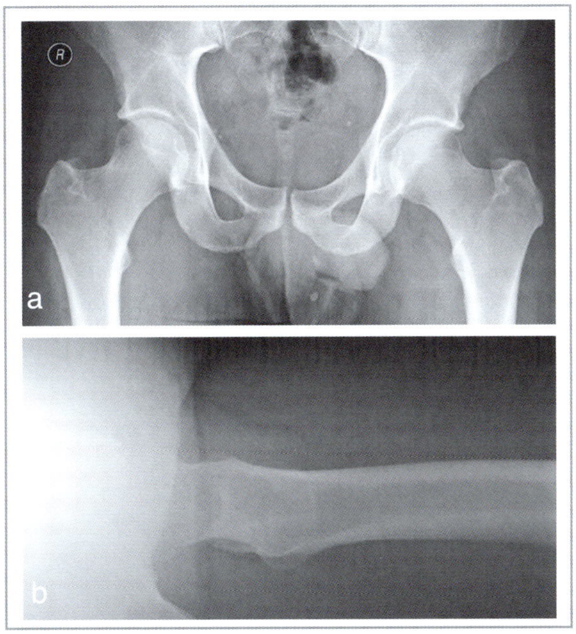

图 2.2-1 正常的前后位（a）和创伤患者的水平射线侧位（b）像

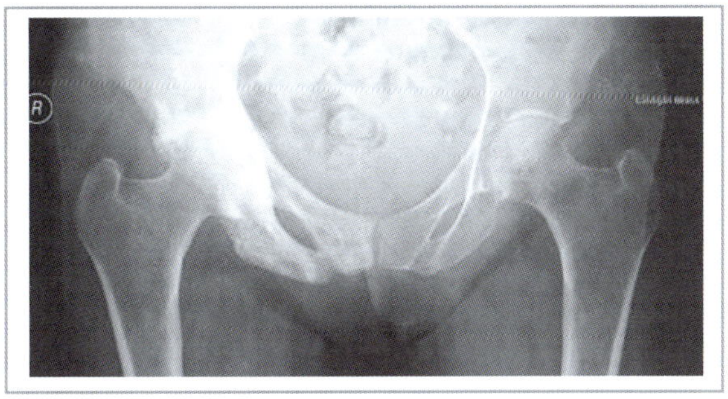

图 2.2-2 前后位 X 线平片显示关节间隙狭窄，特别是关节面的上缘骨质硬化、囊性变。这是一位 Paget's 病患者

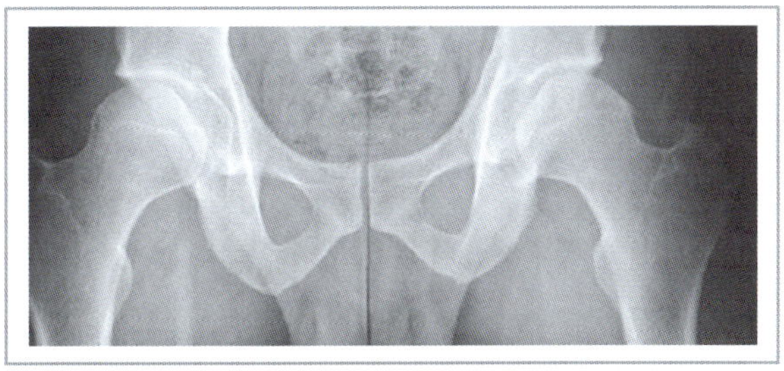

图 2.2-3 前后位 X 线平片显示股骨头外侧包容性差，左侧更明显，伴有一处小骨赘增生

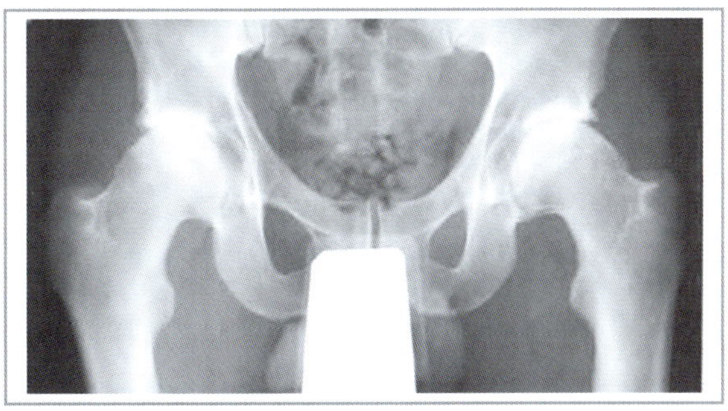

图 2.2-4 前后位 X 线平片显示股骨颈“手枪柄状”畸形，伴有中等程度退行性变

偶尔会进行特殊体位投照，如假侧位（图2.2-5）。这是一种直立负重体位，用来显示前方关节间隙，从而诊断发育不良致前方覆盖差，或前方的骨关节炎；当然，CT能更准确地显示这些特点。

我们需要考虑X线平片和CT的辐射剂量，一张骨盆前后位X线平片的辐射剂量等于4个月的背景辐射量，而一次骨盆CT的剂量高达4年的背景辐射量。儿童对电离辐射有更高的易感性，因此应尽可能地保护性腺。

超声

超声作为一种检查手段具有下面几个优势——操作便捷，价格便宜，容易获得。超声检查不会引起电离辐射，使用现代高频线控阵探头，可以获得更高的软组织分辨率，以及引导介入操作。超声检查的不足在于对操作者的依赖性，保留的静态图像对临床医生意义不大，以及基本不能够进行骨成像。

超声检查在髋关节的应用有限，因为髋关节相对深在，周围结构阻挡超声波穿过。获得图像的质量很大程度上取决于患者自身的情况，过厚的皮下脂肪层会导致图像衰减。然而，由于股骨颈部位低反射累积使得诊断髋关节积液相对容易（图2.2-6）。如果发现后，可以在超声引导下进行穿刺抽吸诊断。

髋关节周围的软组织病变很多都可以进行超声检查，某些疾病可以在超声引导下介入治疗，如腰大肌滑囊炎、转子滑囊炎、臼唇旁囊肿，被称为“髋关节袖套”的臀中肌和臀小肌撕裂，以

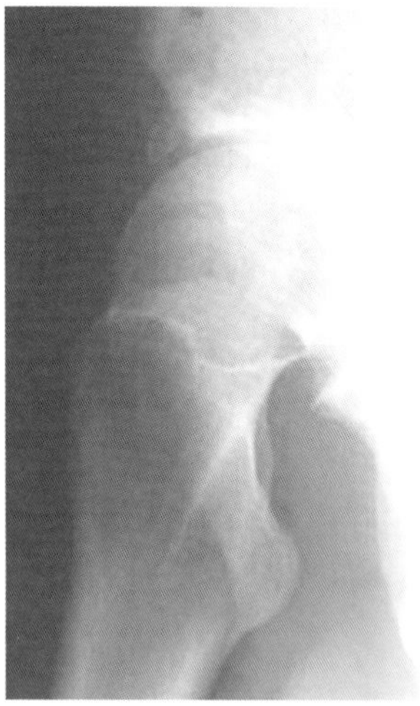

图2.2-5 假侧位体位显示前方关节间隙

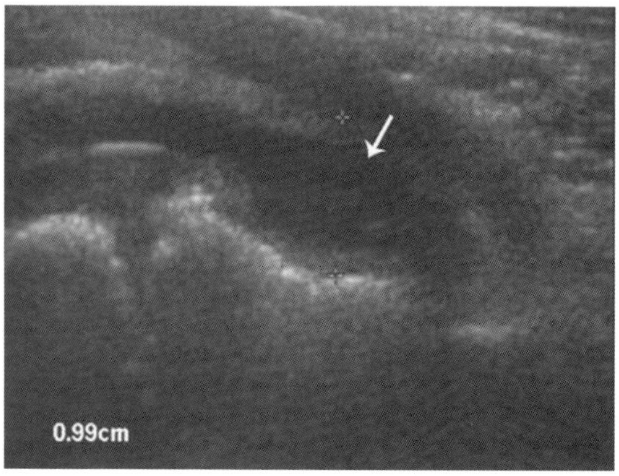

图2.2-6 髋关节积液表现为关节旁的黑色低回声区域（箭头所示），该儿童患有化脓性关节炎（感谢Dr. J Ferguson提供图片）

及腹股沟疝。这些病变的临床表现类似髋关节的关节病，超声检查对除外这些病变很有帮助。

引导下注射/介入操作

放射学成像，尤其是透视，可以用来引导诊断性和治疗性的操作。作为对某些不适合手术的患者的治疗，或在不能确定疼痛来源时，可以在髋关节局部注射麻药或有时使用类固醇激素来进行诊断和治疗（图2.2-7）。在髋关节置换术后，透视引导下穿刺活检以及有时进行X线/CT关节造影对诊断感染和松动有一定帮助。

在埃克塞特，应用CT引导下经皮骨水泥成形技术，我们已经成功治疗疼痛性髋臼病变，

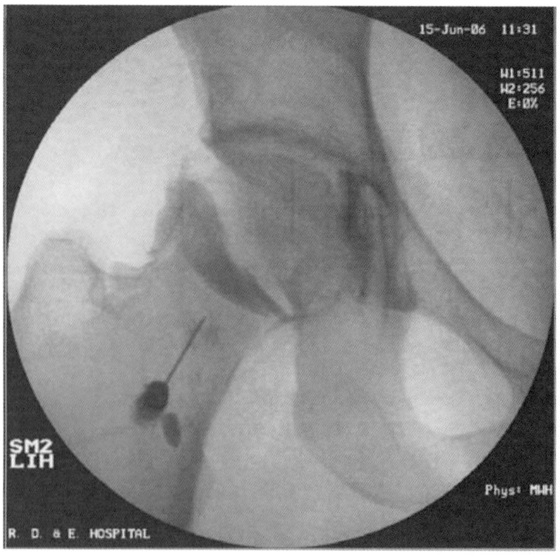

图2.2-7 注入造影剂后确定脊髓穿刺针在髋关节腔内

包括良性病变和恶性病变（图 2.2-8）。对于髋臼恶性病变，本技术用于姑息性注入麻醉剂，并在一定程度上提供组织支持。在其他中心，乙醇和射频消融也被用于治疗这些病变。正在发展的技术，如“CT 透视”，及“近时实时动态”CT 成像，虽然增加了患者和操作者的辐射剂量，但能够使上述操作变得更容易。

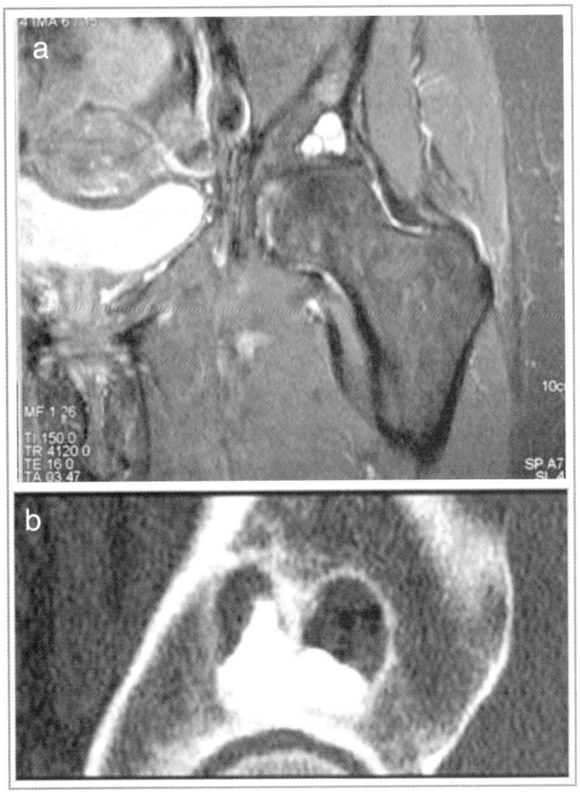

图 2.2-8 （a）T2 加权 MRI 显示髋臼囊肿。患者有症状。（b）CT 显示骨水泥成形术的结果，一年后患者疼痛症状消失

计算机断层成像

随着现代 CT 技术的进步，新的多层螺旋 CT 能在数秒内完成体内某部分如骨盆的成像，骨结构的细节得以清晰的显示，且基本没有来自植入物的伪影（图 2.2-9）。各向同性体素采集及出色的软件技术使图像能进行各平面的三维重建，如需要还可进行“去骨”重建。CT 的缺点是辐射剂量很高，一次骨盆 CT 检查相当于 4 年的背景辐射量，同时 CT 欠缺软组织细节的显示。在关节置换领域，CT 检查的主要目的是帮助复杂病例制订手术计划，熟悉解剖结构及

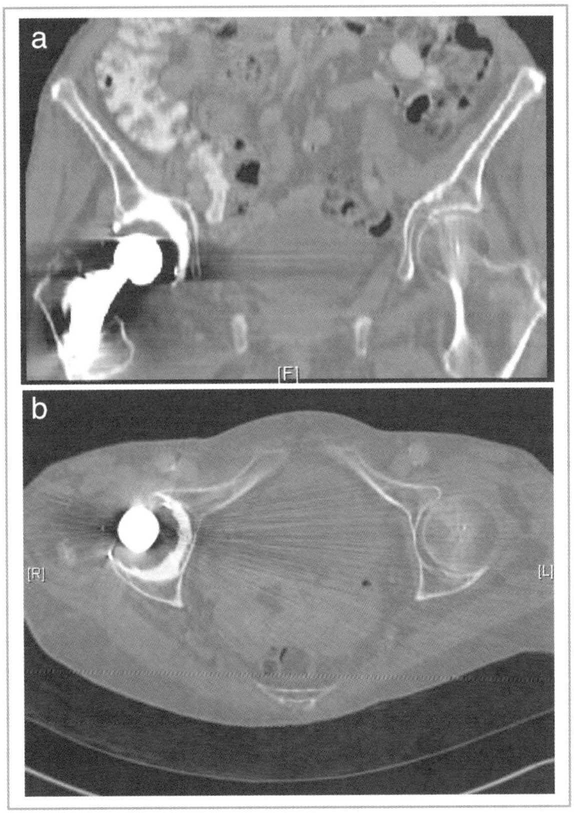

图 2.2-9 全髋关节置换术后轴位（a）和冠状位（b）CT 骨窗显示基本没有伪影

工作站的使用，对图像进行旋转或处理，通常很有帮助（图 2.2-10）。当必须应用定制化假体时，CT 是假体制造必需的首要步骤。CT 进一步的应用包括通过定位像测量下肢长度的差异，通过股骨颈和股骨髁的断层评价股骨前倾的程

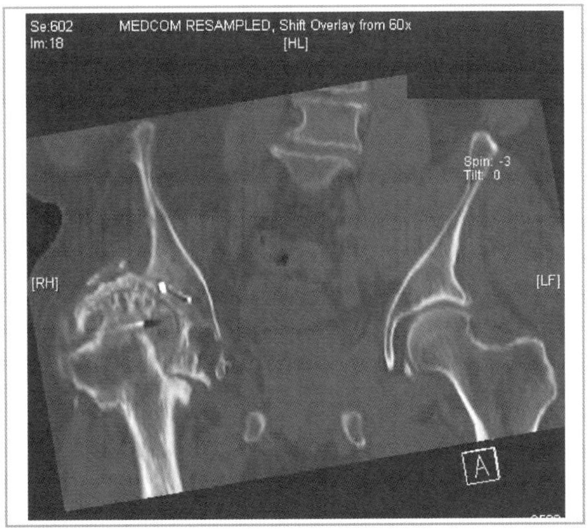

图 2.2-10 患者有复杂的创伤病史和退变。骨盆 CT 重建能够帮助制订手术计划

度，来诊断X线平片不易显示的隐匿性骨折或隐匿性前方骨关节病，以及一些特殊的临床情况，如怀疑骨样骨瘤时，可见瘤巢内的钙化。

磁共振检查/磁共振关节造影

一次髋关节磁共振检查根据扫描序列的数目一般需要30～60分钟。多数医院目前使用1.5T的机器就能提供非常好的图像。而3T机器应用逐渐增多，更高的磁场强度改善了信噪比，在提高分辨率后即使只有2mm厚的关节软骨也能成像。患者取仰卧位，应用表面线圈或相阵线圈（图2.2-11）。不同的放射科医生可能使用的序列稍有不同。然而，通常都包括的T1序列能很好地显示含有脂肪成分的骨髓，水敏感序列如STIR来显示水肿。采集至少两个平面。磁共振检查没有已知的长期问题，但是幽闭恐惧症患者、携带起搏器和体内有金属异物的患者不适合做检查，人工假体如髋关节置换可能导致磁敏感伪影而影响诊断。人工假体的材料都有伪影效应，非铁磁性的钛合金比钴铬或铁引起的伪影小。

特殊设计的降低伪影序列（MARS）可以减小存在的问题，如此，方可获得有用的信息。

磁共振关节造影是向关节腔内注入钆造影剂然后扫描。注入的造影剂量以患者感觉未出现不适为宜（通常10～15ml）。目的是让关节腔充分扩张，使关节囊从臼唇处移开，使臼唇撕裂显示得更清楚（图2.2-12）。钆在T1序列上发亮，所以脂肪饱和技术使脂肪变黑而增加钆的对比度。由于髋关节表面的球面特性，T1压

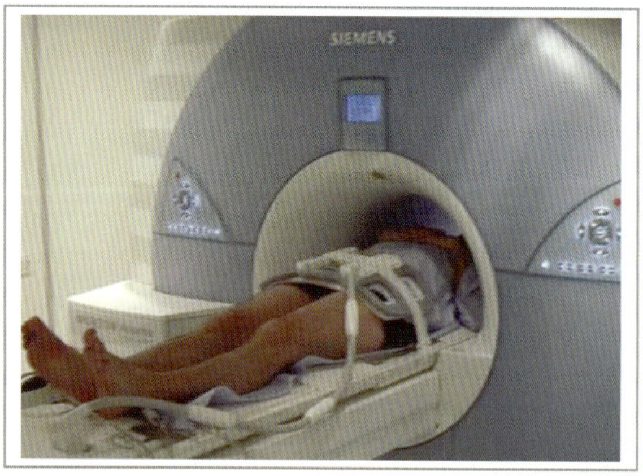

图2.2-11 患者采用盆腔线圈进行MRI扫描

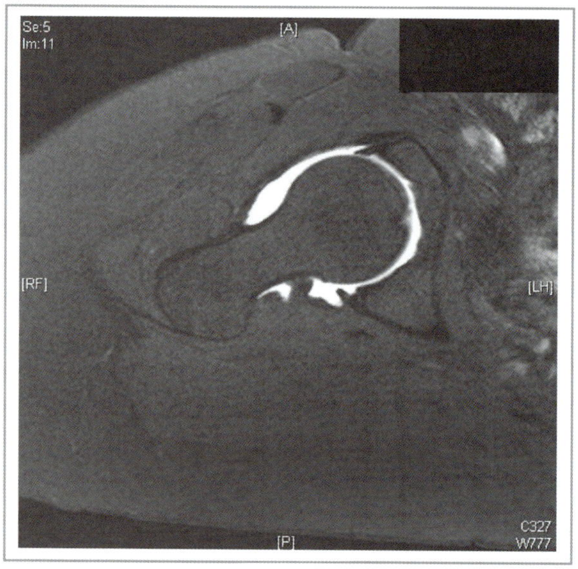

图2.2-12 MRI关节造影显示关节腔内的造影剂如何将关节囊和盂唇分离

脂像在三个平面都需要采集。正因如此，也常常采用容积扫描序列，可以进行任意平面的重建。另外一种技术称为间接法磁共振关节造影，钆经静脉注射而不是注入关节腔，关节活动后有部分强化，这种方法无法扩张关节腔，不能除外臼唇撕裂，所以我们没有采取这种方法。

磁共振对骨髓水肿有很高的敏感性和很高的软组织对比。对于X线平片没有异常发现而有疼痛症状的患者，磁共振的应用逐渐增加，尤其对隐匿性骨折（图2.2-13）和缺血性股骨头坏死（图2.2-14）非常敏感。与关节造影一起，作为诊断臼唇撕裂、软骨缺损和游离体的检查方法。

磁共振关节造影也是评价股骨髋臼撞击综合征非常重要的技术，后者是引起关节退变的原因。磁共振在髋关节的第二大用处在于对X线平片上明显的异常如肿瘤和感染进一步定性。以下将更详细地讲解磁共振的这些应用。

缺血性坏死

股骨头缺血X线平片的改变，如硬化和塌陷，发生在疾病的晚期，通常代表股骨头已无法挽救、关节置换不能避免。磁共振检查能够早期发现病变，以便通过其他的操作如减压等方式保留股骨头。

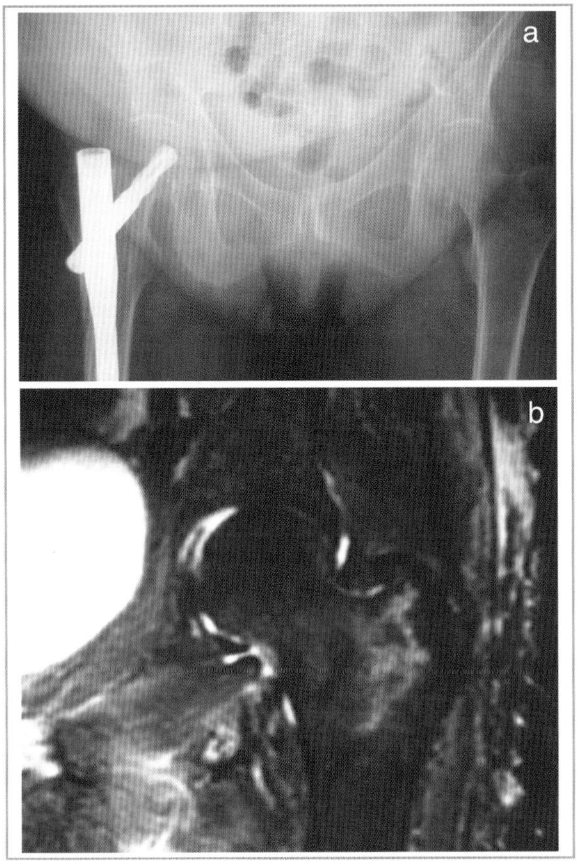

图 2.2-13 X 线平片（a）显示左侧大转子孤立性骨折，STIR 加权 MRI（b）显示转子间骨折的范围

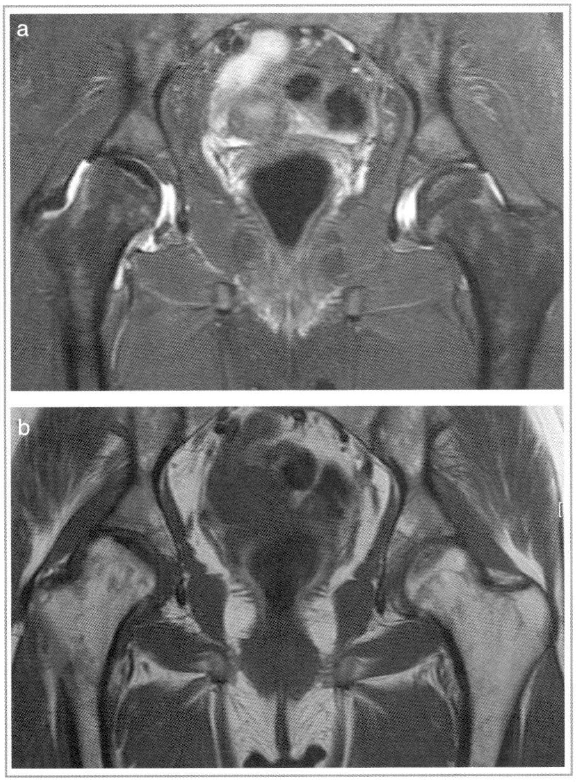

图 2.2-14 T2（a）和 T1（b）冠状位 MRI 显示双侧股骨头缺血坏死的地图状信号改变

缺血坏死在磁共振图像上的特点是承重部位、具有地图状边缘的软骨下异常区域。在 T2 序列上，常常出现所谓的双边现象，内部代表肉芽组织、外面低信号的边界代表纤维化（图 2.2-14）。

髋臼唇撕裂

髋臼唇由纤维软骨构成，在所有序列上均表现为三角形的低信号结构，臼唇撕裂常常发生在前上部，引起年轻患者疼痛和机械性症状，可以伴有髋臼发育不良和股骨髋臼撞击综合征（图 2.2-15）。

有几种正常变异，尤其是臼唇下沟，可能类似臼唇撕裂。Czerny 等[5]报道磁共振关节造影诊断髋臼唇撕裂的敏感性和特异性分别为 90% 和 91%，但是只有 30% 和 36% 使用了非增强的磁共振检查。磁共振关节造影诊断髋臼唇撕裂可靠征象是看见造影剂进入或者穿透低信号的臼唇。与半月板撕裂形成囊肿类似，臼唇旁囊肿发生于撕裂的臼唇附近。撕裂口类似单向的

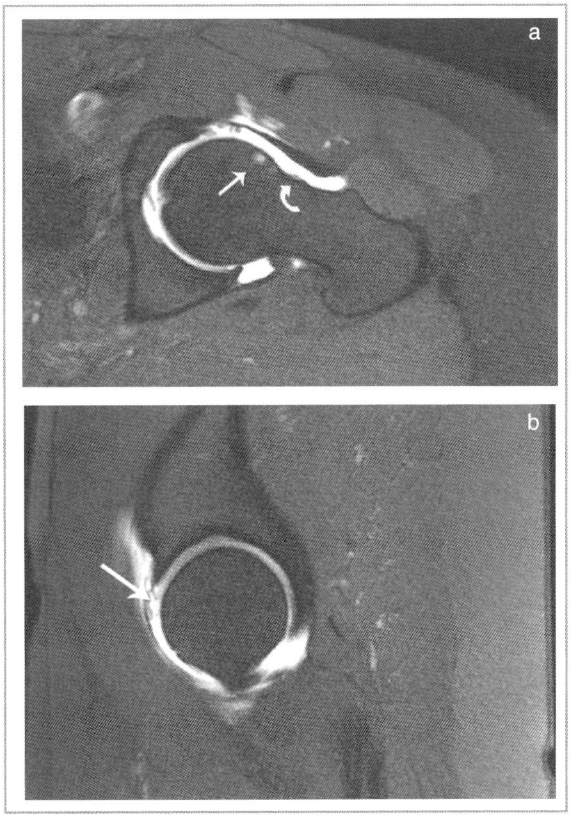

图 2.2-15 MR 关节造影显示股骨髋臼撞击的典型特点。（a）滑膜疝凹（直箭头）和股骨颈骨性隆起（弧形箭头）。（b）显示同一患者臼唇撕裂（箭头）

瓣膜，关节液被挤压进去；由于撕裂一般位于髋关节前部，和囊肿类似。通常位于腰大肌旁、体积较小；极少数情况，囊肿位于髋臼骨质内。

股骨髋臼撞击

当股骨近端形态异常（Cam 型）或髋臼形态异常（Pincer 型）或二者同时存在时，可发生股骨髋臼撞击（femoro-acetabular impingement，FAI）。当髋关节向前上屈曲，内收和内旋时，骨与骨相接触，导致髋臼唇撕裂，软骨损伤，最终发生骨关节病。Cam 型撞击发生更易发生在年轻患者，X 线平片特点如股骨近端头颈交界部变平或隆起，形成“手枪柄状”形变，有助于提示诊断。Pincer 型撞击发病年龄稍大，主要累及女性。

前方盂唇过度覆盖是主要问题，有很多可能的原因，包括髋臼过深、髋臼后倾和髋臼内陷。

有些学者认为股骨颈旁常见的小“滑膜疝凹”也是股骨髋臼撞击的特点（图 2.2-15）。

临床怀疑股骨髋臼撞击的患者，特别是考虑手术时，常常需要磁共振关节造影检查。沿股骨颈的斜轴位和放射状图像对于评价股骨颈前方变平而诊断 Cam 型撞击很有用处。有很多方法可进行定量，但利用大多数工作站上已有的软件测量 alpha 角是最简单的方法（图 2.2-16），正常 alpha 角的度数小于 55°。

撞击的另一个特点是前上盂唇撕裂和关节软骨缺损，前方股骨颈骨膜增厚，在磁共振检查中也能清楚显示。

软骨成像

关节软骨在磁共振图像上表现为中等-高信号，但是比钆的信号明显低。特别是在有臼唇撕裂的情况下，应选择磁共振关节造影来确定损伤。Schmid 等[12]报道磁共振关节造影诊断软骨病变的敏感性和特异性分别为 79% 和 77%。随着更新的高场强 3T 机器的发展，与标准的 1.5T 相比，分辨率有了很大的提升，彻底改变了软骨成像。

关节病

磁共振能用来观察炎性关节病如类风湿关节病的程度。通常情况下，无论准确的潜在疾病是什么，影像学上的表现较为类似。一个重要的特例是色素沉着绒毛结节性滑膜炎（PVNS），一种相对罕见的侵蚀性关节病。滑膜呈红色炎性表现，并反复出血，随之关节内含铁血黄素沉积。由于所含铁元素的顺磁性效应，含铁血黄素在所有序列上都表现为极低的信号，成为色素沉着绒毛结节性滑膜炎特征性的磁共振表现。

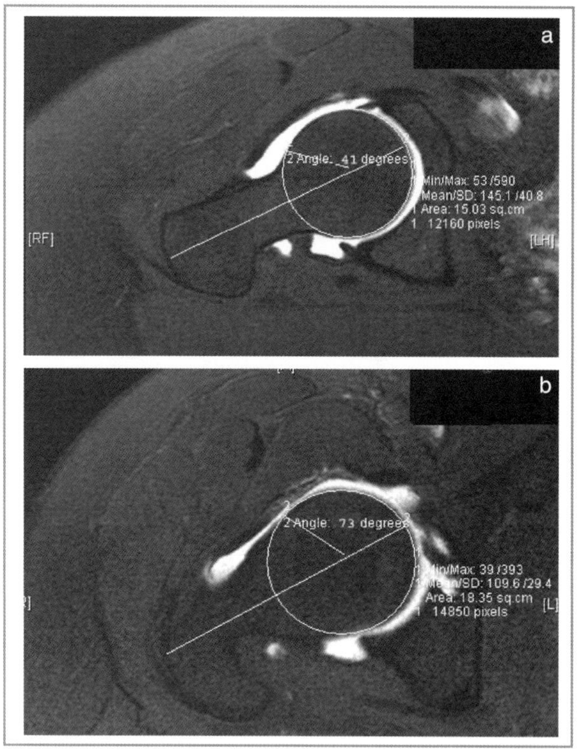

图 2.2-16 在股骨头上画一个圆，沿股骨颈画线，股骨颈与圆相交画另一条线，两线的夹角为 alpha 角，（a）图显示正常 alpha 角，（b）图显示异常的 alpha 角

全髋关节置换术后成像

术后最初的 X 线平片用以显示股骨和髋臼假体的位置和方位，也为随后的影像学比较提供基线。此后的影像学检查是为了在有疼痛症状时寻找松动、磨损和感染。随后的章节将会讨论这些情况，但是从影像的角度主要依靠系列 X 线平片，松动导致假体移位和假体周围（>2mm）的透亮带，通常在骨与骨水泥的接触面（图 2.2-17）。Gruen[14]将股骨部分分成 7 个区域，DeLee 和 Charnley 将髋臼部分分成 3 个区域[15]。累及的区域的数目和位置能帮助分析松动的严重性（参见 4.1 章节）。

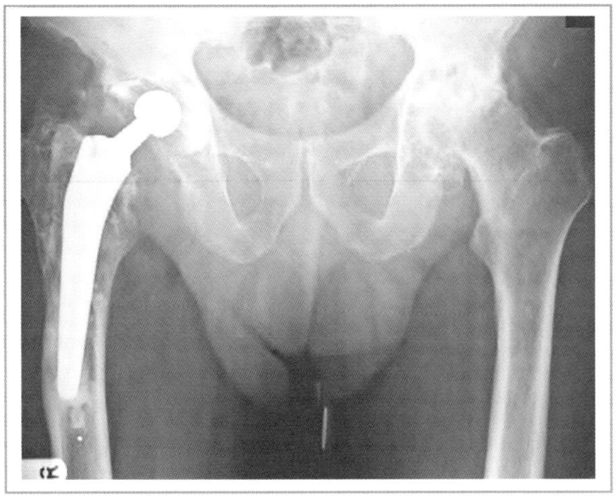

图 2.2-17 X 线平片显示股骨柄假体周围明显的骨溶解，提示股骨和髋臼假体松动

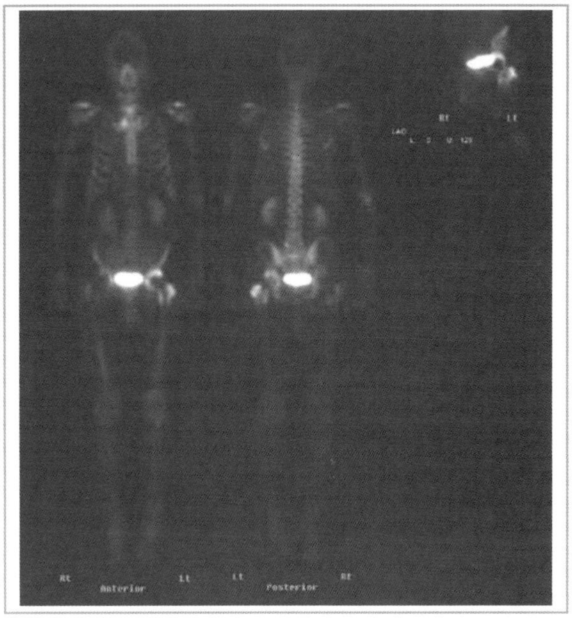

图 2.2-18 延迟相骨扫描显示全髋关节置换术后双侧摄取增加，提示假体松动

当怀疑假体松动或感染时，核医学技术能起到一定辅助诊断作用。同位素骨扫描时，为患者静脉注射放射性同位素锝^{99}标记的二磷酸盐，它可以发射 γ 射线。注射 2～4 小时后用 gamma 照相机采集图像，反映成骨细胞对二磷酸盐的摄取情况。早期动态图像采集可以显示血管分布情况。假体松动时，邻近骨内的骨母细胞摄取活性局灶性增加，特别是有感染存在时，通常还会有血管分布增加。骨扫描是一种功能性检查，能在 X 线平片出现改变前发现假体的问题，或确定 X 线平片所见的透亮带与病变有关。撇开显著的放射剂量不说，骨扫描的主要问题是，由于假体的存在，骨扫描的结果在很长一段时间内都会受到影响。研究结果显示骨水泥假体周围的高摄取将持续 2～3 年，特别是在股骨假体端。所以，尤其是最初的几年，常规骨扫描能出现很高的假阳性率。

假体松动一般引起局限性高摄取，而感染时高摄取常常更为弥漫（图 2.2-18）。然而，由于两者间往往存在重叠，所以当怀疑感染时，常需要辅以其他检查来增加诊断的准确性，包括前面提到的动态骨扫描、白细胞标记扫描。白细胞标记扫描是抽取患者的血样并离心分离白细胞，用放射性物质锝^{99}或铟^{111}标记这些白细胞，然后重新注入患者体内。24 小时后行图像采集，此时白细胞已与炎性病灶结合。这项检查昂贵，需要特殊的实验设施，很多医院无法进行此项检查。尽管如此，依然可能出现假阳性和假阴性，一篇文献认为该检查的敏感性和特异性分别是 81% 和 91%[16]。新近发展的核医学技术 FDG-PET（正电子发射断层成像）在确定感染上显示出一定前景，但是需要进一步研究，同样只有专业中心才能完成该项检查。影像引导介入穿刺活检也是选择之一，特别是高级别的感染，如果结果是阳性，不仅能够确定诊断，也能够明确病原菌，指导抗生素治疗。

随着减少金属伪影技术的发展，磁共振能帮助诊断一些全髋关节置换术后的并发症，如异物巨细胞肉芽肿性反应表现为高信号囊性病变和髋外展肌撕裂，后者在前外侧入路中，被切开后又重新缝合。

总结

对髋关节疼痛的患者，X 线平片仍然是发现和评价病变的主要方法。通常，X 线平片能够很好地显示患者关节病的程度，以决定是否需要进行关节置换。更高级的成像技术——超声、CT，特别是磁共振对特定的患者有价值，常常作为解决问题的诊断工具，或者在某些时候，帮助制订手术计划。

（蔡　宏　译）

参考文献

1. **Manaster BJ.** Adult chronic hip pain: *Radiological Evaluation Radiographics 2000;20:S3-S25*
2. **Davies AM, Johnson K, Whitehouse RW.** Imaging of the hip and bony pelvis; Techniques and applications. *Berlin, Heidelberg: Springer-Verlag, 2006*
3. **Delaney S, Dussault RG, Kaplan PA, Alford BA.** Radiographic measurements of dysplastic adult hips. *Skeletal Radiology 1997;26(2):75-81*
4. **Kasserjian A, Yoon LS, Belzile E, Connolly SA, Millis MB, Palmer WE.** Triad of MR arthrographic findings in patients with cam-type femoroacetabular impingement. *Radiology 2005;236:588-92*
5. **Czerny C, Hofmann S, Neuhold A, Tschauner C, Engel A, Recht MP, Kramer J.** Lesions of the acetabular labrum: accuracy of MR imaging and MR arthrography in detection and staging. *Radiology 1996;200(1):225-30*
6. **Fang C, Teh J.** Imaging of the hip. *Imaging 2003;15:205-16*
7. **Eustace SJ.** Magnetic resonance imaging of orthopaedic trauma, 1st edn. *Philadelphia Lippincott, Williams and Wilkins, 1999*
8. **White LM, Kim JK, Mehta M, Merchant N, Schweitzer ME, Morrison WB, Hutchinson CR, Gross AE.** Complications of total hip arthroplasty: MR imaging-initial experience. *Radiology 2000;215:54*
9. **Twair A, Ryan M, O'Connell M, Powell T, O'Byrne J, Eustace S.** MRI of failed total hip replacement caused by abductor muscle avulsion. *Am J Roentgenol 2003;181-6:1547-50*
10. **van Holsbeeck MT, Eyler WR, Sherman LS, Lombardi TJ, Mezger E, Verner JJ, Schurman JR, Jonsson K.** Detection of infection in loosened hip prostheses: efficacy of sonography. *AJR Am J Roentgenol 1994;163-2:381-4*
11. **Blankenbaker DG, Tuite MJ.** The painful hip:new concepts. *Skeletal Radiology 2006;35:352-70*
12. **Schmid MR, Nötzli HP, Zanetti M, Wyss TF, Hodler J.** Cartilage lesions in the hip: diagnostic effectiveness of MR arthrography. *Radiology 2003 226(2):382-6*
13. **Harris WH, Barrack RL.** Contemporary algorhythms for the evaluation of the painful total hip prosthesis. *Orthopaed Rev 1993;22:531-9*
14. **Gruen TA, McNeice GM, Amstutz HC.** "Modes of failure" of cemented stem-type femoral component: radiographic study. *Clin Orthop Relat Res 1979;141:17-27*
15. **DeLee JG, Charnley J.** Radiological demarcation of cemented sockets in total hip replacement. Clin Orthop Relat Res *1976;121:120-32*
16. **Zhuang H, Duarte PS, Pourdehnad M, Maes A, Van Acker F, Shnier D, Garino JP, Fitzgerald RH, Alavi A.** The promising role of 18F-FDG PET in detecting infected lower limb prosthesis implants. *J Nucl Med 2001;42(1):44-8*

2.3 术前计划以及数字化模板测量

M. J. W. Hubble, G. D. Shaw

引言

全髋关节置换术的术前计划是最为重要的手术环节之一，相反而又经常被忽视。一句老话讲“没有计划的手术就意味着失败”，这句话用在关节置换手术上是再正确不过了。很多的错误和并发症都是可以通过恰当的术前计划避免的，但良好术前计划的目的并不是避免灾难的发生，而是为了确保通过最为简单且直接的办法使患者获得最佳的治疗效果。

通过术前计划和准备，手术医生希望能够在手术开始之前就预测到可能使用到的器械和假体，这里面就包括了正常情况下在一般的医院里可能没有的设备和植骨材料。而术前计划里最为重要的部分其实是在手术开始之前能够确定假体安放的正确位置，这样就可以重建髋关节的解剖旋转中心、正确的下肢长度和偏心距。只有确定了假体的合理位置，手术医生才能够在手术中有机会实现这些手术目标。最后，如果在手术前医生就能够知道要做什么的话，术前计划还能够缩短其学习曲线、减少手术时间和并发症。本章节我们将共同回顾传统的模板测量技术和数字化模板测量技术。

病史

术前计划并不是开始于模板测量，而是在门诊第一次接诊患者的时候就开始了。病史上有没有可能影响关节置换的情况，病理上比如股骨头缺血性坏死、炎症性关节病、既往放射治疗或手术史，这些有可能影响到手术入路和假体类型的选择。

对于所有既往手术史的患者，都必须考虑到并排除感染的可能性，特别是对于翻修的病例，还要查阅以前的手术记录，这里面通常都有影响当前手术的信息。

体格检查

对患者的体格检查是术前计划里很必要的部分（参见 2.1 章节）。仅仅在术前对患者进行仔细的查体，医生就可以知道肢体长度的差别（真性的或假性的）、关节的固定性挛缩或骨盆倾斜。如果要重建患者的真实解剖，在接下来的手术中这些都是要考虑进去的。同样的，既往手术的瘢痕可能影响到手术入路的选择。手术前由手术医生亲自为患者进行个体化的体位摆放也很重要，只有这样，手术医生才能够知道骨盆的相对位置，骨盆是处在屈曲位、后伸位，是倾斜的还是垂直的，这些都会影响关节置换时假体位置的安放。

X 线检查

只有经过病史采集和体格检查后，医生这个时候才应该将注意力放在对 X 线片的评价上。X 线片应该是新近拍摄的，理想位置应该是髋关节内旋 15°拍摄。如果临床检查与 X 线片表现不相符，比如影像学上无法解释的肢体长度不等时，就需要重新拍摄 X 线片并与原来的 X 线片对比看看有没有明显的骨量丢失。

许多髋关节炎患者习惯将腿放在外旋位，放射科医生需要在拍摄 X 线片的时候要求患者下肢内旋 15°，否则 X 线片上股骨颈外翻将增大、偏心距将缩小而旋转中心将变高（图 2.3-1）。只有当股骨颈与照射球管垂直时，才能显示真正的偏心距和颈干角。当下肢外旋时，小粗隆会更加凸显，提示手术医生股骨颈的位置不对。

对于翻修的病例，确保包括了假体远端部位的 X 线前后位片和侧位片很重要，因为骨溶

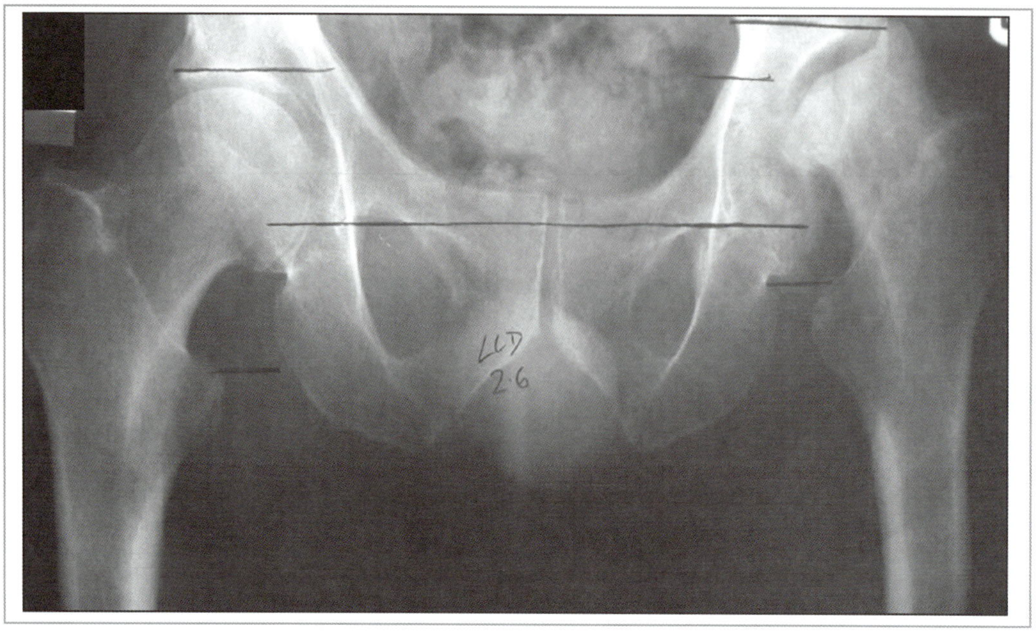

图 2.3-1 左髋外旋位使得小粗隆凸显、偏心距变小、颈干角增大，股骨头中心相对大粗隆尖端上移。标记出了“泪滴”间线、下肢长度差和髋臼的骨缺损

解或骨水泥可能会延伸到髓腔远端。对于更为复杂的病例，髋臼斜位 X 线或 CT 对于全面评价骨缺损特别是在髋臼侧很有帮助。

X 线片的评价

下面列出的评价方法可用于初次置换，也可以用于翻修手术，一共 7 个步骤：

1. 评价骨缺损或骨量增多
2. 评价下肢长度差别
3. 确定髋臼旋转中心的位置
4. 确定股骨头旋转中心的位置
5. 确定偏心距（股骨干中轴线到股骨头旋转中心的距离）
6. 确定合适的股骨柄的尺寸
7. 确定股骨颈的截骨平面

骨缺损和下肢长度差

为了量化髋臼上缘骨缺损的程度以及方便测量下肢长度差，可以画两侧“泪滴”的连线做参考线（泪滴间线，图 2.3-1）。

如果“泪滴”不清楚，还可以沿耻骨下支上缘的最低点的连线作为参考线。通过测量参考线向上到对侧髋臼顶的距离，就可以测量骨缺损的程度。同样的，测量参考线向下到双侧小粗隆的距离，计算两侧的差值，就是双侧下肢的长度差。还要留意其他形式的骨缺损，比如髋臼内陷、囊性变、骨溶解或髋臼壁缺损。还要留意骨量增多的情况（通常是异位骨化）（图 2.3-1）。

髋臼和股骨头旋转中心

手术医生只有术前先确定恢复髋关节解剖所需髋臼安放的位置，手术中才能把髋臼放在正确的位置，有一些方法能够达到这一目的（图 2.3-2）。

首先，可以用髋臼模板来测量，选择手术侧或对侧损害较轻的髋臼作参考。利用模板，可以确定髋臼假体的位置、大小和旋转中心（图 2.3-2a）。如果髋臼严重发育不良或磨损严重，无法确定模板放置位置，那么可以利用 Muller 方法来估计髋臼的旋转中心（centre of rotation，CRA）。根据 Muller 方法，成年男性的髋臼旋转中心大约位于“泪滴”下缘的近端 14mm、外侧 37mm 处。这一方法可以用于极端严重病例的髋臼旋转中心的估计（图 2.3-2b）。第二步就是要确定股骨头的旋转中心，同样可以用磨损较轻的对侧作参考，股骨假体模板上的同心圆是最为简便的办法来确定股骨头的旋转中心（图 2.3-3）。如果股骨头变形严重，而

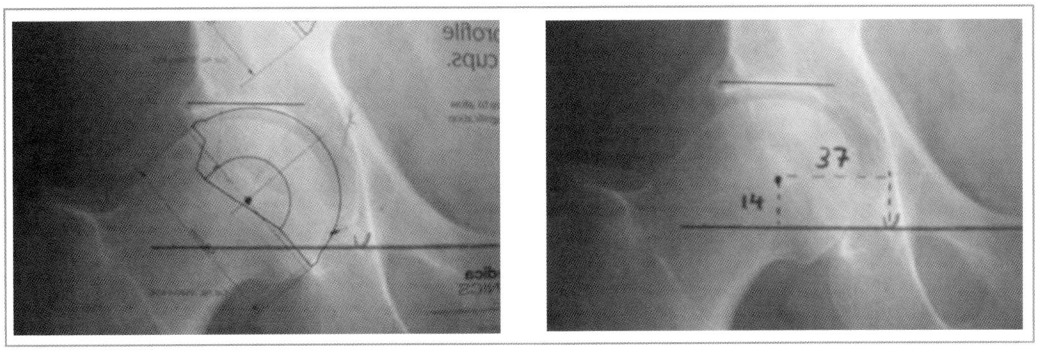

图 2.3-2 (a) 使用髋臼模板来测量以及 (b) 利用 Muller 方法来确定髋臼旋转中心的位置

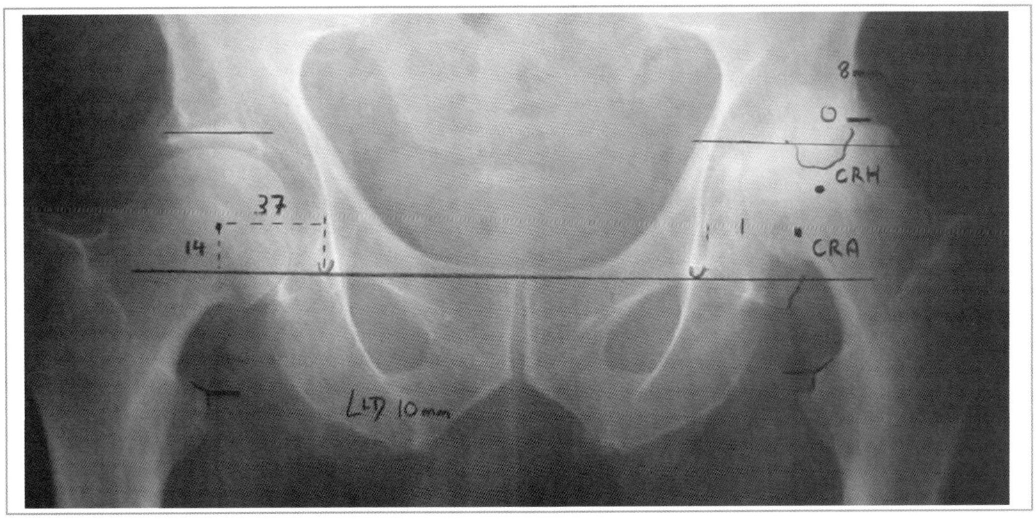

图 2.3-3 在确定股骨柄大小和偏心距之前的评估测量

对侧又不能作为参考，通常情况下股骨头的旋转中心位于大粗隆尖端水平向下 2～5mm 处。图 2.3-3 显示的例子就是在确定偏心距和股骨柄大小之前明确骨缺损、骨量增多、下肢长度差、髋臼旋转中心和股骨头旋转中心的位置。需要注意的是，如果手术中计划将假体安放在术前预计的位置，那髋臼旋转中心和股骨头旋转中心的垂直距离应该等于下肢长度差。显然，当置换关节复位后，髋臼旋转中心和股骨头旋转中心就重叠了，复位前两者的差距就等于下肢长度的变化量。

偏心距和股骨柄尺寸的模板测量

偏心距是指股骨干中轴线和股骨头中心的水平距离（图 2.3-4），体现了外展肌的力臂长度，需要在手术中尽可能地恢复来重建髋关节的正常解剖。

需要注意的是当股骨颈和 X 线片不在同一水平时，偏心距会缩小。只有当股骨颈与底片在同一水平（即髋关节内旋 15°拍片）时，测量出的偏心距才能反映真实的偏心距。正如前面

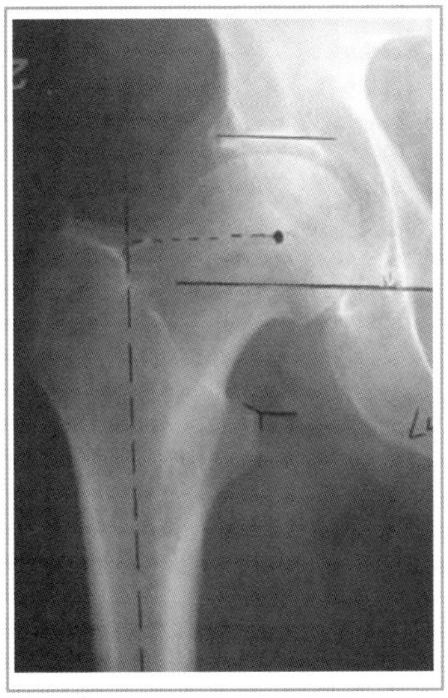

图 2.3-4 偏心距的测量

讨论的，通常的情况是摄片时髋关节处于外旋位，这样将缩小偏心距，需要在评估时考虑进去。Exeter系列假体的股骨部分是根据假体的偏心距来命名的，范围从30～50mm。

还可以通过增加或减小股骨头组件来进一步地调节偏心距。由此偏心距的范围可以为27～53mm（图2.3-5）。

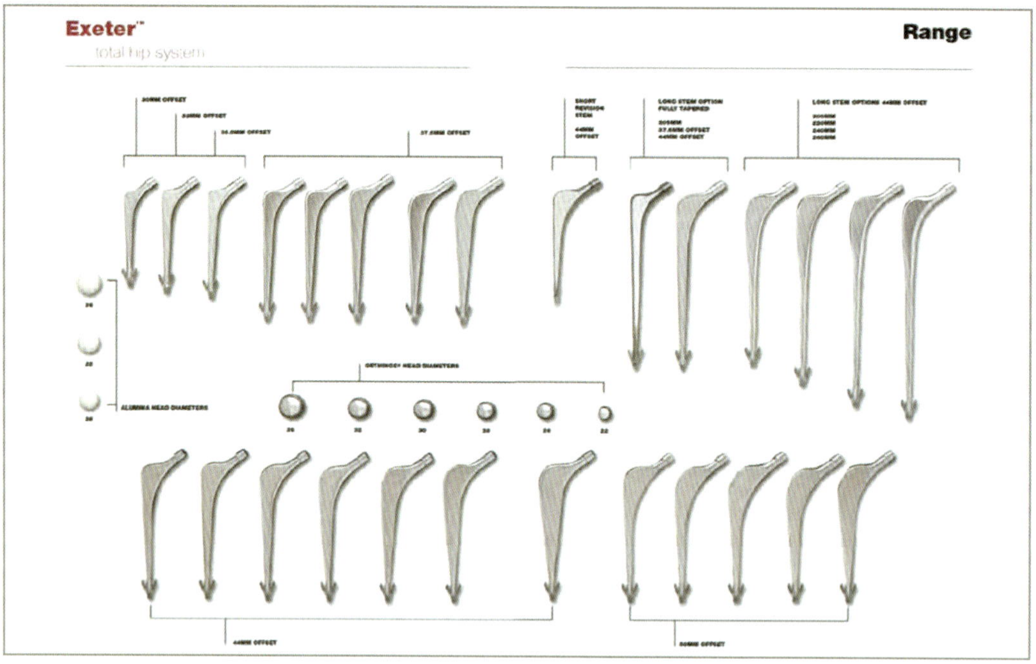

图 2.3-5 Exeter 股骨柄系列

针对某一特定的偏心距，又有不同尺寸的股骨柄，股骨柄的宽度变化而偏心距不变。这样就能在偏心距不变的情况下，既能保证股骨柄对髓腔的充填，又能保证足够的骨水泥壳。合适的股骨柄的尺寸和偏心距可以通过模板来获得（图2.3-6），在股骨柄和骨皮质之间要至少保留2mm的骨水泥壳，在模板上是用平行于假体的最接近的一条线画出来的，这条线同样也是相应髓腔锉的大小和在髓腔内的位置。

图2.3-7a显示的是偏心距37.5mm的3号柄能够很好地填充髓腔，但偏心距比正常情况偏小，图2.3-7b显示的是同样大小的偏心距44mm的股骨柄，能够很好地填充髓腔又能准确地恢复偏心距。一旦股骨柄的大小和位置确定下来，标记出大粗隆尖端到股骨柄肩部的距离。这是在术中指导髓腔锉和股骨柄插入深度的非常重要的指标，由此来获得正确的肢体长度（图2.3-7b）。这是在所有模板测量中最为重要的一步。如果髋臼杯安放到髋臼的中心而股骨柄按照这一距离插入到合适的深度，那么就可以获得正确的下肢长度。

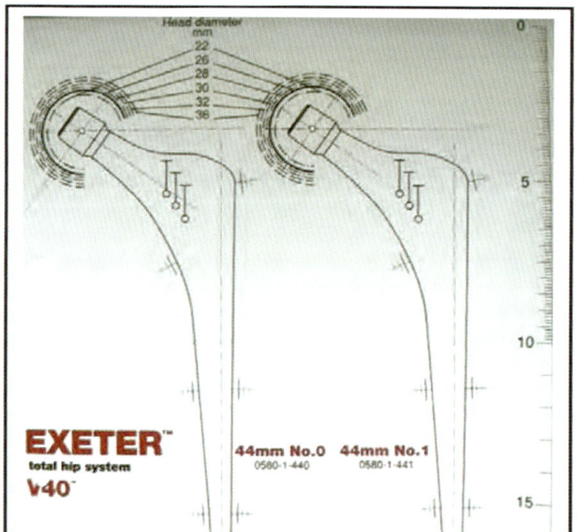

图 2.3-6 Exeter 44 的 0 号和 1 号柄的模板

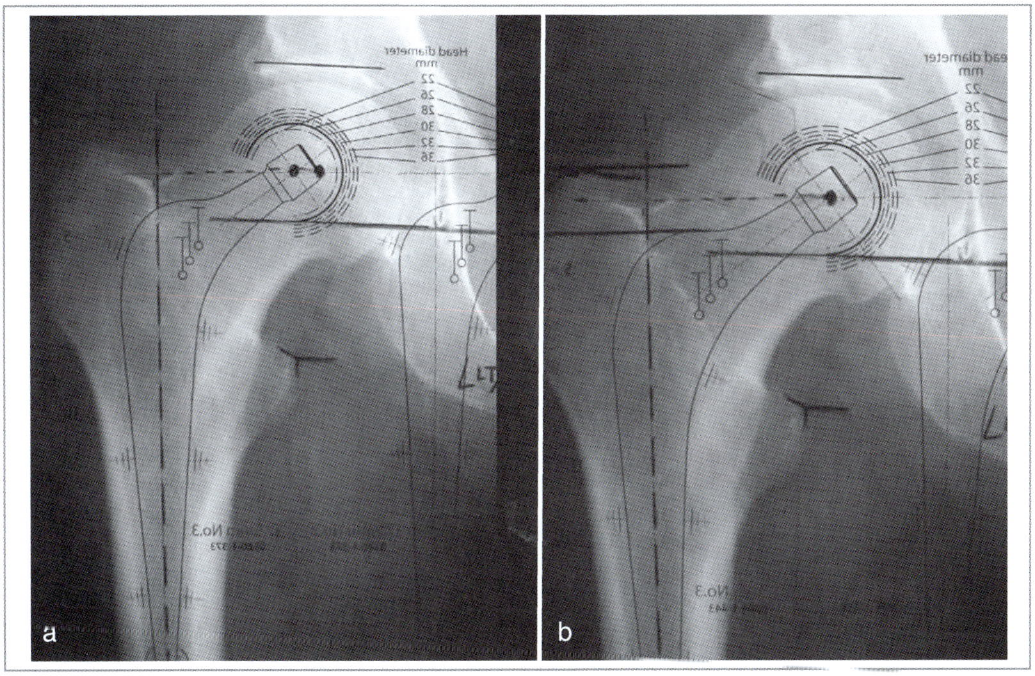

图 2.3-7 （a）37.5mm 的柄偏心距过小，（b）44mm 的柄偏心距合适

股骨颈截骨水平

如果是选择如 Exeter 一样的无颈领的股骨柄，由于颈长并不控制假体的位置，因此股骨颈的截骨水平的要求并不严格。然而，对于其他的设计，股骨颈的截骨水平就更为关键，合适的股骨颈截骨水平需要在模板测量时确定并在 X 线片上标记出来。

翻修手术的模板测量

上面描述的测量方法同样适用于翻修手术，遵循同样的顺序：

1. 评价骨缺损或骨量增加
2. 评价肢体长度差别
3. 确定髋臼旋转中心的位置
4. 确定股骨头旋转中心的位置
5. 确定偏心距（股骨干中轴线到股骨头旋转中心的距离）
6. 确定合适的股骨柄大小

对于骨缺损或骨量增加的问题要特别关注，因为包容性骨缺损和非包容性骨缺损主要影响到假体选择的类型和大小、植骨的需要和辅助器械的准备，比如髋臼加强环、金属网、线缆、大粗隆抓板、长柄假体、结构植骨或钢板。通过周密的术前评估，预计使用特殊假体和额外的器械是非常必要的。

如果选择打压植骨来重建股骨，还需要额外的术前计划步骤。远端的植骨范围要在 X 线片上标出来（标准柄是在大粗隆顶端向下 19cm 或骨溶解最远端向下 2cm 处）。带有标尺的模板与髓腔栓子引入器相一致，可以提示所需髓腔栓子的大小。

其他的情况，例如骨皮质特别薄弱的部位预计要使用预防性线缆加固的也可以在 X 线片上标注出来（大粗隆尖端以下多少厘米），来指导术中的操作。溶骨性病损无论是在正位片还是侧位片上只要超过骨皮质的 50％的，就需要用加长柄假体或皮质外的结构植骨或钢板来跨过薄弱处来加强（图 2.3-8）。术前不仅要确定假体柄的可能型号，还要确保髓腔能够容纳股骨打压植骨器，这一点在加长柄打压器用在小髓腔时可能是个问题。

术前计划阶段落实所有这些步骤虽然花费时间，但却可以避免在术中出现灾难性情况。

总结

如果习惯性地按照上面所描述的方法进行术前计划的话，此方法简单直接又快捷，不但可以用在初次置换上，也可以用在翻修手术上。

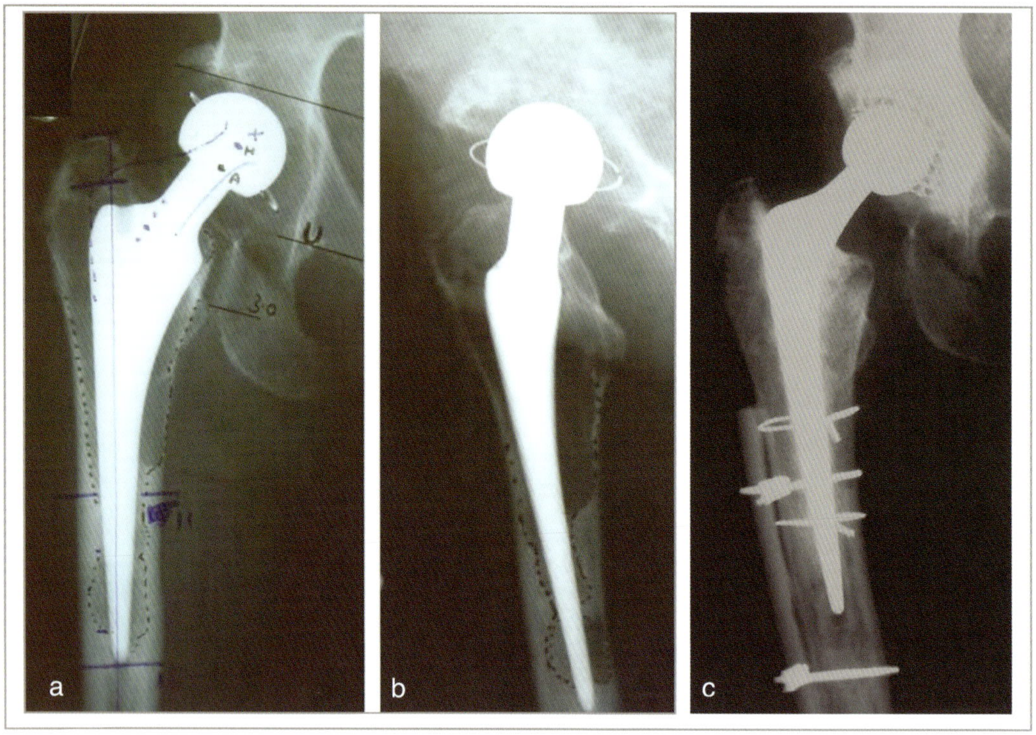

图 2.3-8 （a、b）术前，（c）打压植骨术后。对于髓腔过小无法容纳长柄假体时，使用结构植骨跨过假体尖端骨溶解区进行加强，注意在打压植骨之前在骨皮质薄弱区用预防性钢丝加以保护

通过简单初次置换积累的经验，当面对复杂病例时也可以熟练应用这一方法。

数字化模板测量

随着在过去几年里图片档案关联系统（PACS，Picture Archive Communication System）在全世界范围内的医院里的引入，传统的 X 线片已经被数字照片所取代。这些数字图像可以在电脑显示器上进行浏览，但却不能简单地使用传统的模板进行测量。

OrthoView™是专为代替和改进传统模板测量而设计的专业软件，OrthoView 与 PACS 系统相整合，就可以在 PACS 系统里使用模板进行测量了。另外，OrthoView 软件还可以安装到与 PACS 系统相连的独立的服务器上，可以通过任何联网的计算机来使用。OrthoView 还可以作为独立的应用软件来使用，将 PACS 影像以 Dicom 文件格式输入 OrthoView 即可使用，通过扫描或对 X 线片数码照相获得的 JPEG 文件同样可以使用。

在 OrthoView 髋关节模板测量系统的发展过程中，Exeter 的方法是作为模板测量的基本理论来进行教授的。一旦图像输入到 OrthoView 软件中，模板测量过程就按照四个非常清晰的阶段来进行：

1. 按比例缩放
2. 计划
3. 模板测量
4. 报道

按比例缩放

数字化模板测量的优势之一就是 X 线影像可以随意缩放，可以按照胶片模板假定的 120% 放大率来输入模板。

理想情况下，所有的影像都应该在有比例尺下来拍摄。对于全髋关节置换术理想的比例尺是已知的对侧股骨头的大小（图 2.3-9）。还可以使用已知尺寸的标记物放在与股骨头相同的平面上。最糟糕的情况是用 X 线片上的比例尺，而在传统摄片时放大率可以从 115% 到 130% 不等。

计划

软件里的智能功能被设计成能够快速鉴别关键性的骨性标志，比如股骨头和髓腔（图 2.3-10）。

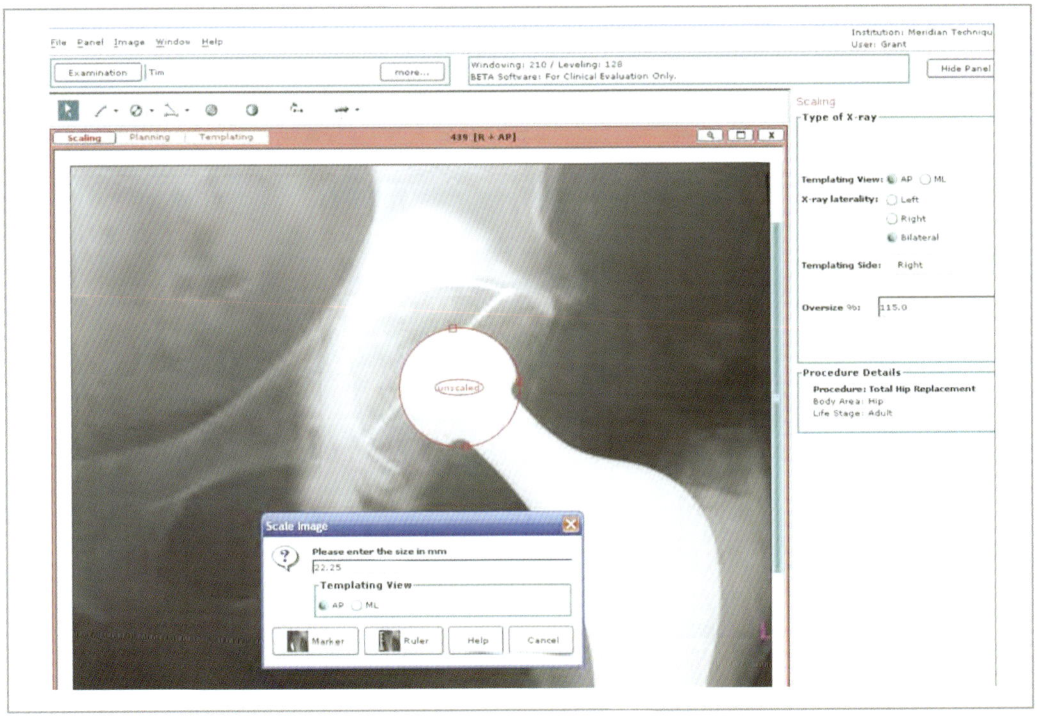

图 2.3-9 利用已知的股骨头大小来缩放图像

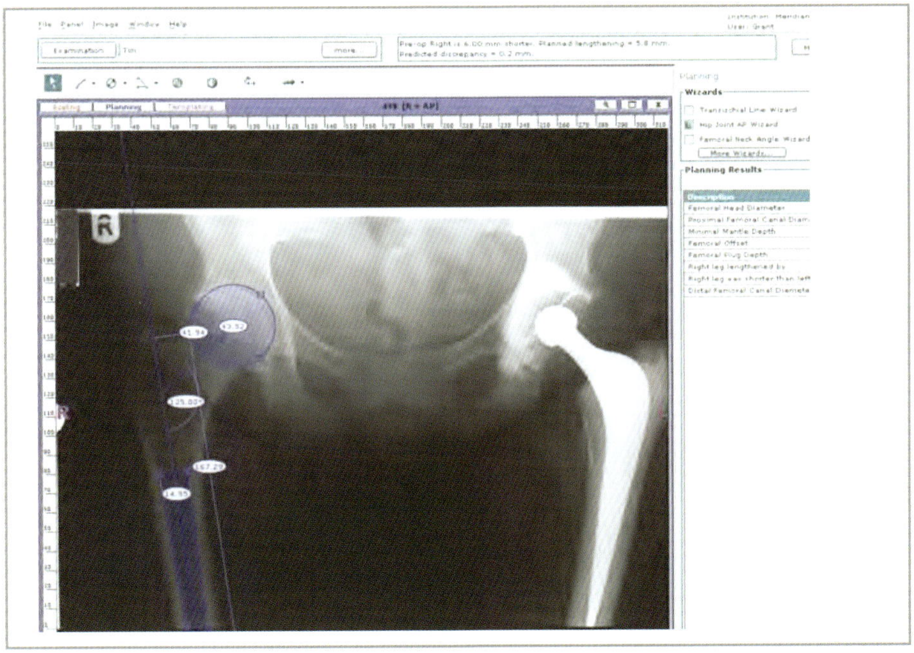

图 2.3-10 图中显示软件的智能计算功能

OrthoView 软件测量后会推荐最为匹配的模板并将模板放在正确的位置。

其他的智能工具条如果需要的话也可以用来帮助术前计划制订。

如果术前存在肢体不等长的情况，可以激活肢体长度功能（图 2.3-11）。这一功能利用水平基准线，比如坐骨结节连线，任何的股骨侧相同的位置都可以作为股骨标记点。肢体长度的差别都被记录并显示出来。当在模板测量阶段股骨和髋臼的模板的位置确定下来后，肢体长度的矫正数值就被自动计算出来，假体安放在正确的位置即可获得相同的肢体长度。

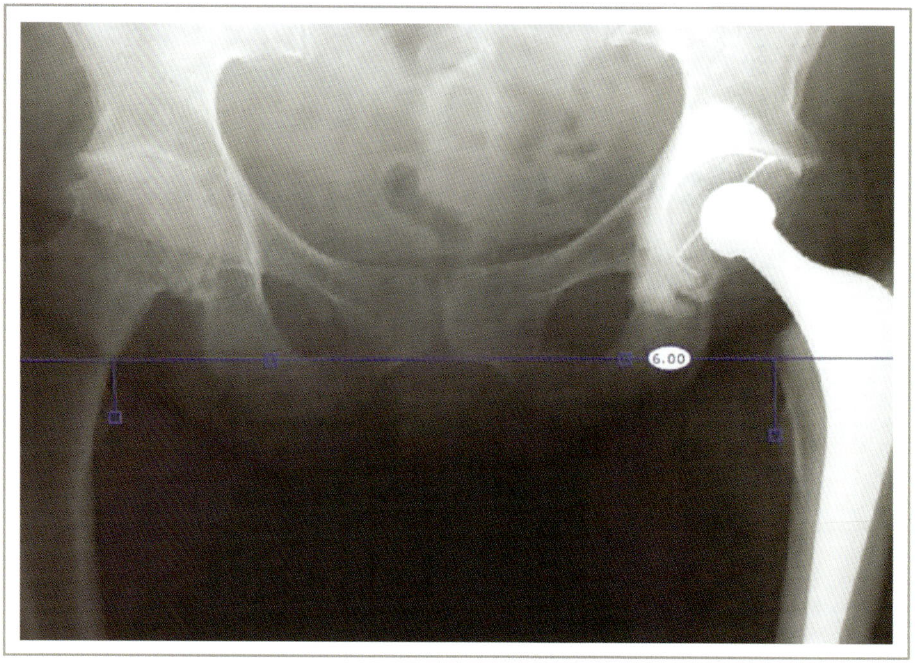

图 2.3-11 肢体长度的评估

模板测量

软件会根据假体的位置和形状向医生建议Exeter股骨柄的大小和偏心距，当医生选择相应的模板后，假体被模拟插入正确的位置（图2.3-12），一般医生只需要进行微小的调整即可。医生可以轻易地改变假体的位置。Exeter髋关节系列的数字模板被按照顺序排列在工具栏里，这样的话选择不同型号的假体就非常的简单。医生也可以不参考软件的建议而自己选择合适的模板和放置位置。而对于退变十分严重的病例，模板可以很轻易地翻转到对侧，这一点非

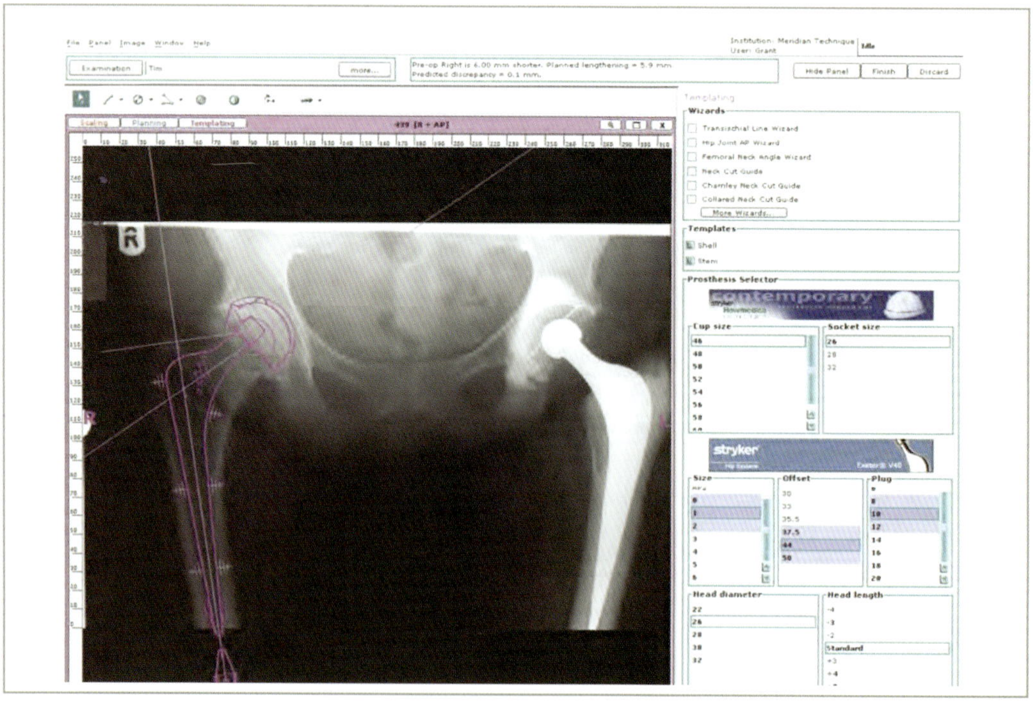

图 2.3-12 臼杯和股骨柄的模板放在相应的位置上

常实用。还可以选择不同的股骨头尺寸和颈长来进行尝试。

当选好髋臼假体后，其位置通常需要用鼠标或键盘进行细微的调整。不同大小的髋臼选项依次排列在工具栏里，如果大小变了，只要做位置的微小调整就行了。同时，软件也知道针对每一款髋臼假体可以使用的股骨头的大小，这样就避免了股骨头型号的不匹配。

髋关节模板选择且位置调整好之后，接下来就是将模板计划与手术中的实际骨性解剖相联系起来。医生可以从几个工具选项里自己选择来进行计划。包括使用数字量尺来测量股骨柄肩部到大粗隆尖端的距离（图 2.3-13）、股骨颈截骨工具和 Charnley 所描述的截骨指导（图 2.3-14）。

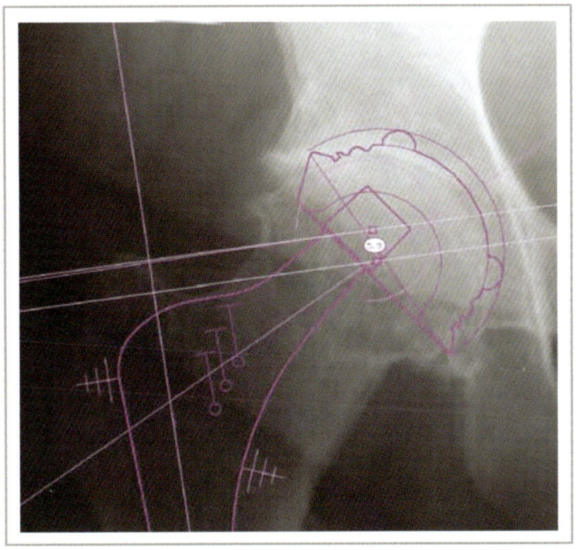

图 2.3-13　用数字量尺来测量

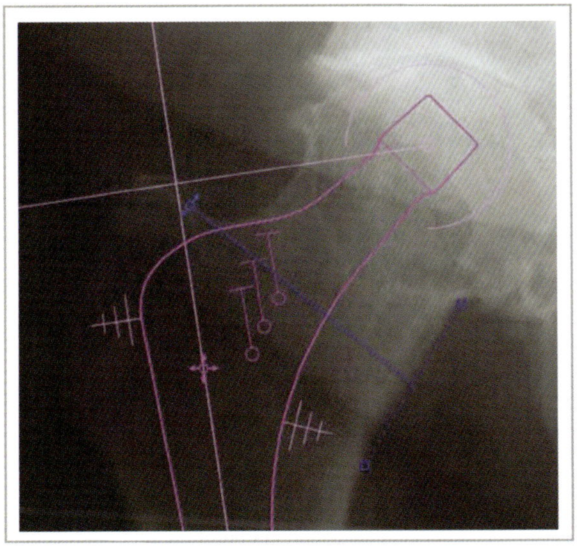

图 2.3-14　股骨颈截骨指导

软件里所有的模板由 OrthoView 制作并保持更新，最新的模板从网络上直接下载获得。

报道

一旦模板测量完成之后，完整的术前计划被保存并打印下来用于手术参考（图 2.3-15）。如果 OrthoView 软件与 PACS 相连的话，模板计划的图像就被保存到 PACS 系统里，作为患者影像资料的一部分，同时还生成一份包含了所有测量数据和假体型号的文字报道。

髋关节翻修手术

髋关节翻修手术的模板测量过程与初次手术非常相似，软件里有 V40 X-change 翻修系统里所有柄长的假体的模板。有的时候，对侧位片进行测量也非常有用，在 OrthoView 里可以同时打开 4 幅图像，软件里也有 X-change 翻修系统的侧位模板，使用方法和正位像相同。当对两幅图像同时进行模板测量时，改变假体型号时两侧同时自动更改，这样使用起来比传统模板方便得多。

髋臼侧软件里有加强环和更为复杂的双杯翻修假体的模板，还可以用线条来测量或绘画徒手塑形后的金属网。

术后工具

数字影像系统比传统 X 线片在研究和分析方面有明显的优势。某些版本的 OrthoView 软件包含了额外的术后分析模块，这里面大量的指令和工具用来测量假体的位置和角度。股骨内外翻工具虽然非常简单，但却非常准确，用于测量股骨假体的角度（图 2.3-16）。还有针对髋臼的测量工具，虽然采用了非常复杂的数学公式来计算髋臼假体的位置，但使用起来却非常简单（图 2.3-17）。

术后测量模块计算的结果可以直接以 Excel 表格的形式输出，这样也便于日后的分析。

未来发展

传统的 X 线片有诸多的限制，利用数字模板系统可以很好地解决缩放的问题。但由于股骨颈前倾造成的影像缩小的问题在 X 线平片上很难克

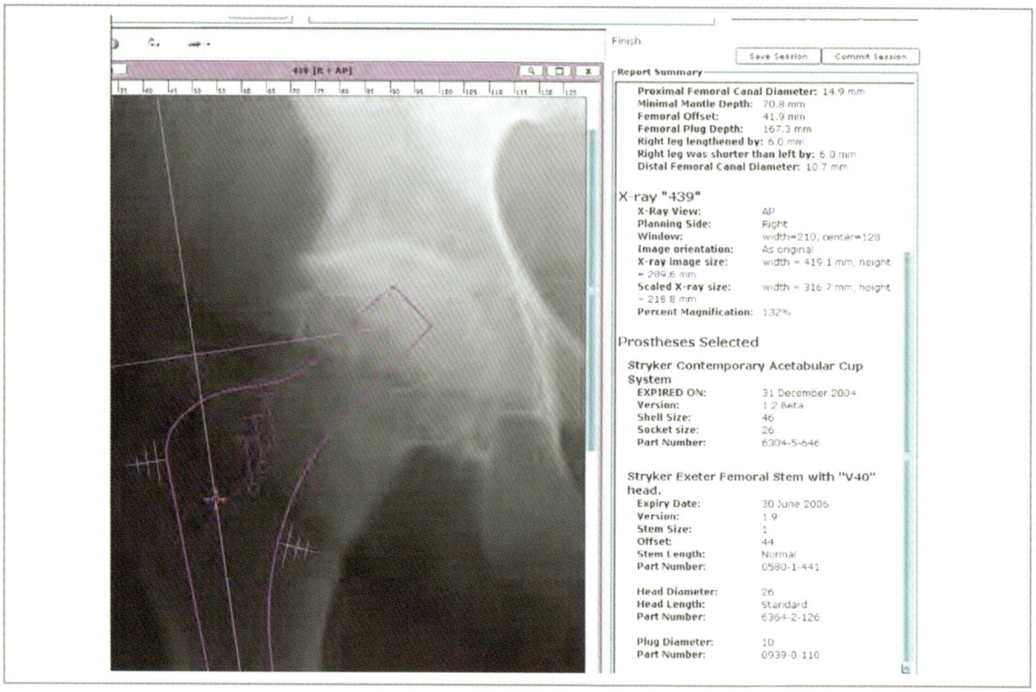

图 2.3-15 完整的术前计划报道

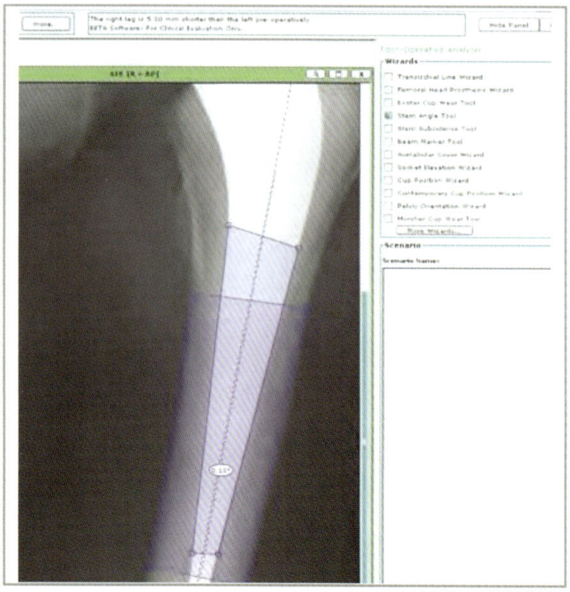

图 2.3-16 术后对线测量工具

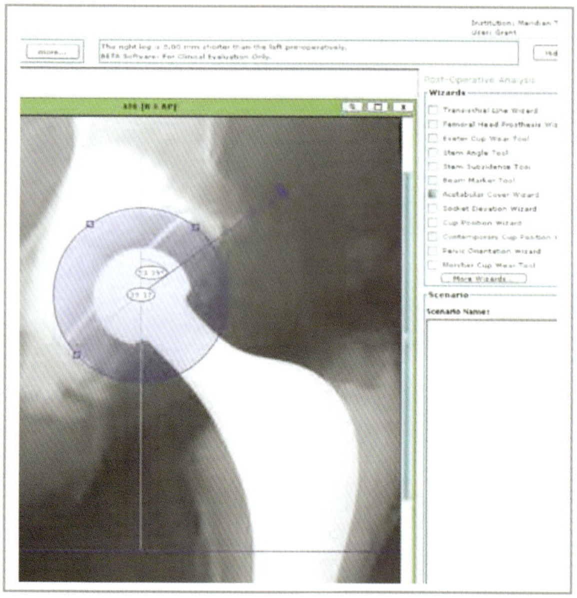

图 2.3-17 髋臼测量工具

服，可以尝试类似一些免成像的导航系统采用相互垂直的摄片与幻影变形技术相结合，但这样似乎也没有明显的益处。随着横断面成像技术在速度、质量和可用性方面的提高，更有可能对于那些有明显骨缺损的复杂翻修病例使用三维模板测量。

总结

从传统的硬质 X 线片到数字影像的转变在一些骨科科室已经带来了相应的问题，OrthoView 软件通过数字化模板解决了传统模板的缩放问题，同时在数字化测量和自动计算方面，比如下肢长度的矫正方面具有明显的优势。

总之，数字模板测量对于髋关节置换数量较多的单位具有明显的优势，是术前计划系统里很好的选择。

（李子剑 译）

2.4 麻 醉

A. Dow

髋关节置换对于麻醉师的挑战越来越大，因为该类手术面对的人群老龄化越来越严重。在英国每年有65 000例初次髋关节置换[1]。在英国最常用的髋关节置换假体是骨水泥固定型假体，这更为麻醉师带来了挑战。麻醉师对髋关节置换术的麻醉原则可概括为如下标题：

- 术前判断患者情况
- 麻醉方式
- 术后护理，包括止痛、尽量减少血液制品使用

术前判断患者情况

患者对髋关节置换术逐渐了解，以及对生活质量要求的日益提高，使得髋关节置换术手术人群年龄跨度越来越大。并且有些在10～20年前被认为是关节置换术禁忌证的合并症，目前也是逐渐常见。应尽早进行手术练习以降低围术期功能锻炼的困难，同时还可以帮助尽快活动。

平均一天可完成3～5台髋关节置换术。取消一台会导致平均工作量减少，并且通常很难临时通知其他患者当日手术。因此需要建立良好的系统降低因临床因素导致的迟发取消手术。

理想方法是由经验丰富的麻醉师在临床诊室附近建立术前评估诊室。麻醉师可以在评估诊室内对患者麻醉事宜进行评估，而且可以协助其他麻醉师做出麻醉决定。然而，这需要相当大的麻醉师资源。更加合理的方法是通过询问临床医师或是家庭医师了解患者影响手术的健康因素。这一做法很容易实行，并且其可以让临床医师更全面地了解患者病情。医师可参照如下指南（并不全面）：

—任何限制活动（在髋关节症状出现之前）使得行走少于20米的疾病
—既往3个月内有无心肌梗死
—不稳定心绞痛，或静息心绞痛
—无法平卧休息，至少垫3个枕头
—频发型短暂性脑缺氧（TIAs）
—严重的周围性血管病
—既往出现过麻醉风险
—长期重症监护
—BMI＞35～40

术前评估诊室内应讨论如下内容：

- 麻醉方式
- 术后增加护理的可能性，如ICU、HDU等
- 发病和死亡的风险

预测死亡率是一件困难而且具有主观性的判断。初次全髋关节置换术（THR）在英国登记的死亡率为0.3%～0.4%[2]，虽然部分医师报道数据低于0.1%[3]。然而，这些报道均未研究并发症对于个体死亡的影响。随着临床医师/麻醉师面对的患者群越来越复杂，应针对术后死亡率作如下研究：

- 应对当地30天内初次置换死亡率作调查，若没有当地统计数据则应用区域统计数据
- 合适的患者可参照该统计数据
- 伴有并发症的人群死亡率成倍数增长，近期心肌梗死的患者应用美国心脏协会（AHA）指南进行指导治疗[4]。必须向患者强调的是，这些统计数据仅代表死亡率的平均水平，并不能保证手术或麻醉是绝对安全的

操作实践

麻醉方式的选择要基于如下因素：

1. 麻醉师及临床医师的偏好
2. 手术时间及术中相关问题
3. 患者的偏好
4. 当时的药物及医疗条件

对髋关节置换术很难预估理想的麻醉方式。然而，以下因素会影响麻醉师在骨水泥固定型髋关节置换术中操作。

全身麻醉/镇静/苏醒

镇静程度受多种因素影响。若区域阻滞麻醉无法实行，或是无法满足手术需求，则需要全身麻醉。一般来说，中枢系统麻醉，如腰麻（蛛网膜下腔麻醉）或神经根阻滞可作为大部分手术的麻醉方式。

对于某些患有特定疾病的人群在术中保持清醒更为安全。因此，对存在气道相关疾病的患者，如睡眠呼吸暂停或气管解剖结构异常的患者，在没有镇静的条件下开放气道十分困难。而且，对于术前呼吸衰竭的患者无法耐受镇静带来的高碳酸血症，因此术中只能应用区域阻滞麻醉。在此种情况下镇静并不能应用。而且，对于部分患者，在清醒状态下不能耐受平躺或侧卧体位，需要考虑全身麻醉。由于个人意愿的不同，部分患者虽然患有以上并发症，但仍不能接受清醒状态下手术。

除此之外，很多外科医师发现在术中与患者交谈会导致分心。更严重的问题是在髓腔置入骨水泥的过程中部分患者会咳嗽，这会导致术中标记点移位。这对假体精确操作来说是不可接受的。

因此，很多麻醉师在行髋关节置换术过程中会给患者联合应用镇静或全身麻醉。全身麻醉的优点是其可以持续起效；而镇静则在给药后2～3小时失效，这将导致患者因悬垂的肩膀疼痛而感觉侧方不适。在术中将镇静转换为全身麻醉是十分困难的，从而对于手术时长待定的手术更倾向于应用全身麻醉。

区域阻滞麻醉的选择，包括术后止痛药应用

髋关节置换可应用如下区域阻滞麻醉法：

- 腰麻（蛛网膜下腔）
- 硬膜外麻醉
- 腰大肌间麻醉
- 股神经/坐骨神经/外侧皮神经阻滞麻醉

每一类型的麻醉方法都有其优势，但同样每一种麻醉方法都有其严重的并发症。

在英国，髋关节置换最常用的局麻方式为腰麻，而且腰麻也是最便捷、最简单的方法。连续腰麻并不常用，因为既往发生过导管相关损伤；并且，这一技术需要术后更加严密的监测以避免并发症发生。因此，更倾向于脊髓麻醉时初始给药即可。脊髓麻醉给药并没有统一的剂量，该问题也很少有前瞻性随机研究。近期一篇综述[5]表明联合应用局麻药与阿片类药较单用局麻药术后镇痛效果强。一份6篇文章的meta分析表明联用药物可以在术后16小时内降低疼痛，并提高痛阈。除此之外，定量分析试验表明初次给药药效可持续499.30分钟（95% CI 334～664）。选择长效局麻药并不重要，因为左布比卡因与布比卡因在降低疼痛评分与药量消耗上没有区别。

硬膜外麻醉对于有严重心肺疾病的患者有保护作用，有证据表明在这类患者中应用硬膜外麻醉可降低并发症风险。然而对于没有心肺疾病的患者，硬膜外麻醉与脊髓麻醉或外周神经麻醉相比并没有降低风险/收益比。除此之外，应用硬膜外麻醉的患者还应增加术后护理，避免呼吸抑制和低血压的发生。

腰麻可以降低术中血压，增加腔静脉血流。这样一来可以减少术中失血[6]。同样，DVT和PE的风险也可以降低，虽然降低水平并不像既往报道的那样明显[7]。部分研究表明该局麻方法与血栓相关，建议应用踝泵、低分子肝素、血栓弹力袜以及早期活动。如今腰麻与血栓产生的关系并不明确，但仍有研究表明其可降低DVT/PE的发生。

中枢神经阻滞最主要（但是罕见）的并发症为中枢轴性损伤，包括脊神经/马尾神经或是神经根。对清醒的患者进行操作并不能减少该损伤发生[8]。然而，若清醒的患者在穿刺过程中感觉疼痛则提示神经根或脊髓损伤的潜在风险。有些研究表明在进入睡眠状态的患者中更容易穿刺，而且穿刺效果受穿刺医师技术的影响。

腰骶丛麻醉不存在中枢轴性损伤的风险。但是，骶丛麻醉并不是不存在风险，有报道表明其存在相关风险[9]。骶丛麻醉无法达到与脊髓麻醉术中降低血压相等的效果，并且也不具有降低血栓发生的优点。尽管如此，一些地区仍认为其有极大的优势，因为中枢神经损伤带来的后果十分严重[10]。

股神经阻滞/坐骨神经阻滞/外侧皮神经阻滞或是下肢阻滞与骶丛麻醉有相同的优点及缺点。相比于中枢神经阻滞，它需要更长的准备时间，而且常常需要联合全身麻醉。而且，下

肢感觉功能主要由外侧皮神经传导，另外两条神经在髋关节置换麻醉中效果不明显。

对于初次髋关节置换的患者，作者一般给予中枢神经阻滞联合轻微全身麻醉。在脑脊液中加用吗啡/海洛因/可乐定等药物比单用局麻药镇痛时间长[11]。然而，加用这些药物增加了恶心及呕吐的风险[12]。这些并发症需要术后在镇痛的同时应用其他相关的对症药物（见下）。

骨水泥置入期间问题处理

“骨水泥反应”自30年前就已提出[13]，可以导致在骨水泥置入（尤其是股骨侧手术）过程中血压突然下降。目前认为其发病机制为骨水泥置入过程中增加了股骨髓腔和髋臼的压力。这样使得脂肪和空气进入循环系统，随后通过右心循环系统抵达肺循环。肺内脂肪或空气栓子在肺血管内形成栓塞导致右心压力增加、右心衰竭。肺血流减少，导致系统血氧饱和度下降，心输出量降低导致血压下降。但这一现象并不常见。然而，这批患者常常心输出量受限，包括老年和失血性休克的患者，无法耐受栓塞后全身血管收缩，从而导致血压下降，尤其是舒张压下降，引起心肌缺血和心搏骤停。

可通过多种方法降低该并发症的发生率。包括：

- 降低骨水泥远端髓腔内的压力
- 在置入骨水泥前优化体液容量负荷，减少心输出量降低的幅度
- 低血压发生时应用血管收缩剂/强心剂
- 识别高危人群

目前普遍在股骨远端放置吸引管，当股骨腔内置入骨水泥时抽走空气。这样可降低骨水泥-髓腔界面压力，减少空气/脂肪栓塞可能[14]。在髋臼内植入环钻，其可在髋臼内置入骨水泥过程中及之前吸出空气。重要的是医师不能应用吸气装置太长时间，否则将会通过骨盆骨髓丢失大量血液。

在置入骨水泥前已向患者体内输入胶体液或晶体液，以提高血容量。对于普通患者来说血容量控制并不严格，但是对于心储备量受限的患者则要严格控制补液量，避免过度负荷。可通过中心静脉压（CVP）或肺动脉导管监测患者血容量。然而，以上两操作均需要中心静脉置管，这样带来了额外风险。而且，CVP未必能够准确反映左心舒张压。目前有两种新的技术用来反映容量状态，并且风险/收益比更佳。动脉波形分析可以间接地反映心脏充盈量，虽然这一技术需要开放上端动脉，如臂动脉或股动脉。经食管超声可通过监测食管附近心脏瓣膜矫正血流时间（corrected flow time，FTC）评估心脏充盈水平。这种方法经济、快速、简便。该方法受操作者及患者内部因素的影响，但是FTC仍是监测心脏充盈量的有效指标[15]。对于鼻腔不通气的患者，可经鼻腔置管。

骨水泥置入导致严重低血压常伴随两个主要危险因素：心储备量低和高龄。80岁以上左心衰竭患者是骨水泥反应的高危人群。对这部分人群应用以上任一方法监测血管充盈量。麻醉师在置入骨水泥前应通过调整静脉输液滴定速度来维持正常的充盈压，从而减少因骨水泥置入导致的心输出量下降。麻醉师应该预估骨水泥置入时长，并且确保强心剂和血管收缩剂随手可得。麻黄素是最普遍应用的强心剂/血管收缩剂，但是对于严重的血压降低应该使用间羟胺或肾上腺素。这些药品应该随时可以稀释，以方便大剂量静脉滴注。开放动脉可以帮助麻醉师对低血压尽快做出反应，虽然大部分麻醉师对于这一有创操作不以为然。然而，对于高危人群，该操作有助于提示潜在的心力衰竭的风险。作者倾向于对特定人群在局麻时应开放动脉通道，在麻醉完成后放置经鼻腔/口食管超声。FTC目标值为>350ms，表明血管充盈良好，应输注晶体液或胶体液维持这一水平。

术后护理

目前髋关节置换术后功能锻炼倾向于尽快开始。的确，大部分患者在术后当日晚些时间就开始锻炼，或是在术后第一日开始锻炼。有证据表明镇痛不良是导致锻炼延迟的因素，而且这需要投入更多的关注。降低术后恶心及呕吐、输血都是术后麻醉师处理项目。

恶心及呕吐

并没有一种麻醉技术可以完全避免恶心及呕吐。有证据表明部分人群术后恶心及呕吐的风险高，而且这部分人群应在术前发现。这部分人群在既往手术中存在长时间恶心的并发症，以及他们完全经口进食所需的过渡时间延长。这类患者

应在麻醉期间尽可能地降低恶心及呕吐的发生率。包括术前应用镇吐药物，避免应用一氧化氮（笑气），合理应用术后镇痛药。除此之外，应该常规使用镇吐剂如5-HT_3拮抗剂，如昂丹司琼。两种老药，地塞米松和赛克力嗪，被认为具有高性价比，而且可作为良好的辅助药品[16]。对于该类患者的推荐剂量是：

可预防性口服甲氧氯普胺10mg、对乙酰氨基酚1mg、双氯芬酸75mg

用异丙酚行全静脉麻醉，或是氧气/空气/异氟烷混合吸入麻醉

脊髓麻醉联合局部麻醉+海洛因/吗啡

格拉司琼1mg或昂丹司琼4mg

术中静脉输注地塞米松8mg

术后定期应用对乙酰氨基酚+双氯芬酸

吗啡仅作为辅助镇痛

在需要的时候昂丹司琼4mg/Q8h，赛克力嗪50mg/Q8h。

在严重病例中，患者需要保持禁食禁水状态，在术后几天内通过输液维持。

术后镇痛

区域阻滞麻醉法在上述文章中已经提及，其可通过联合鞘内注射局麻药+吗啡/海洛因局部麻醉来达到最佳术后镇痛效果。心血管疾病高危人群可在术后硬膜外麻醉镇痛中受益，但对于大多数患者来说并不需要。髋关节置换术后镇痛应遵循如下原则[17]：

- 术后应用非阿片类镇痛药，并不是需要时才用
- 在严重疼痛上述治疗无法缓解时静脉滴注或口服阿片类药物

近期根据7项研究组成的前瞻性meta分析[5]表明与安慰剂组相比，术后应用NSAIDs可降低患者应用阿片类镇痛药的比率。同时，其中6项研究指出NSAIDs相较安慰剂可提高患者术后痛阈。因此，在除外禁忌证后，患者应常规应用NSAIDs。鉴于最近禁用罗非考昔以及另一种介质——伐地考昔，新型COX-2受体拮抗剂的机制未完全清楚。

对乙酰氨基酚被认为是标准镇痛药，因为有证据表明其可以降低其他镇痛药的使用，并且副作用少[5]。应用局麻药量并不明确，通常取决于术中因素。有些治疗团队表明手术结束时总共应用60～80ml 0.125%布比卡因及1/400 000单位肾上腺素。这一混合液可提供18～24小时的镇痛效果，但通常需要联用其他镇痛药。这一方法避免了持续硬膜外阻滞带来的运动障碍问题。

血液回收/输血

有许多方法来避免初次髋关节置换术患者应用库存血。例如：

- 减少术中失血
- 将术中失血回输（自体血回输）
- 建立库存血使用协议

术中失血可受手术医师或麻醉师操作影响。术中维持低血压可减少动脉血管丛血流失，并且有益于减少全血丢失。很难证实术中低血压是安全的——主要并发症为肾与神经系统并发症（虽然少见）。作者本人的意见是允许短时间内术中收缩压维持在术前舒张压水平。必须对高血压患者保持警惕，因为他们的大脑及肾的血管自体调控机制受损。高血压患者的主要器官血流下降程度超过了非高血压患者。

需要注意的是术野失血并不仅仅由体循环动脉压决定。术野静脉压与体循环动脉压同样重要，通常受手术部位及静脉血管张力的影响。髋关节后方入路，手术体位通常为侧体位，与其他入路相比可减少血液丢失。而且，应用脊髓麻醉或硬膜外麻醉可增加腔静脉血流，协同降低术中失血量[18]。

自体血回输可通过术中细胞洗涤设备获取，回输血管通道的护理应纳入术后护理中。虽然仪器的成本限制了其使用。但是避免输入库存血带来的优点难以计算。部分医师的手术技术不需要自体血回输，因此自体血回输理念无关紧要。红细胞洗涤装置需要达到初次循环的最低量才可以工作。在很多机构这一最低量难以达到，而且一次性用品的花费及废弃血液的处理增加了劳动力。但是这一技术适用于潜在失血较多的患者，或是当地库存血不足或存在库存血输注禁忌证的患者。术前血红蛋白在12g/dl以下的患者术后输血的可获能性大。因此，该类患者是值得用细胞分离系统的，因为他们的花费与节约用血的好处足以与细胞分离系统的花费相当。

血红蛋白低于多少需要输血与以下几个因素相关：

- 库存血的可获得性
- 患者需求
- 相关的心肺疾病
- 术前血红蛋白水平

一般情况下，大部分术者将血红蛋白<7g/dl或<8g/dl作为需要输血的底限[19]。然而，最终是否需要输血因人而异，取决于他们术后对贫血的反应/耐受程度。临床经验表明术后是否需要输注库存血，与患者术前术后血红蛋白水平差相关，与术后血红蛋白水平相关性较小。

总结

- 术前确诊高危人群有利于医疗资源的合理分配，包括手术时间。
- 中枢神经阻滞麻醉可以降低血栓风险，减少失血量。
- 术后联合应用镇痛药，降低阿片类镇痛药使用，可减少术后恶心的发生，加快出院时间。
- 输血的血红蛋白阈值取决于患者并发症及术前血红蛋白水平。

（赵　然　译）

参考文献

1. **The NJR Centre**. National Joint Registry for England and Wales. 5th Annual Report. The NJR Centre, Hemel Hempstead; 2009. Report No: 5
2. **Warwick D.** Thromboprophylaxis and death after total hip replacement. *J Bone Joint Surg [Br] 1998;80(2):370-1*
3. **Sharrock NE, Cazan MG, Hargett MJ, Williams-Russo P, Wilson PD Jr.** Changes in mortality after total hip and knee arthroplasty over a ten-year period. *Anesth Analg 1995;80(2):242-8*
4. **Eagle KA, Berger PB, Calkins H, Chaitman BR, Ewy GA, Fleischmann KE, Fleisher LA, Froehlich JB, Gusberg RJ, Leppo JA, Ryan T, Schlant RC, Winters WL Jr, Gibbons RJ, Antman EM, Alpert JS, Faxon DP, Fuster V, Gregoratos G, Jacobs AK, Hiratzka LF, Russell RO, Smith SC Jr.** (Committee to update the 1996 guidelines on perioperative cardiovascular evaluation for non-cardiac surgery). ACC/AHA Guidelines for perioperative cardiovascular evaluation for noncardiac surgery - executive summary. A report of the American College of Cardiology / American Heart Association Task Force on Practice Guidelines. *J Am Coll Cardiol 2002;39(3):542-3*
5. **Fischer HBJ, Simanski CJP.** A procedure-specific systematic review and consensus recommendations for analgesia after total hip replacement. *Anaesthesia 2005;60(12):1189-202*
6. **Bannister GC, Young SK, Baker AS, Mackinnon JG, Magnusson PA.** Control of bleeding in cemented arthroplasty. *J Bone Joint Surg [Br] 1990;72(3):444-6*
7. **McKenzie PJ, Wishart HY, Gray I, Smith G.** Effects of anaesthetic technique on deep vein thrombosis. A comparison of subarachnoid and general anaesthesia. *Br J Anaesth 1985;57(9):853-7*
8. **Rosen M.** Regional anaesthesia – awake or asleep? *Anaesthesia1999;54(5):510*
9. **Aveline C, Bonnet F.** Delayed retroperitoneal haematoma after failed lumbar plexus block. *Br J Anaesth 2004;93(4):589-91*
10. **Buckenmaier CC, 3rd, Xenos JS, Nilsen SM.** Lumbar plexus block with perineural catheter and sciatic nerve block for total hip arthroplasty. *J Arthroplasty 2002;17(4):499-502*
11. **Abuzaid H, Prys-Roberts C, Wilkins DG, Terry DM.** The influence of diamorphine on spinal anaesthesia induced with isobaric 0.5% bupivacaine. *Anaesthesia 1993;48(6):492-5*
12. **Parlow JL, Costache I, Avery N, Turner K.** Single-dose haloperidol for the prophylaxis of postoperative nausea and vomiting after intrathecal morphine. *Anesth Analg 2004;98(4):1072-6*
13. **Kepes ER, Undersood PS, Becsey L.** Intraoperative death associated with acrylic bone cement. Report of two cases. *JAMA 1972;222(5):576-7*
14. **Parvizi J, Holiday AD, Ereth MH, Lewallen DG.** The Frank Stinchfield Award. Sudden death during primary hip arthroplasty. *Clin Orthop Relat Res 1999:369:39-48*
15. **Sinclair S, James S, Singer M.** Intraoperative intravascular volume optimisation and length of hospital stay after repair of proximal femoral fracture: randomised controlled trial. *BMJ 1997;315(7113):909-12*
16. **Rollins G.** Guidelines outline strategies to reduce post-operative nausea and vomiting. *Rep Med Guidel Outcome Res 2002;13(8):9-10*
17. **Skinner HB, Shintani EY.** Results of a multimodal analgesic trial involving patients with total hip or total knee arthroplasty. *Am J Orthop 2004;33(2):85-92*
18. **Modig J.** Regional anaesthesia and blood loss. *Acta Anaesthesiol Scand Suppl 1988;89:44-8*
19. **Hardy JF.** Should we reconsider triggers for red blood cell transfusion? Acta *Anaesthesiol Belg 2003;54(4):287-95*

2.5 围术期死亡率

R. J. Sierra, G. A. Gie

引言

在严重骨性关节炎患者缓解疼痛、提高功能方面，Exeter 骨水泥全髋关节置换（THA）有很高的成功率。对最初的股骨柄假体，采用第一代骨水泥技术的存活率分析证实，在 33 年时，以柄的无菌性松动（aseptic stem loosening，ASL）为翻修的终点，假体存活率为 93.5%；如果将失访的患者均视为失败的话，柄的存活率是 85.8%，以柄的无菌性松动和任何其他原因翻修作为终点，假体的存活率是 83%[1]。经过一些微小的设计改动后，Exeter Universal 柄开始在临床应用，结合现代骨水泥技术，该假体获得了成功，从 1988 年开始使用以后的 8～12 年报道显示以无菌性松动作为终点，假体的存活率是 100%[2]。随着随访时间延长到 17 年，以无菌性松动为终点，柄的存活率仍然是 100%[3]。

抛光型 Exeter 柄的成功不仅仅归因于假体的设计本身，也归功于植入假体的外科技术和骨水泥技术（图 2.5-1）。在埃克塞特完成的一些研究，阐明了在骨水泥和骨之间必须达到一个“无血”的界面，这点对于两者之间形成持续的微交锁至关重要[4,5]。这种技术称为在骨水泥固化的过程中“延长加压”，防止血液从松质骨反流入股骨髓腔。通过这些小小的改进，这种骨水泥技术在埃克塞特使用超过了 20 年。但是担忧也油然而生，延长加压可能导致脂肪栓子进入到肺循环，可能导致心肺功能受到严重的损伤[6]。

尽管延长加压在理论上有不利的作用，但是在埃克塞特并没有看到采用这种方法增加术中死亡的情况。本章节的主题是：

（1）报道在埃克塞特使用骨水泥技术背后

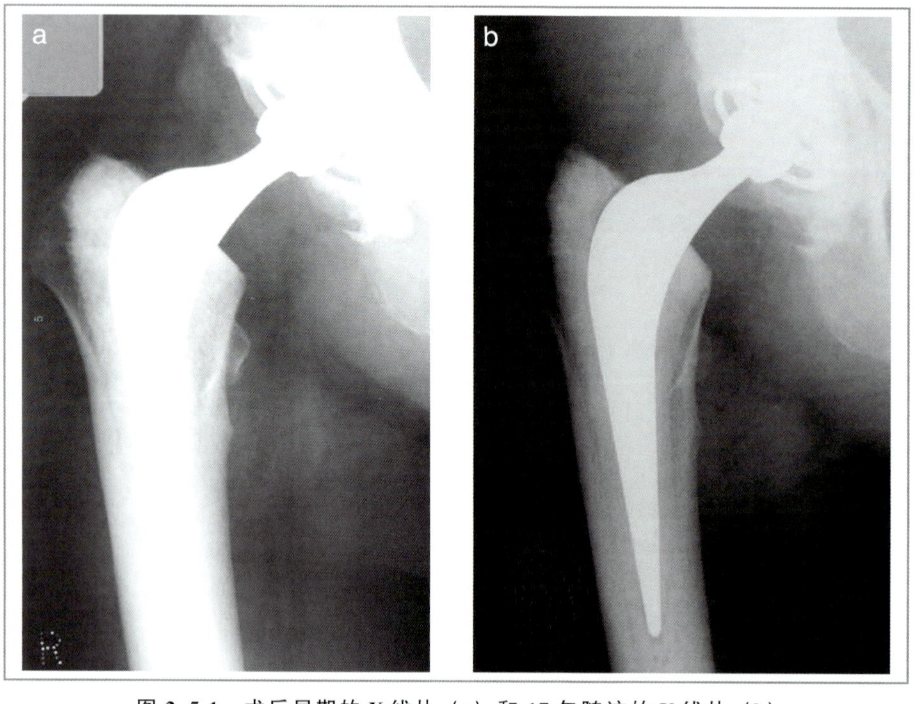

图 2.5-1 术后早期的 X 线片（a）和 17 年随访的 X 线片（b）

的原理。

（2）报道使用 Exeter 骨水泥 THA 的术中突然死亡率和术后 30 天病死率。

在 Exeter 骨水泥 THA 使用过程中加压技术的原理

为获得足够的骨水泥渗透入松质骨骨小梁，维持股骨侧的加压非常重要。通过和埃克塞特大学工程学院的合作，在 Clive Lee 博士的指导下，我们对骨水泥使用过程中不同时间段股骨髓腔内的压力进行了离体研究[7]。从这些研究中得出的结论非常清晰，在骨水泥使用的整个过程中，为了防止股骨髓腔内的血液回流，最重要的是始终保持加压。这些步骤包括使用柄封延长骨水泥加压，使用骨水泥枪替代指压法填塞（图 2.5-2 和图 2.5-3），插入柄时医生的拇指紧压在股骨颈的内侧防止骨水泥溢出，维持股骨矩部位的高压力（图 2.5-4），使用“马颈圈”样的封口装置（图 2.5-5）[8]。

骨水泥型 THR 的麻醉计划

无论是骨水泥型还是生物型的关节置换，已知导致栓塞的碎屑是在骨床的准备和假体植入的过程中产生的。在患者进行骨水泥型髋关节置换时，引起栓塞的碎屑数量、大小和持续时间无疑更加显著[9,10]。“骨水泥综合征”这个概念大约在 30 年前发展而成，它的特征是随着骨水泥的使用，患者血压突然下降[11]，最常见的是在股骨髓腔侧、但是也可能发生在髋臼侧使用骨水泥时。脂肪和血液在压力的作用下进入到循环，对心律[12,13]、凝血[14]和心肌的收缩[15]产生生物化学影响，通过右心进入到肺循环，可以引起脂肪或者空气栓塞，这可以导致右心衰竭，或者通过肺血管引起生理性的血流中断[16]。总的结果是引起系统性的动脉血氧分压下降和低血压。

老年人，特别是那些心脏储备功能明显下降，或者在使用骨水泥时处于低容量状态的患者，可能无法通过血管的收缩来代偿血压的下降。血压下降，特别是舒张期，可以导致心肌缺血或者心搏骤停。尽管脂肪栓塞的假设最常用来解释骨水泥使用循环系统发生的变化，但是一些研究者

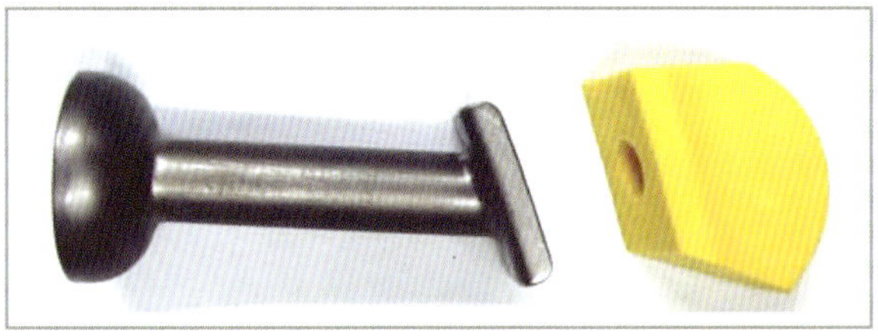

图 2.5-2 半月形柄封

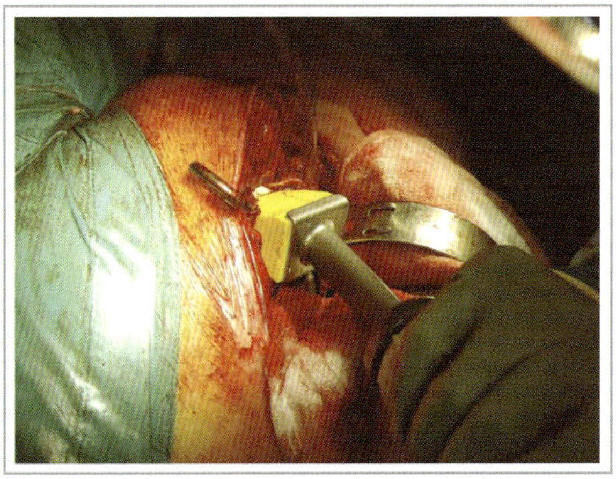

图 2.5-3 骨水泥枪合并使用半月形柄封

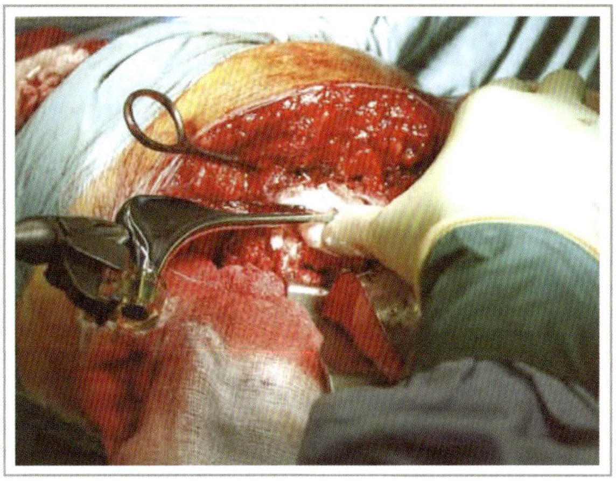

图 2.5-4 柄插入时拇指紧压在股骨矩部位

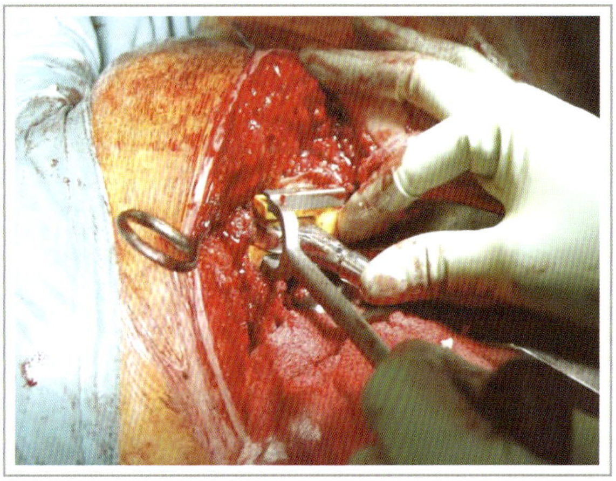

图 2.5-5 “马颈圈”

也证实骨水泥单体释放进入到周围循环系统引起的手术期间毒性刺激是引起低血压的原因[17]。

在埃克塞特，James 和 Ling[18,19]进行了一项评价骨水泥 THA 术中血压变化的研究。患者分成四组，给予不同的麻醉方式和麻醉药物。每位患者采用桡动脉持续动脉血压监测，同时在 ECG 和心率的基础上记录外周动脉血压。

研究结论是：

1）有明显基础心脏疾患的患者更易发生显著的低血压，但是这种血压下降也发生在所有的病例进行扩髓的过程中。

2）使用足够的麻醉药物，并正确使用血管活性药物，可以减小血压变化的差异。

3）有肾功能损害的患者或者高血压病史的患者在骨水泥填塞后更容易发生低血压。

4）在低血容量的患者中使用骨水泥更容易导致低血压。

基于这些初步研究结果，骨科的麻醉医生为接受骨水泥型 THA 的患者制订了更为细致的麻醉计划（参见 2.4 章节）。第一步区分哪些患者有发生“骨水泥综合征”的“风险”。在进行麻醉之前，需要仔细询问患者的疾病史和手术史，包括现在的心功能状态。患者如果有心力衰竭，或者已知的左室功能不全，年龄大于 80 岁，在使用骨水泥假体的时候有很高的风险引起心脏输出显著下降。

第二步是给患者补充足够的容量负荷，使他们在骨水泥的使用过程中对心输出量下降有更好的反应。这可以通过在使用骨水泥之前输注胶体或者晶体增加容量。

通过使用熟悉的心脏灌注监测手段，对心功能不佳的患者，必须由有经验的麻醉医生严密控制容量状态。

最后，麻醉医生需要时刻提防低血压发生。在使用骨水泥时，麻醉医生必须在手边有可用的刺激心肌和血管收缩活性药物。尽管并非常规使用，但桡动脉监测可以早期发现血压下降，因此建议在高风险的患者中使用。

使用 Exeter 全髋关节置换的死亡率

为评估使用骨水泥型 Exeter 全髋关节置换的早期死亡率，Exeter 关节登记中心回顾了从 1988 年 1 月，Exeter Universal 柄开始在临床使用，到 2005 年 9 月，一共有 9082 例初次 Exeter Universal 柄的全髋关节置换。除了器械方面的一些微小改进外，从 1984 年开始，在 Exeter 进行初次全髋关节置换时始终采用同样的手术技术和骨水泥技术。在这些髋关节中，8197 例全骨水泥型，885 例使用非水泥臼杯和骨水泥柄。383 例进行双侧置换（124 例一次麻醉下完成，259 例分期进行）。除外了股骨颈骨折，其他所有诊断进行初次全髋关节置换的患者都被纳入到研究中。

我们统计了所有进行初次全髋关节置换后 30 天内死亡的患者。回顾了患者的医院医疗记录、手术记录和麻醉报道。记录流行病学资料，以及进行全髋关节置换手术的术前诊断、麻醉方式（全身麻醉、区域阻滞或者联合麻醉）、术前合并症和美国麻醉协会（ASA）[6]生理状态评分。记录术中的不良事件，例如低血压（20%的下降）、心动过缓、缺氧或者死亡，并且记录在手术的何时发生这种现象（扩髓、使用骨水泥、髋关节复位等）。如果可能的话，回顾尸检的结果中主要和次要死亡的原因，特别关注心血管和肺的状态。

死亡率数据

在初次全髋关节置换中术后 30 天内发生死亡的病例共 21 例（发生率 0.23%）。8 个男性，13 个女性，平均年龄 78 岁（62～93 岁）。主要内容见表 2.5-1。

除 3 例患者外，其余在手术时都有不同类型的合并症。在表 2.5-1 中记录了合并症、术前 Charnley 和 ASA 生理状态评分。21 个患者有 11 个有尸检报道。

只有 1 例在术中死亡。在 8699 例连续进行的全髋关节置换中只有 1 例发生术中突然死亡（0.01%）。死亡的病例是 92 岁老年女性，入院诊断为突然加重的髋关节骨性关节炎。患者在进行股骨侧骨水泥加压时候发生不可逆性的心动过缓和低血压。术后尸检报道显示存在脂肪栓塞。并未像偶尔报道的那样在肺中发现骨水泥[20]。

另有 2 例患者在术后当天死亡。第 2 个病例（表 2.5-1）在麻醉诱导的时候发生低血压，并且在整个过程中均发生低血压持续状态。随后该患者在术后监护病房中发生心搏骤停。尸检发现该患者有严重的主动脉硬化，但是没有看见心肌梗死的部位。第 3 例患者在恢复室中主诉

表 2.5-1 骨水泥 Exeter THA 术后 30 天内死亡病例的详细资料

患者编号	手术时年龄	合并症	Charnley 分类	ASA	术中情况	发生术中变化的时间	术后发现？归因于 THA	死亡原因	术后到死亡的天数
1	92	高血压，心脏病，房颤，糖尿病，癌	C	2	严重心动过缓，死亡	骨水泥置入并加压		和骨水泥相关的脂肪栓塞	0
2	81	心脏病，主动脉硬化	A	1	低血压 sys<85	麻醉诱导后		心肌梗死	0
3	78	高血压，心脏病	C	2	无	无		冠心病	0
4	78	心脏病，冠心病	C					未知	1
5	62	未知	未知	未知	未知	未知		心肌梗死	1
6	83	心脏病，精神错乱	A	3	心动过缓	诱导		冠心病，心肌梗死	2
7	66	高血压，肝病（酒精性肝病）	A	3	无	无		未知	2
8	93	高血压	C	2	无	无	意识障碍，从第一天开始低氧	冠心病	3
9	79	心脏病，高血压	C	2	无	无		肺栓塞	3
10	79	肺疾患，低氧血症心肌梗死	A	3	短暂低血压	再次植入骨水泥柄	恢复室内持续低血压	脑血管意外，冠心病	3
11	79	无	B	2	无	无		心肌梗死	6
12	72	无	B	2	无	无		未知	7
13	74	高血压	C	2	无	无		深静脉血栓，肺栓塞	9
14	85	心脏病，房颤	C	3	无	无		心肌梗死	10
15	86	未知	未知	未知	未知	未知		肺栓塞	14
16	73	糖尿病	C	3	无	无		胃肠道出血，冠心病	15
17	63	无	B	1	无	无		肺栓塞	15
18	75	高血压	B	2	无	无		肺栓塞	19
19	73	癌症	B	1	无	无		冠心病，心力衰竭	23
20	84	高血压，心脏病	A	2	心动过缓和高血压	椎管内麻醉后		肺栓塞	25
21	72	高血压，心脏病，房颤，糖尿病，癌症	A	3	无	无		心力衰竭	25

胸痛，在 ECG 上有显著的 ST 段改变，ST 段压低，患者未能复苏。尸检显示所有冠状动脉均有严重的动脉硬化，右束支完全堵塞。骨水泥使用过程和这些患者的死亡没有联系，根据尸检的结果没有发现肺脂肪栓塞或者肺血管中有骨水泥存在。

另外 7 例患者在术后 3 天内发生死亡，2 例在术后第一天，2 例在术后第二天，3 例在术后第三天。第 4 例患者的死亡原因不清楚，并且没有尸检报道。第 5 例尸检的结果一致认为是心肌梗死，但是由于病历记录被毁无法提供详细的死亡细节。第 6 例患者在诱导时有持续存在的心动过缓。在术后第二天主诉胸痛和气短。尸检结果证实存在严重的冠状动脉疾病和心肌梗死。第 7 例患者术后不错，但是在术后第二天突然病重死亡，原因无法得知。

尽管对于第 8 例和第 10 例患者无法直接找到使用骨水泥对死亡造成的影响，但是可以推测这些患者在术中出现了一些问题导致他们死亡。第 8 例患者术后即刻神志不清，并伴有低氧血症，术后第二天发生房颤，然后术后第三天出现心搏骤停。尸检报道符合高血压和心肌缺血。第10例患者在柄完全置入前骨水泥固化，把柄从骨水泥鞘中打出后，使用了一个短柄重新在骨水泥鞘中使用骨水泥固定。患者在术后即刻发生大严重卒中，经过3天的抢救无反应而死亡。不幸的是，验尸官认为死亡是继发于脑血管意外而没有进行尸检。如果，从最坏的情况考虑，把这2例患者归入到骨水泥相关的死亡的话，那么在这组病例中总的突然死亡率增加到0.03%。

剩下患者的死亡发生在术后6天以后，和术中的事件无关，并且死亡原因可以找到。5例患者死于冠心病和心肌梗死，5例证实死于肺栓塞。

讨论

基于两项研究，在埃克塞特早期的骨水泥技术于20世纪70年代末和80年代初进行了改进[5,21]。从这两项研究中发现，为了充分暴露坚强的松质骨，需要进行加压冲洗，股骨远端封闭，使用逆行注入骨水泥，在股骨近端封闭的情况下对骨水泥进行加压从而在骨水泥-骨界面产生4倍剪切力的增长[21]。同时也认识到，为了获得在骨水泥-骨之间这种坚强的交锁，关键是保证骨水泥-骨界面的清洁“无血”[7]。这可以通过在完全清洁的髓腔内逆行注入低黏度骨水泥，远端髓腔封闭，近端使用柄封，使用骨水泥枪进行延长加压实现。这种延长加压保持髓腔内压力持续高于血液回流压力，防止血液从骨内膜面进入髓腔。这时插入预热的柄并通过使用一个围绕柄近端的柄封（马颈圈）持续保持近端的压力[8]。通过在柄植入时使用拇指压紧股骨矩部位防止骨水泥溢出，不仅仅是为了获得髓腔内的高压力，也可保证7区的骨水泥固定，改善这一区域的影像学表现。在骨水泥型THA中，放置在股骨近端前侧、内侧和后侧的马颈圈可以在股骨近端部位的界面间维持高于血液渗出的压力。

THA术后30天死亡率根据发表文献的报道为0.1%～1.42%[22-25]。在一项90天后的死亡率研究中，报道在初次THA中为0.2%，在翻修THA中是0.6%[26]。在Mayo clinic，Parvizi等报道从1969年到1997年间初次THA的突然死亡率为0.05%（11/22 666）[20]。Dearborn报道在同一时期由一位医生进行2103例初次置换，没有1例发生术中死亡[26]。本研究和这些研究结果相近，我们的术中死亡率是9082例中1例（0.01%），30天内的死亡率是0.23%（9082例中有21例）。只有1例术中死亡患者可以和使用骨水泥时发生的不良事件联系起来。

研究表明当和非水泥型THA相比，骨水泥型THA术后死亡率更高。在他们的研究中，Parvizi等[20]发现在骨水泥型THA中发生猝死的风险显著增加，而在他们的研究中没有患者在术中死亡（12551例患者接受了15411例非水泥置换）。在所有接受骨水泥髋关节置换死亡的患者中，只有3例在股骨侧骨水泥固定时发生死亡。正如在经食管超声心动图中看到的那样，在骨水泥加压和柄插入时发生脂肪、血液和骨水泥碎屑栓塞，引起心肺循环的紊乱，被认为在这些患者死亡的过程中起重要作用。我们认为，在加压时确实可以发生栓塞，但是通过彻底的脉冲冲洗和使用骨水泥前股骨髓腔的吸引可以显著地减少栓子[27]。在准备股骨髓腔时，如开髓，测量骨水泥远端塞大小，放置远端塞以及尤其是使用骨水泥之前，有多次机会发生这种情况[27]。使用一根细小的吸引管排除髓腔远端的空气，在骨水泥逆行注入以后移除，同样可以减少骨水泥使用时在界面上的血液和脂肪。这不仅可以防止脂肪进入血流形成栓塞，同时改善了骨和骨水泥之间界面的机械交锁。麻醉医师同样在骨水泥使用时扮演非常重要的角色，并且他们的工作对于防止心肺功能失常非常关键（参见2.4章节）。尽管骨水泥技术的基本原理对于所有患者都是一致的，但是也需要根据患者进行手术时的状态个体化对待，某些技术也许在某些状况下并不适合所有患者。对于高龄患者，股骨松质骨小梁粗大，使用骨水泥加压时要非常小心，要严密观察动脉血压，这些患者属于高危人群，会增加术中风险。

作者所在中心始终坚持对每一位患者使用这种技术。术中突然死亡的风险接近于零。这种合理的骨水泥技术和良好的麻醉方案结合，成功完成了数以千计的Exeter THA，并且是Exeter全髋关节系统获得长期成功的最重要因素。

（蔡 宏 译）

参考文献

1. **Ling RSM, Charity J, Lee AJC, Whitehouse SL, Timperley AJ, Gie GA.** The long-term results of the original Exeter polished cemented femoral component – *A follow-up report. J Arthroplasty 2009;24(4):511-7*
2. **Williams HDW, Browne G, Gie GA, Ling RSM, Wendover NA.** The Exeter universal cemented femoral component at 8 to 12 years. A study of the first 325 hips. *J Bone Joint Surg [Br] 2002;84(3); 324-34*
3. **Carrington NC, Sierra RJ, Gie GA, Hubble MJ, Timperley AJ, Howell JR.**The Exeter Universal cemented femoral component at 15 to 17 years: an update on the first 325 hips. *J Bone Joint Surg [Br] 2009;91(6):730-7*
4. **Lee AJC, Ling RSM, Vangala SS.** The mechanical properties of bone cements. *J Med Eng Tech 1977;1(3):137-40*
5. **Halawa M, Lee AJC, Ling RSM, Vangala SS.** The shear strength of trabecular bone from the femur and some factors affecting the shear strength of the cement-bone interface. *Arch Orthop Trauma Surg 1978;92(1):19-27*
6. **Sierra RJ, Timperley AJ, Gie GA.** Contemporary Cementing Technique and Mortality During and After Exeter Total Hip Arthroplasty. *J Arthroplasty 2009;24(3):325-32*
7. **Benjamin JB, Gie GA, Lee AJC, Ling RSM, Volz RG.** Cementing technique and the effects of bleeding. *J Bone Joint Surg [Br] 1987;69(4):620-4*
8. **Heyse-Moore GH, Ling RSM.** Current cement techniques. In: Marti RK, ed. *Progress in Cemented Hip Surgery and Revision. Amsterdam: Exerpta Medica, 1982:71-86*
9. **Christie J, Robinson CM, Singer B, Ray DC.** Medullary lavage reduces embolic phenomena and cardiopulmonary changes during cemented hemiarthroplasty. *J Bone Joint Surg [Br] 1995;77(3):456-59*
10. **Ereth MH, Weber JG, Abel MD, Lennon RL, Lewallen DG, Ilstrup DM, Rehder K.** Cemented versus noncemented total hip arthroplasty-embolism, hemodynamics, and intrapulmonary shunting. *Mayo Clin Proc 1992;67(11):1066-74*
11. **Kepes ER, Underwood PS, Becsey L.** Intraoperative death associated with acrylic bone cement. Report of two cases. *JAMA 1972;222(5):576-77*
12. **Peebles DJ, Ellis RH, Stride SDK, Simpson BRJ.** Cardiovascular effects of methylmethacrylate cement. *BMJ 1972;1(5796):349-51*
13. **Wheelwright EF, Byrick RJ, Wigglesworth DF, Kay JC, Wong PY, Mullen JB, Waddell JP.** Hypotension during cemented arthroplasty. Relationship to cardiac output and fat embolism. *J Bone Joint Surg [Br] 1993;75(5):715-23*
14. **Dahl OE, Molnar I, Rø JS, Vinje A.** Global tests on coagulation and fibrinolysis in systemic and pulmonary circulation accompanying hip arthroplasty with acrylic cement. *Thromb Res 1988;50(6):865-73*
15. **Urban MK, Sheppard R, Gordon MA, Urquhart BL.** Right ventricular function during revision total hip arthroplasty. *Anesth Analg 1996;82(6):1225-9*
16. **Hoffman S, Huemer G, Kratochwill C, Koller-Strametz J, Hopf R, Schlag G, Salzer M.** Pathophysiology of fat embolisms in orthopedics and traumatology. *Orthopäde 1995;24(2):84-93*
17. **Durbin FC, Jeffery CC, Jones GB, Ling RSM, Scott PJ, Woodyard JE, Wrighton JD.** Cardiac arrest and bone cement. *BMJ 1970;4(5728):176*
18. **Cadle D, James ML, Ling RSM,Piper RF, Pryer DL, Wilmshurst CC.** Cardiovascular responses after methylmethacrylate cement. *BMJ 1972;4(5832): 107-8*
19. **Seara JW, James ML, Ling RSM.** Vascular effects of bone cement. *Anaes Points West 1978;11:55-7*
20. **Parvizi J, Holiday AD, Ereth MH, Lewallen DG.** The Frank Stinchfield Award. Sudden death during primary hip arthroplasty. *Clin Orthop Relat Res 1999;369:39-48*
21. **Lee AJC, Ling RSM, Vangala SS.** Some clinically relevant variables affecting the mechanical behavior of bone cement. *Arch Orthop Trauma Surg 1978;92(1):1-18*
22. **Clarius M, Heisel C, Breusch.** Pulmonary embolism in cemented total hip arthroplasty. In: Breusch, Malchau, Eds. *The Well-Cemented Total Hip Arthroplasty. Heidelberg: Springer Medizin Verlag, 2005:320-31*
23. **Sharrock NE, Cazan MG, Hargett MJ, Williams-Russo P, Wilson PD Jr.** Changes in mortality after total hip and knee arthroplasty over a ten-year period. *Anesth Analg 1995;80:242-248*
24. **Whittle J, Steinberg EP, Anderson GF, Herbert R, Hochberg MC.** Mortality after elective total hip arthroplasty in elderly Americans. Age, gender, and indication for surgery predict survival. *Clin Orthop Relat Res 1993;295:119-26*
25. **Parvizi J, Johnson BG, Rowland C, Ereth MH, Lewallen DG.** Thirty-day mortality after elective total hip arthroplasty. *J Bone Joint Surg [Am] 2001;83(10):1524-28.*
26. **Dearborn JT, Harris WH.** Postoperative mortality after total hip arthroplasty. An analysis of deaths after two thousand seven hundred and thirty-six procedures. *J Bone Joint Surg [Am] 1988;80(9):1291-1294*
27. **Breusch SJ, Norman TL, Schneider U, Reitzel T, Blaha JD, Lukoschek M.** Lavage technique in total hip arthroplasty: jet lavage produces better cement penetration than syringe lavage in the proximal femur. *J Arthroplasty 2000;15(7):921-27*

2.6 感染的病因及预防

M. Morgan，M. J. W. Hubble，A. Toms

引言

关节置换之后假体周围的深部感染是一个潜在的灾难性的并发症，假体周围的感染(prosthetic joint infection，PJI)在术后 2 年内发生率最高，1000 例手术中可达到 0.14 例，之后可以下降到 0.03 例。翻修手术的感染率要明显高于初次置换，特别是半髋置换的翻修。治疗一个耐药细菌的感染其花费要达到未感染手术的 3 倍。尽管关节置换手术是一个无菌的手术，但是由于对假体周围感染的担心，因此预防性使用抗生素也将增加相应的花费。

假体周围感染的病因学

髋关节感染的致病菌

这些年来，导致感染的致病菌有所改变，由于手术的复杂程度增加、患者的免疫状态差等因素，因而出现了更多耐药的细菌(表 2.6-1)。

在国际范围内 MRSA 在感染中的比例在增加，特别是对于髋关节的翻修手术，凝固酶阴性葡萄球菌(CNS)所占比例相应地有所下降。Ridgeway 等报道了翻修手术中 MRSA 感染占了 39%的比例，作者认为应当在所有翻修手术中进行常规 MRSA 的预防措施。

表 2.6-1 假体周围感染常见的细菌

细菌 蓝色＝革兰氏阳性 粉色＝革兰氏阴性	感染中的比例	可能的来源	注释
凝固酶阴性葡萄球菌(CNS)	22%(19%～37.5%)	手术中，皮肤正常菌群，中心静脉置管	产生生物被膜＋＋＋，里昂葡萄球菌最具攻击性
甲氧西林敏感金黄色葡萄球菌(MSSA)	22%～23.6%	手术中，术后伤口愈合不良，血源性，特别是类风湿关节炎进行关节腔注射，皮肤或软组织感染	甲氧西林(氟氯西林)敏感，对头孢类或碳青霉烯类抗生素敏感
耐甲氧西林金黄色葡萄球菌(MRSA)	翻修手术中高达 46%	同 MSSA，应激性溃疡，中心静脉置管	对头孢类及亚胺培南、庆大霉素耐药
溶血性链球菌	9%	血源性，牙科操作	产生生物膜＋＋
β溶血性链球菌	5%	肠道来源，蜂窝织炎，心内膜炎	对庆大霉素和妥布霉素耐药
肠球菌	7%～9.2%	肠道来源，伤口感染或血源性，尿路感染	对万古霉素耐药性增加，始终对头孢和氨基糖苷类耐药
假单胞菌	8%～27%	肠道应激性溃疡，大便失禁，皮肤移植	对除了头孢他啶以外的头孢类耐药，对氨基糖苷类敏感
拟杆菌	10%	来自于牙齿或齿龈	大多数厌氧菌对甲硝唑敏感，除了丙酸杆菌，亚胺培南、万古霉素可治疗厌氧菌
念珠菌	<1%	长期使用抗生素，免疫抑制，TPN 置管	没有常规的抗生素可预防真菌感染

假体周围感染的发病机制

假体可以提供细菌附着的支架，比如凝固酶阴性葡萄球菌可以产生多糖包膜，包裹细菌，形成生物被膜。生物被膜对于许多抗生素来讲是一个有效防止穿入的屏障，而利福平和克林霉素理论上可以穿透生物被膜，利福平对于细菌还有“刺透”的效应，可以阻止细菌的附着。一些较大或重的抗生素比如万古霉素和替考拉宁对于生物被膜的穿透性差，导致其药效损失了大半。

固着在假体表面的细菌在生物被膜上生成了微细菌的菌落，向关节液当中周期性地排出浮游的细菌，其比率并不高，因此在明显感染的假体周围也可能穿刺培养结果为阴性。另外，在细菌的非复制期（静止期），细菌对细胞壁活性的抗生素具有免疫性，比如青霉素类、头孢类、糖肽类抗生素。

非典型性的感染

临床上偶尔可以见到持续培养阴性的情况，这可能是由于细菌是比较难以培养的，例如营养缺乏的链球菌需要特殊的培养基，还有弯曲杆菌，它是一个非典型的分支杆菌（源于穿刺感染或者注射入污染的液体），以及军团杆菌。假体周围的真菌感染是十分少见的，目前文献中报道了不超过20例的曲霉菌感染和不超过50例的念珠菌感染。

关节感染的预防

骨科病房当中已经有许多减少感染机会的规范，要注意的是小腿的溃疡以及褥疮都可能出现MRSA或者耐药革兰氏阴性菌的感染。

银屑病、湿疹、小腿溃疡都可能导致葡萄球菌的感染，这些疾病应该在关节置换手术前进行相应的治疗。

如果怀疑患者携带有MRSA，建议使用莫匹罗星或Nasepin消毒皮肤和鼻腔（个人经验），我们使用dermol 500来处理湿疹和MRSA携带者。

口腔卫生的重要性还需要再强调，特别是手术前有类风湿关节炎或者曾有过牙齿感染的患者（必要时术前清洁牙齿）。

如果患者有没有症状的菌尿，我们就使用咽拭子进行常规的MRSA的筛查，术前的洗澡和剃毛并没有显示很多的好处，留置导尿管可能轻微增加了感染的概率，更换尿管导致菌血症也是常常见到的。因此我们建议如果更换尿管，就经静脉预防性使用80mg庆大霉素，因为这项操作可能导致多种院内细菌的污染包括MRSA。

手术室良好的环境、层流、排气设备都可以减少感染的概率，如果在骨水泥中添加抗生素将会使抗菌的效果更加持久（表2.6-2）。

术前对感染风险的系统评估

a）患者因素

免疫抑制——糖尿病、恶性肿瘤、高龄（>80岁将明显增高风险）

术前治疗——包括关节内注射

表2.6-2 骨水泥当中添加的抗生素

抗生素	骨水泥	骨水泥中添加抗生素粉末	关节液当中释放时间	其他
庆大霉素	Palacos G CMW1 庆大霉素骨水泥	是	>12/12	对肠球菌和链球菌无效，Palacos释放时间长
妥布霉素	Simplex P 1g/40g	是	>118天	对肠球菌和链球菌无效，对假单胞菌更有效
万古霉素	无	是，每40g骨水泥4～5g	>4/12	对革兰氏阴性菌无效
黏菌素/红霉素	Simplex P	液体状黏菌素		抗菌谱窄
头孢菌素	无	曾使用过液体状的头孢菌素	40天	对MRSA/大多数CNS无效，不如庆大霉素耐热
利福平	无	是	<1周	黏性大，不易掌握，不推荐

b）导致伤口愈合延迟的因素

营养不良——33%的病例出现愈合延迟

局部因素——

- 慢性静脉淤滞
- 淋巴水肿
- 前次手术导致的瘢痕
- 恶性肿瘤，缺氧
- 体重指数过高（BMI>30）
- 手术时间过长（>120mins）
- 创伤
- 非甾体类抗炎药
- 血肿
- 类风湿关节炎（与对照组36%相比，其56%携带有金黄色葡萄球菌）

术后处理

切口渗液和血肿

伤口的愈合延迟和渗液的增加应该引起足够的重视，在更换敷料时要进行消毒处理，皮肤出现红斑以及CRP的升高都提示感染的发展，这时需要进行血液培养和伤口的消毒。血小板增多提示了血肿的累积。尽管深部组织处于愈合进程当中，细菌可以在表浅组织中存在，引起相对弱的感染。

表浅的皮肤及软组织的感染（至少2%）是与住院时间延长有关的[1]。

深部组织的感染，可能由浅部聚集的细菌经由未愈合的软组织进入而出现；多种细菌的混合感染可能和褥疮以及大便失禁有关；血肿是细菌的优良的培养基，也可以阻止抗生素的进入。

如果留置了引流管，感染的风险就会增加3.2倍[4]，因此我们的常规当中增加了引流管部位的消毒，进行细菌培养，早期使用敏感抗生素。如果进行早期的清创，就需要检查深筋膜的完整性，取深部组织用于细菌培养。

MRSA感染的发病率在国际上是增加了，特别是在髋关节的翻修手术中，而CNS感染的比例在下降。Ridgeway等报道了翻修手术中MRSA感染占了39%的比例，作者认为应当在所有翻修手术中进行常规MRSA的预防[1]。

血源性假体周围感染

PJI中血源性感染占了20%～40%，其中一半发生在术后2年内。皮肤的感染有可能诱发β溶血性链球菌和金黄色葡萄球菌的感染；口腔的操作可能出现低毒力的病原菌，如α溶血性链球菌的感染，可以产生生物被膜；如果被感染过的动物咬伤或抓伤可能导致巴斯德氏菌的感染。在一组1000例患者1112例假体的随访中，6年内血源性感染的发生率为0.03%，其中224例患者进行牙科治疗时没有预防性使用抗生素，2例感染发生于类风湿关节炎患者。

牙科治疗后出现菌血症是一个热点话题，短暂的低毒力的菌血症其实是经常发生的，比如刷牙，但是如果进行广泛的根管治疗，就会使大量的病原菌进入血流，比如金黄色葡萄球菌、巴斯德氏菌，从而导致感染。菌血症后感染的发生率为0.03%[5]，但是实验室的结果是菌血症导致了34%的假体周围感染[6]。

牙科治疗后常规使用预防性抗生素还没有被广泛地接受，但是3～6个月内应该避免大的造成严重菌血症的操作，除非使用了预防性的抗生素。

PJI的研究中有不超过30篇的研究表明牙科操作与感染密切相关，并没有发现THR的感染与口腔内的链球菌有直接的联系[7]。目前的报道中有更多地指向巴斯德氏菌，这是与动物抓伤有关的[8]。

对抗生素过敏的风险

如果患者提到过敏史，就需要搞清楚具体过敏的情形，红霉素相关的腹泻并不是过敏，而皮疹则可能是，过敏反应是使用抗生素的禁忌证。

青霉素的过敏反应发生率是相当低的，为（15～40）/100000，其中1%～2%是致命的。如果患者对青霉素有严重的过敏反应，就应该避免使用头孢类或碳青霉烯类抗生素，因为可能有3%左右的交叉过敏。

THR的抗生素预防

预防性抗生素的使用时间是很重要的，通

常 20 分钟后在骨内可以达到峰值，短期应用抗生素可以减少副作用，同时减少条件致病菌的感染。

由于感染的发生率不高、随访年限长、抗生素成分有差别、剂量及患者因素等，造成了各种抗生素之间对比存在困难，因此目前没有一种最佳的选择，我们可以联合使用抗生素来增加其抗菌谱覆盖的范围。

头孢菌素使用起来比较方便，但是对于大多数凝固酶阴性葡萄球菌（CNS）、所有 MRSA 是无效的，一些中心倾向于使用头孢唑林（第一代头孢菌素，便宜，半衰期长）。头孢菌素类选择余地不大，都有形成抗药性的潜在危险。

医院的治疗规范必须考虑到流行的细菌及敏感度，对于 MRSA 或者凝固酶阴性葡萄球菌，其对青霉素类（氟氯西林）都是耐药的，这时需要使用糖肽类抗生素。替考拉宁是比较适合的，具有长达 45～70 小时的半衰期，但是其价格比较昂贵。

在埃克塞特，我们在手术前使用单剂量的万古霉素（1g 在 2 小时内），覆盖了革兰氏阳性菌。手术时间较长则要追加抗生素，包括大量失血、大量输液的情况。

对于复杂的翻修手术，我们参考术前穿刺培养的结果，如果结果是阴性的，我们使用万古霉素每 12 小时 1g，亚胺培南每 6 小时 500mg，直到有其他的培养结果。抗生素的使用通常在取培养标本后进行，这样可以增加培养的阳性率，但还没有相关的数据支持这种说法。

许多中心喜欢用头孢唑林，它是第一代头孢菌素，便宜，半衰期长，应该在术前 4 小时使用，而同类的头孢噻肟、头孢呋辛、头孢他啶等都可能导致耐药。

尽管利奈唑胺穿透软组织及骨质能力比较强，但它是抑菌剂，其在静脉注射 20 分钟后可以有 60%的穿透率。达托霉素是比较强的杀菌剂，特别是针对 MRSA，但是还没有得到骨感染的注册资格，如果要使用，通常需要较大的剂量。

最近 UK 的报道中称 MRSA 感染在半髋翻修感染病例中占 39%，假单胞菌感染占 11%。在埃克塞特，复杂的翻修手术通常需要植骨、cage 或者其他的金属内植物，这些患者通常身体虚弱、高龄，抗生素需要覆盖到革兰氏阴性菌如假单胞菌，以及革兰氏阳性菌如耐甲氧西林的细菌。因此我们静脉使用亚胺培南 500mg Qd，万古霉素 1g Bid，一共 3 天，如果前次手术是感染病例，我们在培养完成之前持续使用抗生素。

在埃克塞特并不常规预防性使用万古霉素，因为这可能导致甲氧西林抗药性的增加。一些微生物学家认为文献当中没有证据证实预防性使用万古霉素可导致耐药菌的增多。在我们放弃使用头孢菌素作为预防药物后，我们发现假体周围肠球菌的感染概率在下降。

追加预防：抗生素骨水泥、骨移植物、冲洗液

骨水泥中添加抗生素是有好处的，特别是对于翻修的病例，挪威登记系统的数据证实同时使用静脉抗生素及抗生素骨水泥，其感染率是最低的[9]。我们在初次置换中常规使用 Simplex 骨水泥，添加妥布霉素。

骨水泥中可以添加的抗生素

抗生素骨水泥可以在局部释放高浓度的抗生素，并且毒性较低（表 2.6-3）。目前为止，最大宗的病例研究涉及到 10 611 个病例，结果显示与静脉使用抗生素相比，抗生素骨水泥组感染率明显下降（$P<0.001$）[9]。

液态的抗生素不能添加到骨水泥当中，这可能降低骨水泥的强度。

抗生素骨水泥可能的风险

体外试验证实低于治疗浓度的庆大霉素导致了生物被膜的形成，庆大霉素链珠上也能够聚集葡萄球菌的变异菌株，如果不延长培养时间，这个很容易被忽略掉。

术中添加抗生素还可能导致抗生素浓度的不均一。

表 2.6-3 抗生素的抗菌能力。线的长度代表抗菌谱，线的厚度代表抗菌的能力

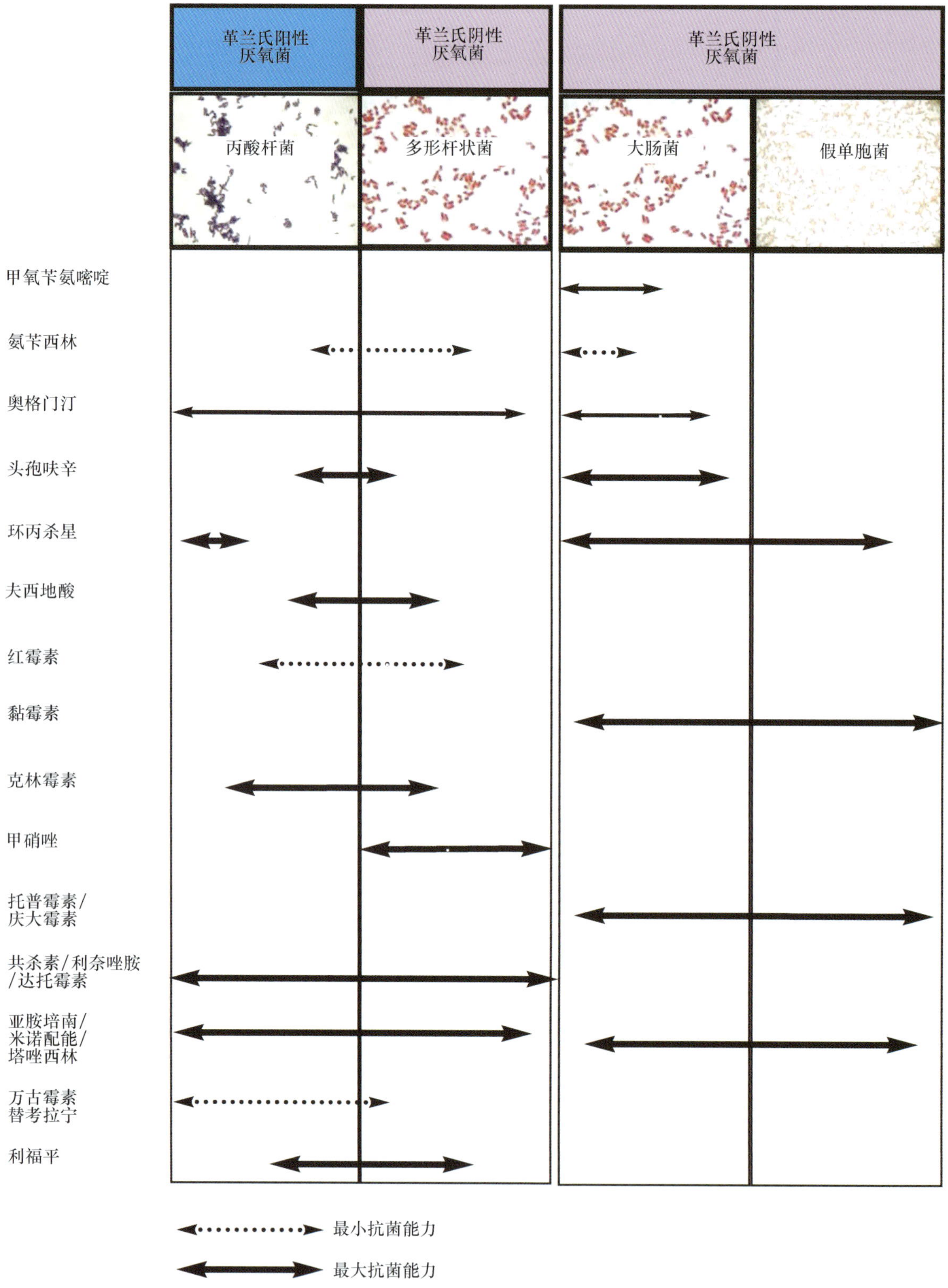

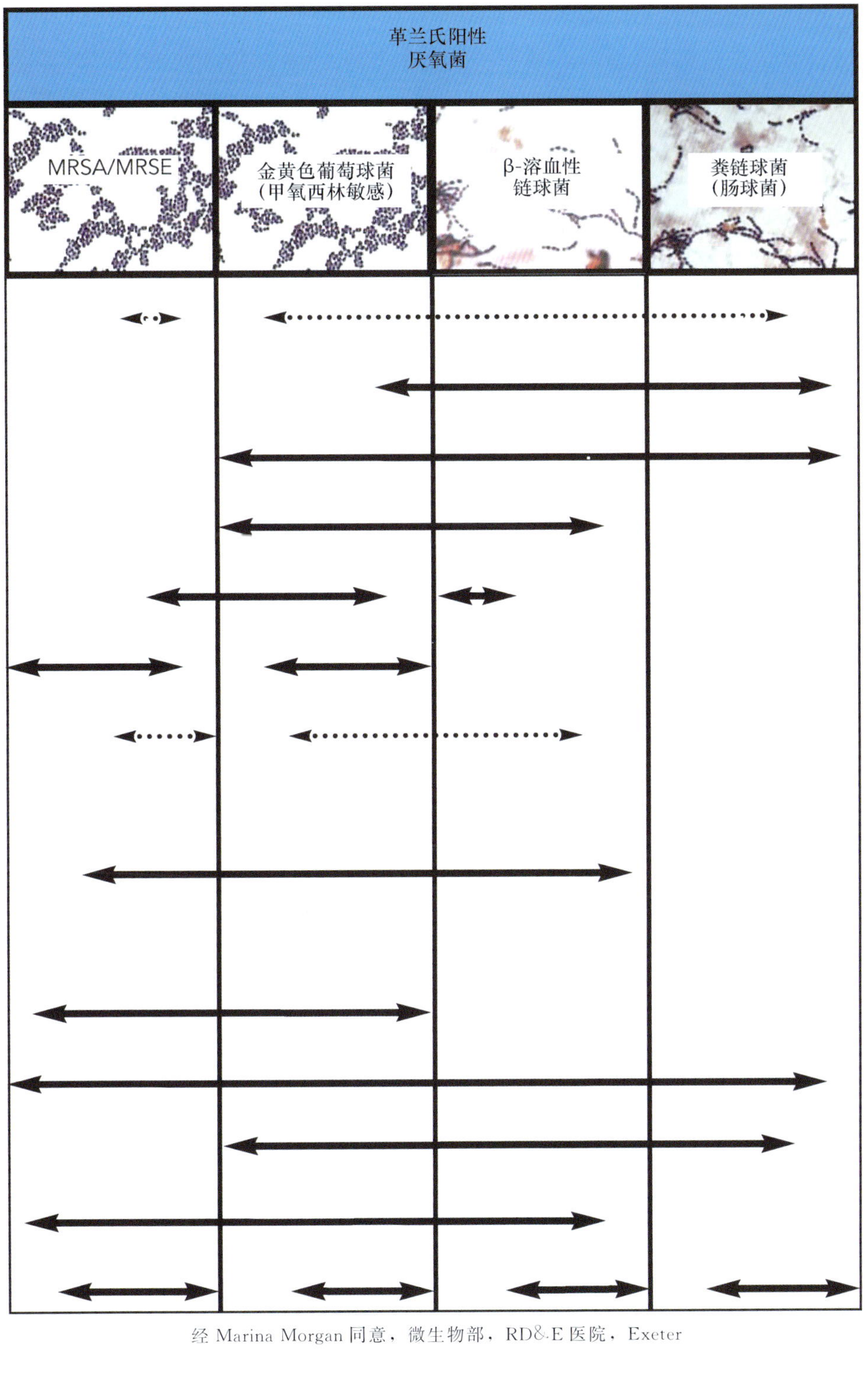

经 Marina Morgan 同意，微生物部，RD&E 医院，Exeter

骨移植物当中添加抗生素

在打压植骨前，抗生素的粉末可以添加到松质骨当中去，在高风险或者前次感染的病例中，我们常规添加抗生素的粉末。在每一个股骨头当中添加1g抗生素，通常是万古霉素，也可以参考前次感染的培养结果（参见4.2和5.5章节）。

伤口冲洗

伤口的冲洗有诸多的好处，可以减少手术部位的细菌浓度，在使用骨水泥之前可以清洁骨面，清理可能导致第三体磨损的碎屑，避免软组织的干燥。在埃克塞特，我们通常在初次置换中使用2L的冲洗盐水。研究表明使用脉冲冲洗可以减少高达56%的微生物附着，但也可以使部分静脉内使用的抗生素冲洗出去。目前还没有对照的研究来证实聚维酮碘的冲洗具有优良的结果，但是体外及临床结果证实0.05%氯己定冲洗是有好处的。

（李 锋 译）

参考文献

1. **Ridgeway S, Wilson J, Charlet A, Kafatos G, Pearson A, Coello R.** Infection of the surgical site after arthroplasty of the hip. *J Bone Joint Surg [Br] 2005;87(6):844-50*
2. **Kaspar S, de V de Beer J.** Infection in hip arthroplasty after previous injection of steroid. *J Bone Joint Surg [Br] 2005;87(4):454-7*
3. **Jackson MS, Bagg J, Gupta MN, Sturrock RD.** Oral carriage of staphylococci in patients with rheumatoid arthritis. *Rheumatology (Oxford) 1999;38(6):572-5*
4. **Surin VV, Sundholm K, Backman L.** Infection after total hip replacement. With special reference to a discharge from the wound. *J Bone Joint Surg [Br] 1983;65(4):412-8*
5. **Ainscow DA, Denham RA.** The risk of haematogenous infection in total joint replacements. *J Bone Joint Surg [Br] 1984;66(4):580-2*
6. **Murdoch DR, Roberts SA, Fowler VG Jr, Shah MA, Taylor SL, Morris AJ, Corey GR.** Infection of orthopaedic prostheses after Staphylococcus aureus bacteraemia. *Clin Infect Dis 2001;32(4):647-9*
7. **Bartzokas CA, Johnson R, Jane M, Martin MV, Pearce PK, Saw Y.** Relation between mouth and haematogenous infection in total joint replacements. *BMJ 1994;309(6953):506-8*
8. **Ciampolini J, Timperley J, Morgan M.** Prosthetic joint infection by cat scratch. *J R Soc Med 2004;97(9):441-2*
9. **Espehaug B, Engesaeter LB, Vollset SE, Havelin LI, Langeland N.** Antibiotic prophylaxis in total hip arthroplasty. Review of 10,905 primary cemented total hip replacements reported to the Norwegian arthroplasty register, 1987 to 1995. *J Bone Joint Surg [Br]1997;79(4):590-5*
10. **Sendi P, Rohrbach M, Graber P, Frei R, Ochsner PE, Zimmerli W.** Staphylococcus aureus small colony variants in prosthetic joint infection. *Clin Infect Dis 2006;43(8):961-7*

2.7 初次和翻修全髋的手术入路

N. C. Carrington, M. Grover, J. P. Whittaker, M. J. W. Hubble

初次全髋关节置换

当选择全髋关节置换的手术入路时，手术医生必须要确保对于髋臼和股骨的充分显露，能够安全而可靠地进行假体的植入，同时要减少组织创伤。必须避免不必要的组织切开和骨组织血运的破坏，神经血管组织结构必须得到保护。手术医生要对其常规显露足够地熟悉和自信。有的时候手术入路要根据手术器械进行相应的改变（比如通过后外侧入路显露髋臼的后柱），这就需要在术前计划中予以考虑。

在埃克塞特30多年来绝大多数医生采用后外侧入路，此入路具有良好的可重复性和较低的并发症发生率[1]。这一章节我们将会向读者特别介绍后外侧和直接外侧入路，以及相应的小切口入路。对于融合髋、高位髋关节发育不良和股骨或髋臼形态异常的讨论放在3.7章节的复杂初次髋关节置换中进行讨论。

后侧入路（Moore入路、Southern入路或后外侧入路）

患者必须位于准确的侧体位，骶骨和髂前上棘要用体位架牢固地支撑住（图2.7-1）。在我们医院我们使用专门设计的体位架来控制患者的体位，避免对患者下腹部的压迫。在放置前方的固定架时，一定要对患者有无骨盆倾斜进行评价。由于皮肤切口要弧形向后，铺巾时是要把患者的整个臀部暴露出来。皮肤切口根据能触及的大粗隆骨性标志，从大粗隆远端的大粗隆脊向后经过大粗隆尖端，弧形向后向近端延伸5～10cm（图2.7-2）。

逐层切开皮肤和皮下，可以通过阔筋膜摸到大粗隆脊的位置，沿皮肤切口切开阔筋膜，向近端至臀大肌筋膜，沿臀大肌纤维方向分开臀大肌，要注意保护臀上神经血管束。向前剥离大粗隆滑囊，显露外旋短肌群，后方的坐骨神经要能清楚地看到或摸到（图2.7-3）。将臀中肌后缘向前方拉开，显露出梨状肌和臀小肌间的组织间隙。沿这一间隙可以将臀小肌和关节囊分开。在梨状肌和外旋肌群接近大粗隆止点的腱性部分缝置牵引固定线，接下来将这些肌腱从大粗隆止点处剥离，从梨状肌近侧到股方肌止点处的软组织作为一个完整的组织瓣切开。如果愿意，也可以保留梨状肌和股方肌的远端止点。然后将关节囊沿股骨切开，并向近端做关节切开至后上1/3髋臼缘处。屈曲内收位髋关节内旋脱位。髋关节内旋90°，按照术前

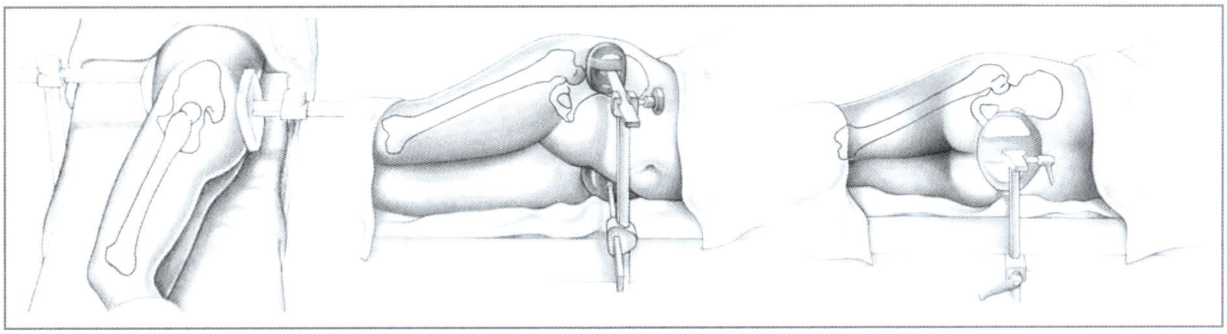

图2.7-1 示意图显示使用体位架将患者固定于准确的侧卧位

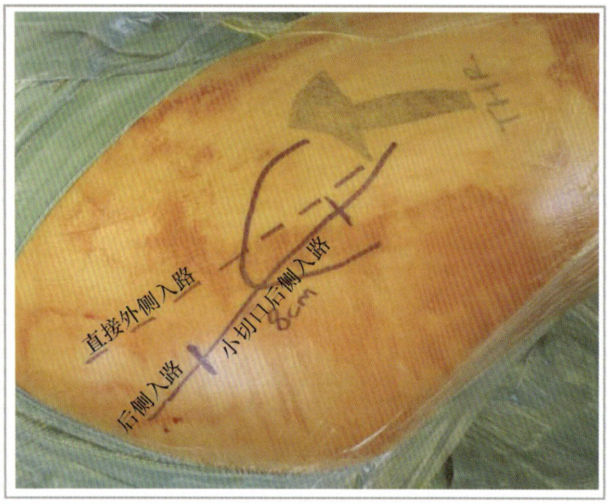

图 2.7-2 图中显示后侧入路（实线）、小切口后侧入路（中间的 8cm）和直接外侧入路（虚线）的皮肤切口

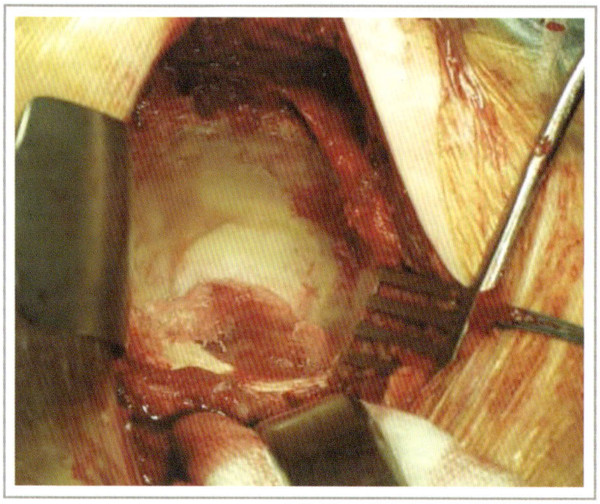

图 2.7-4 用拉钩将股骨向前移行而显露髋臼

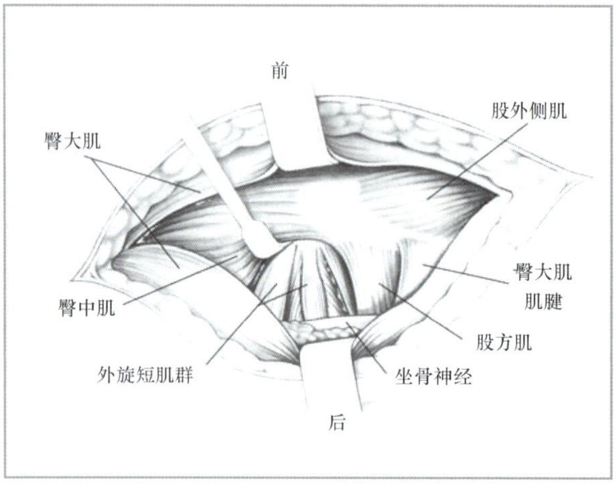

图 2.7-3 坐骨神经和外旋短肌群的关系

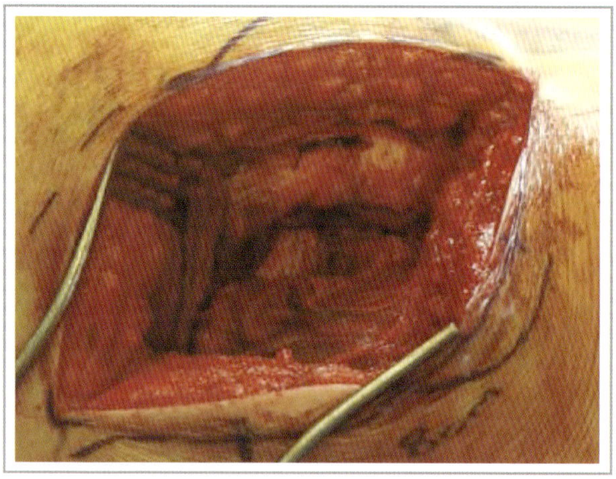

图 2.7-5 外旋短肌群的止点通过大粗隆上的钻孔得以重建

计划的截骨水平进行股骨颈截骨，移除股骨头。在关节囊上缝置牵引固定线，并将关节囊牵向后方保护坐骨神经。在髋臼前壁的近侧放置一把拉钩将股骨在中立位拉向前方（图 2.7-4）。纵向松解下方关节囊至髋臼横韧带，剥离髋臼上缘股直肌返折头有助于将股骨近端向前方移行。至此，髋臼得以充分地显露。在关闭伤口时，关节囊和外旋短肌应该通过大粗隆上的钻孔重建到大粗隆的解剖止点部位（图 2.7-5）。

小切口后侧入路

如果要想通过小于 10cm 的切口能够安全地完成全髋关节置换的话，皮肤切口的位置非常的关键。皮肤切口应该通过大粗隆的后缘，大粗隆尖端近侧占 1/3，大粗隆尖端远侧占 2/3，切口近端轻度向后弧形（图 2.7-2）。在深筋膜和脂肪层之间进行分离可以造成一活动的皮肤窗口，这一点非常重要。深筋膜的切开必须在近端和远端超出皮肤切口几个厘米。接下来就可以按照上面介绍的方法进行显露了。保留梨状肌并将其与臀小肌后缘一起拉向前方是可能的，而不与外旋短肌群一起切开。小切口入路拉钩有助于缩小切口进行显露（参见 3.1 章节）。小切口后入路实际上是可以延长的，可以在术中任何阶段进行切口的延长。

直接外侧入路

所有经臀肌入路成功的关键都是要重建外展肌群的解剖完整性以及保留其神经支配，同时还要允许充分地显露以保证假体安放的位置准确。患者通常位于侧卧位，要注意骨盆位置的正确和稳定（图 2.7-1）。如果选择平卧位，那么手术侧臀部的后方要空出来，否则股骨入路会有阻挡。

皮肤切口通过大粗隆中点和股骨干，远端起自股外侧肌经过大粗隆尖端弧形向后（图 2.7-2），这样弧形向后的切口有助于股骨的显露。沿皮肤切口切开筋膜层，插入拉钩，显露臀中肌（图 2.7-6）。

用电刀切开臀中肌的腱性部分和股外侧肌的近端 2～3cm 部分，旋股动脉的分支需要电凝止血。需要注意的是一定要在腱性组织内切开，不要距离大粗隆过近，以免缝合困难（图 2.7-6）。臀中肌切开要在股外侧肌止点水平转向大粗隆前方，小心地沿肌纤维方向劈开臀中肌不要超过 1.5cm，保留大粗隆上 1/3～1/2 的肌肉止点。

钝性分离臀中肌下方的脂肪组织显露后方的臀小肌肌腱，将血管神经束推向前方。沿梨状肌肌腱前方，从髋臼缘到大粗隆一起切开臀小肌和关节囊，深至股骨颈前方（图 2.7-7）。如果需要的话，还可以将梨状肌自关节囊处切开，并将关节囊沿髋臼缘向后方切开以扩大显露。

至此就可以屈曲、内收、外旋来脱位髋关节了（图 2.7-8）。如果关节囊的切开和软组织松解充分的话，用一把钩子钩住股骨颈即可将股骨头从髋臼中脱出来，用无菌袋将患肢放于竖直位。

手术当中助手没有必要通过摆动膝关节来旋转髋关节，要避免使用髋关节滑轨，因为这样有可能延伸臀中肌的切口而造成神经损伤。

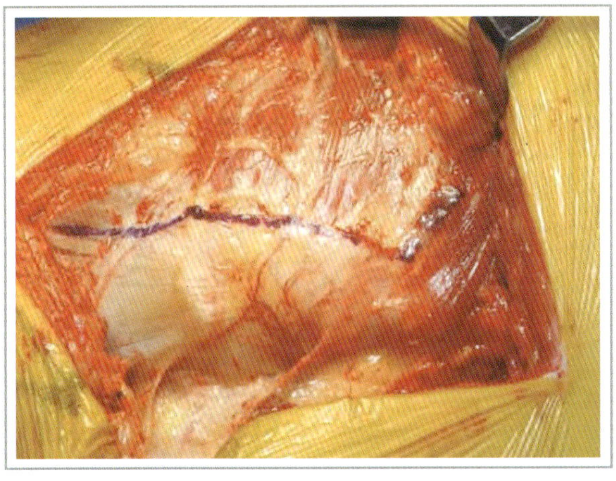

图 2.7-6 臀中肌在股骨上的止点以及切开的位置标记

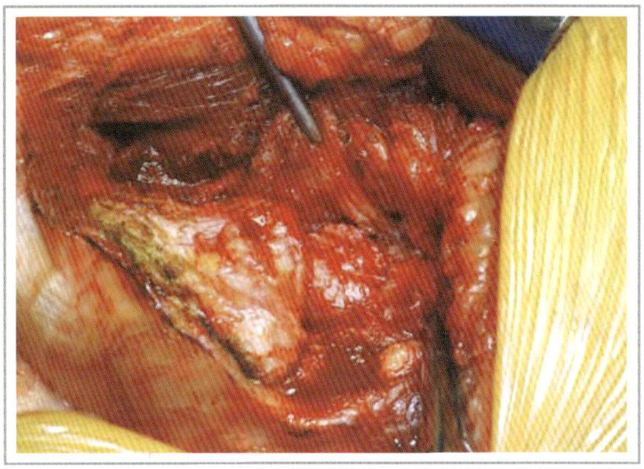

图 2.7-7 T 形切开前关节囊显露股骨颈

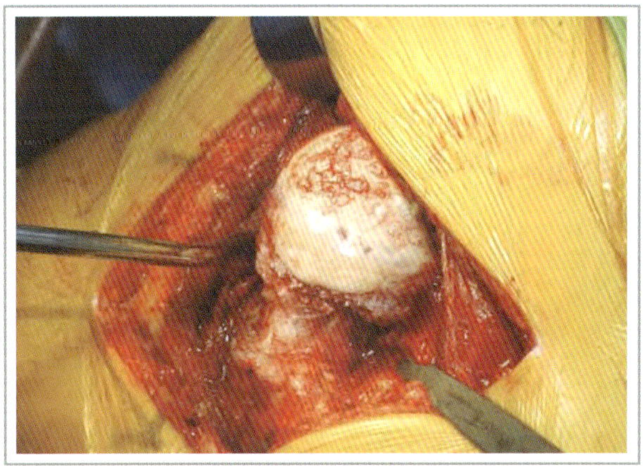

图 2.7-8 股骨头自前方脱位

基于相同的原因，所有的自动拉钩都应该是放在关节囊内，而不要放在臀中肌肌肉内。对于髋臼内陷或偏心矩非常大的患者，应该在原位进行股骨颈截骨，以避免对于臀中肌的撕裂，这其实是一直都需要避免的。

根据事先预计的水平进行股骨颈截骨，但重要的一点是截骨面不能前倾，否则就会留下过多的股骨颈后部，而造成股骨干的入点过于靠前。在“泪滴”下方插入一把霍曼拉钩能够将股骨拉开，髋臼横韧带能够得到清楚地显露。用自动拉钩拉开关节囊，髋臼的四周都得以显露（图 2.7-9）。

从外侧在大粗隆下方插入一把宽拉钩（小心拉钩不要压迫坐骨神经），助手外旋患肢并上推屈曲的膝关节，这样就可以把股骨近端推出伤口。

梨状肌肌腱的止点能够提示股骨近端开髓的最佳入点（图 2.7-10），为了避免将股骨柄放

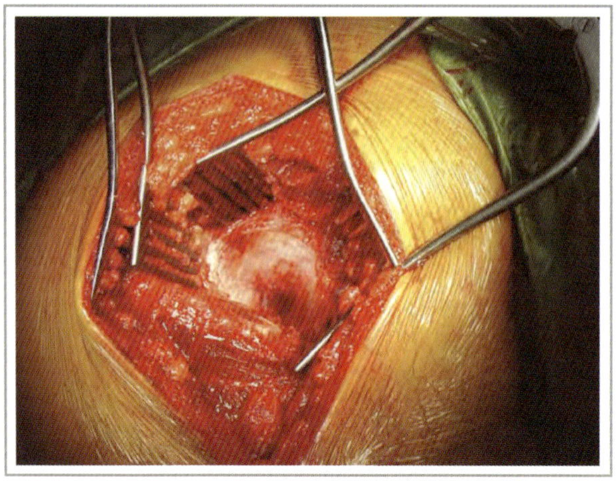

图 2.7-9 通过直外侧入路显露髋臼

置在“前向后”的位置，股骨近端开髓入点应靠后靠外（图 2.7-11）。

用一把薄的骨翘放在臀中肌切缘的下方，开髓和锉髓腔时保护肌肉。如果入点正确的话（图 2.7-12），应该至少在股骨颈前内皮质骨下方保留半公分的松质骨。可以用盒式骨刀或 Capener 咬骨钳将股骨入点向外扩至大粗隆内，用刮勺去除入口外侧的松质骨。

安装试体复位髋关节后就能够验证肢体长度和偏心矩是否恢复准确，当患肢位于旋转中立位时，外展肌群应该近似处于其大粗隆的腱性止点部位，而没有张力。如果臀肌切缘不能接近其原止点处，偏心矩和腿长需要重新评估。

用不可吸收线关闭从髋臼缘到梨状肌止点的臀小肌切口（图 2.7-13），如果松解了臀小肌，那么可以通过在大粗隆上钻孔来固定臀小肌。

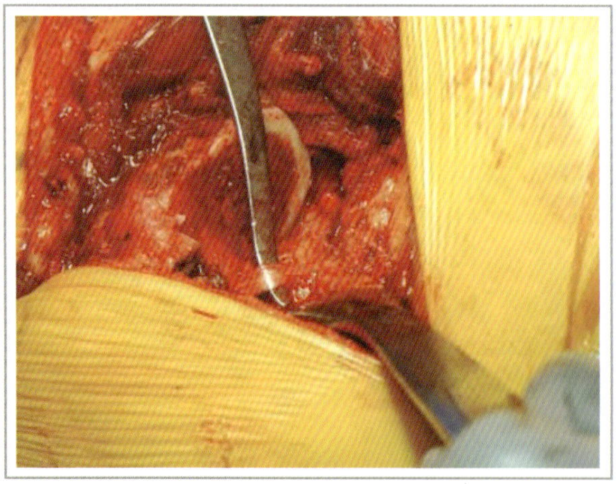

图 2.7-10 梨状肌位于股骨近端的止点

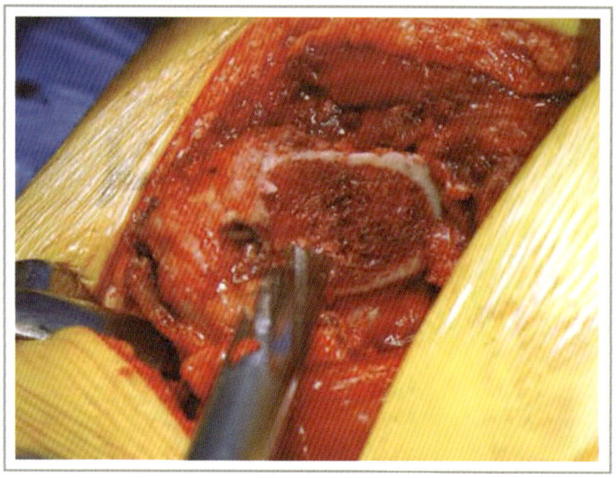

图 2.7-11 股骨近端开髓，入点靠后靠外

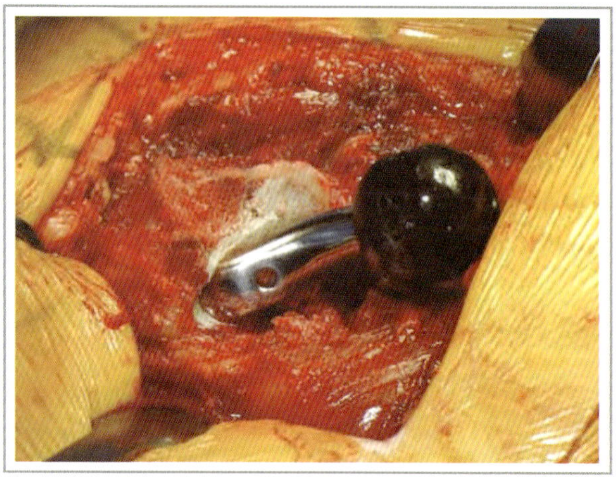

图 2.7-12 股骨柄位于正确的靠后靠外的位置

用不可吸收线间断缝合重建臀中肌止点（图 2.7-14），通过在各个方向充分活动髋关节来检查缝合的牢固程度。如果可能的话，把大

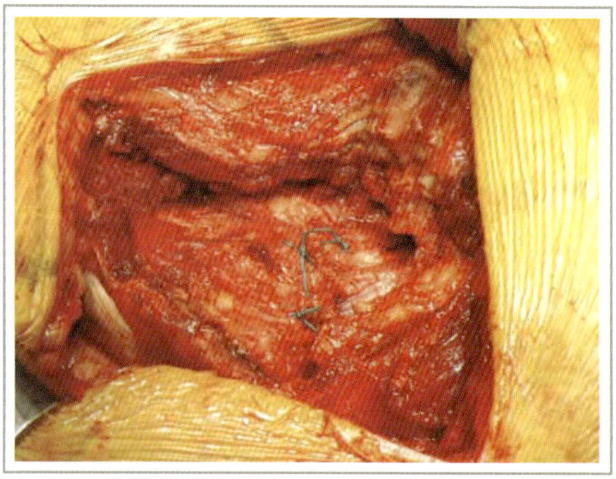

图 2.7-13 关闭臀小肌

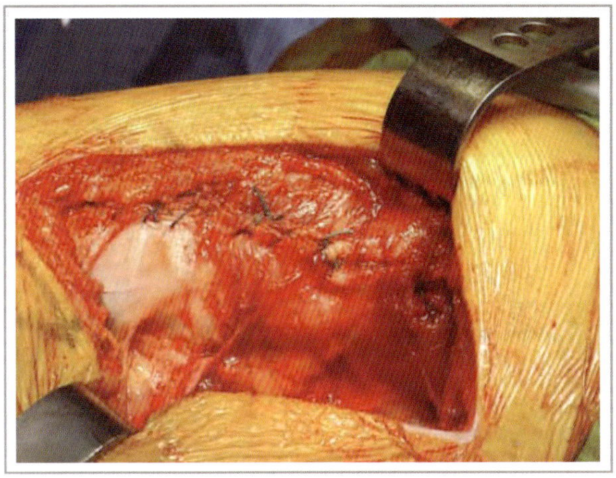

图 2.7-14 关闭臀中肌

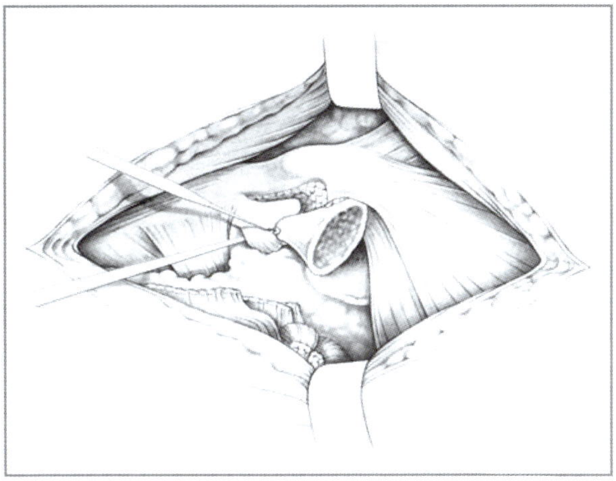

图 2.7-16 松解髂腰肌肌腱

粗隆滑囊缝到肌肉上来覆盖臀中肌的缝线。伤口剩余部分的关闭方法根据医生的习惯即可。

全髋关节置换翻修

后入路

翻修的后入路和初次置换的一样，只不过如果需要的话要扩大皮肤切口。下面提到的额外步骤有助于安全地脱位和显露关节。

1. 可以再向远端进行股骨后方的组织松解，在接近止点处松解臀大肌，保留部分腱性组织便于缝合，而且在获得良好视野的同时能够控制从股血管发出的至肌腱的穿通支血管（图 2.7-15）。
2. 可以从小粗隆上完全松解髂腰肌（图 2.7-16）。
3. 股外侧肌可以剥向前方，在剥离中会遇到大的穿通支血管，用 ligaclips 会有好处。
4. 在髋臼前壁水平松解前关节囊便于更好地移动股骨近端。
5. 在骨盆侧壁上剥离臀肌起点可以更好地显露破坏了的髋臼缘（图 2.7-17）。
6. 在取出假体必要时可以进行粗隆延长截骨（描述见下）。

直接外侧入路

对于翻修手术，直接外侧入路可以做相应的改进，允许更好地显露股骨的远端，而近端不具有延伸性。股外侧肌可以通过一 L 形切口切开其近端腱性起点和后方的外侧肌肉间隙的肌肉起点而从股骨上剥离。如果需要，可以做大粗隆延长截骨，但由于部分臀中肌已经被断开了，结果常常不令人满意。如果计划要行

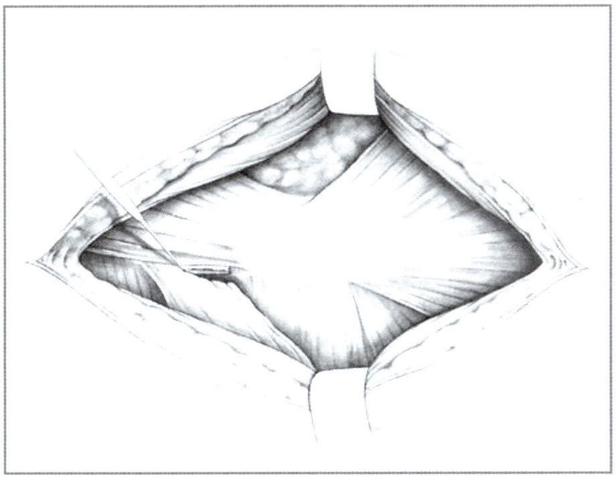

图 2.7-15 从股骨近端松解臀大肌肌腱

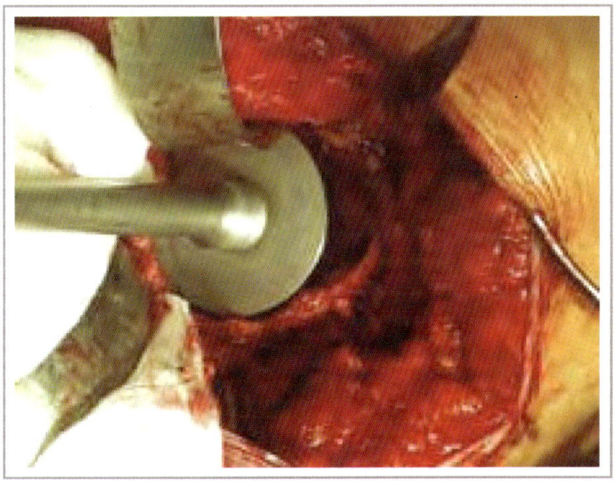

图 2.7-17 将臀中肌拉向前方而显露髋臼上缘

大粗隆延长截骨，最好选择后侧入路，能够保留臀肌的近端。

大粗隆延长截骨术

这一技术可以帮助取出固定良好的非骨水泥假体、长柄骨水泥假体或折断的假体柄[1]。通过截骨，能够直接达到股骨的远端部分，能够更为安全地取出假体或骨水泥，更为准确地进行远端髓腔的准备。截骨长度必须要很好地计划，应该保持在狭部的近端，特别是选择远端固定型假体时。如果是髋臼内陷或假体柄下沉明显，脱位无法完成时，截骨可以在髋关节脱位之前进行。将股骨内旋，沿股外侧肌后缘切开股外侧肌至计划截骨水平（从大粗隆尖端测量）。用钻头或磨钻标记出截骨的前后纵行两部分（图 2.7-18），分界处位于大约股骨周径的 1/3。如果已经把股骨柄取出来了，后方截骨和横行截骨可以通过摆锯来完成，前方皮质可以将锯片通过后方的截骨处完成。如果股骨柄还在髓腔内，锯片不能通过髓腔到达前方皮质，可以在前方预计截骨的部位用钻头间隔 3～4mm 钻孔，注意减小对股外侧肌的损伤[1]。近端的前方截骨通常可以用摆锯来完成（图 2.7-19），注意保护附着在其上的臀肌。截骨远端要尽可能多地保留股外侧肌的附着。后方截骨和横行截骨要用摆锯完成，通过向后方截骨处插入宽的骨刀来在前方钻孔处做出一可控的骨折（图 2.7-20）。将骨片翻向前方，显露股骨柄或骨水泥壳的侧面（图 2.7-21）。截骨可以用数根线缆来固定，髓腔要重新修整来适应所需用的非骨水泥假体的形状（图 2.7-22）。

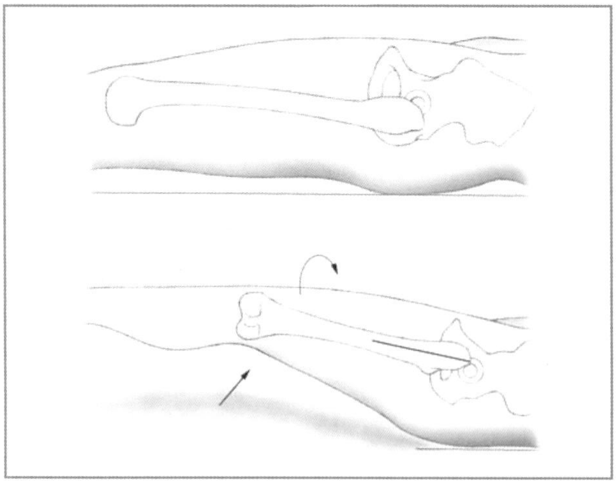

图 2.7-18 大粗隆延长截骨后方截骨线的位置

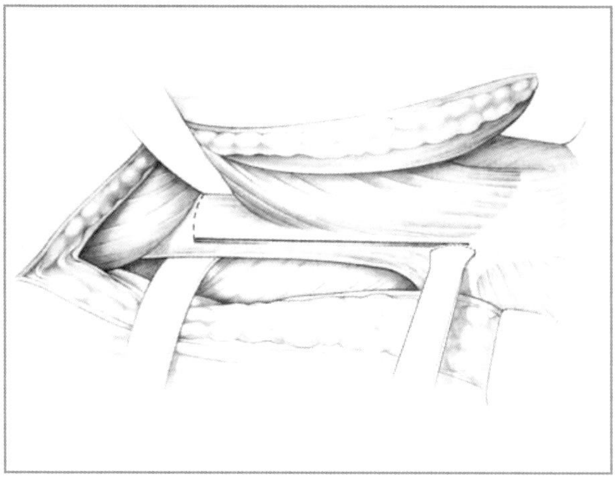

图 2.7-19 切开股骨后壁

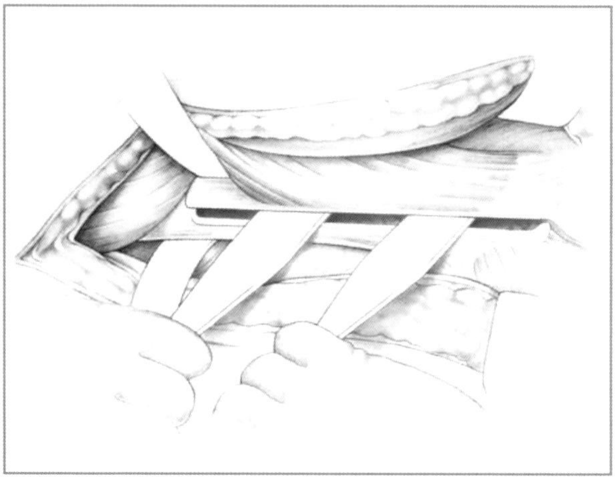

图 2.7-20 用骨刀撬开外侧截骨块

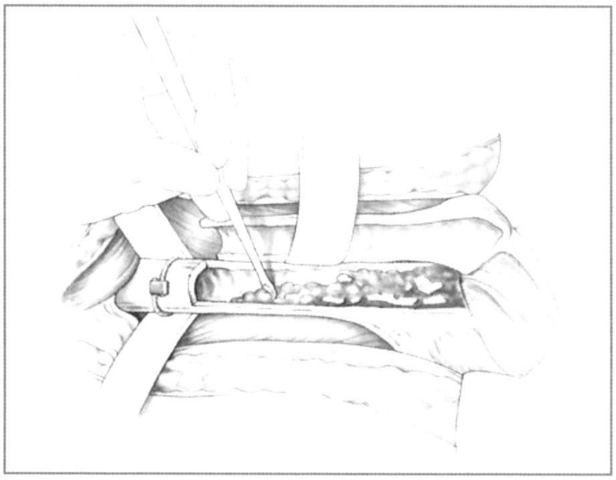

图 2.7-21 清除髓腔内的骨水泥和纤维组织

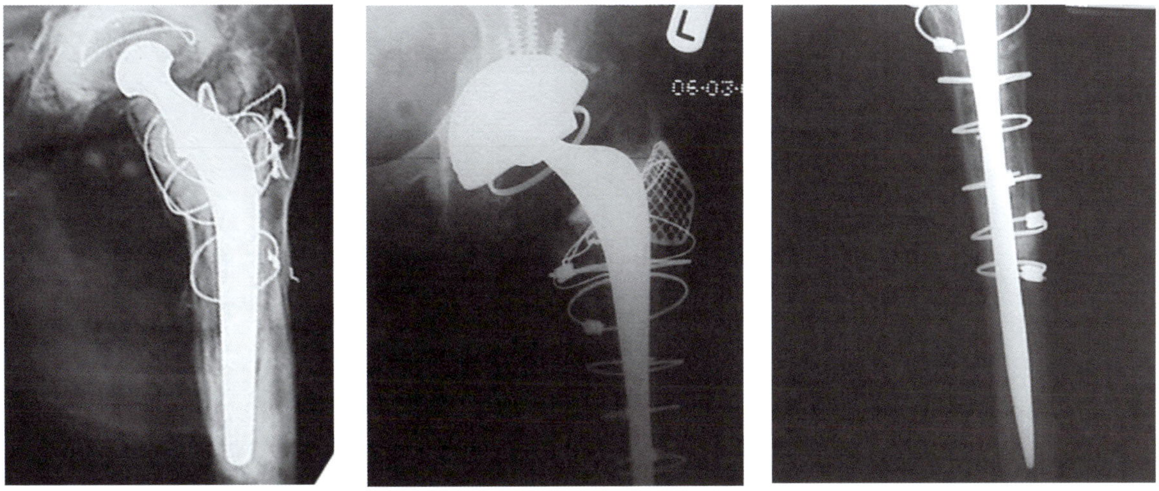

(a) (b) (c)

图 2.7-22 (a) 翻修前 X 线片，(b) 翻修后 X 线片，(c) 用大粗隆延长截骨进行股骨翻修

如果想要向远端移位截骨块来调整外展肌的张力的话，可以修整截骨的远端以适应这种变化。如果可能的话，可以在后方截骨处植松质骨。

（李子剑 译）

参考文献

1. Younger TI, Bradford MS, Magnus RE, Paprosky WG. Extended proximal femoral osteotomy. A new technique for femoral revision arthroplasty. *J Arthroplasty 1995;10(3):329-38*

2.8 髋关节脱位的病因

A. J. Timperley, D. Biau, D. Chew, S. L. Whitehouse

引言

髋关节脱位是髋关节置换术后早期最常见的并发症之一，文献报道其发病率在0.5%～9.2%（表2.8-1）。Charnley[1]认为避免脱位的重要因素包括：假体位置良好，避免切除前方关节囊，重建正确的髋关节旋转中心，保持髋关节周围软组织平衡。THR术后不稳定的危险因素已经被人们所熟知[2]（表2.8-2），在大多数的报道中，60%～70%的脱位发生于术后4～6周内，然而近期的来自Mayo诊所的研究认为晚期脱位比原先想象得更为多见，臼杯的位置不良在整个假体使用的过程中都是一个相关的危险因素[15]。

据挪威登记系统[34]的数据分析，高龄以及术前的疾病诊断是影响脱位翻修率的相关因素，一些文献也有类似的报道[11,16]，但也有些研究并不认可[9,13,35]。

Fackler[7]的一系列研究发现在75%的复发性脱位患者中，导致不稳定的重要因素是软组织张力不足，可能是医源性或者神经功能障碍所致。饮酒过量也会使运动神经受损，导致患者处于危险之中。Jolles[16]的研究表明患者的ASA（美国麻醉医师协会）评分是一个独立的危险因素，ASA评分达3分或更多，则具有更大的脱位风险。

一般来讲，经后侧入路的脱位率会高于前外侧入路[34]，但是后侧入路的支持者认为与经臀肌的入路相比，可以明显降低无菌性松动的概率[37]。软组织的条件，包括连续性、力量、张力等，在使用不同入路时也可能不同，因此脱位的危险因素与特定的入路密切相关。一些作者已经证实如果医生缺乏经验、关节手术量少，将可能有更大的脱位风险[38,41]。Hedlundh等[41]报道总

表2.8-1 文献报道的脱位率

作者	年代	脱位数/髋	百分比
Charnley[3]	1972	9/582	1.5
Eftekar[4]	1976	8/1400	0.5
Ritter[5]	1976	7/502	1.4
Robinson[6]	1980	12/316	4.0
Fackler[7]	1980	34/1443	2.4
Ali Khan[8]	1981	142/6774	2.1
Woo[9]	1982	331/10500	3.2
Lindberg[10]	1982	56/1739	3.2
Ekelund[11]	1992	15/162	9.2
Turner[12]	1993	25/561	4.5
Paterno[13]	1997	32/560	6.0
Fender[14]	1999	54/1080	5.0
von Knoch[15]	2002	513/19680	2.6
Jolles[16]	2002	21/2023	1.0
Weeden[17]	2003	8/945	0.8
Philips[18]	2003	2276/58521	3.9
Berry[19]	2004	320/6623	4.8
Kordasiewicz[20]	2004	22/334	4.5
Berry[21]	2005	868/21047	4.1
Meek[22]	2006	266/14314	1.9
Khatod[23]	2006	29/1693	1.7
Masaoka[24]	2006	10/317	3.2
Arthursson[25]	2007	176/25306	0.7
Colwell[26]	2007	18/1635	1.1
Conroy[27]	2008	428/58109	0.7
Blom[28]	2008	53/1567	3.4
Meek[29]	2008	545/62175	0.9
Hernández-Vaquero[30]	2008	16/404	4.0
Sadr Azodi[31]	2008	53/2106	2.5
Kim[32]	2008	20/670	3.0
Hooper[33]	2009	514/42665	1.2

表 2.8-2 髋关节早期脱位的危险因素

手术技术	患者相关因素	假体相关因素
手术入路	年龄	头直径
髋臼杯位置	性别	股骨偏心矩
股骨柄位置	BMI	头-颈比
闭合方式	诊断	髋臼假体设计
软组织平衡	ASA 级别	
大转子问题	先前手术	
	神经肌肉疾病	
	酒精滥用	
	顺应性差	

手术量小于 30 例或者年手术量小于 10 例的医生，其脱位率是更多手术医生的 2 倍，髋臼的位置不良是导致高脱位率的主要原因[42]。仅有一小部分作者[16,43]发现手术的经验并不会导致脱位率的显著差异。

大多数文献认为假体的位置不良，尤其是髋臼假体，是影响髋关节稳定性的主要因素（表 2.8-3）。Kahn[8] 报道在一个多中心的 6774 例髋关节的研究中，142 例出现脱位，其中一半病例存在髋臼假体的位置不良。Kristiansen[44] 研究了脱位的 Stanmore 髋关节，发现使用后侧入路，如果髋臼假体前倾不足，就可能导致脱位。

Lewinnek[46] 的文章提到了髋臼假体安放的安全区域，是关于脱位引用率最高的文章，值得我们去精读学习。作者研究了 300 例髋关节置换，其中 9 例脱位（3%），文中并没有描述随访的方法以及如何保证脱位率的准确性，研究涉及到 5 位医生，均采用后侧手术入路，疾病的诊断包括了多种疾病，例如先前失败的手术。

作者研究了脱位的 9 例患者的影像资料，一共收集到 291 髋中的 113 髋的随访 X 线片，剩余的 178 髋并未获得随访的资料，术中使用的是 Aufranc-Turner 或者 Charnley-Muller 假体。大多数病例术中使用了 X 线透视以确保假体位置准确，由于 X 线有趋散的特性，所以对于前倾明显的病例需要增加 5°的前倾角。研究中的 122 例病例中包括了 9 例脱位的病例，因此并不是一个随机的样本，或许作者更应该进行 Fisher-Irwin-Yates 统计学分析，9 例患者中有 6 例曾经做过手术，其比例明显高于对照组，这也会对文章的结论造成影响。3 例患者证实是前向脱位，其前倾角为 25°或者更大，其他 6 例的前倾角为 15.6°±8.5°，对照组的前倾角则明显减小，臼杯的外展角并没有明显的差别。作者认为前倾角的减小可能会导致后方的脱位，但是他们的数据并不支持这个结论，这些病例中没有后倾超过 4°的病例。作者又推断假体同时过度后倾将会导致后方的脱位，因此建议髋臼安放的安全区域是外展 40°±10°，前倾 15°±10°。然而假体的位置并不是影响脱位的唯一因素，文章中提到事实上有经验的医生可以使脱位率降低到 0.5%，而假体的位置并不比其他医生更加准确，他们只是做到更好的软组织平衡，并尽可能地修复外旋肌群。因此通过这些瑕疵我们置疑文中提到的髋臼安全区域的观点。

表 2.8-3 文献当中报道的位置不良发生率

位置不良发生率	
Dorr[45]	23%
Lewinnek[46]	33%
Fackler&Poss[7]	44%
Cameron[47]	50%
Coventry[48]	50%

在埃克塞特，患者常规进行相关的检查以便获得更多的细节和准确的数据。为了研究脱位的发生率以及脱位相关的危险因素，我们对一组髋关节置换超过 26 个月的病例进行了研究，同时我们希望了解脱位之后的转归。有过脱位的患者进行了 X 线的检查以测量臼杯的位置和角度，对照组选择 2 倍数量的没有脱位史的病例，分析了手术类型、诊断、年龄和性别，而植入臼杯的位置是主要的相关因素。

病例和方法

我们选择自 1997 年 10 月至 2000 年 12 月在埃克塞特伊丽莎白公主医院骨科中心进行髋关节置换的病例，研究开始的时间是基于医院在新址上开始运营。

我们前瞻性地进行了数据的收集，术前的数据包括人口统计学数据；术中记录手术的过程、使用的假体；术后 8 周及 1 年进行随访，如果有患者未能按照预约时间进行检查，就需要主动联系，因此没有病例的失访。埃克塞特中心保留着完整的数据库，包括并发症和死亡信息，结果可以在任意时间点进行实时的分析。在每次随访时，我们特意询问患者脱位等并发症，以便准确记录其发生率。尽管我们前瞻性地收集了手术、临床和随访的数据，但是巨大的信息量也没有包括了患者的所有资料。所有级别的医生都可进行全髋关节置换，低年资的医生通常需要高年资医生的辅助。

本组随访病例中包括了 1578 例全髋关节置换，其中 70%是常规的初次置换，4%为复杂的初次置换，其余的 26%为不同复杂程度的翻修手术（表 2.8-4）。我们限定难度大的病例需由高年资的医生来进行手术。整组病例中有 51 个脱位的病例，我们采用回归统计学分析来研究明显影响脱位率的因素，同时还要记录脱位之后的治疗手段，如闭合复位或者进一步的治疗。

表 2.8-4 手术类型及医生级别（脱位率）

	常规初次	复杂初次	一期翻修	二期翻修	总数
顾问医生	361（2.8%）	36（5.6%）	229（4.4%）	37（10.8%）	663
访问医生	647（2.0%）	29（3.4%）	126（4.8%）	16（6.3%）	818
注册医生	85（3.5%）	2（0%）	6（16.7%）	1（0%）	94
SHOs	3（0%）	0	0	0	3
总数	1096（2.4%）	67（4.5%）	361（4.7%）	54（9.3%）	1578（3.23%）

我们使用 OrthoView^{Tm}（Southampton，Hampshire）软件来对脱位病例的术前和术后影像进行分析，在图像上可以画出 3 条线，一条是双侧坐骨结节连线，一条是双侧小转子上缘连线，最上面的一条线是通过髋关节旋转中心的连线（图 2.8-1），如图示 HI 代表坐骨结节到旋转中心的距离，HT 代表旋转中心到股骨近端的距离，图上还可测量“泪滴”到旋转中心（COR）的水平距离，可用来评估旋转中心外移的程度。

我们选择的脱位病例与未脱位病例按 1∶2 进行匹配，均为同一时期进行手术，匹配的条件还包括（1）手术类型，（2）诊断和（3）年龄。

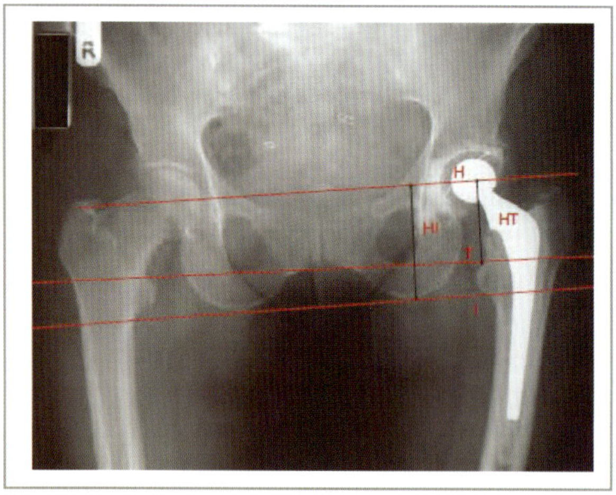

图 2.8-1 X 线测量

X 线片被分为初次置换 X 线片和翻修手术 X 线片两类，进行术前和术后影像学的测量，当对侧髋关节正常时，也要进行与患侧的对比。

测量的指标包括旋转中心外移的距离、臼杯高度、股骨假体高度和下肢长度，双下肢对比的不等长也要记录下来。

在术后影像上的测量可以与对侧正常的髋关节进行比较，这样可以了解医生恢复髋关节生物力学的准确程度。

通过 OrthoView 软件的指引方案可以设计两个角度来定义臼杯的位置。大量文献中对于假体臼杯的位置描述并不统一，Murray[49] 认为有 3 种不同的定义臼杯“前倾”和“外展”的方法，在某些情况下，角度的数值需要通过转化才能够进行比较。我们使用 2 个新的术语“仰角”和“旋转角”来定义臼杯相对于骨盆的角度，这是基于解剖相关的系统测量，因此可以确保唯一性。

仰角是纵轴和髋臼轴之间的夹角（放射学的倾斜角是由 Murray 定义的），当它投射到冠状面时，0 定义为指向尾侧（下方），a+ve 定义为逆时针用于左髋，顺时针为右髋关节。旋转角定义为横向轴线与之间的角度，投影到横断面上（解剖学前倾角由 Murray 定义），0 定义为指向身体的横向轴线，a+ve 旋转定义为指向前方。

我们使用 Ortho View 的臼杯和骨盆向导（根据X线确定骨盆的位置）来分析脱位组和无脱位组的X线结果，这样来得出每个病例的仰角和旋转角。

结果

本组病例年龄为16～95岁，平均68.2岁（SD 12.7），728例左髋，850例右髋，大多数（96%）的手术经后侧入路，所有的脱位病例均为后侧入路，其他入路包括53例外侧入路，1例联合入路，1例经股骨截骨，1例经大转子截骨入路。

本组病例中有51例脱位，总的脱位率为3.2%（51/1578），而发生率与手术类型是相关的（表2.8-4），简单的初次置换手术脱位率是2.4%，而二期翻修的感染病例则增至9.3%，使用卡方检验分析发现翻修手术的脱位率明显高于初次置换手术（$P=0.01$）。

与其他的研究报道相类似的是，71%的脱位发生于首次手术后的8周内（表2.8-5），而所有复杂病例的脱位均发生于8周内（初次置换与复杂手术脱位时间比较并无显著性差异，$P=0.76$）。全部病例的总脱位率为1.3%，复杂的病例发生率更高，脱位病例中的38.5%出现了再次的脱位，初次置换后脱位的病例中40%存在半脱位的情况，感染的二期翻修病例中20%有半脱位（表2.8-6）。

表2.8-5 术后至脱位的时间

手术类型	8周内	8周后
常规初次	70.4%	29.6%
复杂初次	100.0%	0%
一期翻修	64.7%	35.3%
二期翻修	80.0%	20.0%
总数	**71.2%**	**28.8%**

表2.8-6 多次脱位的发生率

手术类型	多次脱位	占脱位病例的比例
常规初次	1.0%	40.7%
复杂初次	1.5%	33.3%
一期翻修	1.9%	41.2%
二期翻修	1.9%	20.0%
总数	**1.3%**	**38.5%**

脱位率的差别也与每个患者的初始诊断有关，原发性的骨性关节炎，其脱位率为2.2%，1.4%的病例仅有一次脱位史。炎症性关节炎的病例脱位率为8.8%，一半的病例为单次脱位。记录中显示创伤导致的缺血性坏死、化脓性关节炎手术脱位率高达12.5%。如果患者曾经有过髋部手术，不论是创伤还是人工关节失败，都可能更容易发生脱位。原发性OA的患者与其他疾病患者相比其脱位率明显偏低（$P<0.001$）。表2.8-7记录了患者的年龄、BMI及脱位发生率，体重指数（体重/身高的平方）并不影响髋关节脱位的倾向。

因为大多数的手术是通过后侧入路进行的，那么大多数的脱位也是后侧脱位，9个病例脱位的方向并不明确，这是因为患者在不同的医院接受过治疗，并且病历当中没有相关的记录资料。多次脱位的病例中前向和后向脱位的比例相当（$P=0.73$），如果脱位的方向是前侧，那么患者需要再次手术的概率就要增加（表2.8-8）。

脱位率的差异与医生的级别也有联系，就像手术的复杂程度不同一样（表4），初级的医生进行常规的初次置换，脱位率略高，他们不做复杂的手术。而复杂手术的脱位率差异取决于病例难度、内衬类型以及手术技术。

在二期翻修病例中，仅翻修股骨侧相对于仅翻修髋臼侧或者两者均翻修，具有更高的脱位率（表2.8-9）。

髋臼侧的假体大多数选择的是骨水泥固定的全聚乙烯假体（表2.8-10），当时并不常规使用非骨水泥假体，脱位率的增加可能与学习曲线有关。非骨水泥髋臼中可以使用不同类型的内衬，

表2.8-7 手术和脱位时的年龄

所有诊断	病例	平均年龄（SD，范围）	BMI（SD）
全部	1578	68.2（12.7；16～95）	27.4（5.1）
多次脱位	20	74.4（10.1；44～90）	27.4（5.4）
单次脱位	31	71.8（10.3；53～90）	27.0（4.7）
无脱位	1527	68.0（12.7；16～95）	27.4（5.1）
原发OA			
全部	825	70.2（9.3；39～95）	27.9（5.0）
多次脱位	6	74.0（9.5；66～90）	27.7（4.7）
单次脱位	12	70.3（8.1；58～83）	26.0（4.3）
无脱位	807	70.2（9.3；39～95）	27.9（5.0）

表 2.8-8 脱位的方向和复发率

	多次脱位率%	需要翻修手术%
不确定	22.2	11.1
后侧	31.7	19.5
前侧	41.7	58.3

表 2.8-9 翻修手术中更换部件及相应的脱位率

一期翻修	病例数	脱位	脱位率（%）
两侧部件	291	10	3.4
仅股骨侧	34	3	8.8
仅髋臼侧	28	0	0.0

表 2.8-10 髋臼植入后的脱位率

	病例数	总数	%
脱位的臼杯类型	脱位	植入	
Exeter inc Extra-Cover	33	909	3.6%
Contemporary	3	117	2.6%
Ogee	9	340	2.6%
Uncemented*	6	82	7.3%

* 使用的非骨水泥髋臼：BiomEx，Osteonics，ABG

骨水泥与非骨水泥固定髋臼相比，脱位率并没有显著的差别（$P=0.59$）。

一些医生常规使用 Ogee 髋臼，这种髋臼可以为股骨头提供 180°的覆盖，突出的后壁可以提供额外的覆盖，这是由模具内部不完全的沟槽造成的，目前使用的髋臼与 Ogee 髋臼设计上类似。Exeter 髋臼曾经出现过 2 种不同的类型，均为采用带有帽檐的设计，内径为 26mm，少数采用 22mm 内径的设计，臼杯能够覆盖股骨头达 165°，Exeter 的 Extra-Cover 臼杯内径可达 30mm，可以 180°覆盖股骨头，帽檐的设计与常规的 Exeter 假体相似，通常用于高龄的患者或者医生考虑为高脱位风险的患者。

初次置换中使用这些臼杯脱位率会有轻微的降低（表 2.8-11），尽管 22mm 的股骨头使用较少，但仍具有最高的脱位率。我们在髋臼直径小，仅能容纳小的外径的臼杯情况下，才使用 22mm 内径的臼杯，这包括了复杂的髋臼发育不良的病例，使用小的股骨头是经常脱位的一个原因。

因为 96%的病例采用的是后侧入路，因此并没有与其他入路的有效的对比结果。

表 2.8-11 脱位的 Exeter 臼杯的内径

所有手术				
内径	病例数	脱位（%）	单次（%）	多次（%）
22	7	1（14.3）	1（14.3）	0（0）
26	598	21（3.5）	13（2.2）	8（1.3）
30	304	11（3.6）	4（1.3）	7（2.3）
初次 THRs				
22	5	1（20.0）	1（20.0）	0（0）
26	525	17（3.2）	11（2.1）	6（1.1）
30	135	3（2.2）	1（0.7）	2（1.5）

软组织的切除也会影响到脱位率，针对所有的诊断而言，松解髂腰肌组比不松解组具有明显高的脱位率（$P=0.01$），然而在初次置换中这个差异并没有统计学的意义（$P=0.27$）。

股骨柄的直径并不会影响到脱位率，但假体的长度如果超过 200mm 就会导致脱位率的明显增高，这个结果并不奇怪，因为只有复杂的翻修病例才会使用这种假体。

大多数病例使用的股骨柄具有合适的偏心矩，减小的偏心矩并不会明显增加脱位率。加长颈的使用通常因为医生考虑到撞击、脱位或者希望增加偏心矩，一部分病例可以使用加长颈来增加下肢长度，但是否使用加长颈并没有明显影响脱位率，减小偏心矩的股骨柄通常用于复位困难或者需要减小下肢长度的情况，并不会增加脱位率。

手术当中髋关节复位的困难程度由手术医生来记录，这明显是一个主观判断的结果，如果医生最终评估时认为维持位置是“困难”的，则脱位的风险就会增加。

脱位髋关节的结果

51 例髋脱位的病例中 35.3%需要至少一次开放的外科手术，6 例患者初次脱位后闭合复位并没有成功，1 例患者切开复位也没有成功，最后使用了减小偏心矩的股骨头，12 例有超过一次的脱位都进行了再次的手术治疗。

目前有很多的措施可以来预防再次的脱位，4 例患者由于考虑到臼杯位置不佳，进行了臼杯的翻修；2 例更换为限制性的髋臼内衬。当植入新的臼杯时，尽可能地植入内径达 30mm 的臼杯。3例进行了股骨柄的翻修，1例是为了治疗假体周围骨折，并且合并了创伤性脱位；另外2例安放角度是正确的，但需要重新骨水泥固定以增加5mm、10mm的肢体长度，以便增加软组织的张力；5例患者改变了颈的长度。大多数病例都采用了多个措施来预防脱位，1例患者仅仅增加了颈的长度，4天之后出现了再次脱位。12例中的3例在翻修手术后再次脱位，其中2例再脱位一次，第三例为高龄、虚弱、对疼痛不敏感的患者，医生决定维持其半脱位的状态。没有病例采用头颈切除术或者继续脱位。

回归分析的结果

回归分析采用可信区间的方法，基于这种方法将影响最大的变量添加进去，如果没有明显的统计学差异，就剔除出去。在分析开始时，3个变量由于数据缺失太多被剔除出去，这样是为了确保脱位组和无脱位组分析因素上没有显著的差别。

分析的变量包括：

BMI（9%缺失）使用ANOVA分析没有显著差异（$P=0.944$）

颈长（30%缺失）使用chi-squared分析没有显著差异（$P=0.657$）

头直径（3%缺失）使用M-W分析没有显著差异（$P=0.430$）

这里不包括其他的变量：诊断、手术类型、医生级别、手术时年龄、手术入路、髂腰肌松解、复位紧张度和外旋肌群修复。

分析过所有数据，结果显示诊断、手术时年龄、手术类型都是有显著差异的，髂腰肌切开没有包括到本模式当中。针对初次置换的病例（25例脱位），只有炎症性关节病被证实是有显著差别的，尽管全部的诊断并没有出现差别。

影像学测量旋转中心与骨盆及股骨的关系

初次同侧数据

为了分析臼杯及股骨的高度，我们观察了旋转中心基于骨盆和股骨的移位变化。

臼杯的内外移在脱位组与无脱位组并没有显著的差异（$P=0.43$），而关于臼杯的高度，脱位组相比无脱位组有明显的差别（$P=0.02$），基于Bonferroni关联测试的结果，脱位组的旋转中心更倾向于安放在偏高的位置，同样的，脱位组股骨头的旋转中心也明显偏高（$P=0.017$）。

我们将臼杯和股骨高度的数据综合进行分析（表2.8-12），如果臼杯安放在更近端的位置，而股骨假体为了维持肢体长度安放过浅，则脱位组和无脱位组有显著的差异（$P=0.003$），换句话说，如果旋转中心上移，股骨假体过浅，则更可能会脱位。肢体不等长的数据在两组的实际测量中并没有显著的差别（$P=0.89$）肢体延长或者短缩的概率也没有差别（$P=0.76$）。

表2.8-12 旋转中心基于骨盆和股骨的变化

	臼杯未升高，股骨未延长	臼杯升高或股骨延长	臼杯升高合并股骨延长
脱位	2	7	16
无脱位	13	16	9

翻修同侧数据

在两组之间比较数据包括：臼杯外移、臼杯高度、股骨假体高度、下肢长度都没有显著的差异，翻修的风险来自于翻修手术本身。

初次对侧数据

我们使用ANOVA在两组之间比较臼杯外移、臼杯高度和股骨假体高度，结果显示没有显著的差别（臼杯高度$P=0.26$，股骨假体高度$P=0.49$，臼杯外移$P=0.73$），这些变量再使用Fishers Exact检验来比较，也没有显著差别（臼杯高度$P=0.30$，股骨假体高度$P=1.0$，臼杯外移$P=0.17$）。肢体长度使用Mann-Whitney方法（$P=0.91$）和卡方检验（$P=0.90$）进行比较，也没有显著差别。

翻修对侧数据

我们使用ANOVA在两组之间比较臼杯外移、臼杯高度和股骨假体高度，结果显示没有显著的差别（臼杯高度$P=0.30$，股骨假体高度$P=0.41$，臼杯外移$P=0.71$），这些变量再使用 Fishers Exact 检验来比较，也没有显著差别（臼杯高度 $P=1.0$，股骨假体高度 $P=0.23$，臼杯外移 $P=0.65$）。肢体长度使用 t 检验（$P=0.097$）和 Fishers Exact 检验（$P=0.64$）进行比较，也没有显著差别。

与对照组髋臼位置的比较

表 2.8-13 列出的是两组病例的仰角和旋转角度。

表 2.8-13 脱位组和无脱位组的仰角、旋转角测量

	组别	病例数	均值（SD）	SEM	范围
仰角	脱位组	48	44.8（5.2）	0.8	27.8～62.7
	无脱位组	91	45.0（3.8）	0.4	34.8～53.9
旋转角	脱位组	48	18.9（9.3）	1.3	3.9～38.5
	无脱位组	91	18.6（9.2）	1.0	−0.1～45.5

正态分布的检验方法证实脱位组的仰角并没有按常规的那样分布，因为数量的缘故，我们选用了参数检验的方法。

图 2.8-2 和图 2.8-3 显示的是仰角和旋转角的盒式图，中间的线是中线，四分位范围（IQR）代表 25%～75%，颈部的长线等于 1.5 倍的 IQR，达到了内侧边界，外侧边界（未画出）是 3 倍的 IQR，异常值（0）是内外侧边界之间的数值（比如 1.5～3 倍之间的 IQR），极端值（*）是外侧边界之外的数值（比如大于 3 倍的 IQR）。

Levene 检验用来分析方差的同质性，结果表明两组的仰角（$P=0.39$）和旋转角（$P=0.66$）都没有明显的差异。两组的 ANOVA 检验仰角（$P=0.83$）和旋转角（$P=0.84$）也没有明显的差异。图 2.8-4 显示的是脱位组的仰角和旋转角的散点图，结果显示两组的角度都位于相近的范围内。

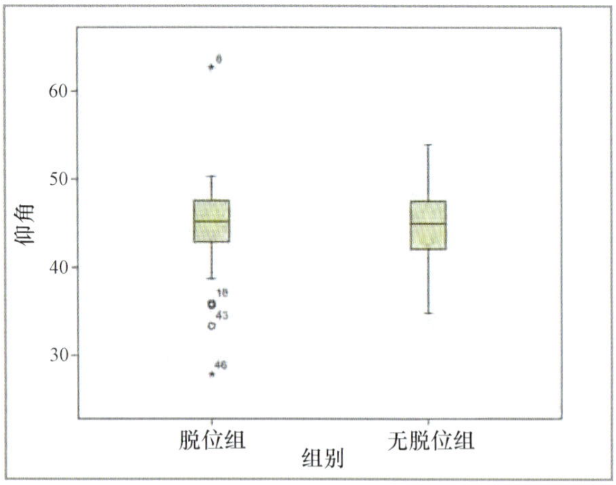

图 2.8-2 仰角的盒式图

采用可信限的方法进行逻辑回归分析，这些变量都没有进入到模型当中，仰角和旋转角并不是脱位的预测指标。

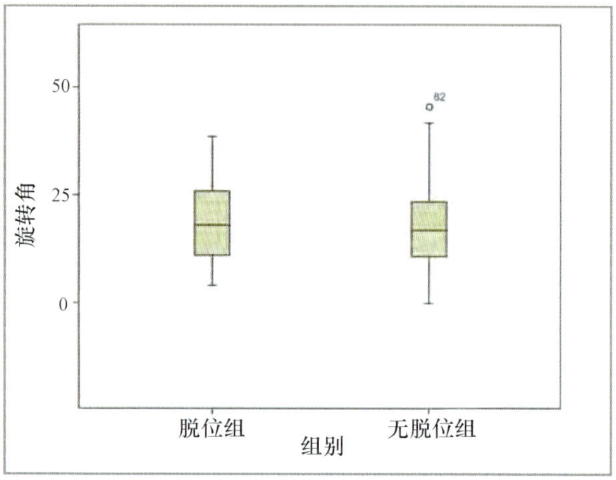

图 2.8-3 旋转角的盒式图

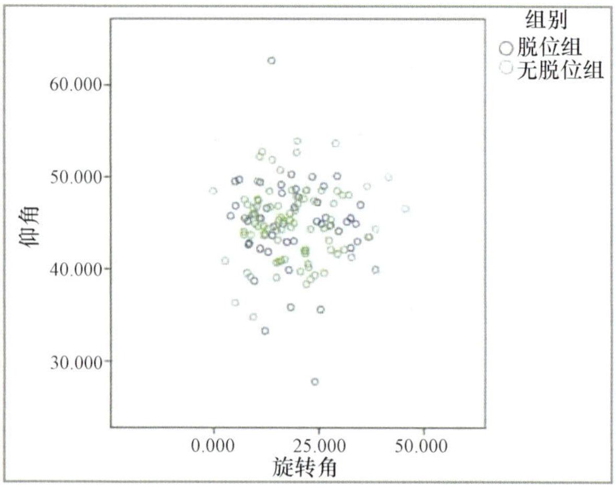

图 2.8-4 仰角和旋转角的散点图

结果总结

本研究包括了1578个病例，进行了前瞻性的研究，记录脱位率和人口统计学的数据，行髋关节置换的大部分病例使用了后侧的入路，总的脱位率是3.2%，复杂手术和翻修手术的脱位率要比常规初次置换手术的脱位率高（$P<0.01$）。脱位的病例中38.5%的病例再次脱位。初次置换的病例如果术中经历了复杂的过程，脱位的概率会增加。如果脱位方向是前方，则更有可能需要进行纠正性的手术。脱位率也与医生和手术的复杂程度相关。

在翻修手术中，仅仅更换股骨假体的脱位率要高于仅更换髋臼或者两种均更换的情况。

如果手术当中从小转子上松解了髂腰肌腱，则脱位的概率会增加。

在所有的相关因素当中，回归分析得出结果年龄、诊断、手术的复杂程度明显影响脱位的发生率。

在初次置换病例中，如果臼杯放置位置较术前的旋转中心（COR）偏高，股骨假体放置较浅，则脱位率也会增加。

在脱位组和无脱位组髋臼假体的仰角和旋转角并没有显著的差别，如果手术经后方入路，就不存在髋臼方向的安全区域。

如果医生意识到脱位相关的危险因素，并加以注意，脱位率可能会降低，这些因素包括：重建正确的旋转中心，软组织的平衡（比如避免髂腰肌的松解，修复后方的软组织），处理髋关节周围的撞击。

髋臼位置有安全的区域吗?

已经有许多学者提出髋臼假体安放的最佳位置。Charnley认为髋臼假体应该放置在中立的位置[1]。Coventry分析了32个病例，建议外展40°，前倾15°[48]，而Harris[50]倾向于30°外展，20°前倾。在文献当中并没有明确定义角度位置的框架和词汇，手术技术的发展使这些文献引用次数增加，来成为优化髋臼位置的证据。

一些学者定义了参考的平面，Lewinnek[46]基于骨盆的解剖位置建议5°～25°前倾，30°～50°外展；Jaramaz[51]等建议20°前倾，40°外展；McCollum[52]建议在站立位20°～40°前倾，30°～50°外展；最近Zwartele[53]等进行了多变量的逻辑回归分析，得出结论臼杯外展超过55°（OR 7.7，CI 2.3～26）以及前倾加大（OR 7.6，CI 1.4～42.4）是髋关节脱位的一个危险因素。很显然在安放髋臼假体时安全区域是一个很广泛的考虑范围，基于入路等因素臼杯的安全范围也不同，但是这些在文献当中并没有被广泛提及。

Biedermann[42]等最近报道了127例髋关节脱位，与这组病例相比较的，在Innsbruck手术的一组病例，均采用标准的外侧经臀肌的入路，完全切除关节囊，使用28mm或30mm股骨头。选择342例髋作为对照组，不同于我们是基于其他危险因素来选择匹配的对照组，作者使用EBRA（Einzel-Bild-Roentgen-Analysis）系统测量影像学资料，这个系统需要至少两张匹配完好的X线片来重建空间的位置，计算出臼杯的位置、胶片距离、聚焦位置。在单张X线片上使用EBRA测量髋臼前倾的准确度为2°[54]。

对照组平均的外展角为44.4°（SD 6.9），因为假体设计以及前后位X线片上辨认臼杯边缘的困难，342个病例中仅有114例可以计算出前倾角，平均的前倾角为14.5°（SD 4.9），前方脱位的病例外展角平均16.8°（SD 6.5），后方脱位的病例外展为42.4°（SD 7.7），前倾角为11.0°（SD 5.5）。前倾角的差别是很明显的，脱位的方向是与髋臼假体的位置相关的，前倾在15°时，前后方脱位的概率是一样的，如果前倾角小于4°，所有的脱位都是后方的，如果前倾角大于24°，所有的脱位都是前方的。一半的脱位病例都是在Lewinnek[46]定义的安全区域范围内，而对照组安全区域范围内的病例达到79%。针对Lewi nnek论文的结论应该记住，文章中的病例都是经后方入路手术的。

Biedermann报道了一组经直接外侧入路的病例，髋臼置入的角度变化很小，前倾在15°、外展在45°时脱位率最低。Biedermann认为对于直接外侧入路而言，髋臼的安全区域是可以确定的。

结论

我们认为对于经后方入路行髋关节置换，没有髋臼安放的安全区域。

如果髋臼安放偏高，股骨安放过浅，旋转中心上移，则髋关节更容易脱位。旋转中心改变或者假体位置不良发生后，更容易出现髋关节周围硬或软的撞击。

我们的数据显示我们应该努力去重建解剖的髋关节旋转中心和髋臼轴，然而，即使髋臼位置良好，仍然要小心撞击因素可能将股骨头撬出，而且，腱性组织需要尽可能保留，除非必要的松解（比如髂腰肌腱），切开的软组织应该在手术后进行修复（比如后方关节囊和外旋肌群）。平衡髋关节周围的软组织是非常重要的，我们观察到老年人、患有神经肌肉疾患的病人脱位率更高。可以说在一定范围内，髋臼的位置不当增加了脱位的风险，外科医生如果考虑到这些因素，手术时就可以采取一些措施来保证髋关节获得安全的活动范围。而经验不足或者手术量偏少的医生脱位率就偏高，这个事实也支持了这个说法。

（李 锋 译）

参考文献

1. **Charnley J.** Low friction arthroplasty of the hip: Theory and Practice. Berlin: *Springer; 1979*
2. **Sanchez-Sotelo J, Berry DJ.** Epidemiology of instability after total hip replacement. *Orthop Clin North Am 2001;32(4):543-52*
3. **Charnley J.** The long-term results of low-friction arthroplasty of the hip performed as a primary intervention. *J Bone Joint Surg [Br] 1972;54(1):61-76*
4. **Eftekhar NS.** Dislocation and instability complicating low friction arthroplasty of the hip joint. *Clin Orthop Relat Res 1976;(121):120-5*
5. **Ritter MA.** Dislocation and subluxation of the total hip replacement. *Clin Orthop Relat Res 1976;(121):92-4*
6. **Robinson RP, Robinson HJ Jr, Salvati EA.** Comparison of the transtrochanteric and posterior approaches for total hip replacement. *Clin Orthop Relat Res 1980;(147):143-7*
7. **Fackler CD, Poss R.** Dislocation in total hip arthroplasties. *Clin Orthop Relat Res 1980;(151):169-78*
8. **Ali Khan MA, Brakenbury PH, Reynolds IS.** Dislocation following total hip replacement. *J Bone Joint Surg [Br] 1981;63(2):214-8*
9. **Woo RY, Morrey BF.** Dislocations after total hip arthroplasty. *J Bone Joint Surg [Am] 1982;64(9):1295-306*
10. **Lindberg HO, Carlsson AS, Gentz CF, Pettersson H.** Recurrent and non-recurrent dislocation following total hip arthroplasty. *Acta Orthop Scand 1982;53(6):947-52*
11. **Ekelund A, Rydell N, Nilsson OS.** Total hip arthroplasty in patients 80 years of age and older. *Clin Orthop Relat Res 1992;(281):101-6*
12. **Turner RS.** Postoperative total hip prosthetic femoral head dislocations. Incidence, etiologic factors, and management. *Clin Orthop Relat Res 1994;(301):196-204*
13. **Paterno SA, Lachiewicz PF, Kelley SS.** The influence of patient-related factors and the position of the acetabular component on the rate of dislocation after total hip replacement. *J Bone Joint Surg [Am] 1997;79(8):1202-10*
14. **Fender D, Harper WM, Gregg PJ.** Outcome of Charnley total hip replacement across a single health region in England: the results at five years from a regional hip register. *J Bone Joint Surg [Br] 1999;81(4):577-81*
15. **von Knoch M, Berry DJ, Harmsen WS, Morrey BF.** Late dislocation after total hip arthroplasty. *J Bone Joint Surg [Am] 2002;84(11):1949-53*
16. **Jolles BM, Zangger P, Leyvraz PF.** Factors predisposing to dislocation after primary total hip arthroplasty: a multivariate analysis. *J Arthroplasty 2002;17(3):282-8*
17. **Weeden SH, Paprosky WG, Bowling JW.** The early dislocation rate in primary total hip arthroplasty following the posterior approach with posterior soft-tissue repair. *J Arthroplasty 2003;18(6):709-13*
18. **Phillips CB, Barrett JA, Losina E, Mahomed NN, Lingard EA, Guadagnoli E,Baron JA, Harris WH, Poss R, Kate JN.** Incidence rates of dislocation, pulmonary embolism, and deep infection during the first six months after elective total hip replacement. *J Bone Joint Surg [Am] 2003 ;85(1):20-6*
19. **Berry DJ, von Knoch M, Schleck CD, Harmsen WS.** The cumulative long-term risk of dislocation after primary Charnley total hip arthroplasty. *J Bone Joint Surg [Am] 2004;86(1):9-14*
20. **Kordasiewicz B, Rylski W, Zakrzewski P, Sawicki G, Orlowski J, Pomianowski S.** Dislocation after total hip arthroplasty. *Chir Narzadow Ruchu Ortop Pol 2004;69(5):325-30*
21. **Berry DJ, von Knoch M, Schleck CD, Harmsen WS.** Effect of femoral head diameter and operative approach on risk of dislocation after primary total hip arthroplasty. *J Bone Joint Surg [Am] 2005;87(11):2456-63*
22. **Meek RM, Allan DB, McPhillips G, Kerr L, Howie CR.** Epidemiology of dislocation after total hip arthroplasty. *Clin Orthop Relat Res 2006:447:9-18*
23. **Khatod M, Barber T, Paxton E, Namba R, Fithian D.** An analysis of the risk of hip dislocation with a contemporary total joint registry. *Clin Orthop Relat Res 2006;447:19-23*

24. **Masaoka T, Yamamoto K, Shishido T, Katori Y, Mizoue T, Shirasu H.** Study of hip joint dislocation after total hip arthroplasty. *Int Orthop 2006;30(1):26-30*

25. **Arthursson AJ, Furnes O, Espehaug B, Havelin LI, Soreide JA.** Prosthesis survival after total hip arthroplasty-does surgical approach matter? Analysis of 19,304 Charnley and 6,002 Exeter primary total hip arthroplasties reported to the Norwegian Arthroplasty Register. *Acta Orthop 2007;78(6):719-29*

26. **Colwell CW Jr, Hozack WJ, Mesko JW, D'Antonio JA, Bierbaum BE, Capello WN, Jaffe WL, Mai KT.** Ceramic-on-ceramic total hip arthroplasty early dislocation rate. *Clin Orthop Relat Res 2007;465:155-8*

27. **Conroy JL, Whitehouse SL, Graves SE, Pratt NL, Ryan P, Crawford RW.** Risk factors for revision for early dislocation in total hip arthroplasty. *J Arthroplasty 2008;23(6):867-72*

28. **Blom AW, Rogers M, Taylor AH, Pattison G, Whitehouse S, Bannister GC.** Dislocation following total hip replacement: the Avon Orthopaedic Centre experience. *Ann R Coll Surg Engl 2008;90(8):658-62*

29. **Meek RM, Allan DB, McPhillips G, Kerr L, Howie CR.** Late dislocation after total hip arthroplasty. *Clin Med Res 2008;6(1):17-23*

30. **Hernandez-Vaquero D, Suarez-Vazquez A, Fernandez-Lombardia J.** Charnley low-friction arthroplasty of the hip. Five to 25 years survivorship in a general hospital. *BMC Musculoskelet Disord 2008;9:69*

31. **Sadr AO, Adami J, Lindstrom D, Eriksson KO, Wladis A, Bellocco R.** High body mass index is associated with increased risk of implant dislocation following primary total hip replacement: 2,106 patients followed for up to 8 years. *Acta Orthop 2008;79(1):141-7*

32. **Kim YS, Kwon SY, Sun DH, Han SK, Maloney WJ.** Modified posterior approach to total hip arthroplasty to enhance joint stability. *Clin Orthop Relat Res 2008;466(2):294-9*

33. **Hooper GJ, Rothwell AG, Stringer M, Frampton C.** Revision following cemented and uncemented primary total hip replacement: a seven-year analysis from the New Zealand Joint Registry. *J Bone Joint Surg [Br] 2009;91(4):451-8*

34. **Bystrom S, Espehaug B, Furnes O, Havelin LI.** Femoral head size is a risk factor for total hip luxation: a study of 42,987 primary hip arthroplasties from the Norwegian Arthroplasty Register. *Acta Orthop Scand 2003;74(5):514-24*

35. **Morrey BF.** Instability after total hip arthroplasty. *Orthop Clin North Am 1992;23(2):237-48*

36. **Hedlundh U, Karlsson M, Ringsberg K, Besjakov J, Fredin H.** Muscular and neurologic function in patients with recurrent dislocation after total hip arthroplasty: a matched controlled study of 65 patients using dual-energy x-ray absorptiometry and postural stability tests. *J Arthroplasty 1999;14(3):319-25*

37. **Malchau H, Herberts P, Soderman P, Oden A.** Prognosis of total hip replacements. Update and validation of results from the Swedish National Hip Arthroplasty Registry 1979-1998. *American Academy of Orthopaedic Surgeons, Orlando, USA, 2000*

38. **Katz JN, Losina E, Barrett J, Phillips CB, Mahomed NN, Lew RA, Guadagnoli E, Harris WH, Poss R, Baron JA.** Association between hospital and surgeon procedure volume and outcomes of total hip replacement in the United States Medicare population. *J Bone Joint Surg [Am] 2001;83(11):1622-9*

39. **Ryd L, Albrektsson BE, Carlsson L, Dansgard F, Herberts P, Lindstrand A, Regner L, Toksig-Larsson S.** Roentgen stereo photogrammetric analysis as a predictor of mechanical loosening of knee prostheses. *J Bone Joint Surg [Br] 1995;77(3):377-83*

40. **Solomon DH, Losina E, Baron JA, Fossel AH, Guadagnoli E, Lingard EA, Miner A,Phillips CB, Kate JN.** Contribution of hospital characteristics to the volume-outcome relationship: dislocation and infection following total hip replacement surgery. *Arthritis Rheum 2002;46(9):2436-44*

41. **Hedlundh U, Ahnfelt L, Hybbinette CH, Weckstrom J, Fredin H.** Surgical experience related to dislocations after total hip arthroplasty. *J Bone Joint Surg [Br] 1996;78(2):206-9*

42. **Biedermann R, Tonin A, Krismer M, Rachbauer F, Eibl G, Stockl B.** Reducing the risk of dislocation after total hip arthroplasty: the effect of orientation of the acetabular component. *J Bone Joint Surg [Br] 2005;87(6):762-9*

43. **Van Stralen GM, Struben PJ, van Loon CJ.** The incidence of dislocation after primary total hip arthroplasty using posterior soft-tissue repair. *Arch Orthop Trauma Surg 2003;123(5):219-22*

44. **Kristiansen B, Jorgensen L, Holmich P.** Dislocation following total hip arthroplasty. *Arch Orthop Trauma Surg 1985;103(6):375-7*

45. **Dorr LD, Wolf AW, Chandler R, Conaty JP.** Classification and treatment of dislocations of total hip arthroplasty. *Clin Orthop Relat Res 1983;(173):151-8*

46. **Lewinnek GE, Lewis JL, Tarr R, Compere CL, Zimmerman JR.** Dislocations after total hip replacement arthroplasties. *J Bone Joint Surg [Am] 1978;60(2):217-20*

47. **Cameron HU, Hunter GA, Welsh RP.** Dislocation requiring revision in total hip arthroplasty. *Arch Orthop Trauma Surg 1979;95(4):265-6*

48. **Coventry MB.** Late dislocations in patients with Charnley total hip arthroplasty. *J Bone Joint Surg [Am] 1985;67(6):832-41*

49. **Murray DW.** The definition and measurement of acetabular orientation. *J Bone Joint Surg [Br] 1993;75(2):228-32*

50. **Harris WH.** Advances in surgical technique for total hip replacement: without and with osteotomy of the greater trochanter. *Clin Orthop Relat Res 1980;(146):188-204*

51. **Jaramaz B, Digioia AM, III, Blackwell M, Nikou C.** Computer assisted measurement of cup placement in total hip replacement. *Clin Orthop Relat Res 1998;(354):70-81*

52. **McCollum DE, Gray WJ.** Dislocation after total hip arthroplasty. Causes and prevention. *Clin Orthop Relat Res 1990;(261):159-70*

53. **Zwartele RE, Brand R, Doets HC.** Increased risk of dislocation after primary total hip arthroplasty in inflammatory arthritis: a prospective observational study of 410 hips. *Acta Orthop Scand 2004;75(6):684-90*

54. **Stoeckl B, Biedermann R, Auckenthaler T, Bach C, Sununu T, Nogler M.** Ante- and retroversion measurements of cups by EBRA. *J Bone Joint Surg [Br] 2001;83(Suppl II):179*

2.9 在髋关节置换中骨水泥的使用

A. J. Timperley，S. L. Whitehouse

引言

无论是因为骨折需要急诊进行的关节置换，还是选择性的髋关节置换手术，当我们需要使用骨水泥固定股骨假体时，往往因为担忧风险而产生困扰[1]。文献中大量报道了骨水泥植入综合征（bone cement implantation syndrome，BCIS）[2]，主要是因为报道了一些发生心脏损害患者的病例。在已发表的文献中，将这些临床操作中描述的不良事件归因于BCIS，实际这些病例之间存在极大的差异，因此很难得出有意义的结论，从而还原真相或者给予恰当的定义。我们深知潜在的风险，但是死亡率却被放大了。英国国家患者安全管理局[3]的一份题为“降低股骨近端骨折患者实施髋关节置换的手术风险”的报道进一步强调了这一点，在报道中从2003年到2008年，总共发生了26例死亡（一共大约500 000例患者股骨侧使用了骨水泥型假体）[1]，在髋关节置换中死亡发生率大约为0.0052%（同时包括骨折和择期手术的患者）。

很明显在骨折人群中的死亡率要更高一些，主要的风险因素来自于患者的自身状况。如果这些因素能够加以很好地控制，那么采用现代技术使用骨水泥和用生物固定的假体相比并不会增加额外的风险，相反可能会带来显著的临床获益。

选择性全髋关节置换术后的死亡率

选择性全髋关节置换术后死亡是一个相对罕见的情况，事实上，根据一些资料[1,4-6]发现在这些进行外科手术的人群中发生的死亡率甚至要低于同年龄组的普通人群。这可能是由于更多地考虑选择相对合适的患者进行手术，而不是指全髋关节的保护作用。另外一项来自美国的研究证实接受全髋关节置换的人群生存时间要比医保人群中配对比较的患者更长[6]。在全髋关节置换后的30～90天内整个死亡率统计报道在0.23%～0.45%之间[4,5,7-9]（表2.9-1）。如果将术前合并有严重疾患的患者排除的话，单一医生的2736例髋关节患者的资料显示死亡率在0.18%[8]。Sharrock[5]研究了改变麻醉技术在降低

表 2.9-1 全髋关节置换术后时间段和死亡率，同时如果可能的话提供院内的死亡率

作者（年）	日期	时间段	病例数	死亡率（院内）%
Sharrock (1995)[5]	1981—1985	院内	3622	(0.36)
	1987—1991		5869	(0.10)
Zhan (2007)[13]	2003	院内	4144	(0.33)
Sierra (2008)[7]	1985—2005	30天	9082	0.23 (0.12)
Parvizi (2001)[9]	1969—1997	30天	3014	0.29
	70年代		3614	0.94
	80年代		12 111	0.27
	90年代		14 989	0.15
Nunley (2003)[4]	1983—2000	90天	1108	0.45 (0.18)
Dearborn (1998)[8]	1969—1996	90天	2736	0.29 (0.15)
Karrholm (2008)[14]	2004—2007	90天	55 458	0.76

死亡率方面的作用，改进了技术以后医院内发生的死亡率减少到了0.18%。过去的15年死亡率已经有了显著的下降，和20世纪70、80年代相比，在一组90年代进行手术的30 714例患者中死亡率在0.15%（$P<0.0002$）[9]。尤其是，通过改进手术技术降低髓腔内的压力，使得骨水泥型髋关节置换术中死亡率降低了至少3倍以上[10]。

这种死亡率的降低归因于现代麻醉技术和骨水泥技术，加强了教育，也可能是发明了一些有利于安全使用骨水泥的工具[11,12]。

和英格兰、威尔士的普通人群进行比较，进行年龄和性别调整后的标准死亡率（standardised mortality ratios，SMR），在最新国家关节登记系统（NJR）[1,15]的报道中指出初次全髋关节置换术后1年随访死亡率显著降低（少于一半）（1.9%；95% CI 1.8～2.0%）。事实上，在骨水泥髋关节置换（0.46%；95% CI 0.42～0.50）中SMR要比非骨水泥置换（0.49%；95% CI 0.42～0.57）略微低一些。在澳大利亚骨科协会（AOA）国家关节登记系统（NJRR）[16]中初次髋关节置换标准化的死亡率数字类似，为2.4%。进一步分析，在NJR中，当采用多变量分析使用骨水泥没有明显影响结果，而和不使用骨水泥的危险系数一致（0.9；95% CI 0.8～1.1）。

股骨近端骨折后进行髋关节置换的死亡率

根据以往的经验，不考虑使用骨水泥的话，骨折后进行髋关节置换的死亡率要显著高于择期手术（表2.9-2）。而在世界范围内，髋关节骨折的发生率增长迅速[1,17]。在一组7774例关节置换的患者中，30天内的死亡率是2.4%（是全髋关节置换的10倍）[18]。在美国2003年进行的200 000例全髋关节置换，100 000例部分髋关节置换，36 000例髋关节翻修手术，在医院内的死亡率分别为0.33%、3.04%、0.84%[13]。这种骨折患者中危险性的增加和瑞典半髋关节登记结果报道的一致，大约12 000例进行半髋关节置换的患者90天内的死亡率和全髋关节比较增加了10倍（12%）[14]。作者指出这两组患者的情况截然不同。半髋关节置换的患者年龄大，通常伴有更多的疾病，而在术前也没有足够的时间来稳定他们的健康状况而需要急诊手术。

表2.9-2 股骨近端骨折后全髋关节置换术后时间段和死亡率

作者（年）	日期	时间段	病例数	死亡率（院内）%
Zhan（2007）[13]	2003	院内	21 921	（3.04）
Parvizi（2004）[18]	1969—1997	30天	7774	2.4
Karrholm（2008）[14]	2004—2007	90天	12 245	12.0

如果手术延迟超过48小时，死亡率同样也显著升高。有许多研究认为不能确定是否是使用了骨水泥而增加了死亡率[7,19-24]，有一项研究的事实表明当使用骨水泥时30天内的死亡率反而降低了[25]。

在澳大利亚骨科协会国家关节置换登记系统中一项25 000例半髋关节置换的研究发现，在术后第一天，使用骨水泥的死亡率有增加（$P=0.0005$）[26]。而一周以后，这种趋势发生了逆转（$P=0.02$）。这种逆转的趋势始终持续，无论是在术后1个月时（$P=0.028$），还是在术后1年时（$P<0.0001$）。在术后第一天以后的所有时间点表明骨水泥型髋关节置换是个安全的选择。

术中死亡

在髋关节置换中引起术中突然死亡的一个原因是发生了骨髓成分的静脉栓塞。这种现象在使用器械操作的过程之中和任何长骨的扩髓中都可发生[27]。也有报道在移除股骨头的即刻，在进一步对髋臼和股骨干进行操作之前，发生了致命性的脂肪栓塞[28]。据推测这是由于在脱位和股骨颈截骨的过程中髓腔内的压力增高导致的。关节置换时，它可以发生在骨水泥使用的时候[8]，但也有报道发生在非骨水泥假体植入的时候[29,30]。改进术中操作技术降低髓腔内的压力可以有效地降低3倍以上的术中死亡率的风险[10]。一项随机前瞻性研究比较了骨水泥型和非骨水泥型假体髋关节置换，发现在脂肪或者骨髓栓塞发生率方面没有统计学差异[31]。

在埃克塞特大学生物化学系和伊丽莎白公主医院骨科进行了一系列的研究[32-34]，当使用骨水泥时发生的血压变化被认为是脂肪栓塞的结果。在埃克塞特[27]和其他中心[35]都建议防止这些心血管意外。Sierra[7]在进行Exeter柄的骨水泥髋关节置换时使用了现代的骨水泥技术，他回顾了死亡率发现一组17年中进行的9082例髋关节置换中，只有一例术中死亡——突然死亡率为0.01%。而使用现代的骨水泥技术和特殊设计的麻醉方案，他认为在进行骨水泥型全髋关节置换中突然死亡率应该“接近于零”。

选择性全髋关节置换的结果

骨水泥全髋关节置换的低翻修率[14-16,36]和翻修手术中增加的死亡率[13,37,38]使得对降低业已平衡的死亡风险的需求并没那么急迫。

根据NJR报道[15]使用骨水泥3个月的翻修率是0.2%，而非骨水泥是0.5%，在全髋中翻修的增长也不一样，1年时骨水泥是0.3%，非骨水泥是1%。这种趋势持续到3年（骨水泥0.9%；非骨水泥1.9%）。AOA NJRR也同样报道[16]经过年龄和性别调整，和骨水泥（Adj HR=1.46；95% CI 1.27～1.68，$P<0.001$）以及传统的混合固定髋关节置换（Adj HR=1.43；95% CI 1.30～1.58，$P<0.001$）相比，生物型有更高的翻修风险。在7年的时候累积的翻修率在混合固定或者骨水泥固定中是3.0%，而非骨水泥中是3.9%（$P<0.001$）。在1998—2007年间，根据瑞典的登记系统[14]报道，经过年龄、性别、诊断、是否双侧手术和入路的调整后，非骨水泥翻修的风险显著提高，相对风险（RR）为1.37（95% CI 1.13～1.67）。令人感兴趣的是，早期（术后前2年内）翻修的风险非水泥固定大约是骨水泥固定的2倍；把感染除外以后相对风险（RR）为1.86（95% CI 1.55～2.23）。

同样全髋关节翻修的死亡率和初次手术相比超过2倍以上，为0.33%～0.84%[13]，Sharkey等报道的初次和翻修手术的死亡率分别是0.4%和0.9%[38]。非骨水泥假体翻修风险增加，同时翻修手术的死亡率明显增加[13,37,38]，意味着如果在初次手术的时候使用骨水泥假体可以显著减少死亡的风险。

半髋关节置换后的结果

在患者骨质状况比较差的情形下，有许多研究报道采用非骨水泥柄治疗会增加假体周围骨折的风险[25,39]。在1118例半髋关节置换的患者中，使用非骨水泥假体和骨水泥假体比较，术中骨折的风险明显增加（$P<0.001$）[20]。Foster等[25]建议使用骨水泥型假体，他们认为老年人骨质状况差的能够耐受骨水泥，而采用现代的骨水泥技术，可以起到加强股骨近端骨质疏松的作用，防止以后发生的骨折。

一项随机前瞻性的研究比较了骨水泥和非骨水泥假体，报道使用骨水泥时死亡率没有增加[21]，这个结果也被Cochrane数据库中的综述所证实[19]。

已经有对比较不同类型关节置换治疗髋部骨折的随机前瞻性研究的综述[23]。这包括Cochrane骨、关节和肌肉创伤专业注册研究组（2005年12月）、Cochrane对照研究登记中心（Cochrane图书馆2005年第4卷）、MEDLINE、EMBASE、英国国立研究登记机构、几种骨科杂志、会议和参考书目。没有发现使用骨水泥和非骨水泥在外科并发症方面有何差异。

在两个国家关节登记系统中，对于半髋关节置换的研究结果报道使用非水泥假体增加了再手术率。当然，任何再手术都会对患者带来死亡的风险或者并发症的风险。在瑞典的登记系统中，12 000半髋关节置换[14]，非骨水泥再手术的风险增加1.8倍（95% CI 1.4～2.5）。在对现代设计的非水泥假体进行的一项独立分析中，再手术的风险仍然是骨水泥型假体的1.8倍（95% CI 1.1～2.8）（进行了年龄、性别和第二次干预的调整）。澳大利亚登记系统（AOA NJRR）分析了超过25 000例患者[26]，无论使用什么类型的骨水泥假体，骨水泥固定的存活率均得到了提高。这些数据支持对于髋部骨折的患者使用骨水泥型的半髋关节置换。

当和非骨水泥假体相比，使用骨水泥型假体疼痛发生得更少[19,21-23,40,41]，许多研究，包括Cochrane综述和一项随机前瞻性研究，报道使用骨水泥假体改善了并发症发生率和（或）功能活动状态[19,22-24,40-42]。2004年Cochrane综述[19]报道，和非骨水泥假体相比，骨水泥假体和恢复到活动状态的更低的失败风险有关（RR＝0.60；95％ CI 0.44～0.82），同时也和术后1年的疼痛有关（RR＝0.51；95％ CI 0.31～0.81）。Emery 等[21]在他的一项随机对照研究中发现，和骨水泥型半髋关节相比，在术后随访的17个月中，使用非骨水泥固定的患者更多地表现为疼痛和需要辅助行走。The Scottish Intercollegiate Guidelines Network（SIGN）[40]建议“当进行半髋置换时，应该使用骨水泥，除非患者有心肺的合并症”。

围术期死亡率

危险因素

和增加围术期死亡率有关的危险因素已经很明确，尤其是对于骨折的人群。这包括高龄[9,13,18,43-45]，存在合并症[8-10,13,18,44,45]。在66～69岁的人群中围术期的死亡率为0.34％，而在超过85岁的人群中则增加到3.5％[46]。存在的合并症包括心血管疾病，以及已有的呼吸系统疾病[8-10,13,18]。在这些患者进行手术前，应该尽所有努力改善患者的健康状况[18]。有一项研究也表明在手术量大的医院患者的住院死亡率更低，而且住院时间也更短[37]。

麻醉

在2.4章节中详细讨论了全髋关节置换的麻醉方式。Sharrock[5]研究了改变麻醉护理方式的影响，他发现采用改良的麻醉技术，患者在进行THR时的死亡率从0.36％降到了0.1％。出现风险的患者都是那些心功能储备较差，或者低血容量以至于无法代偿由于髓腔开髓或者插入假体时血管收缩而引起的低血压的患者。麻醉师需要在术中时刻保持警惕以便于随时处理患者发生的情况[1,47]。

手术技术

无论是进行骨水泥型[10]或者非骨水泥型[29,30,48]髋关节置换，都需要采取各种措施尽可能减少术中发生脂肪和骨髓栓塞的可能性。

加压脉冲冲洗

为了减少栓子的负荷[35,49-51]，而且也证明了可以提高股骨骨水泥的质量[52]，必须使用一个带加压系统的装置对髓腔进行脉冲冲洗。在髓腔内的任何器械操作之前都需要进行脉冲冲洗[53]。这在1.2章节中已经详细讨论。

骨水泥栓子

同样也有证据支持使用骨水泥栓子以减少对生理的干扰[54,55]。

吸引管

最安全的骨水泥注入方式是采用水泥枪逆行注入。而当骨水泥注入时，在髓腔远端骨水泥栓子的上方放一根吸引管，可以有效地减少骨水泥/骨髓血管界面上的压力[10]。已有报道髓内压力的降低可以减少3倍的术中死亡率[10]。如果髓腔清理得足够干净，患者也有充分的准备，操作过程严密监测，那么骨水泥的压力不会导致不利的结果，而骨水泥的质量可以获得提高[7,14,15]。

总结

和全髋关节置换一样，有大量的工作支持骨折后的关节置换使用骨水泥。在治疗骨质状况不佳的股骨颈骨折的患者时，理想的固定方式是使用骨水泥，和非骨水泥相比，可以减少围术期股骨骨折的发生率，减少再手术率和翻修率，疼痛发生得更少，功能结果更好，总的死亡率也更低。同样，在选择性髋关节置换中，使用骨水泥可以减少再手术率和翻修率，从而降低患者的风险。

（蔡 宏 译）

参考文献

1. **Timperley AJ, Whitehouse SL.** Mitigating surgical risk in patients undergoing hip arthroplasty for fractures of the proximal femur. *J Bone Joint Surg [Br] 2009;91(7):851-4*
2. **Donaldson AJ, Thomson HE, Harper NJ, Kenny NW.** Bone cement implantation syndrome. *Br J Anaesth 2009;102(1):12-22*
3. **National Patient Safety Agency.** Mitigating surgical risk in patients undergoing hip arthroplasty for fractures of the proximal femur. *2009 Mar 11:NPSA/2009/RRR001*
4. **Nunley RM, Lachiewicz PF.** Mortality after total hip and knee arthroplasty in a medium-volume university practice. *J Arthroplasty 2003;18(3):278-85*

5. **Sharrock NE, Cazan MG, Hargett MJ, Williams-Russo P, Wilson PD Jr.** Changes in mortality after total hip and knee arthroplasty over a ten-year period. *Anesth Analg 1995;80(2):242-8*

6. **Barrett J, Losina E, Baron JA, Mahomed NN, Wright J, Katz JN.** Survival following total hip replacement. *J Bone Joint Surg [Am] 2005;87(9):1965-71*

7. **Sierra RJ, Timperley JA, Gie GA.** Contemporary cementing technique and mortality during and after Exeter total hip arthroplasty. *J Arthroplasty 2009:24(3):325-32*

8. **Dearborn JT, Harris WH.** Postoperative mortality after total hip arthroplasty. An analysis of deaths after two thousand seven hundred and thirty-six procedures. *J Bone Joint Surg [Am] 1998;80(9):1291-4*

9. **Parvizi J, Johnson BG, Rowland C, Ereth MH, Lewallen DG.** Thirty-day mortality after elective total hip arthroplasty. *J Bone Joint Surg [Am] 2001;83-A(10):1524-8*

10. **Parvizi J, Holiday AD, Ereth MH, Lewallen DG.** The Frank Stinchfield Award. Sudden death during primary hip arthroplasty. *Clin Orthop Relat Res 1999;(369):39-48*

11. **Timperley AJ, Whitehouse SL, Hourigan PG.** The influence of a suction device onfixation of a cemented cup using RSA. *Clin Orthop Relat Res 2009;467(3):792-8*

12. **Whitehouse SL, Gabbar OA, Learmonth ID.** A comparison of the survival of total hip replacement inserted over two sequential time periods. *Hip Int 1999;9(2):67-70*

13. **Zhan C, Kaczmarek R, Loyo-Berrios N, Sangl J, Bright RA.** Incidence and short-term outcomes of primary and revision hip replacement in the United States. *J Bone Joint Surg [Am] 2007;89(3):526-33*

14. **Karrholm J, Garellick G, Rogmark C, Herberts P.** Swedish Hip Arthroplasty Register. Annual Report 2007. *Department of Orthopaedics, Sahlgrenska University Hospital; 2008*

15. **The NJR Centre.** National Joint Registry for England and Wales. 5th Annual Report. The NJR Centre, Hemel Hempstead 2009

16. **AOA.** Australian Orthopaedic Association National Joint Replacement Registry Annual Report. Adelaide 2008

17. **Heyburn G, Beringer T, Elliott J, Marsh D.** Orthogeriatric care in patients with fractures of the proximal femur. *Clin Orthop Relat Res 2004;(425):35-43*

18 **Parvizi J, Ereth MH, Lewallen DG.** Thirty-day mortality following hip arthroplasty for acute fracture. *J Bone Joint Surg [Am] 2004;86(9):1983-8*

19. **Parker MJ, Gurusamy K.** Arthroplasties (with and without bone cement) for proximal femoral fractures in adults. *Cochrane Database Syst Rev 2004;(2):CD001706*

20. **Weinrauch PC, Moore WR, Shooter DR, Wilkinson MP, Bonrath EM, Dedy NJ, McMeriman TJ, Jabur MK, Whitehouse SL, Crawford RW.** Early prosthetic complications after unipolar hemiarthroplasty. *ANZ J Surg 2006;76(6):432-5*

21. **Emery RJ, Broughton NS, Desai K, Bulstrode CJ, Thomas TL.** Bipolar hemiarthroplasty for subcapital fracture of the femoral neck. A prospective randomised trial of cemented Thompson and uncemented Moore stems. *J Bone Joint Surg [Br] 1991;73(2):322-4*

22. **Khan RJ, MacDowell A, Crossman P, Datta A, Jallali N, Arch BN, Keene GS.** Cemented or uncemented hemiarthroplasty for displaced intracapsular femoral neck fractures. *Int Orthop 2002;26(4):229-32*

23. **Khan RJ, MacDowell A, Crossman P, Keene GS.** Cemented or uncemented hemiarthroplasty for displaced intracapsular fractures of the hip--a systematic review. *Injury 2002;33(1):13-7*

24. **Lo WH, Chen WM, Huang CK, Chen TH, Chiu FY, Chen CM.** Bateman bipolar hemiarthroplasty for displaced intracapsular femoral neck fractures. Uncemented versus cemented. *Clin Orthop Relat Res 1994;(302):75-82*

25. **Foster AP, Thompson NW, Wong J, Charlwood AP.** Periprosthetic femoral fractures – a comparison between cemented and uncemented hemiarthroplasties. *Injury 2005;36(3):424-9*

26. **Costain DJ, Whitehouse SL, Pratt NL, Graves SE, Ryan P, Crawford RW.** A review of peri-operative mortality after hemiarthroplasty using the Australian Orthopaedic Association National Joint Replacement Registry. *Canadian Orthopaedic Association, Whistler 2009*

27. **Ling RSM.** *Complications of total hip replacement.* Edinburgh, London, Melbourne, New York: Churchill Livingstone, 1984

28. **Walker NM, Bateson T, Reavley P, Prakash D.** Fatal fat embolism following femoral head resection in total hip arthroplasty. *Hip Int 2008;18(4):332-4*

29. **Gelinas JJ, Cherry R, MacDonald SJ.** Fat embolism syndrome after cementless total hip arthroplasty. *J Arthroplasty 2000;15(6):809-13*

30. **Arroyo JS, Garvin KL, McGuire MH.** Fatal marrow embolization following a porous-coated bipolar hip endoprosthesis. *J Arthroplasty 1994;9(4):449-52*

31. **Kim YH, Oh SW, Kim JS.** Prevalence of fat embolism following bilateral simultaneous and unilateral total hip arthroplasty performed with or without cement: a prospective, randomized clinical study. *J Bone Joint Surg [Am] 2002;84(8):1372-9*

32. **Corkill JA, Lloyd EJ, Hoyle P, Crout DH, Ling RS, James ML, Piper RJ.** Toxicology of methyl methacrylate: the rate of disappearance of methyl methacrylate in human blood in vitro. *Clin Chim Acta 1976;68(2):141-6*

33. **Crout DH, Corkill JA, James ML, Ling RS.** Methylmethacrylate metabolism in man. The hydrolysis of methylmethacrylate to methacrylic acid during total hip replacement. *Clin Orthop Relat Res 1979;141:90-5*

34. **Crout DH, Lloyd EJ, Singh J.** Metabolism of methyl methacrylate: evidence for metabolism by the valine pathway of catabolism in rat and in man. *Xenobiotica 1982;12(12):821-9*

35. **Byrick RJ, Bell RS, Kay JC, Waddell JP, Mullen JB.** High-volume, high-pressure pulsatile lavage during cemented arthroplasty. *J Bone Joint Surg [Am] 1989;71(9):1331-6*

36. **Furnes O, Havelin LI, Espehaug B, Steindal K, Soras TE.** The Norwegian Arthroplasty Register. Annual Report 2008. *Helse-Bergen HF,* Department of Orthopaedic Surgery, *Kaukeland University Hospital; 2008*

37. **Doro C, Dimick J, Wainess R, Upchurch G, Urquhart A.** Hospital volume and inpatient mortality outcomes of total hip arthroplasty in the United States. *J Arthroplasty 2006;21(6 Suppl 2):10-6*

38. **Sharkey PF, Shastri S, Teloken MA, Parvizi J, Hozack WJ, Rothman RH.** Relationship between surgical volume and early outcomes of total hip arthroplasty: do results continue to get better? *J Arthroplasty 2004;19(6):694-9*

39. **Weinrauch P, Myers N, Wilkinson M, Dodsworth J, Fitzpatrick P, Whitehouse S.** Comparison of early postoperative rehabilitation outcome following total knee arthroplasty using different surgical approaches and instrumentation. *J Orthop Surg (Hong Kong) 2006;14(1):47-52*

40. **Scottish Intercollegiate Guidelines Network (SIGN).** Management of hip fracture in older people. *2009 Jun 23. Report No:111*

41. **Dorr LD, Glousman R, Hoy AL, Vanis R, Chandler R.** Treatment of femoral neck fractures with total hip replacement versus cemented and noncemented hemiarthroplasty. *J Arthroplasty 1986;1(1):21-8*

42. **Lausten GS, Vedel P.** Cementing v. not cementing the Monk endoprosthesis. *Injury 1982;13(6):484-8*

43. **Holt G, Smith R, Duncan K, Hutchison JD, Gregori A.** Epidemiology and outcome after hip fracture in the under 65s – evidence from the Scottish Hip Fracture Audit. *Injury 2008; 39(10):1175-81*

44. **Holt G, Smith R, Duncan K, Hutchison JD, Gregori A.** Outcome after surgery for the treatment of hip fracture in the extremely elderly. *J Bone Joint Surg [Am] 2008;90(9):1899-905*

45. **Holt G, Smith R, Duncan K, Finlayson DF, Gregori A.** Early mortality after surgical fixation of hip fractures in the elderly: an analysis of data from the Scottish Hip Fracture Audit. *J Bone Joint Surg [Br] 2008;90(10):1357-63*

46. **Whittle J, Steinberg EP, Anderson GF, Herbert R, Hochberg MC.** Mortality after elective total hip arthroplasty in elderly Americans. Age, gender, and indication for surgery predict survival. *Clin Orthop Relat Res 1993;(295):119-26*

47. **Dow A.** We need a good anaesthetist for cemented THA. In: Breusch SJ, Malchau H, eds. *The Well-Cemented Hip Arthroplasty.* Berlin, Heidelberg, New York: Springer Medizin Verlag, 2005:302-6

48. **Pitto RP, Koessler M, Draenert K.** The John Charnley Award. Prophylaxis of fat and bone marrow embolism in cemented total hip arthroplasty. *Clin Orthop Relat Res 1998;(355):23-34*

49. **Christie J, Robinson CM, Singer B, Ray DC.** Medullary lavage reduces embolic phenomena and cardiopulmonary changes during cemented hemiarthroplasty. *J Bone Joint Surg [Br] 1995;77(3):456-9*

50. **Breusch SJ, Reitzel T, Schneider U, Volkmann M, Ewerbeck V, Lukoschek M.** Cemented hip prosthesis implantation – decreasing the rate of fat embolism with pulsed pressure lavage. *Orthopade 2000;29(6):578-86*

51. **Pitto RP, Koessler M, Kuehle JW.** Comparison of fixation of the femoral component without cement and fixation with use of a bone-vacuum cementing technique for the prevention of fat embolism during total hip arthroplasty. A prospective, randomized clinical trial. *J Bone Joint Surg [Am] 1999;81(6):831-43*

52. **Malchau H, Herberts P, Soderman P, Oden A.** Prognosis of total hip replacements. Update and validation of results from the Swedish National Hip Arthroplasty Registry *1979-1998. 2000*

53. **Clarius M, Heisel C, Breusch SJ.** Pulmonary embolism in cemented total hip arthroplasty. In: Breusch SJ, Malchau H, eds. *The Well-Cemented Total Hip Arthroplasty.* Berlin, Heidelberg, New York: Springer Medizin Verlag, 2005:320-31

54. **Heisel C, Norman T, Rupp R, Pritsch M, Ewerbeck V, Breusch SJ.** In vitro performance of intramedullary cement restrictors in total hip arthroplasty. *J Biomech 2003;36(6):835-43*

55. **McCaskie AW, Barnes MR, Lin E, Harper WM, Gregg PJ.** Cement pressurisation during hip replacement. *J Bone Joint Surg [Br] 1997;79(3):379-84*

第3章

初次全髋关节置换

3.1 Exeter 髋关节手术器械

J. R. Howell

引言

全髋关节置换的远期疗效很大程度上取决于手术中的情况，因此手术室中发生的事情对于我们的患者有重要的意义。手术器械的设计对于手术的顺利进行有着明显的作用，能够让手术医生尽可能地获得最好的结果。首先，器械能够帮助获得充分的显露，使得手术能够安全地进行；其次，手术器械特别的设计能够准确地进行假体的植入。

经过 40 年的 Exeter 髋关节置换经验的积累，手术器械的设计也在不断地改进，并引入了一些新的工具。手术器械改进一方面是基于提高骨水泥技术的需要，另一方面也是为了改进手术显露技术，比如微创手术器械的出现。

在这一章节里，我们将要复习一下目前 Exeter 初次置换和 X-change 翻修系统的器械，并要讨论医生如何为患者使用这些器械而获得好的临床结果。本章节不对初次或翻修手术的手术技术进行详细的讨论，3.2 章节和 3.3 章节会对髋臼和股骨的初次骨水泥技术进行更为完整的讨论，5.2 章节和 6.2 章节会对当前在股骨和髋臼的打压植骨技术进行讨论，4.4 章节讨论骨水泥嵌入骨水泥（cement-in-cement）翻修技术。

初次手术器械

Exeter 髋关节置换器械最初的设计理念是为了在只有一名助手的情况下通过后侧入路进行假体的插入，经过 40 年的发展，Exeter 器械已经发展为能够允许医生根据需要选择手术入路，假体在通过后侧入路和前外侧入路能够获得相同的效果。另外，还特别设计了前入路使用的器械，因为前入路里股骨的显露更为有限。

髋臼侧器械

骨科假体的植入都是开始于充分的显露，Exeter 髋关节置换器械能够帮助医生获得充分的显露。髋臼侧的手术工具包括放在髋臼前壁或后壁的拉钩（取决于手术入路）、放在髋臼横韧带下方的拉钩。髋臼横韧带是一条重要的标志，其代表了为了恢复髋关节的正确旋转中心，髋臼假体所放置的低点位置。

早期的器械按照今天的标准来看显得十分粗笨，更适合于过去采用的延长的手术入路。这些工具同样也不适合当前普遍采用的小切口手术，出现了一系列的小切口器械（图 3.1-1）。在埃克塞特不论是否采用小切口入路我们常规使用小切口器械来做髋关节置换，我们发现这些器械确实能够有助于各种病例的显露，而不仅仅是小切口手术。这些工具里包括前（后）壁拉钩，这把拉钩减小了宽度并具有长的弧形把手，这样助手就能够把手从手术野里出来；而更窄的髋臼下方拉钩减少了对于皮肤的牵拉。正确地放置这些拉钩使手术在一个更为有限的皮肤切口下获得良好的显露。

在准备髋臼时，鉴别出真正的髋臼底非常重要，为此必须去除髋臼内壁的骨赘。可以用咬骨钳或小号的髋臼锉。接下来逐号地用髋臼锉磨锉髋臼并判断合适的髋臼假体大小。在去除了软骨下骨之后，暴露出松质骨表面，用髋臼试体来确定假体的合适尺寸（图 3.1-2），假体的直径应该比使用的最后一个髋臼锉小 2mm。

髋臼缘切削器（图 3.1-3）是为 Exeter 现代臼杯新设计的器械，能够达到以下目的：

1. 暴露臼杯缘处的松质骨

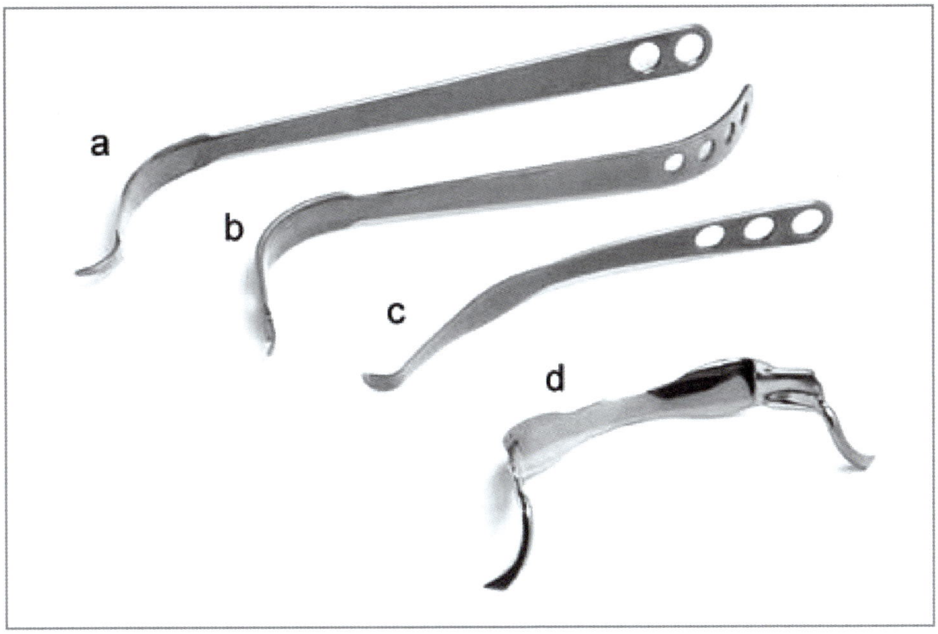

图 3.1-1 Exeter 小切口拉钩包括了：a. 髋臼下方拉钩；b. 髋臼前方拉钩；c. 钝头 Holman 拉钩；d. 准备股骨时使用的臀中肌拉钩

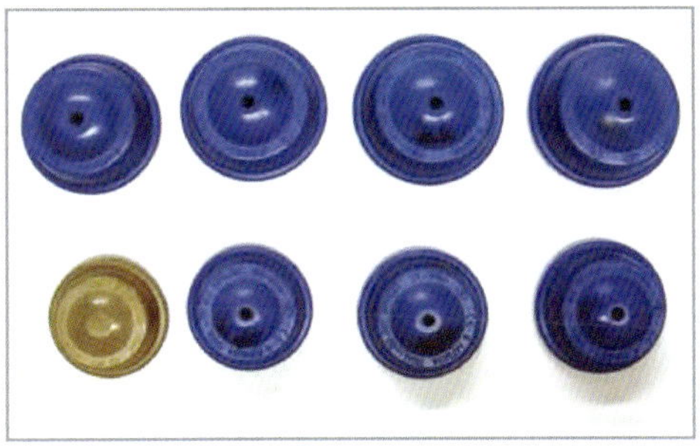

图 3.1-2 Exeter 带翼髋臼杯的试体，这些试体的直径加上了髋臼假体背侧的骨水泥厚度

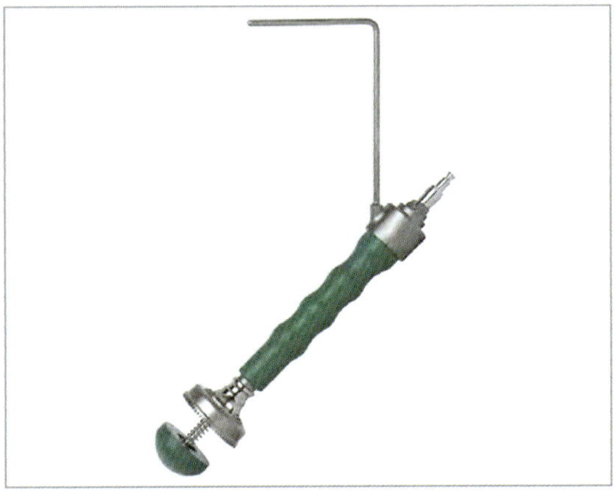

图 3.1-3 组装好的带有导向杆的髋臼缘切削器，我们强烈建议使用这一工具（使用细节参见 3.2 章节）

2. 在髋臼缘的内缘处磨锉出一已知直径的凹边，并与臼杯的翼相配合

3. 决定髋臼杯在骨盆的位置

把髋臼缘的松质骨暴露出来使得骨水泥能够嵌入到骨组织内，避免透亮线的出现，而透亮线预示着远期的无菌性松动。我们在埃克塞特已经用实验证实，与传统技术相比，与臼杯翼相配合的髋臼凹边能够在髋臼假体植入时明显提高骨水泥的加压压力，由此能够更好地将骨水泥压入骨盆骨组织内，提高固定效果。如果使用了髋臼缘切削器，就不用臼杯试体和臼杯翼的模板了。髋臼缘切削器还能够加快手术速度，因为一旦使用最后一号髋臼锉之后就可以直接打开假体包装修剪臼杯翼了。

准备髋臼最后需要使用的器械是阶梯形钻头（图 3.1-4），可以用这把钻头在髋臼顶、坐骨和耻骨上钻数个孔。阶梯形钻头的尖端是小钻头，可以用小钻头在髋臼缘钻孔，大钻头是用在髂骨、坐骨和耻骨上钻孔。接下来冲洗干燥松质骨床，准备植入骨水泥。

小切口器械盒里的拉钩一体式吸引器（图 3.1-5）可以插入髋臼头侧的髂骨翼上，在植入骨水泥过程中，吸引管与吸引器相连，可以在骨水泥植入和加压过程中维持骨床无血，还可以将骨水泥直接吸引到髂骨的松质骨内。骨水泥加压之后，用臼杯植入手柄植入髋臼杯。臼杯植入手柄是一 L 形工具，顶端斜面用于安装

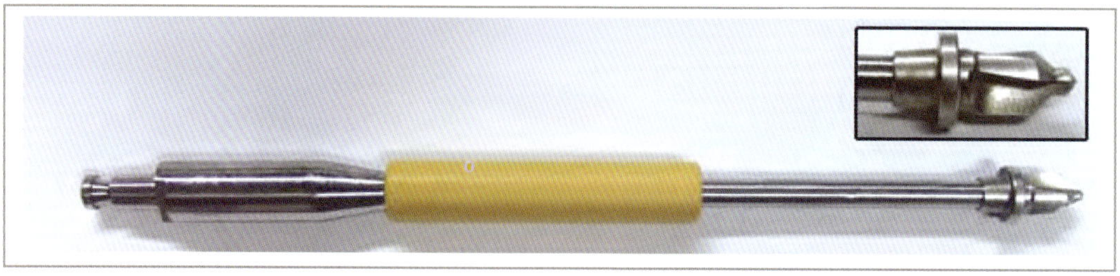

图 3.1-4 阶梯形钻头用于在髋臼骨上钻孔

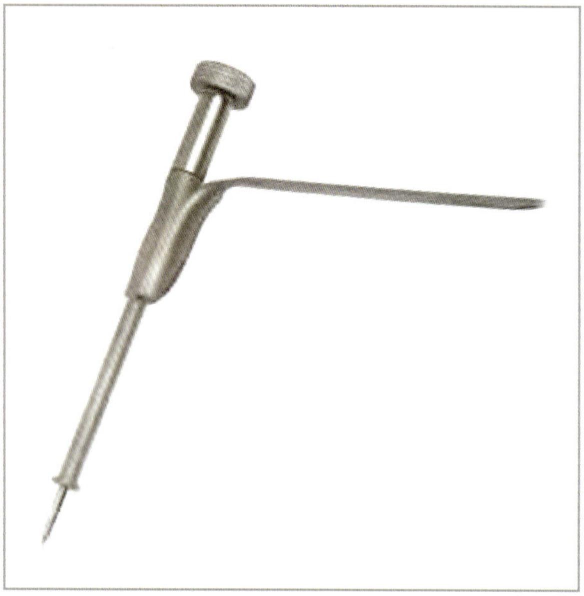

图 3.1-5 拉钩一体式吸引器在植入骨水泥时与吸引管相连，有助于在骨水泥植入时骨床的干燥，从而有助于骨水泥压入骨组织内

臼杯。手柄的设计能够指导臼杯植入的定位。患者侧卧位时，骨盆与地面垂直，手柄竖直植入臼杯时能够保证臼杯相对骨盆水平轴线呈外展45°。手柄的横臂作为髋臼假体前倾的指向。

股骨侧器械

在股骨髓腔准备、骨水泥植入和插入假体的过程中，医生必须获得良好的显露，确保对髓腔的正向视线，避免假体对线不良。小切口工具盒里包含了三把股骨拉钩来帮助显露，分别是直拉钩、左斜拉钩和右斜拉钩（图3.1-6）。采用后侧入路时，我们发现在小粗隆下放一把拉钩非常有用，拉钩的双齿放在髂腰肌一侧，如果需要的话还可以在股骨颈截骨面的前方放第二把拉钩。后侧入路中外展肌群对股骨近端髓腔的入口可能有所阻挡，妨碍假体直接进入髓腔。臀中肌拉钩放

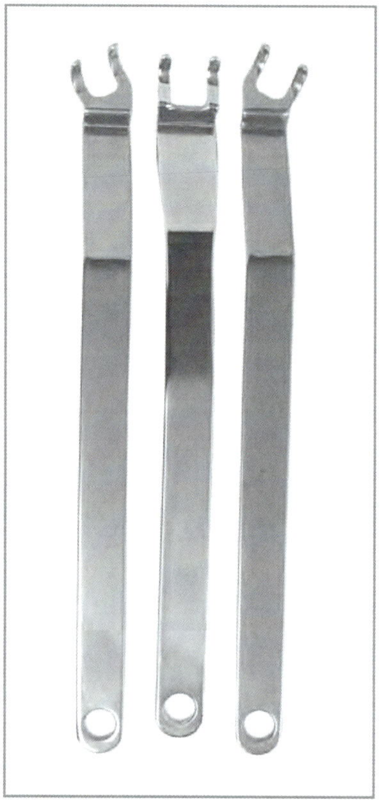

图 3.1-6 三把股骨拉钩

在外展肌群的后缘，旋转后将肌肉拉向前方。经过这些步骤即可获得股骨髓腔的充分显露。

为了获得股骨柄的正确对线，对股骨近端入点的甄别非常必要。有几种方法来做，其中一种是用盒状骨刀来确定入点，要切除股骨颈的外侧皮质，如果不切除外侧皮质容易把股骨柄放在内翻位。股骨入点完成后用锥形开髓器打开股骨髓腔，然后依次插入骨水泥栓子测量器（图3.1-7），骨水泥栓子的正确尺寸对应着第一个不能轻松通过髓腔的测量器尺寸。接下来用假体锉锉髓（图3.1-8），假体锉的偏心距和尺寸与Exeter股骨柄相对应，假体锉比相同号的假体柄稍大，这样就保证了足够的骨水泥壳的厚度。

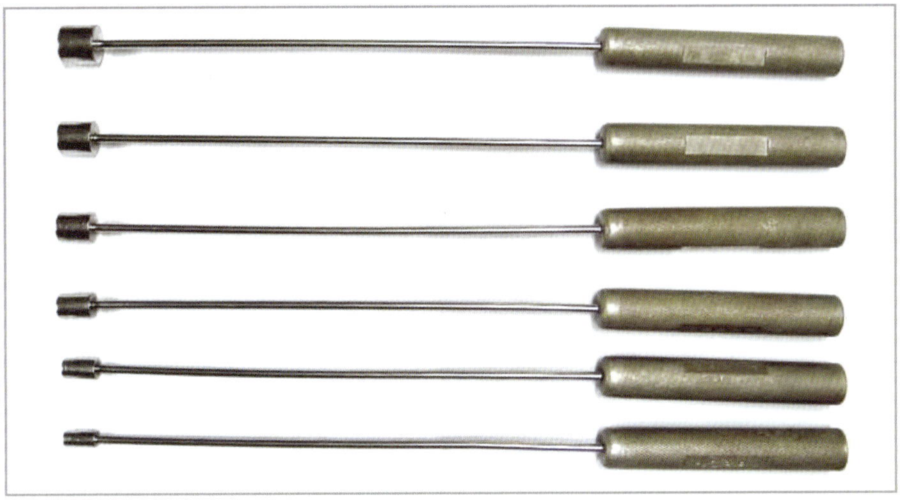

图 3.1-7 股骨髓腔测量器

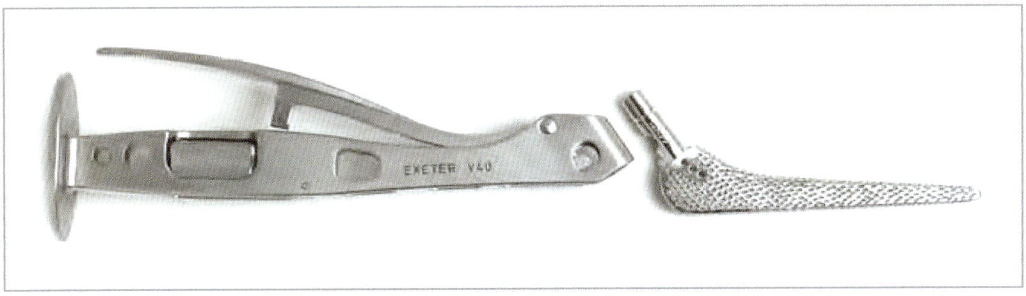

图 3.1-8 一体式假体锉和把持器

假体锉和股骨柄的上端在相同位置都有三个标记圆圈，这样的话就可以用假体锉来作为试体进行复位，用标记圆圈作为假体插入位置的指示。骨水泥栓子植入器上也有相同的标记点，有标准柄的标记点，也有短柄的标记点（图 3.1-9）。当选择相同标记点插入栓子时，栓子植入器设计将栓子放在假体柄远端 10mm 处。

在植入骨水泥过程中，要使用骨水泥枪逆行注入骨水泥，将髓腔密封垫和金属套管与水泥枪相连加压骨水泥（图 3.1-10）。金属套筒放在小切口工具盒里，较最初设计已经进行了修改，套筒更长，连接板更小。这样的设计使得医生的手不用深入伤口内，小切口操作更容易。髓腔密封垫的尺寸也有所缩小来适应更小的伤口。骨水泥加压之后，将股骨柄安装到持器上，插入到预先设计的深度。

股骨柄插入到位后取下持器，将环形密封

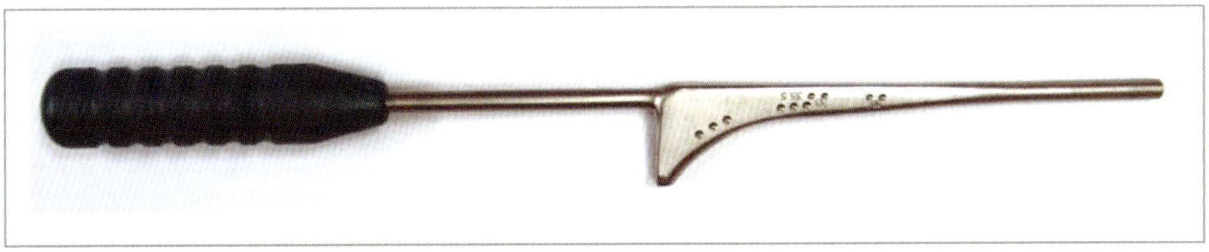

图 3.1-9 Exeter 栓子植入器侧面的标记点与假体锉和股骨柄上的标记点相对应，注意不同的标记点对应着不同型号的假体长度，如果是标准柄，植入器上最上方的标记点对应着相应的插入深度，下方标记点分别对应着 35.5mm、33mm 和 30mm 的假体柄

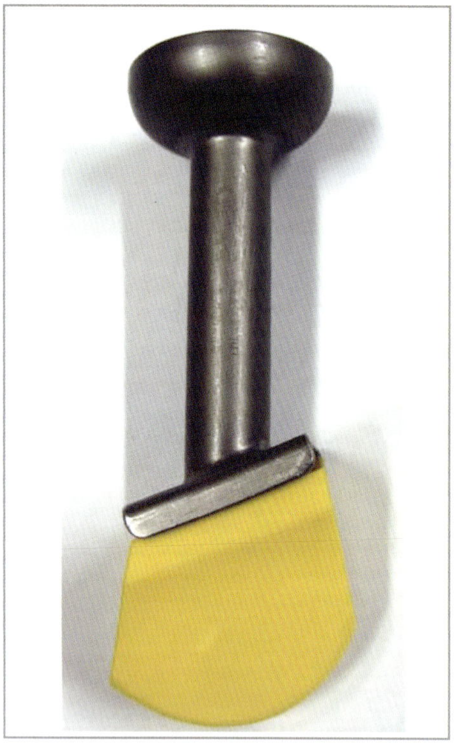

图 3.1-10 金属套筒和黄色的髓腔密封垫

垫套在柄上，用加压器对密封垫进行加压，注意这个过程中不要移动假体柄（图 3.1-11）。这样做的好处是能够减缓股骨髓腔内压力的下降，保护骨-骨水泥界面免受出血的影响。髓腔密封垫和环形密封垫近来都做了改进，更加适合于小切口手术。待骨水泥固化之后，安装上股骨头试体进行关节复位，颈长与股骨头相对应。

翻修手术器械

许多初次手术的器械都可以用到翻修手术中，特别是用于显露的器械，下面的内容将集中介绍为翻修手术特别设计的器械，分为髋臼打压植骨器械、股骨打压植骨器械和骨水泥嵌入骨水泥翻修器械。

髋臼打压植骨术

髋臼打压植骨术和股骨打压植骨术一样，对手术技术要求极高，正确地使用工具和假体是必需的。手术的成功取决于在对植骨颗粒进行强有力的打压之前对节段性骨缺损和植骨颗粒用特殊的金属网来关闭和限制。用于关闭非包容性骨缺损的金属网有三个尺寸，能够适合不同大小的缺损，用 Exeter 剪刀和折弯器对金属网进行塑形可以使金属网适合不同的缺损（图 3.1-12）。在对植骨进行打压之前，手术医生一定要能够确保金属网被牢固地固定在骨盆上，我们倾向用双皮质自攻螺钉来固定金属网。

在髋臼侧一定要使用 8～10mm^3 的大的植骨颗粒，可以徒手用咬骨钳或碎骨机来制作，如果是用碎骨机，一定要保证碎骨机能够制作大颗粒骨。先把骨颗粒压紧，用大的圆形的打压器打压（图 3.1-13），然后用髋臼半球形打压器（图 3.1-14），髋臼半球形打压器有不同的尺寸适合不同直径的髋臼。

打压要按步骤进行，每一步骤中都要把颗粒骨放入缺损位置并压紧，反复进行直到植骨接近皮质骨的密度。在打压植骨过程中，液体从植骨中渗出很常见，吸引这些液体容易破坏已打压的骨床，通过带手柄的筛网进行吸引就可以避免（图 3.1-13）。

用半球形打压器对植骨进行打压之后，通常是顶部打压得很好，而周缘打压不足，特别

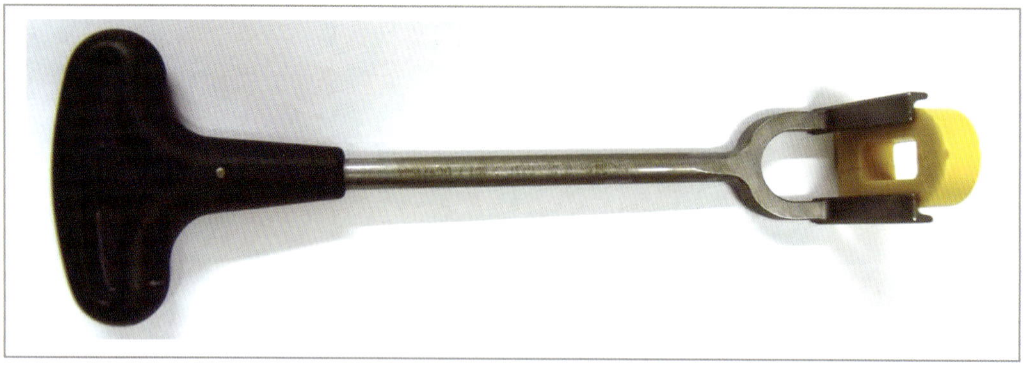

图 3.1-11 黄色的环形密封垫和加压器可以在插入股骨柄之后密封股骨近端，有助于骨水泥固化过程中维持压力

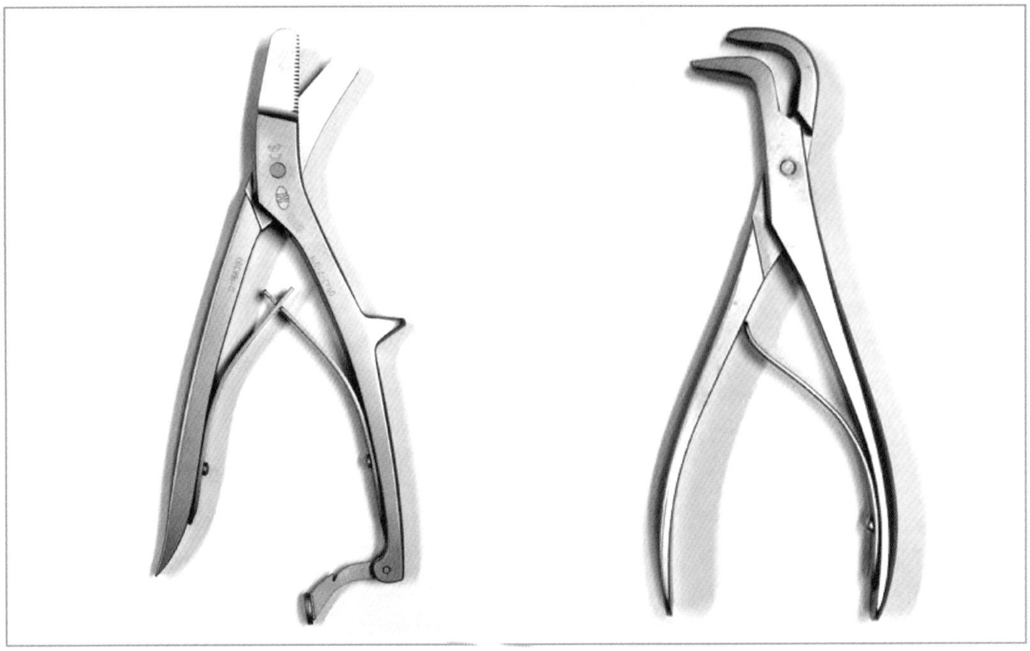

图 3.1-12　用于剪切和折弯塑形金属网的工具

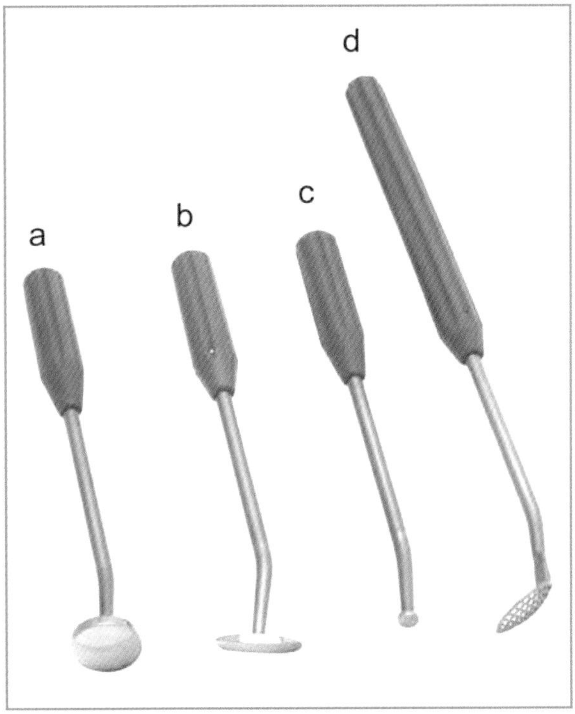

图 3.1-13　髋臼打压植骨器械：（a）大圆形打压器，（b）弧形的髋臼缘打压器，（c）小圆形打压器，（d）带手柄的筛网

是外上缘。顶部打压完成之后，将半球形打压器留在原位维持对顶部的压力，用弧形的髋臼缘打压器和小圆形打压器（图 3.1-13）对髋臼周缘的颗粒骨进行打压。

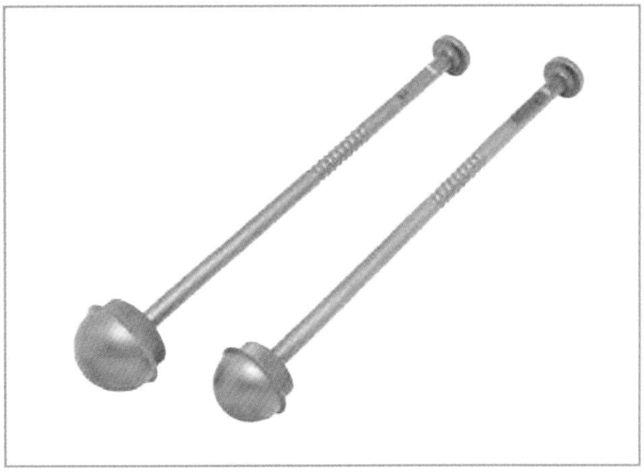

图 3.1-14　髋臼半球形打压器有不同的尺寸（显示其中两个），可以对不同直径的髋臼进行强有力的打压

如果手术医生对植骨的打压感到满意了，就可以准备植入骨水泥了，具体技术在 6.2 章节有全面的介绍。如果手术医生希望在植入骨水泥前进行冲洗，可以用十字形的金属网铺在植骨床表面进行保护后冲洗。

股骨打压植骨术

5.3 章节描述了股骨打压植骨技术的临床结果，从这些结果看，其对手术技术和器械的依赖性极高。与髋臼相似，股骨打压植骨术的原则也是关闭缺损、限制住植骨并强有力地打压。

股骨植骨的远端被翻修栓子所限制，翻修栓子的尺寸可以用髓腔打压器或初次置换的髓腔测量器来估计。

接下来把翻修栓子放在导针上，用滑锤放到正确的深度，导针上有深度的标记。用髓腔远端打压器（图 3.1-15）来测量髓腔的直径，打压器上的卡子可以指示打压深度，为了避免髓腔爆裂，打压到指示深度就要停下，手术技术在 5.2 章节有所描述。

股骨远端打压完成后，用模型柄打压器和更多的颗粒骨对股骨中段进行打压（图 3.1-16）。用模型柄进行试验性复位，股骨近端的缺损需要修复，小一点的可以用髋臼缘金属网来关闭，大的缺损可以用解剖型股骨金属网来修补，金属网要用线缆或钢丝来固定牢固。对于有股骨皮质明显缺损的病例，在打压前用线缆进行预防性捆扎来预防股骨骨折。每次加入少量颗粒骨后要用模型柄打压器反复打压，当植骨与皮质骨牢固地融为一体后就可以停止打压了。将模型柄留在原位，维持对植骨的压力，用近端打压器来完成近端打压（图 3.1-17）。近端打压器的形状和尺寸都不同，可以围绕模型柄进行打压，手术医生可以再加一些颗粒骨围绕股骨近端进行打压，特别是前方和后方，直到融为一体。

这时候就可以准备植入骨水泥了，将导针取出，将一连有负压吸引的软管插入中空的模型柄，在维持对植骨的压力同时干燥髓腔。直到准备植入骨水泥了，再用滑锤拔出模型柄，用 5.2 章节描述的技术来植入翻修柄。

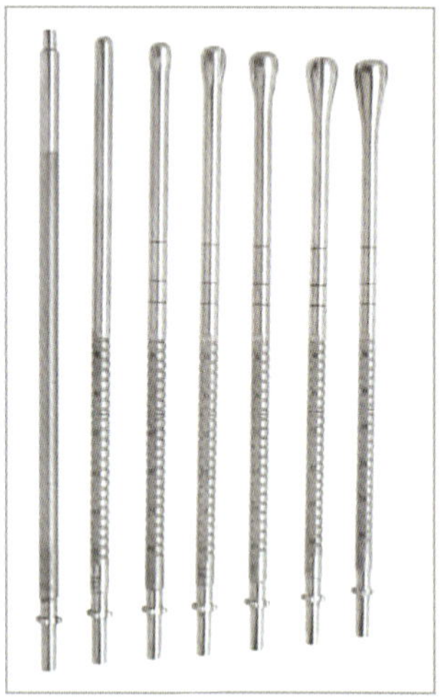

图 3.1-15 髓腔远端打压器

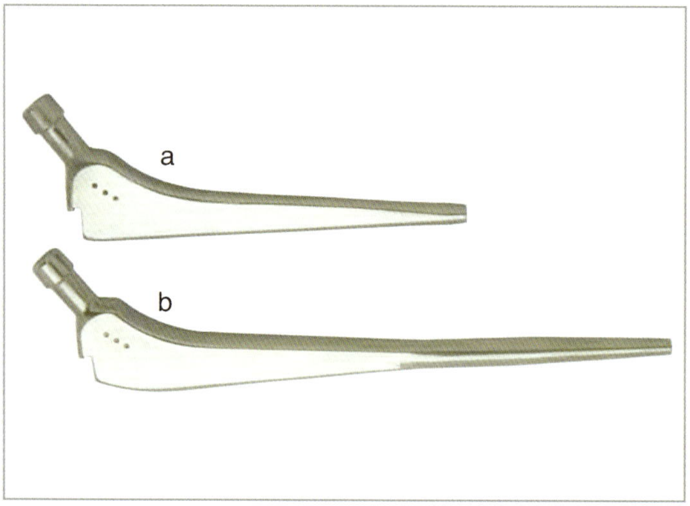

图 3.1-16 （a）模型标准柄打压器，（b）205mm 长柄打压器

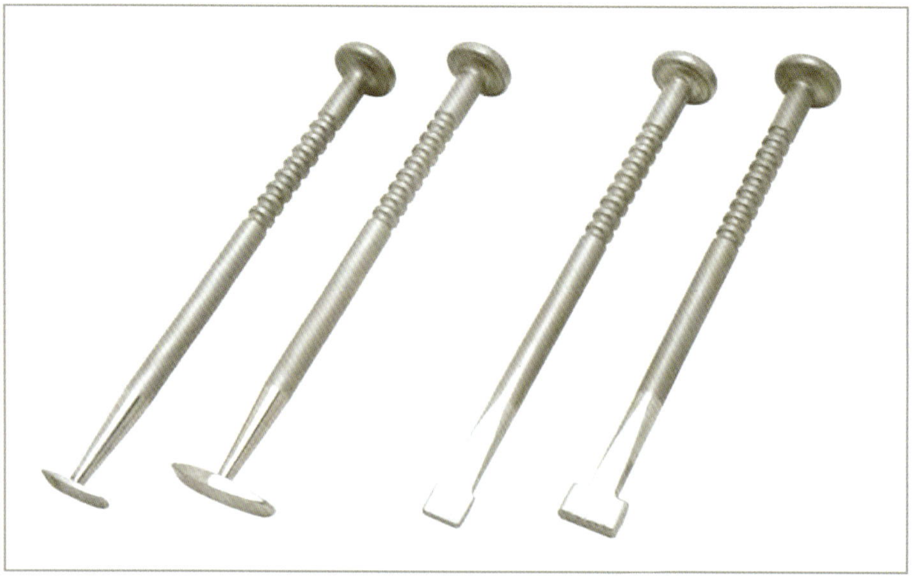

图 3.1-17 将模型柄打压器放在股骨内原位，用股骨近端打压器完成对近端的打压

股骨假体的骨水泥嵌入骨水泥翻修技术

股骨翻修的这项技术在4.4章节有全面的描述，这个方法有利于髋臼的翻修并能够减少手术创伤和时间。所需的器械也十分有限，包括了磨钻用来清除假体肩部的骨水泥，使假体能够轻易地拔出。髋臼翻修完成后，用专用的髓腔磨锉来准备股骨远端（图3.1-18），这种髓腔磨锉上标记着Exeter标准柄和44mm偏心距短柄的长度，手术医生可以按照标记锉到相应深度。磨头直径的设计足够宽，使髓腔能够容纳翻修柄上用的无翼的中置器，这样的话就能够避免远端阻挡，使翻修柄在骨水泥内起到抛光锥形柄的作用。可以使用44mm偏心距短柄的试体在使用骨水泥前进行试验性复位（图3.1-19）。

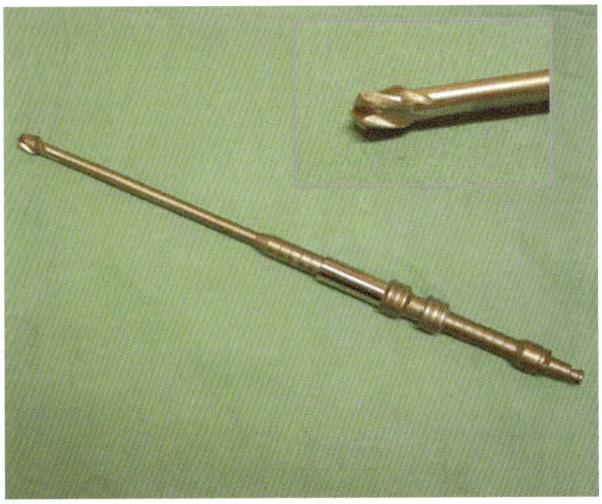

图 3.1-18 骨水泥嵌入骨水泥翻修用的磨钻

总结

任何手术的成功在一定程度上都决定于设计良好的手术器械，Exeter髋关节初次和翻修置换技术也不例外。经过数十年经验的积累，Exeter髋关节初次和翻修技术经历不断的改良，手术专用工具也得到相应的发展。

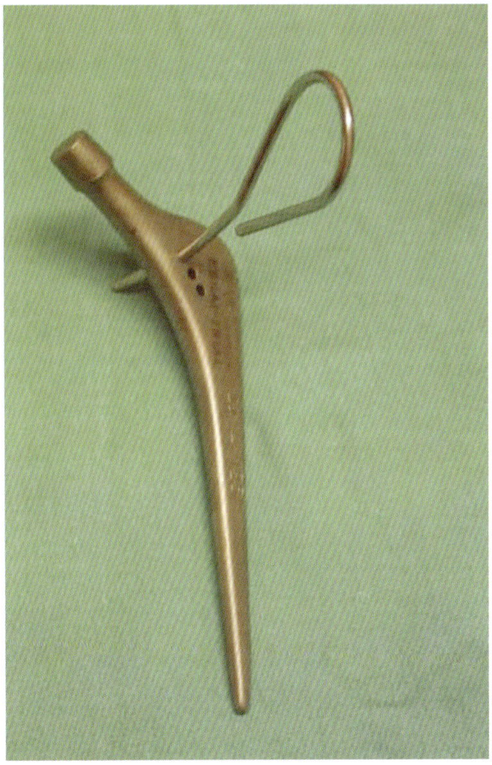

图 3.1-19 Exeter翻修短柄试体，在复位时可以使用锁针来判断插入深度和肢体长度

本章节介绍了初次和翻修手术所需的器械，在其他章节有各种手术技术的完整描述。

（李子剑 译）

参考文献

1. Crawford R, Lee AJC, Smith BN, Timperley AJ. The "Rim Cutter" and its effect on cement pressure and penetration in cemented THR. *J Bone Joint Surg [Br]* 2009;91*(Supp II)*:294

3.2 手术技术：髋臼侧

A. Acharya, B. N. Smith, R. Barker, R. W. Crawford, A. J. Timperley

引言

在全髋关节置换术中用骨水泥固定髋臼杯的手术目标是获得骨水泥和髋臼骨组织间机械性绞锁，这种绞锁要足够的坚强和广泛，在骨水泥和活骨组织之间产生的界面是其突出的特点。这一界面是髋臼杯能够长期稳定的可靠基础，稳定地达到这一目标在技术上还是挑战，由于各种原因还不能完全达到。

这一章节分为两个部分，第一部分包含了髋臼骨水泥技术和假体的革新来解决上面提到的技术挑战，困难的是需要10年才能知道在手术技术上的改变能否真正地具有临床上的优势。第二部分详细地介绍目前在埃克塞特采用的髋臼杯固定的手术技术。

髋臼骨水泥技术的革新

股骨假体骨水泥固定的发展已经使得股骨假体远期很低的无菌性松动率，但髋臼假体还不能这么说[1-3]。髋臼假体的无菌性松动率变化很大，取决于使用的假体、骨水泥技术和手术医生的技术[3-5]。绝大多数的作者都认为医生的骨水泥技术是髋臼固定可靠的基本决定因素[6]。在结果得到提高的那些研究中，使用了一些新的技术和更新了的假体，包括改进了的加压方法、髋臼内壁和髋臼窝的植骨、使用髂骨吸引器、使用髋臼缘切削器以及生物活性骨水泥的应用。这些技术革新的目的是提高骨床表面的质量、骨水泥壳的深度和均一性、骨水泥-骨界面的结构以及髋臼杯的定位。

骨水泥壳

骨水泥壳足够的厚度和骨水泥-骨界面良好的机械绞锁是骨水泥全髋关节置换远期成功的关键。从术后最初的X线片上能够准确地预计骨水泥臼杯的命运，DeLee和Charnley分区的Ⅰ区[7]透亮线与无菌性松动率的升高有关[8-10]。例如，Ritter[10]报道术后第一张X线片上Ⅰ区[7]的透亮线增加后期无菌性松动翻修的风险。透亮线意味着纤维组织界面，是骨水泥和松质骨绞锁不足的结果。这样的界面不仅仅承担张力和剪切力的能力有限，而且还起着“液体泵”（fluid pump）的作用[11]。根据现在的观点[7,12]，这就是固定失败通常开始的区域，磨损颗粒和液体在周期性压力变化下从界面的边缘进入，并逐渐从外缘向中心破坏[12]，造成臼杯晚期松动和假体失败。Schmalzried的重要文章[12]特别强调骨水泥固定关闭髋臼边缘的重要性。

骨水泥在髋臼内的加压

髋臼骨水泥技术的里程碑是对面团期骨水泥向完全洁净/干燥骨面内加压的延长。

有效髋臼加压的问题：与股骨髓腔相比，髋臼的结构特点是开口大，腔相对浅，有效加压更难。另外，在加压和植入臼杯时骨水泥的泄漏也会影响有效的髋臼加压[6,13,14]。这就包括了圆韧带窝、髋臼缘不规则和缺损、髋臼底和壁的缺损，有时医源性的钻孔都会引起加压过程中骨水泥的泄露。在有效加压之前关闭潜在的泄露部位是必需的。

髋臼的准备：在埃克塞特我们准备髋臼的目标是松质骨表面和多个固定孔（图3.2-1），这就需要去掉部分软骨下皮质骨，虽然这一做法还存有争议[5]，但一项随机对照研究的结果支持这一做法，这项研究比较了去除和保留软骨下皮质骨，基于影像立体测量分析（RSA），去除组的X线表现和髋臼稳定性更好[15]。松质骨表面要用加压脉冲冲洗彻底清洁，再用浸有过氧化氢的纱布团干燥[16]。任何传统髋臼壁的穿孔都

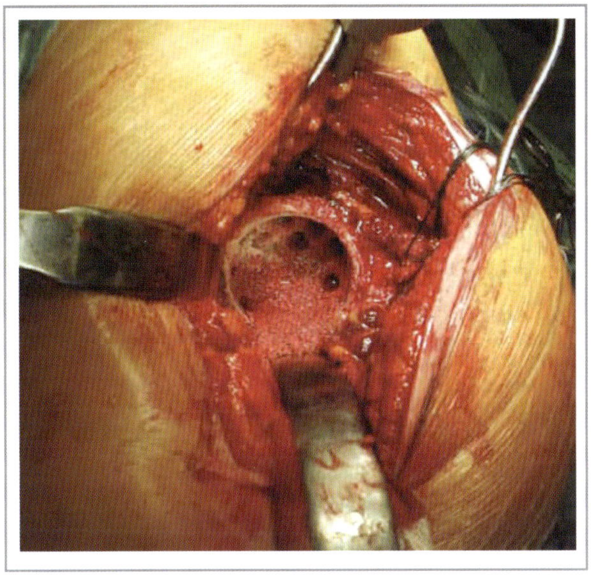

图 3.2-1 准备良好的髋臼要完全去除皮质骨、钻孔、横韧带上方髋臼内壁植骨封闭圆韧带窝，用髋臼缘切削器在髋臼边缘的内缘制作一凹槽

要用松质骨颗粒打压封闭。囊性变要打开，用钻头钻数个小孔，用松质骨颗粒填充打压。骨床必须完全包容髋臼杯[17]，如果需要髋臼杯的过度外展才能达到完全包容的话，就需要在髋臼的外缘通过植骨进行加强，髋关节发育不良经常出现这种情况。

骨水泥从圆韧带窝溢出的预防：在过去，为了避免加压过程中骨水泥从圆韧带窝溢出是用手指进行封堵，但这样做是无效的，或者用另外一团已经聚合的骨水泥，这样做虽然有效但却浪费时间。最为满意的方法是将髋臼锉下来的骨屑在横韧带上方髋臼内壁圆韧带窝的地方紧紧地压上一层（图 3.1-1），这样就可以完全封闭圆韧带窝，能够获得更为有效的骨水泥加压[18]。当植骨向上延续到"泪滴"上方即髋臼内下壁的光滑的皮质骨处时，还有减少髋臼Ⅲ区[7]透亮线发生的作用。在埃克塞特在初次全髋置换中用这种方法植骨已经常规应用了将近 30 年。

Exeter 髋臼缘切削器（图 3.1-2）：这个器械在埃克塞特是在 2006 年引入临床的，是设计用来提高髋臼杯的定位，同时也为了提高骨水泥壳的深度、均一性和绞锁的，特别是在接近髋臼缘的关键区域，图 3.2-3 和图 3.2-4 显示了器械的使用原理。

经过适当修剪臼杯的翼和臼缘切削器制作的凹槽能够准确地匹配，这就有利于解决骨水泥

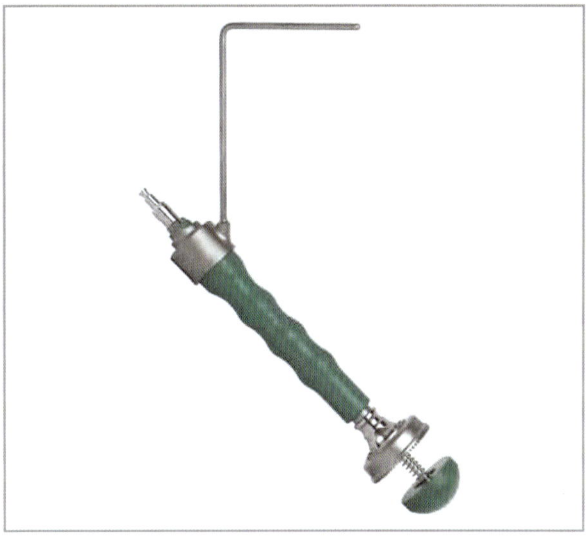

图 3.2-2 Exeter 髋臼缘切削器

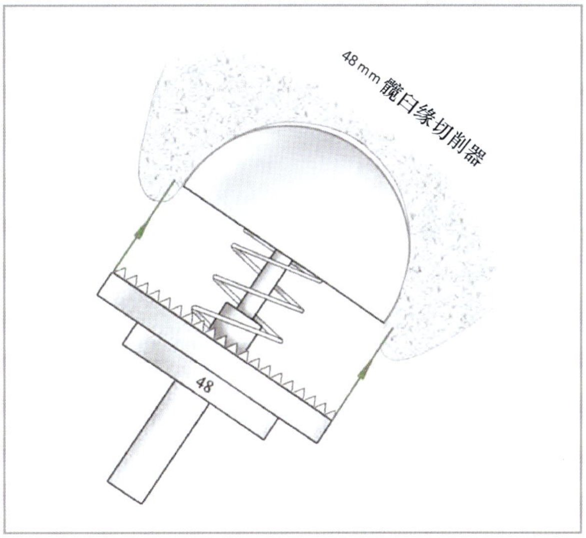

图 3.2-3 示意髋臼缘切削器是如何在髋臼内缘制作凹槽

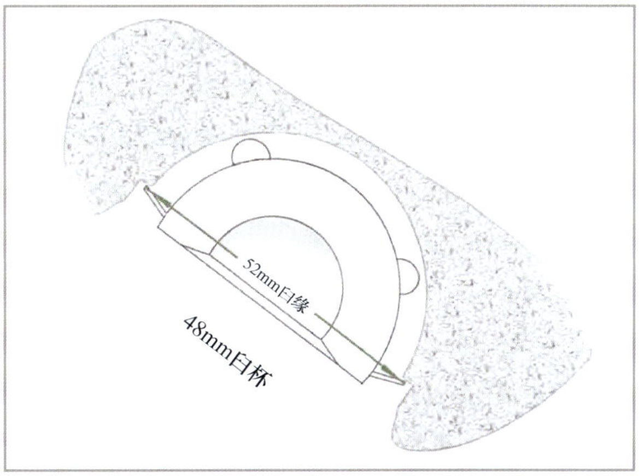

图 3.2-4 示意臼杯的翼应该与臼缘的凹槽相匹配，限制在植入臼杯过程中骨水泥从臼杯边缘溢出

臼杯的主要难题之一，即当将假体植入骨水泥的时候骨水泥从髋臼缘溢出，臼杯周缘的加压不足（图 3.2-5）。

臼杯的准确定位在使用骨水泥之前就能够得到确定，因为可以通过控制髋臼缘切削器的把手来决定髋臼杯将要被放置的位置。还可以将导航装置连接到切削器的中轴上，更为准确地进行定位。另外，当臼杯的翼与臼缘的凹槽紧密接触的时候，臼杯在髋臼内就很稳定，如果已经植入了股骨假体，就可以进行试复位了，这样的话手术医生在使用骨水泥之前可以通过重新切削髋臼缘来进行必要的微小的调整。

有很好的实验室证据表明髋臼缘切削器的使用能够增加髋臼内骨水泥-骨界面的压力，特别是在髋臼缘附近[19]，现在已经有临床证据表明髋臼缘切削器的使用能够改善臼杯的位置、骨水泥的渗入和骨水泥壳的厚度[20]，同时能够减少术后X线片上髋臼Ⅰ区透亮线的发生[21]。正确地使用髋臼缘切削器完全能够避免臼杯探底的出现，另外，髋臼内压力突然降低到零可能导致臼杯的位置错误[22]。

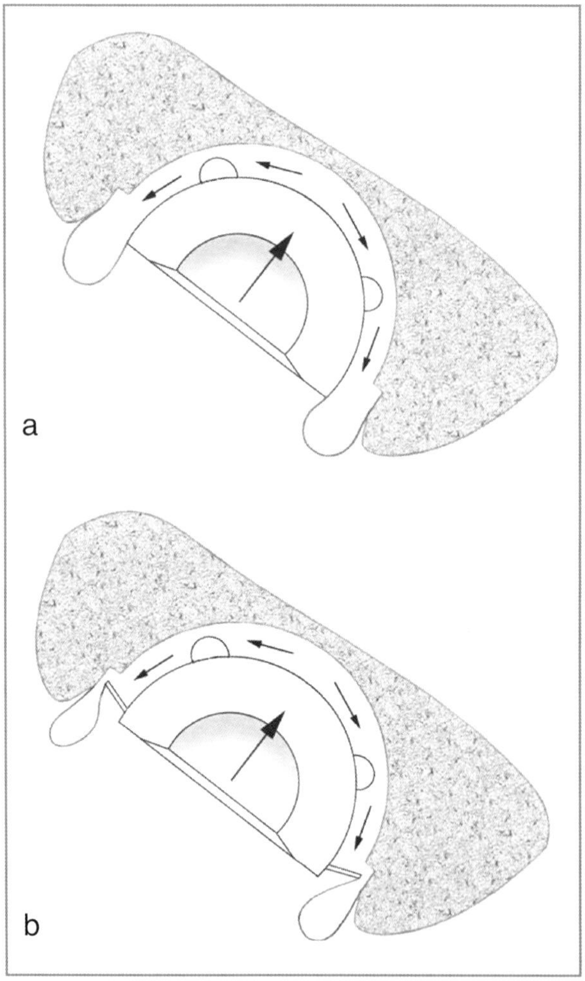

图 3.2-5 (a) 在使用半球形无翼的髋臼杯时，骨水泥从髋臼的边缘溢出；(b) 由于髋臼杯的翼与凹槽相匹配，限制了骨水泥的溢出

髋臼缘切削器使用的技术细节在本章节的第二部分有所介绍。

加压：手术中在面团期对骨水泥加压的目的是将骨水泥挤压到准备好的骨床内足够的深度，并维持到骨水泥聚合，来获得与松质骨的内锁，维持骨水泥的位置直到聚合。

因此必须在骨水泥壳内产生足够的压力来克服骨水泥进入松质骨的阻力，当骨水泥渗入达到足够的深度时，还要克服骨水泥回流的力量。

阻碍骨水泥维持在骨床内的主要有两方面的力量，一个是骨水泥内在的黏弹性，另一个是髋臼骨床内出血的压力[23]。实验室的研究发现，骨水泥的渗入主要是发生在加压的最初两秒钟内[24]，因此要提供持久的最大的压力来提高骨水泥的初始渗入。手术中，随着骨水泥黏滞性不断地增加，就需要更高的压力来阻止骨水泥的回流。建议采用短周期的高频率的脉冲式持续加压，这样能够获得更好的骨水泥渗入[25]。加压的力量要维持在足够抵抗骨水泥的回流，直到植入髋臼杯，通常情况下从骨水泥混合开始大约在 6 分钟。这个时候，在取出骨水泥加压器到植入髋臼假体之间的短时间内，骨水泥的黏滞性已经足够能够抵抗背侧松质骨出血的压力。如果提前撤掉压力，松质骨出血的压力可能将骨水泥挤出松质骨，破坏最初的内锁[23]。如果出现了这种情况，由于骨水泥黏滞性的提高将会削弱骨水泥进一步的渗入，骨水泥将无法达到最初的渗入位置。

髋臼加压最初的经验是在 20 世纪 70 年代在埃克塞特用可膨胀的水囊加压器[26]（图 3.2-6），使用正确的话，这种器械可以通过骨水泥对髋臼壁产生 100kPa 的压力，体外实验中，只要能够环形封闭髋臼缘而且髋臼窝没有其他缺损的情况下，骨水泥就能够很好地渗入到骨盆的松质骨内[26,27]。

1988 年报道了使用这一器械的早期的临床经验[28]，5～10 年的随访，以 3 区[7]出现 2mm 或更宽的透亮线[29]作为髋臼杯无症状性移位的标

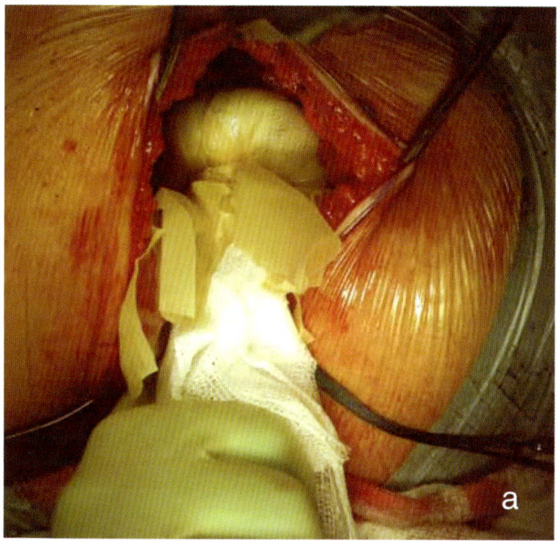

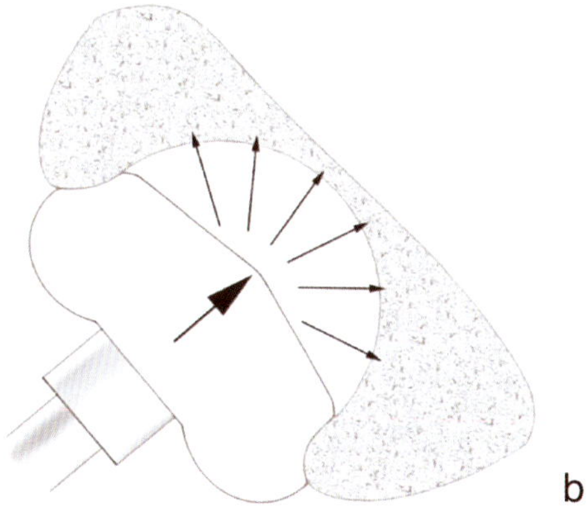

图 3.2-6 最初的充水的 Exeter 加压器，用充满的球囊来封闭髋臼口

准，加压组的髋臼杯无症状性移位的发生率减少了 6 倍（2% *vs* 12%）。然而，到 10～17 年，这种差别就不明显了，加压组和非加压组的发生率是相同的（24.5% *vs* 22.4%）。两个技术上的错误与最初的髋臼加压的失败有关，首先，加压维持的时间不够长；其次，臼杯植入过早，骨水泥的黏滞度不够。

我们吸取了这些早期失败的教训，延长加压过程和避免过早植入假体的重要性已经得到重视，这一经验同样适用于股骨侧（参见 1.2 章节）。

髋臼加压器现在有很多种设计[6,13,25,26,30,31]，目前在埃克塞特使用的是一种弹性的、透明的、硅有机树脂为材料的盘状加压器（图 3.2-7），分三种尺寸，安装在一加长的持器上。

使用加压器时必须要维持加压直到骨水泥的黏滞度升高到足够提供填塞作用（如果使用

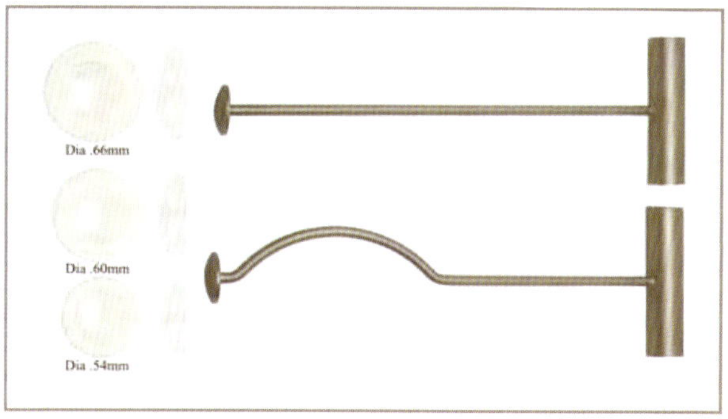

图 3.2-7 目前使用的弹性硅有机树脂的盘状加压器

Simplex Opaque 骨水泥从开始混合计时不要早于 6 分钟，如果使用了髋臼缘切削器，则不要早于 4～5 分钟），还要注意取出加压器时要小心，避免对骨水泥和界面产生真空效应。

在植入假体时骨水泥从髋臼杯边缘溢出这个关键问题（图 3.2-5）到现在还没有哪个加压器能够解决，这种情况特别会影响到臼杯边缘的界面加压效果，这也是建立良好界面的最为关键的区域。这一问题的出现导致了髋臼缘切削器的出现，同时引入了各种类型的带裙边的臼杯，希望裙边的设计能够限制骨水泥的外溢，这种假体会在后面有所介绍。

髂骨吸引器的使用：髂骨吸引器是髋臼准备和加压的辅助器械。

以前的研究中曾描述过使用吸引器导管来提高膝关节骨-骨水泥内锁的办法[32,33]，从那以后许多医生都在全膝关节置换术中使用这一技术。在髋关节方面，Berend 和 Ritter 的研究结果支持在臼杯使用骨水泥之前使用髂骨的吸引装置[34]。在 2000 年，我们设计了这一器械，中空的吸引器拉钩（Stryker Orthopedics，Mahwah，NJ，图 3.2-8），在髋臼准备和使用骨水泥过程中插在髂骨翼上。

在使用过程中在对已经准备好的骨床进行冲洗并植入止血用的过氧化氢纱布团和将骨水泥注入髋臼腔进行加压之前这个阶段就需要连接负压。

髋臼吸引器的目的有两个，一个是将血从松质骨表面吸掉，另一个是主动地将骨水泥吸向吸引器管口，避免界面被出血所污染，提高骨水泥的渗入。由于髂骨吸引器拉钩的管口正好放在髋臼影像学 I 区的位置，其对骨水泥渗入的有利的效应将会影响到骨水泥壳中这一功

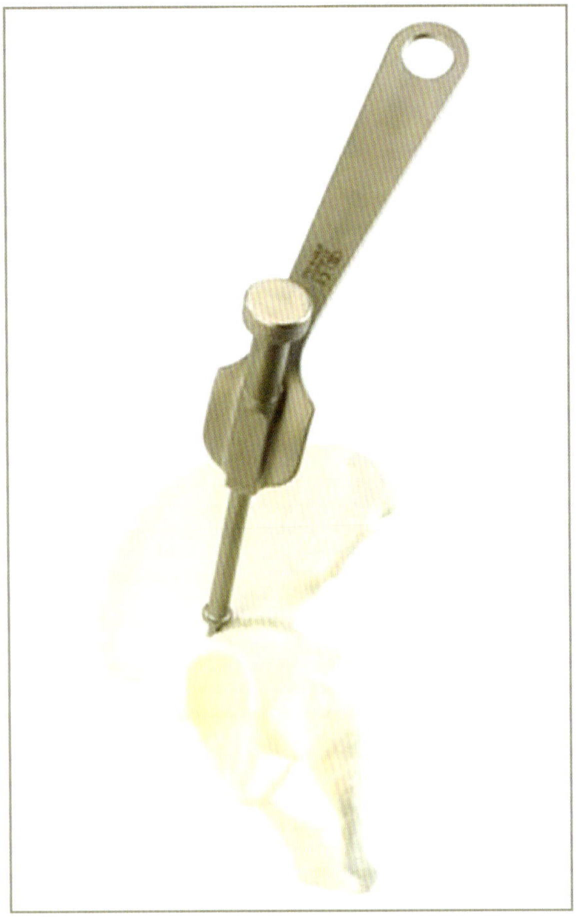

图 3.2-8 中空的吸引器拉钩

能上和预测上最为重要的区域。骨水泥加压完成之后就可以把吸引器管从吸引器上拔掉，避免失血过多。实际上，失血是使用这一技术主要需要关注的，如果吸引器连接时间过长或负压过大，有失血过多的潜在风险。强烈建议在使用骨水泥之前查看吸引器，评价吸引的强度和效果，在任何情况下，如果需要的话，在加压过程中吸引器的强度都可以由台下的工作人员进行调节。在安放髋臼假体和骨水泥聚合之后，就可以从骨盆上拔掉吸引器拉钩了。

一项研究比较了两组髋关节[35]，一组单纯加压60秒，另一组加压60秒的同时进行负压吸引，后者的术后X线片上骨水泥的渗入明显好于前者。一项利用RSA技术的随机研究中[36]，术后2年随访，比较了传统骨水泥技术下延长加压时间（从混合开始3～6分钟）和在加压的同时进行负压吸引，两组在髋臼的移位和整体X线表现上没有任何区别。这意味着负压吸引在临床效果方面的益处，如果有的话，也要经历2年以上才可以显现。

羟基磷灰石在骨水泥-骨界面的应用：近年来，更多的研究报道支持在骨水泥和骨界面使用一层羟基磷灰石来增强髋臼的固定。

在兔的动物模型中，当在界面上使用羟基磷灰石颗粒时，骨-骨水泥界面的完整性显著提高[37,38]。

基于这一动物实验的结果，Oonishi[39]对232个患者的268个髋关节髋臼骨水泥固定之前在骨表面使用羟基磷灰石颗粒（2～5g），平均随访10.3年，5个患者去世，30个患者失访，剩下218个髋关节具有完整的数据，没有使用羟基磷灰石颗粒的并发症发生，髋臼假体的总体松动率是3.2%。观察骨水泥-羟基磷灰石界面和羟基磷灰石-骨界面间的透亮线，4个髋臼在羟基磷灰石和骨水泥界面有透亮线，但观察3年都没有进展，并不影响临床结果。在术后的头三个月时，羟基磷灰石和骨界面在影像学上更为致密，推测是由于新骨的形成，这一现象在随后的随访中被很好地保持下来。

在一项羊的动物实验研究中，把羟基磷灰石膏涂抹在髋臼的边缘[40]，只有使用了羟基磷灰石膏（BoneSource®，Stryker，Leibinger，Mahwah，NJ）的病例在骨水泥-骨界面显示出完全的骨整合。虽然毫无疑问覆盖有羟基磷灰石的表面能够增强假体的稳定性，但羟基磷灰石的使用也绝不能代替牢固的机械性固定[41,42]。

牢固的机械性固定在髋臼的松质骨是可以达到的，但骨水泥和硬化骨表面是不能获得内锁的。通过在髋臼边缘使用羟基磷灰石膏，在这一关键性区域的固定得到了增强，因而保护了髋臼的其余界面免于受到液体流动和磨损颗粒的影响[12]。

骨水泥髋臼假体设计上的改变

在20世纪60、70和80年代，普遍使用的是半球形的超高分子聚乙烯（UHMWPE）髋臼假体，随着髋臼假体无菌性松动变得越来越常见，在臼杯植入过程中髋臼缘包容骨水泥的困难以及造成的骨水泥-骨界面压力的降低引起了更多的关注，这也导致了多种带翼臼杯设计的出现，试图封闭臼杯边缘和髋臼边缘之间的空隙，阻止骨水泥的外溢，减少骨水泥-骨界面压力的降低。

支持使用带翼臼杯的实验室证据：有多篇研究报道了带翼假体和不带翼假体的实验室评

价比较[22,43,44,45]。在 Parsch 等[44]的尸体研究中，带翼假体能够获得更高的峰压力，但平均压力近似，由此作者认为带翼的设计并不是解决骨水泥加压的唯一办法。其他的研究都发现使用带翼的假体后骨水泥-骨界面的压力明显升高。Lankester 等还强调带翼设计能够提高臼杯植入过程的压力，特别是在臼杯的周缘部分，这一区域也是启动失败的关键部位[12]（图 9）。值得注意的是这个研究中采用的试验方法提到仔细地修剪臼杯的翼，使其能够准确地匹配髋臼口的内壁直径，缩小插入假体过程中骨水泥外溢的空隙。在临床上，这一方法可以通过仔细地修剪臼杯的翼来匹配髋臼缘切削器制造的沟槽来实现。即将面世的 Exeter X3（参见 1.6 章节）Rimfit™（Stryker Orthopedics，Mahwah，NJ）臼杯的翼是预剪好的，能够匹配不同尺寸的髋臼缘切削器，能够提高沟槽和翼准确匹配的可靠性。

支持使用带翼臼杯的临床证据： Hodgkinson 等[29]的研究证实，和普通半球形髋臼相比，带翼的臼杯在术后 1 年和术后 10 年的影像学透亮线方面统计学上显著性降低。作者认为远期影像学结果的提高是由于植入带翼臼杯时上方骨水泥-骨界面得到了提高。Kobayashi[46]同样也研究了臼杯翼对术后中期影像学的影响。作者发现，在术后 5 年髋臼分级和髋臼的固定技术之间有统计学相关性，在使用带翼臼杯的组别中 80%的臼杯分级没有明显变化，在早期使用的无翼的臼杯组中只有 33%的臼杯没有变化。虽然这两个组别里在髋臼骨床准备的方法上也有区别，但带翼的设计更像是造成这种区别的主要原因，这也支持了 Hodgkinson[29]观察到的结果。文献中的其他报道同样也证实了在翻修或初次手术中使用带翼的臼杯提高了临床结果[48-54]。文献还报道了使用扇贝形边缘的 Weber 臼杯的优异结果，这种臼杯的边缘可以通过修剪与磨锉后的髋臼缘很好地匹配。

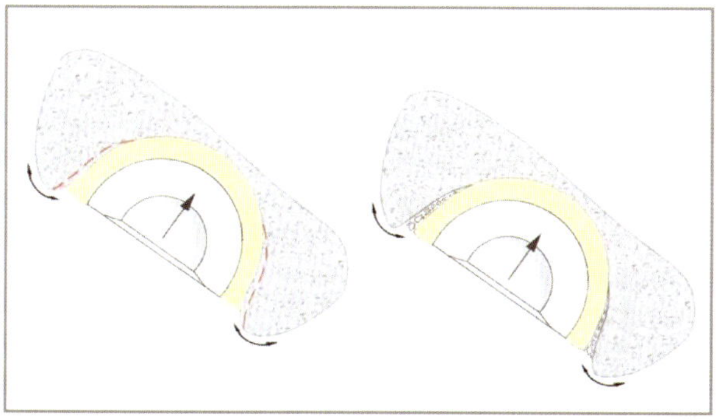

图 3.2-9 示意图显示液体和磨损颗粒在周期性负荷产生的压力下进入骨水泥-骨界面的边缘，造成对髋臼的破坏

总结

骨水泥的现代固定技术与旧的骨水泥技术或历史上的非骨水泥假体相比获得了更好的结果[55]。非骨水泥假体从 20 世纪 90 年代以来提高了稳定性，与骨水泥固定的效果相当了[56]，然而这些设计的磨损和骨溶解仍然是个问题，但使用交联聚乙烯后能够有所改进。现代非骨水泥假体配合硬质摩擦界面的远期结果还不清楚。新型设计的结果即便是在体外还不能可靠地预测。澳大利亚骨科协会国立关节置换登记报道（2008 年）[57]显示 75 岁以上的非骨水泥固定的翻修风险是骨水泥固定的 2 倍以上，在 55～74 岁年龄段表现也不如骨水泥固定，金属对聚乙烯的界面比其他界面的翻修更少见。采用现代骨水泥技术和假体，特别是带翼臼杯的中期结果得到了进一步的提高是经过证实的（参见 3.6 章节）。非骨水泥臼杯比骨水泥臼杯的脱位更常见[58-60]，可能是由于前者在做到准确安放臼杯时更不可靠，即便是在使用导航的情况下[59]。同样的情况也见于下肢长度的准确重建[59]和聚乙烯的磨损方面[61]。

由此，我们相信在未来与骨水泥技术一起会进一步改进髋臼材料和设计。

目前在埃克塞特使用的髋臼固定手术技术

初次置换中使用骨水泥臼杯的指征： 任何的髋关节置换都可以考虑使用骨水泥臼杯，并没用特定的禁忌证。但是，在某些情况下使用骨水泥固定的结果预计并不可靠，应该考虑提高假体寿命的其他办法。对于非常活跃的年轻患者，聚乙烯的磨损是个问题，需要考虑使用高交联聚乙烯臼杯。

对于既往骨盆放射治疗的患者，所有类型的臼杯固定都是非常不可靠，应该使用加强环固定在骨盆上，然后在加强环内植入骨水泥臼杯。

在有骨缺损的病例，应该用颗粒骨植骨来加强缺损。如果是髋臼内陷，可以在使用骨水泥之前打压自体骨来填补缺损。如果有任何类型的节段性缺损，可以用臼缘金属网或内壁金属网来包容缺损，这一特定技术常常用于翻修手术（参见6.2章节）。

如果是致密的硬化骨，不可能有足够的松质骨床来进行骨水泥固定，应该考虑在界面上植入自体骨进行髋臼的打压植骨。

如果骨床出血较丰富，需要采用办法来减少血液在界面上的积聚，可以使用脉冲冲洗和髂骨吸引器，还要注意加压技术的细节。

对于既往髋关节感染性关节炎的患者使用骨水泥固定有优势，因为可以在骨水泥内添加合适的抗生素来减少感染复发的风险。

术前计划：术前计划的详细过程在2.3章节有所描述。在任何的髋关节置换中，重建旋转中心于解剖位置都是非常重要的。与非骨水泥臼杯不同，使用骨水泥固定时，假体的尺寸不受髋臼形态和直径的影响，因此这一目标更容易实现。当使用植骨和骨水泥时，无论初始解剖发生何种变化，髋关节旋转中心通常都能够重建于正常的解剖位置。臼杯的下缘通常都是位于髋臼横韧带水平的。

当代手术技术

1. 通过标准入路，充分显露髋臼。在埃克塞特我们喜好后侧入路。

2. 用髋臼锉或一把长把的骨刀切除骨赘，显露真正的髋臼内壁（图3.2-10）。

3. 用髋臼锉与髋臼同轴进行髋臼的磨锉，2mm递增，去除软骨和软骨下骨（图3.2-11）。小心不要过度锉薄髋臼壁，前壁最容易出现这种情况，因此使用第一把髋臼锉时要将髋臼锉放在髋臼内略微偏后的位置。用最后一把髋臼

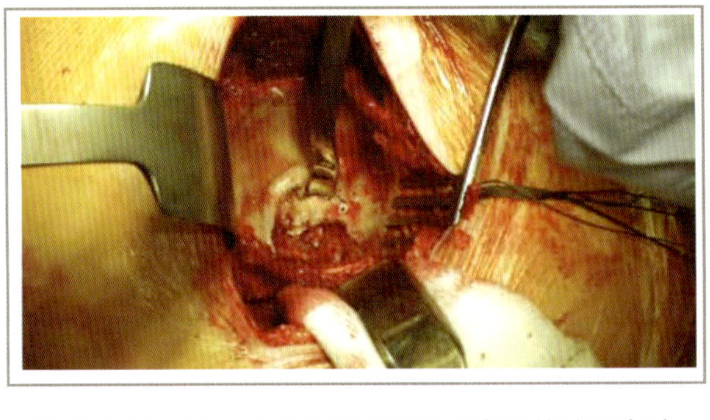

图3.2-10 用一把长把的骨凿显露真正的髋臼内壁

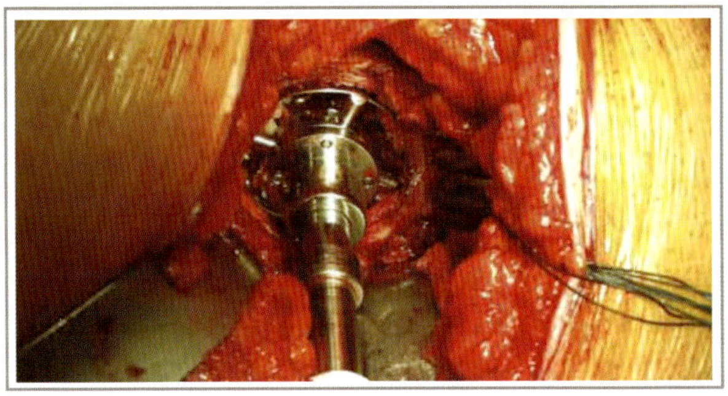

图3.2-11 磨锉髋臼

锉来清理髋臼缘，这个时候如果某些区域还有软骨下骨残留，再用小一点的髋臼锉对这一区域进行磨锉显露出松质骨。对于髋臼缘要特别地重视，因为这一区域对于获得骨水泥和骨组织的嵌合非常重要。

4. 用阶梯形钻头在髋臼内钻孔。钻头的尖端部分的直径是4mm，用于对髋臼边缘的钻孔；钻头粗的部分的直径是8mm，用于对髂骨、坐骨和耻骨钻孔（图3.2-12）。髂骨翼上最深的孔可以达到1.5cm。钻孔时要小心不要穿透髋臼壁，如果出现了这种情况，可以用颗粒骨进行填塞，避免骨水泥的穿出。

5. 外径小于最后使用的髋臼锉2mm的臼杯通常是合适的假体。将与假体相同尺寸的髋臼缘切削器连接到动力上（图3.2-13），这样可以在髋臼缘上切削出一沟槽以适应假体的翼。髋臼缘切削器前端连接的半球可以将切削器中置于髋臼内，并固定了切削深度和臼杯的位置（图3.2-3）。切削器通过连接定位杆来确定方位（图3.2-14）。

6. 髋臼杯的位置通常情况下置于外展45°（髋臼杯持器的杆位于竖直的方向）和屈曲25°（髋臼杯持器的横杆与患者的纵轴呈25°）（图3.2-15）。髋臼杯准确的外展和屈曲角度还可以

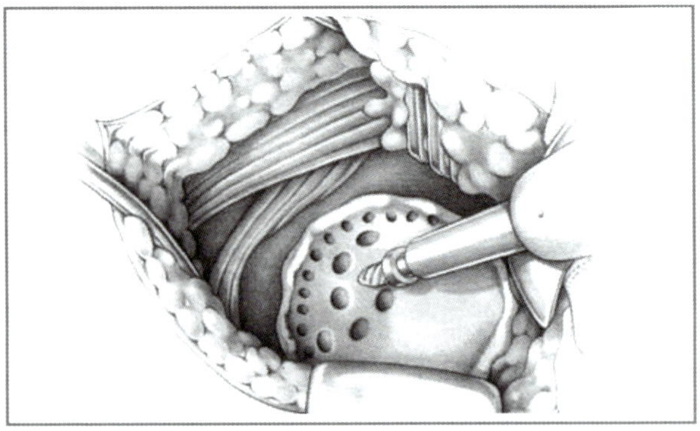

图3.2-12 示意图显示使用阶梯形钻头在髋臼钻孔

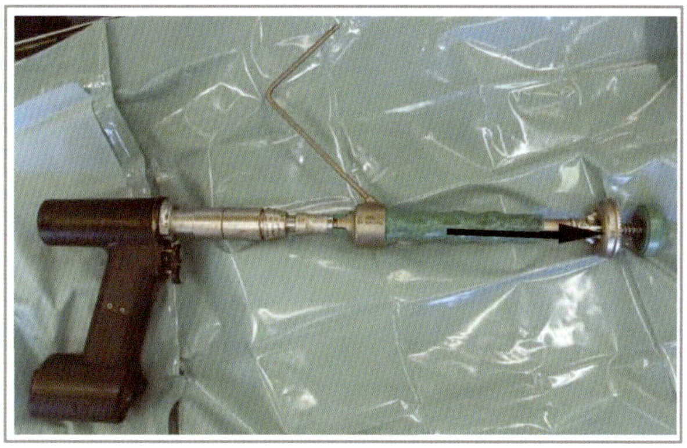

图 3.2-13 安装好的髋臼缘切削器，箭头所指为臼杯的尺寸

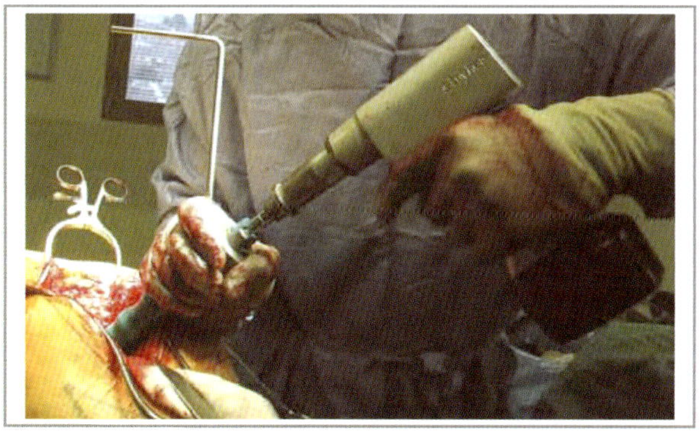

图 3.2-14 髋臼缘切削器的对线装置

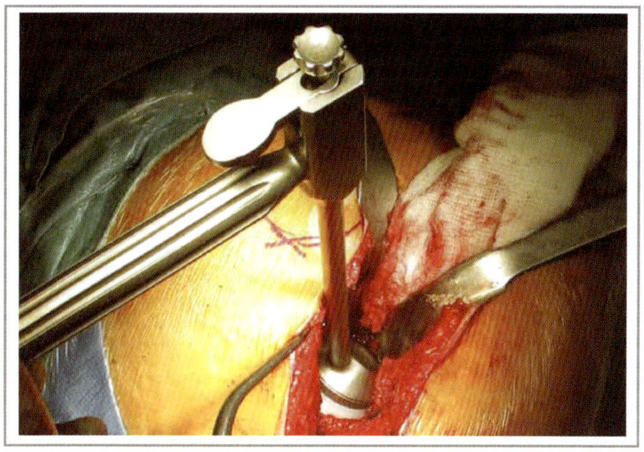

图 3.2-15 用髋臼杯持器进行预定位

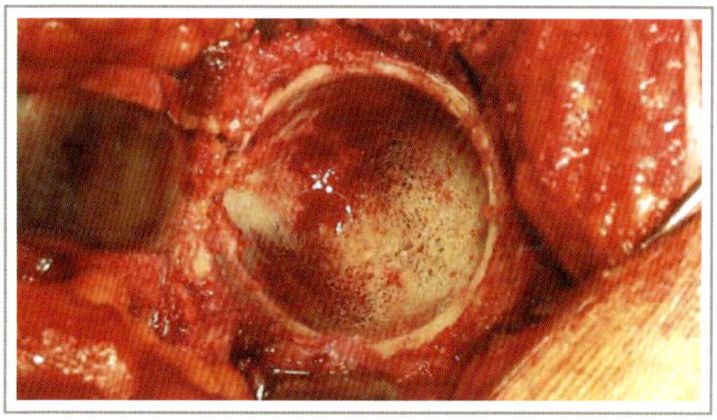

图 3.2-16 使用髋臼缘切削器之后的髋臼外观

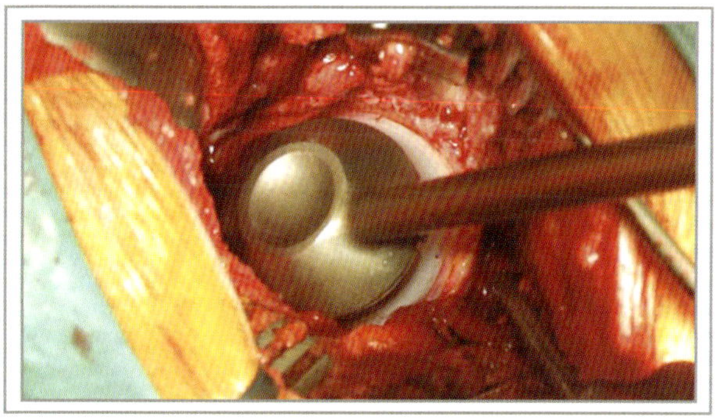

图 3.2-17 Exeter Contemporary 臼杯的预安装

通过连接到髋臼缘切削器上的导航定位器来实现（参见 3.4 章节）。使用髋臼缘切削器时要将其压到最底，挤压半球形的顶和锯齿状切环之间的弹簧（图 3.2-16）。切下来的碎屑包括髋臼横韧带的内缘都要去掉。将臼杯的翼修剪到第二道同心圆的标记处。如果需要的话，可以进行关节的预复位。需要保证髋臼杯能够轻松地通过软组织到达正确的位置（图 3.2-17）。

在没有髋臼缘切削器时的髋臼技术：将髋臼翼的模板与髋臼试体一起安装到髋臼杯持器上，沿标记线修剪模板至最后用的髋臼锉的型号（图 3.2-18a），用试体进行试安装，对模板进一步修剪使其边缘能够恰好放在髋臼口内（图 3.2-18b），如果密封满意的话，将模板与最终使用的髋臼杯安装到持器上，对臼杯翼进行修剪（图 3.2-18c）。

7. 这时可以打开髂骨吸引器（图 3.2-8），为了节省时间，在最后准备碎骨的时候就可以让护士调和骨水泥了。这个时候可以将碎骨压在髋臼横韧带上方髋臼内壁光滑的皮质表面（避免骨水泥从髋臼切迹外溢）（图 3.2-1），因为骨水泥在这种表面上是不能获得足够的固定的。用一小块叠好的纱布盖住碎骨，在冲洗的时候对其进行加压，免得被冲出髋臼窝。用高压冲洗枪对髋臼进行仔细的冲洗，将骨小梁之间的骨碎屑、骨髓和脂肪清理干净。用注射器或手动压力进行冲洗是完全不够的。液体被髂骨吸引器吸走。骨床清理干净后，用过氧化氢浸湿的纱布垫填塞髋臼，对其进一步地清洁和止血。

8. 骨水泥在开始混合 3.5 分钟之后就可以使用了（Simplex 骨水泥 20℃），植入骨水泥团，去掉多余的部分，使骨水泥的表面在髋臼口内略微呈凹面（图 3.2-19），这样可以避免在髋臼加压时过剩的骨水泥溢入到软组织内。

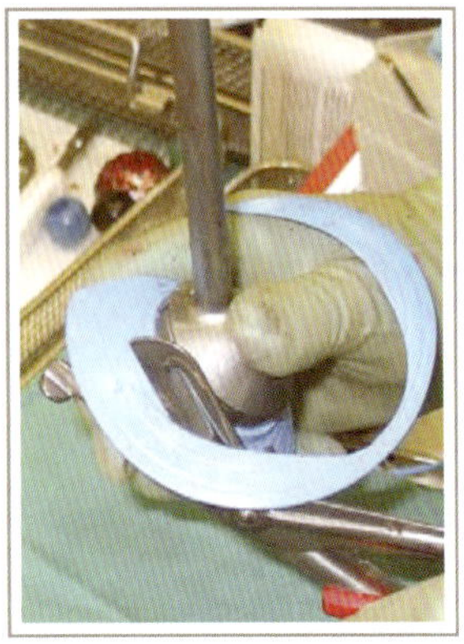

图 3. 2-18a：修剪模板

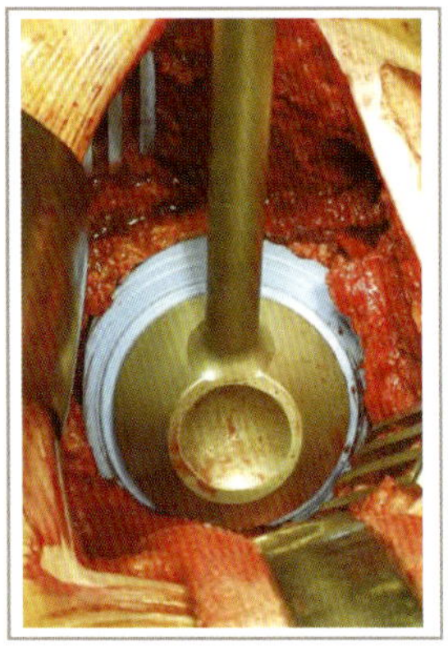

图 3. 2-18b：用试体进行试安装

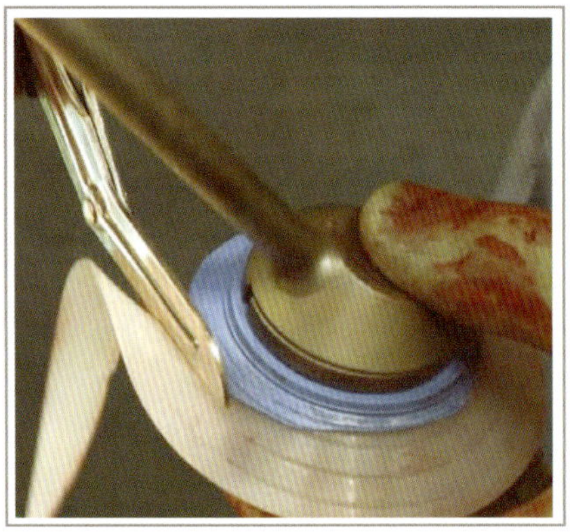

图 3. 2-18c：按照模板修剪臼杯翼

9. 用一次性的盘状加压垫安装在持器上进行髋臼的加压（图 3. 2-20），有三种尺寸的加压垫可供选择，保证无论髋臼杯的尺寸如何都能够很好地密封髋臼缘。要用很大的力量进行加压，目的是将骨水泥挤到骨小梁内，还要维持住压力，保护骨水泥-骨界面免受骨床后方出血的影响。髂骨吸引器也可以将骨水泥吸到髂骨翼内，并将界面的出血吸走。如果吸引器内的出血较多的话，可以降低负压或拔出吸引器。

10. 骨水泥放到髋臼内之后就开始使用加压器，维持全力的加压直到骨水泥黏滞性上升到适合臼杯的植入，通常是混合后 5 分钟左右。对于老年人或髋臼松质骨面积较大的患者，可能会出现骨水泥不够，需要在髋臼顶再放一小团骨水泥。如果需要再加入骨水泥，需要将原来的骨水泥表面清洁干燥。

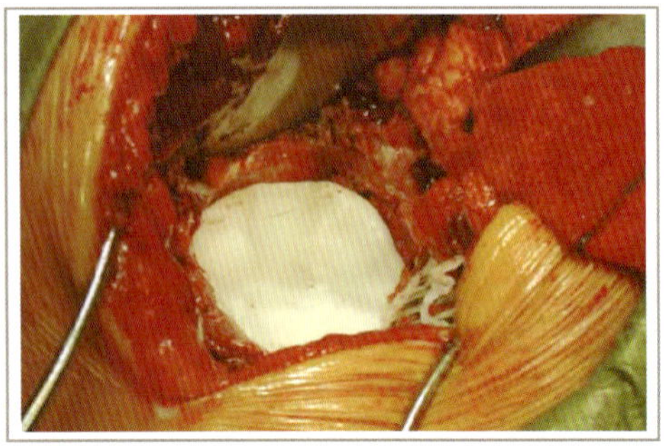

图 3. 2-19 去掉多余的骨水泥，保留一略微凹陷的骨水泥表面

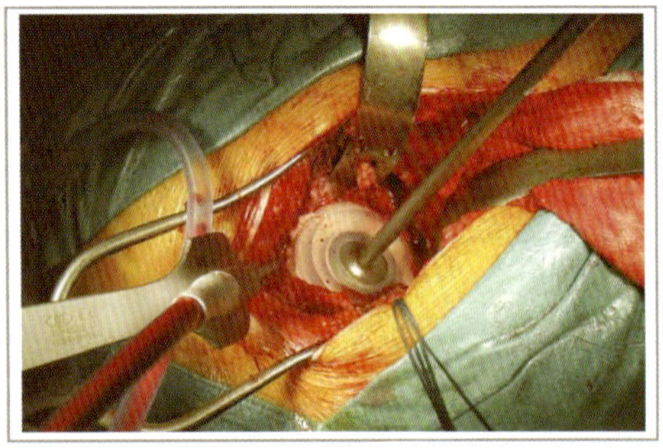

图 3. 2-20 使用中的髋臼加压器和髂骨吸引器

11. 接下来植入带翼的髋臼杯，要使用髋臼持器和轴向加压杆将髋臼杯挤压到位（图 3. 2-21），这一步需要使用较大的力量，骨水泥从髋臼杯边缘的溢出逐渐减少（图 3. 2-22）。用小刮勺清理多余的骨水泥。臼杯翼与髋臼缘相匹配（图 3. 2-23），用轴向加压杆全力加压维持压力直到骨水泥完全聚合。如果没有使用髋臼缘切削器，当臼杯翼到达最终位置时就合适了（图 3. 2-23）。

12. 术后 X 线片上应看到良好的骨水泥渗入，在任何区域都没有透亮线（图 3. 2-24）。

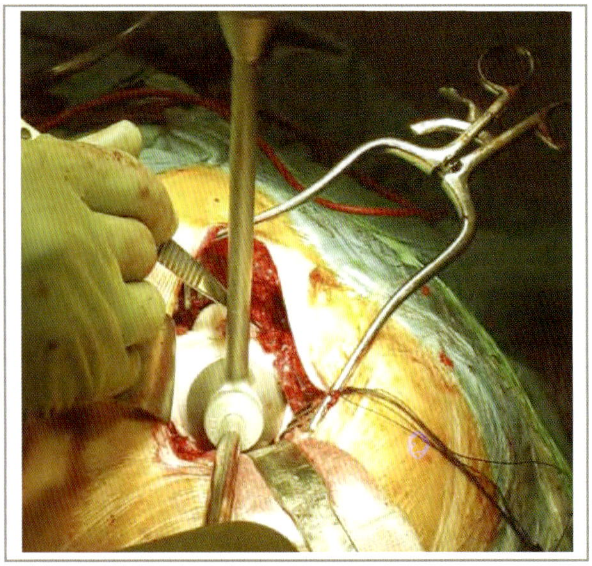

图 3. 2-21 髋臼杯的植入并维持对骨水泥的压力

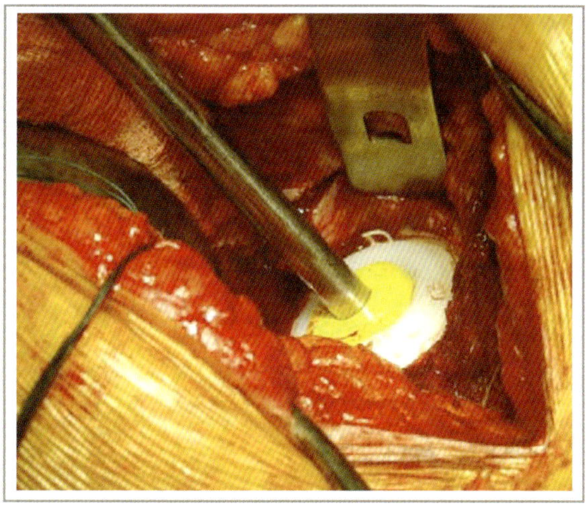

图 3.2-22 维持加压过程中可以看到骨水泥的溢出

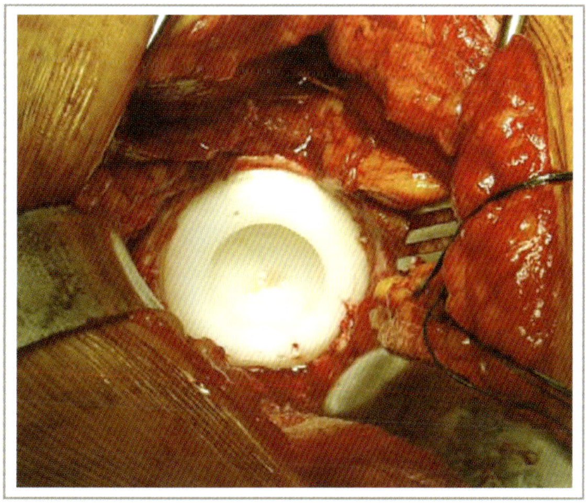

图 3.2-23 Contemporary 髋臼杯植入后的外观

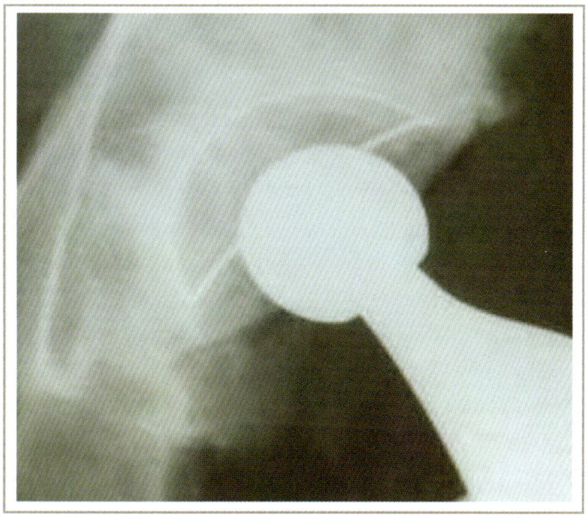

图 3.2-24 术后 X 线片

（李子剑 译）

参考文献

1. **Mulroy RD, Harris WH.** The effect of improved cementing techniques on component loosening in total hip replacement. An 11-year old radiograph review. *J Bone Joint Surg [Br] 1990;72:757-60*
2. **Mulroy WF, Harris WH.** Acetabular and femoral fixation 15 years after cemented total hip surgery. *Clin Orthop Relat Res 1997;337:118-28*
3. **Malchau H, Garellick G, Herberts P.** The evidence from the Swedish Hip Register. In: Breusch SJ, Malchau H, eds. *The Well-Cemented Total Hip Arthroplasty – Theory & Practice.* Heidelberg: Springer Medizin Verlag, *2005:291-9*
4. **Breusch SJ, Malchau H.** Optimal cementing technique – the evidence. What is modern cementing technique? In: Breusch SJ, Malchau H, eds. *The Well-Cemented Total Hip Arthroplasty – Theory & Practice.* Heidelberg: Springer Medizin Verlag, *2005:146-54*
5. **de Jong PT, de Man FHR, Haverkamp D, Marti RK.** The long-term outcome of the cemented Weber acetabular component in total hip replacement using a second-generation cementing technique. *J Bone Joint Surg [Br] 2009;91(1):31-6*
6. **Flivik G, Wulff K, Sanfridsson J, Ryd L.** Improved acetabular pressurization gives better cement penetration: *in vivo* measurements during total hip arthroplasty. *J Arthroplasty 2004;19(17):911-8*
7. **DeLee JG, Charnley J.** Radiological demarcation of cemented sockets in total hip replacement. *Clin Orthop Relat Res 1976;121:20-32*
8. **Ranawat CS, Deshmukh RG, Peters LE, Umlas ME.** Prediction of the long-term durability of all-polyethylene cemented sockets. *Clin Orthop Relat Res 1995:317:89-105*
9. **Ranawat CS, Peters LE, Umlas ME.** Fixation of the acetabular component: the case for cement. *J Arthroplasty 1996;1(1):1-3*
10. **Ritter MA, Zhou H, Keating CM, Keatinge EM, Faris PM, Meding JB, Berend ME.** Radiological factors influencing femoral and acetabular failure in cemented Charnley total hip arthroplasties. *J Bone Joint Surg [Br] 1999;81(6):982-6*
11. **Hori RY, Lewis JL.** Mechanical properties of the fibrous tissue found at the bone-cement interface following total joint replacement. *J Biomed Mater Res 1982;16(6):911-27*
12. **Schmalzried T P, Kwong L M, Jasty M, Sedlacek RC, Haire TC, O'Connor DO, Bragdon CR, Kabo JM, Malcolm AJ, Harris WH.** The mechanism of loosening of cemented acetabular components in total hip arthroplasty. Analysis of specimens obtained at autopsy. *Clin Orthop Relat Res 1992;274:60-78*
13. **Bernoski FP, New AMR, Scott RA, Northmore-Ball MD.** An *in vitro* study of a new design of acetabular cement pressurizer. *J Arthroplasty 1998;13(2):200-6*

14. **Martin WN, Dixon JH, Sandhu H.** The incidence of cement extrusion from the acetabulum in total hip arthroplasty. *J Arthroplasty 2003;18(3):338-41*

15. **Flivik G, Kristiansson I, Kesteris U, Ryd L.** Is removal of subchondral bone plate advantageous in cemented cup fixtion? A randomized RSA study. *Clin Orthop Relat Res 2006;448:164-72*

16. **Hankin FM, Campbell SE, Goldstein SA, Matthews LS.** Hydrogen peroxide as a topical haemostatic agent. *Clin Orthop Relat Res 1984;186:244-8*

17. **Sarmiento A, Ebramzadeh E, Gogan WJ, McKellop HA.** Cup containment and orientation in cemented total hip arthroplasties. *J Bone Joint Surg [Br] 1990;72(6):996-1002*

18. **Smith BN, Lee AJC, Crawford RW, Timperley AJ.** Simulated bone grafting of the acetabular notch in cemented THA and its effect on cement pressurisation. J Orthop Surg (Hong Kong) 2009; *in press*

19. **Crawford RW, Lee AJC, Smith BN, Timperley AJ.** The "Rim Cutter" and its effect on cement pressure and penetration in cemented THR. *J Bone Joint Surg [Br] 2009;91(Supp II):294*

20. **Conroy JL, Chawda M, Kaushal R, Whitehouse SL, Crawford RW, English H.** Does the use of a 'Rim Cutter' improve the quality of cementation of the acetabular component of cemented Exeter total hip arthroplasty? *J Arthroplasty 2009;24(1):71-6*

21. **Darmanis S, Gie GA, Hubble MJW, Howell JR, Timperley AJ.** Use of a Rim Cutter in cemented hip arthroplasty: a technical innovation. *EFORT*, Florence, May 2007

22. **Shelley P, Wroblewski BM.** Socket design and cement pressurisation in the Charnley low friction arthroplasty. *J Bone Joint Surg [Br] 1988;70(3):358-63*

23. **Benjamin JB, Gie GA, Lee AJC, Ling RSM, Volz RG.** Cementing technique and the effects of bleeding. *J Bone Joint Surg [Br] 1987;69(4):620-4*

24. **Markolf KL, Amstutz HC.** Penetration and flow of acrylic bone cement. *Clin Orthop Relat Res 1976;121:99-102*

25. **New AMR, Northmore-Ball MD, Tanner KE, Cheah SK.** *In vivo* measurement of acetabular cement pressurization using a simple new design of cement pressurizer. *J Arthroplasty 1999;14(7):854-9*

26. **Lee AJC, Ling RSM.** A device to improve the extrusion of bone cement into the bone of the acetabulum in the replacement of the hip joint. *Biomed Eng 1974;9(11):522-4*

27. **Parsch D, New A, Breusch SJ.** Optimal cementing technique - the evidence: acetabular pressurisation. In: Breusch SJ, Malchau H, eds. *The Well–Cemented Total Hip Arthroplasty - Theory & Practice.* Heidelberg: Springer, Medizin Verlag 2005:164-7

28. **Fowler JL, Gie GA, Lee AJC, Ling RSM.** Experience with the Exeter total hip since 1970. *Orthop Clin North Am 1988;19(3):477-89*

29. **Hodgkinson JP, Maskell AP, Paul A, Wroblewski BM.** Flanged acetabular components in Charnley hip arthroplasty. Ten year follow-up of 350 patients. *J Bone Joint Surg [Br] 1993;75(3):464-7*

30. **Oh I, Merckx DB, Harris WH.** Acetabular cement compactor. An experimental study of pressurization of cement in the acetabulum in total hip arthroplasty. *Clin Orthop Relat Res 1983;177:289-93*

31. **Altchek MA.** A readily available improvised acetabular cement pressurizer. *Clin Orthop Relat Res 1983;174:164-5*

32. **Banwart JC, McQueen DA, Friis EA, Graber CD.** Negative pressure intrusion cementing technique for total knee arthroplasty. *J Arthroplasty 2000;15(3):360-7*

33. **Norton MR, Eyres KS.** Irrigation and suction technique to ensure reliable cement penetration for total knee arthroplasty. *J Arthroplasty 2000;15(4):468-74*

34. **Berend ME, Ritter MA.** A method for improving acetabular preparation during cemented all-polyethylene acetabular component insertion during total hip arthroplasty. *J Arthroplasty 2002;17(6):782-4*

35. **Hogan N, Azar A, Brady O.** An improved acetabular cementing technique in total hip arthroplasty. Aspiration of the iliac wing. *J Bone Joint Surg [Br] 2005;87(9):1216-9*

36. **Timperley AJ, Whitehouse SL, Hourigan PG.** The influence of a suction device on fixation of a cemented cup: using RSA. *Clin Orthop Relat Res* 2009;467(3):792-837

37. **Oonishi H, Kushitani S, Aono M.** Interfacial bioa bone cement by using PMMA and hydroxyapati granules. In: Oonishi H, Hoki, eds. *Bioceramics 1.* Tokyo: Ishiyaku-Euro America, 1989:102

38. **Oonishi H.** Interfacial reactions to bioactive and bioactive bone cements. In: Davis JE, ed. *The B Biomaterial Interface.* Toronto: University of Tor Press, 1991

39. **Oonishi H, Ohashi H, Oonishi H, Kim C K.** THA hydroxyapatite granules at the cement bone interface. *Clin Orthop Relat Res 2008;466(2):37*

40. **Timperley AJ.** Early complications relating to th acetabular component after total hip replaceme *D.Phil Thesis, Oxford University, 2007:170-9*

41. **Lai KA, Shen WJ, Chen CH, Yang CY, Hu WP, Ch GL.** Failure of hydroxyapatite-coated acetabular Ten year follow-up of 85 Landos Atoll arthroplast *J Bone Joint Surg [Br] 2002;84(5):641-6*

42. **Munting E, Verhelpen M.** Fixation and effect on bone strain pattern of a stemless hip prosthesis. *J Biomech 1995;28(8):949-61*

43. **Oh I, Sander TW, Treharne RW.** Total hip acetab cup flange design and its effect on cement fixat *Clin Orthop Relat Res 1985;195:304-9*

44. **Parsch D, Diehm C, Schneider S, New A, Breusch SJ.** Acetabular cementing technique in THA–flanged versus unflanged cups, cadaver experiments. *Acta Orthop Scand 2004;75(3):269-75*

45. **Lankester BJ, Sabri O, Gheduzzi S, Stoney JD, Miles AW, Bannister GC.** In vitro pressurization of the acetabular cement mantle: the effect of a flange. *J Arthroplasty 2007;22(5):738-44*

46. **Kobayashi S, Terayama K.** Factors influencing survival of the socket after primary low-friction arthroplasty of the hip. *Arch Orthop Trauma Surg 1993;112(2):56-60*

47. **Raut VV, Kay P, Wroblewski BM.** Factors affecting socket fixation after cemented revision. *Int Orthop 1997;21(2):83-6*

48. **Onsten I, Besjakov J, Carlsson AS.** Improved radiographic survival of the Charnley prosthesis in rheumatoid arthritis and osteoarthritis. Results of new versus old techniques in 402 patuents. *J Arthroplasty 1994;9(1):3-8*

49. **Della Valle CJ, Kaplan K, Jazrawi A, Ahmed S, Jaffe WL.** Primary total hip arthroplasty with a flanged, cemented, all-polyethylene acetabular component: evaluation at a minimum of 20 years. *J Arthroplasty 2004;19(1):23-6*

50. **Hook S, Moulder E, Yates PJ, Burston BJ, Whitley E, Bannister GC.** The Exeter Universal stem: a minimum ten year review from an independent centre. *J Bone Joint Surg [Br] 2006; 88(12):1584-90*

51. **Karrholm J, Garellick G, Rogark C, Herberts P.** Swedish Hip Arthroplasty Register - Annual Report 2007. *www.jru.orthp.gu.se*

52. **Myers GJC, Morgan D, O'Dwyer K.** Exeter-Ogee total hip replacement using the Hardinge approach: the ten to twelve year results. *Hip Int 2008;18(1);35-9*

53. **Smith LK, Spencer RF, Langkamer VG, Shannon LM, Mahajan AJ, Dixon JH, Case R.** Performance of the Cenator and EPF acetabular components at three years. *J Bone Joint Surg [Br] 2008;90(Suppl II):310*

54. **Young L, Duckett S, Dunn A.** The use of the cemented Exeter Universal femoral stem in a District General Hospital – a minimum ten year follow-up. *J Bone Joint Surg [Br] 2009;91(2):170-5*

55. **Herberts P, Malchau H.** Long-term registration has improved the quality of hip replacement. A review of the Swedish THR Register comparing 160,000 cases. *Acta Orthop Scand 2000;71(2):111-21*

56. **Thanner J.** The acetabular component in total hip arthroplasty. Evaluation of different fixation principles. *Acta Orthop Scand Suppl;1999;286:1-41*

57. **AOA.** Australian Orthopaedic Association National Joint Replacement Registry Annual Report. Adelaide; 2008.

58. **Conroy JL, Whitehouse SL, Graves SE, Pratt NL, Ryan P, Crawford RW.** Risk Factors for revision for early dislocation in total hip arthroplasty. *J Arthroplasty 2008;23(6):867-72*

59. **Chadwa M, Hucker P, Whitehouse SL, Crawford RW, English H, Donnelly WJ.** Comparison of cemented vs uncemented acetabular component positioning using an imageless navigation system.*J Arthroplasty* 2008; *E pub ahead of print*

60. **Hooper GJ, Rothwell Ag, Stringer M, Frampton C.** Revision following cemented and uncemented primary total hip replacement. *J Bone Joint Surg [Br] 2009;91(4):441-8*

61. **McCombe P, Williams SA.** A comparison of polyethylene wear rates between cemented and cementless cups - a prospective randomised trial. *J Bone Joint Surg [Br] 2004;86(3):344-9*

3.3 手术技术：股骨侧

A. Acharya，M. J. Wilson，A. J. Timperley

引言

在埃克塞特我们不管患者的原发病和年龄都使用无颈领的、抛光的、双锥形的 Exeter 股骨柄［所谓“压力封闭型（force-closed）[1]”或“锥形滑移型（taper-slip）[2]”股骨柄］。Exeter 股骨柄的设计在各个年龄段和各种手术指征的患者都获得了一致的良好的结果（参见 3.6 章节），这种类型的股骨柄比绝大多数的非骨水泥假体设计上都有明显的优势，其假体的大小、偏心矩和肢体长度都是独立的，可以准确地重建或适当地调整髋关节的生物力学。同时，从实际情况来看，假体柄-骨水泥界面不是一体的，如果需要的话可以将股骨柄打出骨水泥壳，这样在翻修的时候可以更好地显露髋臼或进行股骨柄位置的调整，然后可以选择相同的假体或小一点的假体重新用骨水泥固定在旧的骨水泥壳内而不破坏骨水泥-骨界面（见 4.4 章节）。

为了获得最好的长期结果，手术的目标必须是获得骨水泥和骨床的紧密结合（即骨整合，osseointegration[3]），之间没有细胞层的阻隔。良好的骨整合只能是通过骨水泥和骨组织间良好的机械性内锁达到（参见 1.2 章节）。初始的固定是通过在使用骨水泥前充分的骨床准备得到保证的，在股骨近端保留坚强的松质骨并用加压冲洗系统彻底地洁净是非常重要的。远端封闭髓腔后逆行注入骨水泥，对骨水泥的加压要一直维持，无论是在插入股骨柄之前、插入过程中还是之后，直到骨水泥完全凝固。其手术技术在下面的内容里进行描述。

初次置换中使用骨水泥柄的指征

任何需要髋关节置换的患者都可以考虑使用骨水泥的股骨柄，压力封闭或锥形滑移的设计普遍好于形状封闭型（shape-closed）的假体设计[2]。对于合并解剖变形的复杂病例，可以进行股骨短缩截骨和恢复股骨的旋转，截骨固定之后，用自体的骨颗粒在截骨部位的缝隙处进行打压，避免骨水泥在使用过程中的溢出。对于移位的股骨颈骨折，可以选择骨水泥半髋关节置换，也可以选择骨水泥柄的全髋关节置换。对于既往髋关节感染性关节炎的患者使用骨水泥固定更有优势，因为骨水泥内可以加入适当的抗生素，减少感染复发的危险。

禁忌证

对于髋关节置换的任何患者来讲，使用骨水泥固定没有特别的禁忌证。

术前计划

术前计划（参见 2.3 章节）能够帮助术者确定股骨假体的大小、偏心矩和插入深度，是非常有必要的。术前计划可以在传统的 X 线片上完成，也可以使用相应的软件在数字化的 PACS 片上完成。非常重要的一点是模板测量时要确保使用正确的放大率，髋关节内旋时摄片才能显示真实的偏心矩。

传统摄片上的模板测量：

- 使用同心圆的模板来标记出股骨头中心的位置。
- 确定预计的股骨柄的偏心矩。将模板放在胶片上，股骨柄与股骨髓腔中心对齐，选择能够重建患者解剖的偏心矩（假体股骨头中心与患者股骨头中心重叠或最为接近的那个）（图 3.3-1、图 3.3-2）。
- 如果患者的偏心矩位于可选的两个假体偏心矩之间，选择系列假体中偏心矩最为接近的那个。加头或减头可以用来微调偏心

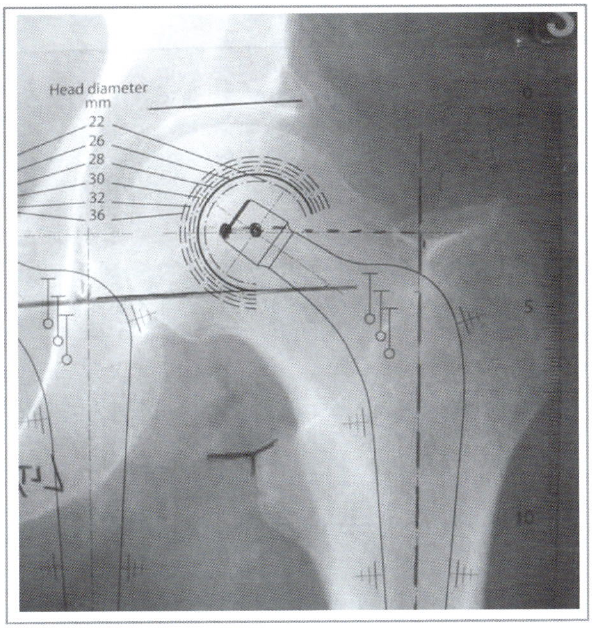

图 3.3-1 模板的偏心矩不足

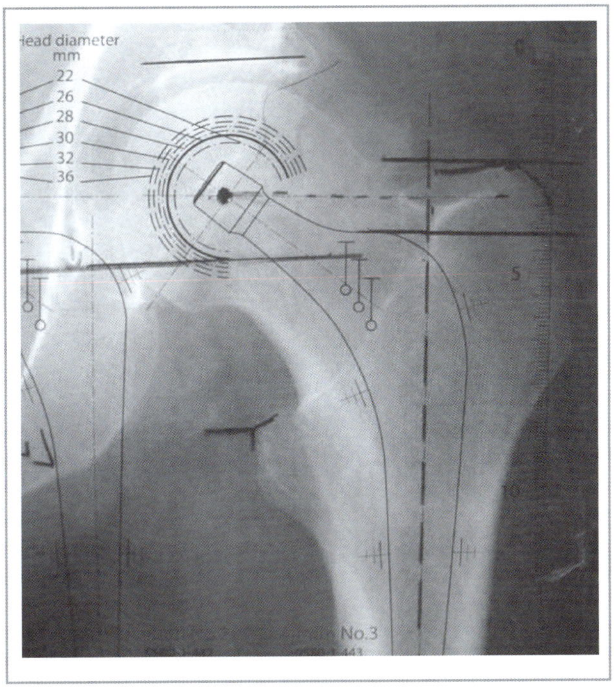

图 3.3-2 正确偏心矩的模板

矩。肢体长度取决于假体的插入深度，与柄的尺寸和颈长无关。

- 股骨柄的大小通过系列模板确定，将股骨头中心和假体股骨头中心对齐，选择能够保留 2～3mm 骨水泥壳的最大的股骨柄。
- 将模板放在摄片的后面，把假体股骨头中心和股骨头中心对齐，股骨柄位于髓腔中心，把股骨柄的颈部和肩部的位置画在摄片上，将大粗隆尖端和假体肩部的距离标记并记录下来，这一插入深度可以重建患者的解剖并获得正确的肢体长度。

手术技术

股骨柄的存活率取决于假体与骨之间获得的初始机械内锁的情况。对于骨水泥假体柄，通过制造一个封闭的空间、使用当代骨水泥技术来加压骨水泥，手术中要从开始注入骨水泥直到聚合完成始终保持加压，这样能够保证良好的骨水泥渗入并阻止界面上出血[4-6]。

手术步骤

股骨的显露可以通过任何髋关节常规显露获得，下面讨论的手术技术是采用的后入路。

股骨颈截骨

对于抛光的、双锥形、无颈领的股骨柄来说，股骨颈的截骨水平并不严格。截骨水平通常位于小粗隆上缘与股骨头下缘之间的中点和股骨颈基底与大粗隆交界处的连线（图 3.3-3）。

股骨显露

将患肢内旋、屈髋来显露股骨近端，对于常规病例来讲，前方关节囊和髂腰肌肌腱都是不需要松解的，另外梨状肌通常也是能够保留

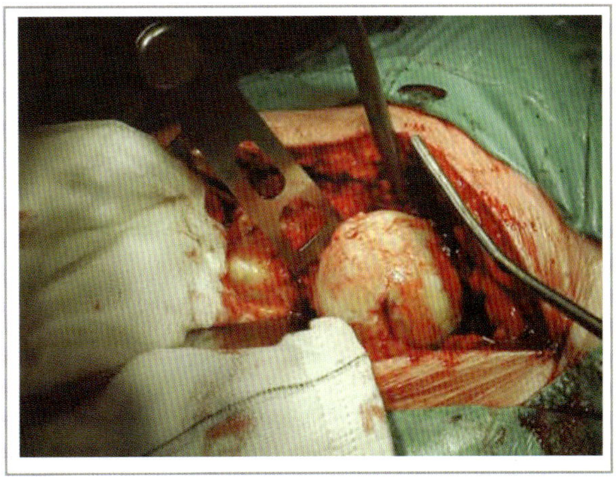

图 3.3-3 股骨颈截骨，对于无颈领的股骨柄来讲截骨水平并不严格

的。在股骨颈的前内侧放一把骨翘将股骨近端翘起，可以在这把骨翘上挂个砝码来解放助手。

用臀中肌拉钩围绕大粗隆把臀中肌、臀小肌拉开，用一把巾钳挂住拉钩的另一端来保持位置（图 3.3-4）。显露必须充分，能够直线达到股骨髓腔的中线。

髓腔准备

髓腔准备的关键步骤是确定髓腔近端的正确入点，对于直柄型假体来讲，髓腔入点位于后外侧的梨状肌窝内，这一入点能够保证插入锥状开髓器和髓腔锉时位于髓腔的中线上。用盒状骨刀在股骨近端的松质骨内开槽（图 3.3-5），开槽的外侧皮质边缘通常有残留，妨碍正确的髓腔入点（图 3.3-6），用咬骨钳去除（图 3.3-7）。用锥状开髓器扩髓（图 3.3-8），冲洗髓腔，用吸引器清洁，用髓腔大小测量器测量假体柄远端髓腔的大小（图 3.3-9），台下打开骨水泥远端栓子做植入的准备。

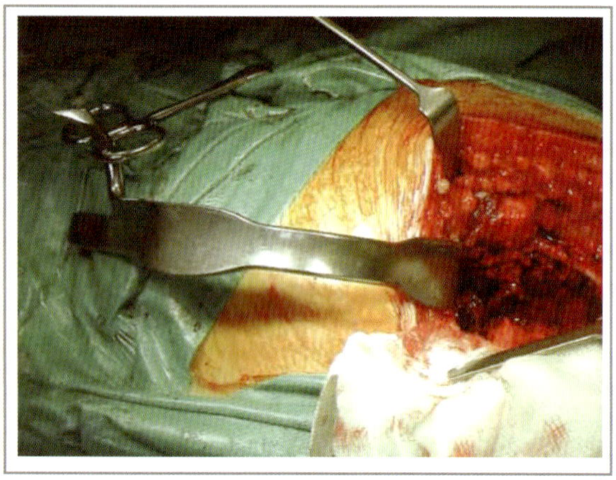

图 3.3-4 臀中肌拉钩

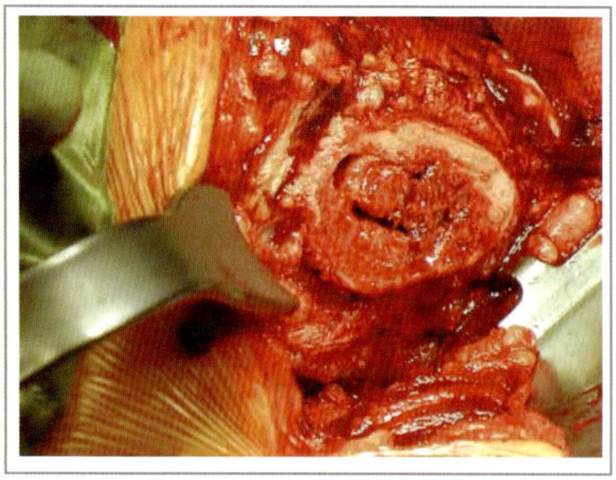

图 3.3-5 用盒状骨刀在股骨近端开槽

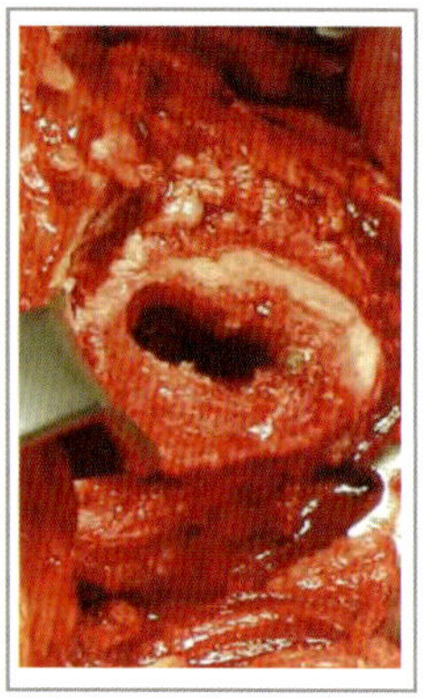

图 3.3-6 开槽后外侧皮质骨残留

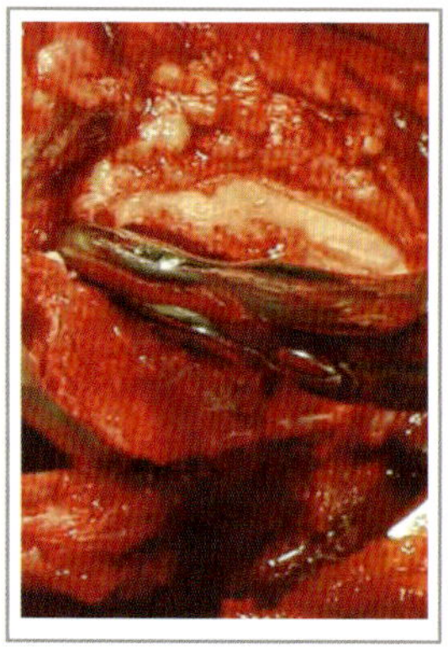

图 3.3-7 用咬骨钳去除外侧残留的皮质骨，扩大开髓

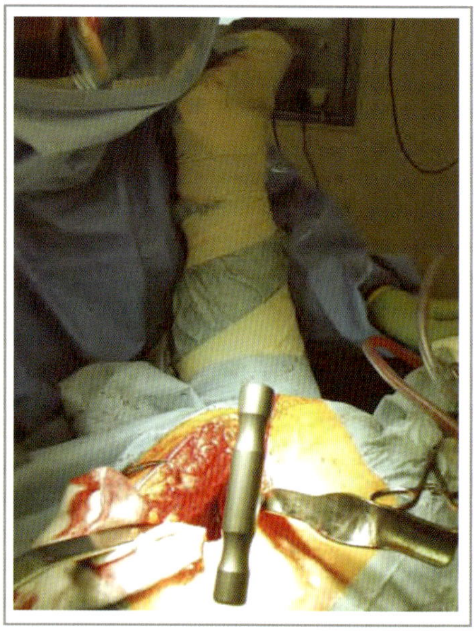

图 3.3-8 锥状开髓器应保持中立位，指向腘窝

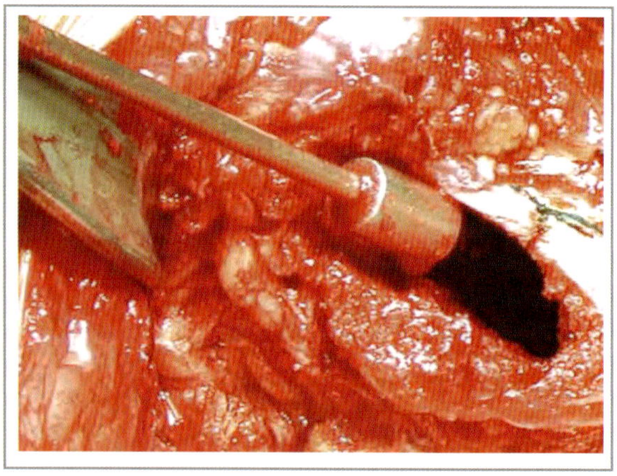

图 3.3-9 远端髓腔测量器

接下来根据术前模板测量的结果，用适当偏心矩的髓腔锉依次锉髓。用第一把锉对粗隆

的后外侧面进一步磨锉。依次用髓腔锉锉髓去除多余的骨量，按照摄片比较大粗隆距离髓腔锉肩部的距离。根据术前模板测量的结果将最后一把髓腔锉打入预计深度（图 3.3-10）。在股骨的干骺端保留坚强的松质骨非常重要，最坚强的松质骨位于股骨内表面 3～4mm 的位置[7]。因此，不要使用过大的髓腔锉去除这部分骨质。

安装股骨头试体进行髋关节复位（图 3.3-11），通过评估预先确定好的标记点如股骨髁的相对位置或者使用肢体长度的测量工具来判断肢体长度的正确恢复。手术导航系统对于使用骨水泥柄来讲特别有用，因为假体柄的插入深度即肢体的长度可以得到精确的判断。如果发现存在肢体短缩，可以通过浅置股骨柄来补偿。如果肢体延长了需要调整，可以将假体锉再打深一些，再进行关节复位。可能会需要同样偏心矩的尺寸稍小的假体锉。要检查髋关节在各个位置的活动度和稳定性，还要评估软组织的张力。如果发现有软组织撞击影响稳定性的情况，一定要设法解决。偶尔需要通过增加股骨柄的偏心矩来增强稳定性。

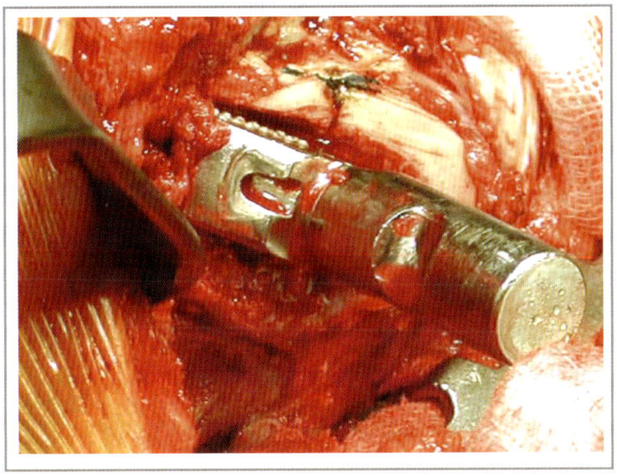

图 3.3-10 假体锉置于前倾位，在前方骨皮质上做出肢体长度的标记

一旦肢体长度合适了，就可以将髋关节脱位，取出试体头。

在股骨颈上标记出假体的对位和插入深度（图 3.3-12）。为了节省时间，股骨准备好之后就可以开始调和骨水泥了。

在埃克塞特我们常规使用含抗生素的骨水泥，在低压真空下以大约每秒一转的速度进行搅拌，为的是避免骨水泥单体进入手术间内。我们不使用全真空的混合装置或其他减少骨水泥空泡的办法，因为这对于中期疗效来讲没有优势[8,9]，特别是使用压力封闭型股骨柄。我们习惯使用两袋 40g 的骨水泥，对于较大的髓腔可能需要 3 袋骨水泥来获得足够的骨水泥加压。

接下来植入适当大小的髓腔栓子（图 3.3-13），栓子应该与髓腔能够紧密配合，放在股骨柄尖端预计深度的深方 1cm 处（图 3.3-14）。栓子植入器能够保证栓子位置的准确放置。检查股骨近端封闭器，如果需要的话，可以用骨剪进行适当的修剪。用加压脉冲装置来对近端髓腔进行彻底清洗，去除松质骨内的骨髓和脂肪以允许骨水泥的渗入（图 3.3-15）。在髓腔内插入一条负压引流管，用浸有过氧化氢的绷带将髓腔紧密地填塞（图 3.3-16），有助于止血和进一步地洁净松质骨床[10]（图 3.3-17），这样做还可以对骨表面有轻微的加热作用。同样的，还可以使用肾上腺素浸湿的纱布或冰水制冷的纱

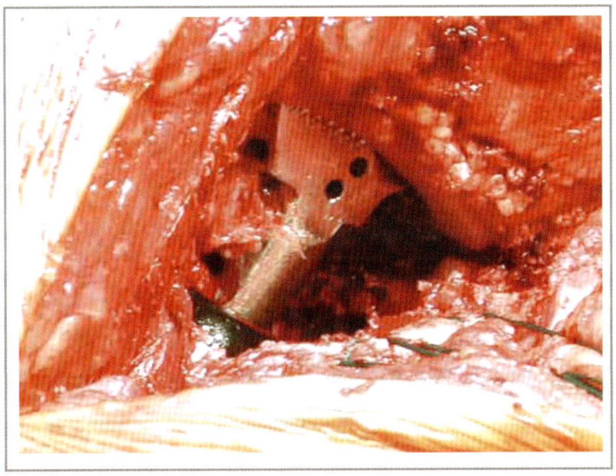

图 3.3-11 用假体锉来进行试体复位

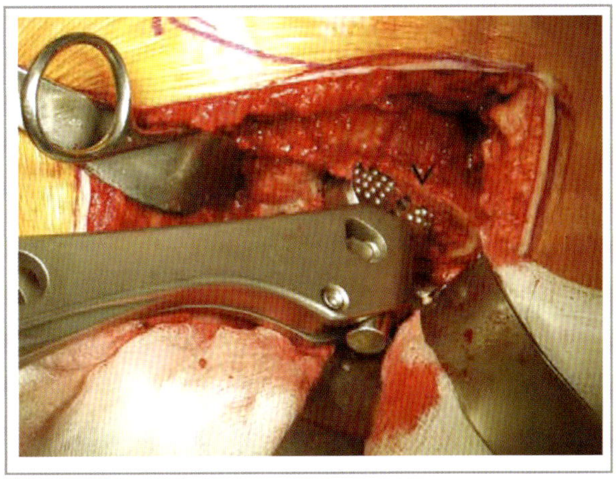

图 3.3-12 股骨颈皮质上标记出假体的插入深度

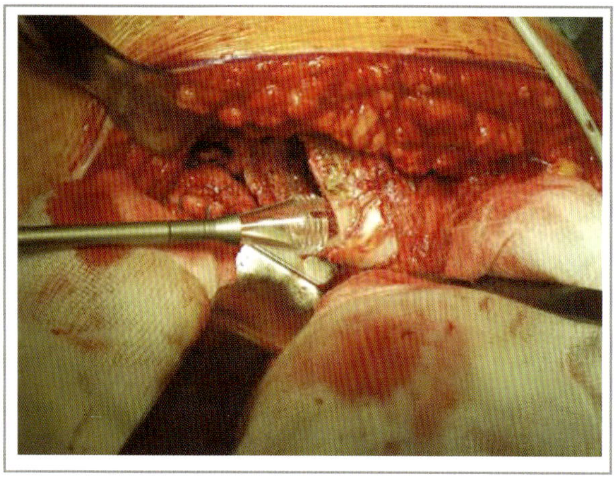

图 3.3-13 安装在植入器尖端的有 PMMA 成分的髓腔栓子

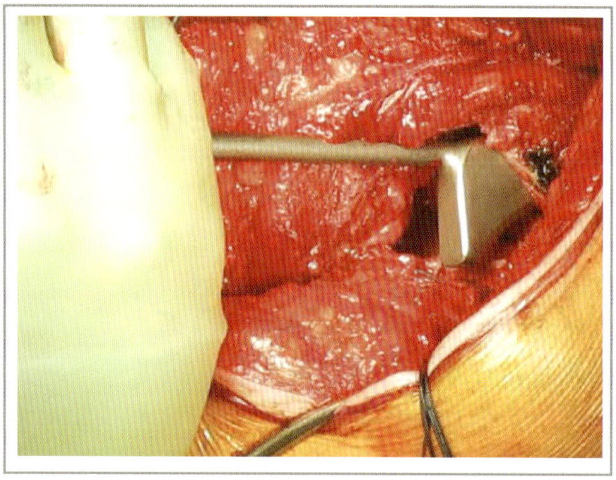

图 3.3-14 由栓子植入器将髓腔栓子安放到位

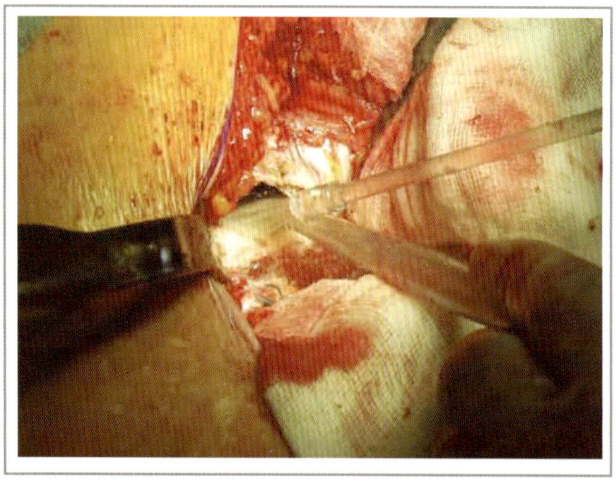

图 3.3-15 用脉冲冲洗对髓腔松质骨进行彻底的清洗

布卷。在骨水泥注入过程中，引流管阻塞后即可拔出。

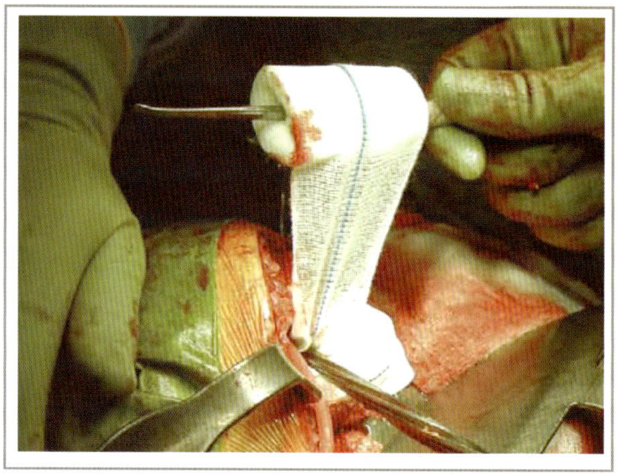

图 3.3-16 插入引流管后，用浸有过氧化氢的绷带填塞髓腔

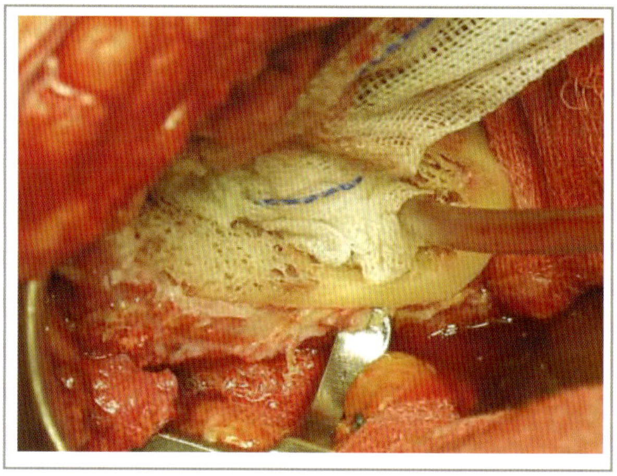

图 3.3-17 在注入骨水泥之前洁净的松质骨

骨水泥的注入和加压

在开始混合之后 1.5～2 分钟之间把骨水泥团倒入骨水泥枪中（Simplex 骨水泥，手术室温度 21℃）。从髓腔中取出绷带条，直视下逆行注入骨水泥（图 3.3-18）。一旦骨水泥阻塞了引流管，就可以将其拔除了。髓腔充满后，将加压套筒与髓腔密封垫套在骨水泥枪管上，剪掉枪管远端的多余部分（图 3.3-19），将密封垫紧紧地压在髓腔开口处。通过密封垫注入骨水泥的开始阶段是要利用骨水泥枪的扳机进行脉冲式的注射，这一过程在有脂肪和骨髓从股骨近端皮质渗出而完成（图 3.3-20、图 3.3-21），接下来缓慢持续地注入骨水泥来维持加压，直到骨水泥的黏滞性适于股骨柄的插入为止。这一过程取决于手术室的温度，但通常也绝不能少于骨水泥开始调和后 5 分钟，最

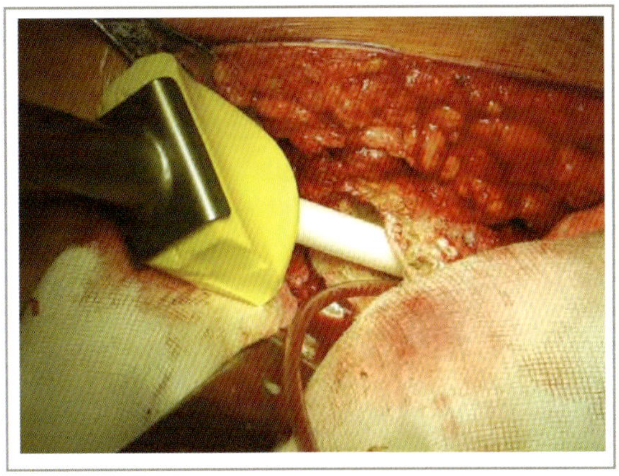

图 3.3-18 用骨水泥枪和长枪管以逆行的方式注入骨水泥

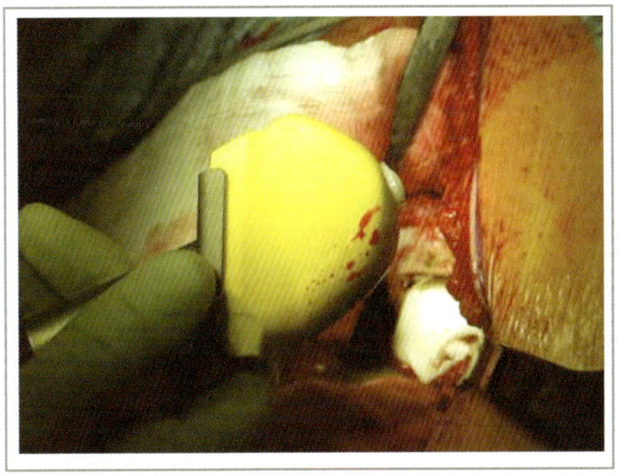

图 3.3-19 将枪管多余部分剪掉，与股骨近端密封垫平齐

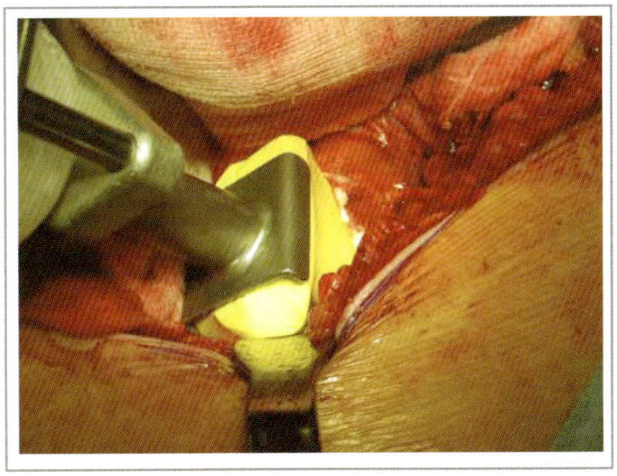

图 3.3-20 用骨水泥枪和密封垫对骨水泥进行加压，注意脂肪组织从股骨近端表面渗出

好的判断方法是手术医生手里握一小团骨水泥来感受其凝固过程。

股骨柄的插入

将假体柄浸泡在 60℃的生理盐水里几分钟，插入髓腔之前擦拭干净。这样做的目的是要加

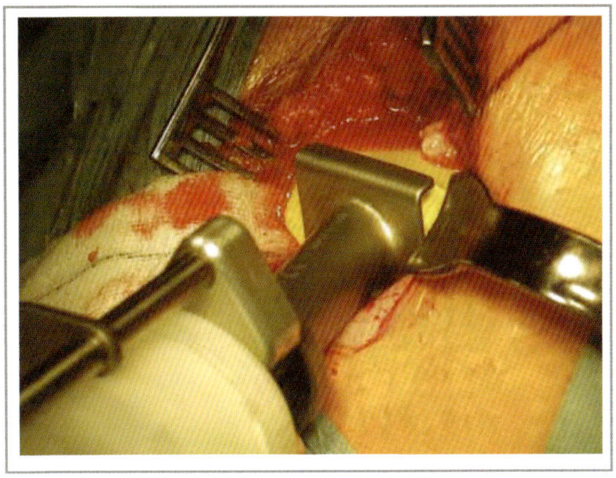

图 3.3-21 用骨水泥枪和密封垫对骨水泥进行加压

速骨水泥的聚合速度，减少假体柄和骨水泥界面的空隙。

一旦手术医生认为骨水泥的黏滞性已经达到了合适的状态，就可以插入股骨柄了，插入时要准确地沿着髓腔的中轴线进行插入。股骨柄的插入点应该位于股骨颈截骨平面的后缘附近，因为正常情况下存在股骨颈的前倾以及股骨在矢状面上的前弓，偏后的入点能够减少骨水泥壳在 Gruen 8 区[10]以及前方 9 区薄弱的机会。如果在股骨颈截骨平面上将股骨柄置于中心位置，将很有可能造成骨水泥壳的不完整，除非股骨颈截骨平面非常低。如果选择髋关节直外侧入路的话，需要特别注意入点的问题。

在股骨柄插入的过程中，手术医生要用大拇指封堵股骨柄内侧开放的髓腔来加大骨水泥-骨界面的压力，特别是股骨近端。在股骨柄插入一半的时候，要检查假体的旋转和对线，如果需要的话，在股骨柄插入完成之前的这个阶段是可以进行调整的（图 3.3-22）。

股骨柄插入之后

当股骨柄到达最终位置之后，在骨水泥聚合过程中不要在骨水泥壳内移动柄的位置。取下股骨柄的持器，用 U 形的密封垫围绕假体的颈部，并对截骨平面进行有力的加压，维持对近端骨水泥的压力直到凝固为止（图 3.3-23）。U 形的密封垫能够减缓髓腔内压力的下降，避免骨水泥-骨界面出血直到聚合完成。

一旦骨水泥聚合完成，用试体股骨头复位再评估，如果需要的话可以选择不同颈长的股骨

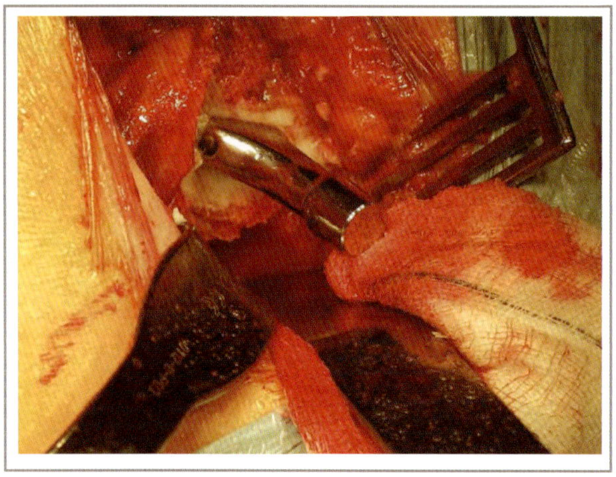

图 3.3-22 股骨柄插入到正确的深度，注意股骨柄指向股骨颈截骨平面的后方

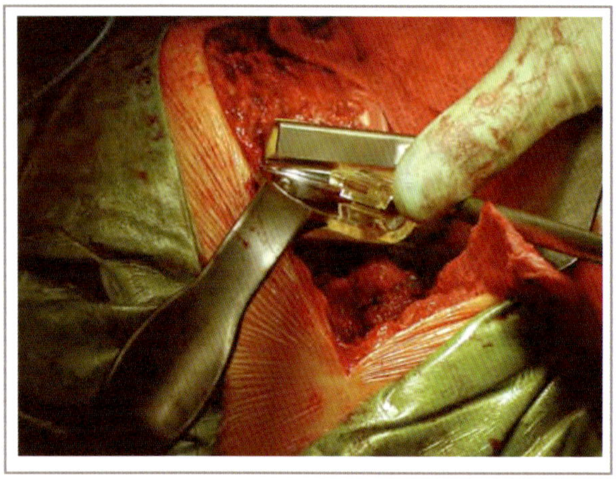

图 3.3-23 用U形密封垫围绕股骨柄对近端骨水泥进行加压

头对肢体长度和偏心矩做最后的调节（图 3.3-24）。安装最终的股骨头进行髋关节复位。通过在大粗隆钻孔对关节囊和外旋肌群进行重建（图

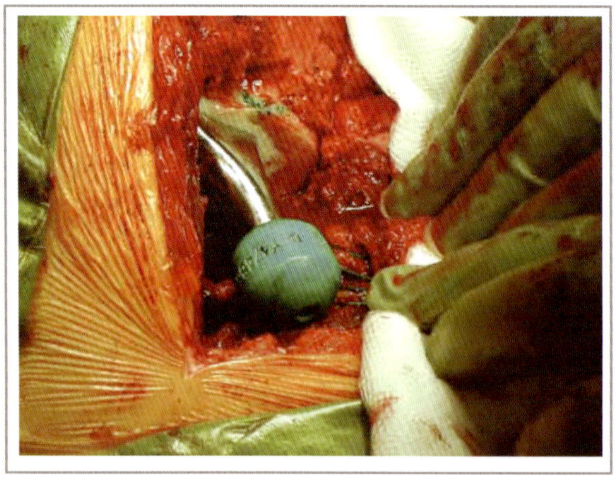

图 3.3-24 股骨柄插入到正确深度，用试体头进行最后的评估

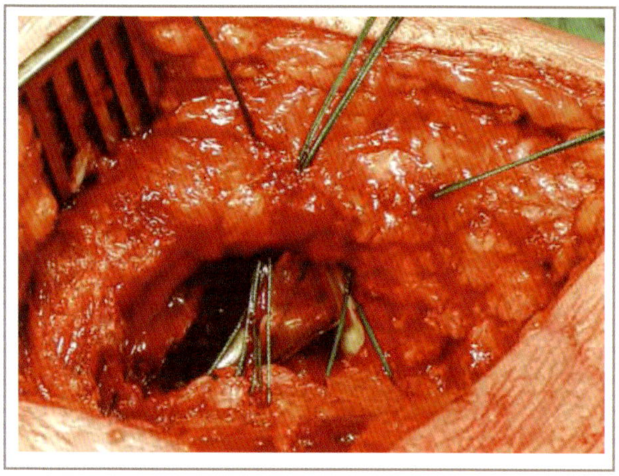

图 3.3-25 通过钻孔关闭外旋肌群和关节囊

3.3-25），再对伤口进行冲洗。

术后处理

一个单纯的骨水泥髋关节置换与任何其他的髋关节置换在术后处理上没有什么不同，如果疼痛控制良好的话，手术当天即可进行完全负重。下肢静脉血栓的预防取决于手术医生的选择。在出院之前拍摄骨盆的前后位片和患侧的侧位片。

并发症

在所有的传统的髋关节置换手术中都要对股骨髓腔进行器械操作，因此都存在脂肪栓塞的风险。对这一风险有足够的预防的话就可以将其降到最低，这就包括在插入任何器械之前对髓腔进行冲洗和吸引，哪怕是在使用髓腔测量器之前。

骨水泥柄的术中并发症

- **血压的一过性降低。**与历史上的数据相比，这一现象的发生率目前已经低很多，可能是由于在使用骨水泥之前更好地清洁了骨床，以及麻醉技术的提高。要在骨水泥注入之前通知麻醉师，加压过程中血压的波动是很容易矫正的。
- **股骨柄未插入到位骨水泥即凝固。**如果骨水泥在手术室保存在恒温环境下是不应该出现这一现象的，然而如果发生了这一并发症，要尽快插入股骨柄并维持在正确的旋转和对线上直到骨水泥凝固。用高速磨钻清除假体肩部的骨水

泥，将股骨柄打出水泥壳，选择短柄用骨水泥嵌入骨水泥翻修技术进行翻修。如果没有相同偏心矩的短柄，那就需要用磨头扩大并加深骨水泥壳，直到常规长度的柄能够完全插入。没有必要去破坏骨水泥-骨界面。

- **骨水泥溢出到软组织内。**如果在加压过程中密封垫不紧的话，骨水泥溢出可以出现在外展肌群下方，在这一步骤结束后要用一根手指伸入外展肌下方进行检查。如果是在取掉骨折内固定装置之后进行骨水泥柄的插入的话（内固定装置在髋关节脱位之前不要拆除，以减少脱位过程中股骨骨折的风险），骨水泥会由于加压从侧方的钉孔溢出，这种情况可以通过使用骨水泥之前将取下的螺钉拧在外侧皮质上来避免。
- **术中股骨骨折。**使用骨水泥柄的患者发生骨折的风险不会比非骨水泥柄高，原因是在手术中通常不需要强力的扩髓，而且插入股骨柄时并不需要使用锤子，术中发生股骨骨折的风险要明显小于非骨水泥假体。

重点

- 要花足够的时间在模板测量上（参见 2.3 章节），这不仅会提示假体的尺寸和偏心矩，而且会知道假体的插入深度。
- 要注意患者术前 X 线片上的颈干角。髋内翻的患者术后肢体延长的风险更高，需要在手术前向患者做出解释。对于这样的患者，要降低股骨颈截骨平面，股骨柄的插入要比正常更深。对于髋外翻的患者，在股骨头下方进行截骨，股骨颈比正常保留得更长。
- 如果之前确定的髓腔锉过紧，需要检查开髓入点，可能是入点不够靠外靠后。
- 保留股骨矩坚强的松质骨非常重要，在锉髓完成后，此处至少要保留 4～5mm 的松质骨来用于骨水泥的内锁。
- 如果在偏心矩合适的情况下即便是最小的髓腔锉都过紧的话，可以先用小偏心矩的髓腔锉锉髓，还可以考虑选择相同偏心矩的短柄系列假体，而不要用电动扩髓钻来扩大髓腔。
- 对髓腔的骨水泥加压在股骨柄插入之前、插入过程中和插入之后都要维持压力，直到骨水泥完全凝固。

（李子剑　译）

参考文献

1. **Huiskes R, Verdonschot N, Nivbrant B.** Migration, stem, shape and surface finish in cemented total hip arthroplasty. *Clin Orthop Relat Res 1998;355:103-12*
2. **Shen G.** Femoral stem fixation: An engineering interpretation of the long-term outcome of Charnley and Exeter stems. *J Bone Joint Surg [Br] 1998;80(5):754-6*
3. **Malcolm AJ.** Cemented and hydroxyapatite-coated hip implants: An autopsy retrieval study. In: Morrey BF, ed. *Biological , Material and Mechanical Considerations of Joint Replacement.* New York; Raven Press, 1993:39-50
4. **Heyse-Moore GH, Ling RSM.** Current cementing techniques. In: Marti RK, ed. *Progress In Cemented Hip Surgery and Revision. Amsterdam; Excerpta Medica, 1982:71-86*
5. **Majkowski RS, Bannister GC, Miles AW.** The effect of bleeding on the cement-bone interface. An experimental study. *Clin Orthop Relat Res 1994;299:293-7*
6. **Benjamin JB, Gie GA, Lee AJC, Ling RSM, Volz RG.** Cementing technique and the effects of bleeding. *J Bone Joint Surg [Br] 1987;69(4):620-4*
7. **Halawa M, Lee AJC, Ling RSM, Vangala, SS.** The shear strength of trabecular bone from the femur, and some factors affecting the shear strength of the cement-bone interface. *Arch Orthop Trauma Surg 1978;92:(1)19-30*
8. **Malchau H, Herberts P, Eisler T, Garellick G, Söderman P.** The Swedish total hip replacement register. *J Bone Joint Surg [Am] 2002;84(Suppl II):2-20*
9. **Ling RSM, Lee AJC.** Porosity reduction in acrylic cement is clinically irrelevant. *Clin Orthop Relat Res 1998;355:249-53*
10. **Gruen TA, McNeice GM, Amstutz HC.** "Modes of failure" of cemented stem-type femoral components: a radiographic analysis of loosening. *Clin Orthop Relat Res 1979;141:17-27*

3.4 手术导航

B. J. Donnelly, R. W. Crawford

导航下 Exeter 全髋关节置换术

在下肢关节置换术中准确地植入假体是获得良好功能和长期效果的关键。计算机辅助的膝关节手术已经获得了确实的益处，计算机辅助的髋关节手术采用的是相似的技术。髋关节导航系统可以分为基于成像的和免成像的两大类。基于CT扫描的导航系统和透视辅助的导航系统归于基于成像的导航系统。免成像的导航系统术中要以固定在骨上的追踪器为参考，对一系列的解剖部位进行注册，本章节将会对此方法进行描述。所有的技术都有着相同的理念，但上面提到的前两种技术需要影像学成像的支持。我们认为免成像的技术对于初次髋关节置换而言更加适合而且准确。这一章节基于作者的经验和 Exeter 髋关节仅仅讨论 Stryker 的免成像的导航系统。

导航下髋关节置换有四个关键因素，包括牢固的固定定位器、股骨和骨盆的准确注册以及髋臼杯和股骨柄的准确植入。

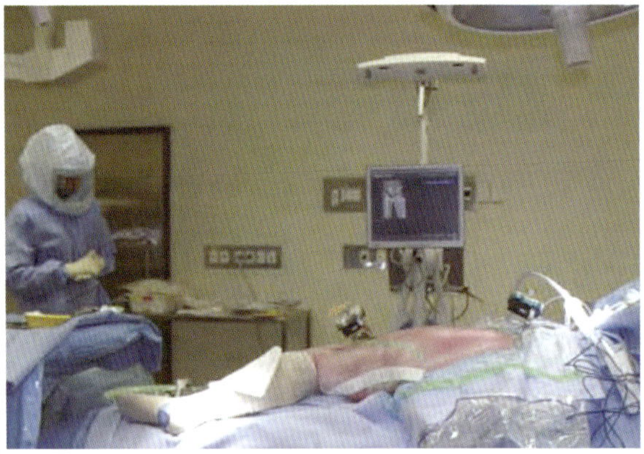

图 3.4-1 Stryker 导航系统放在手术医生的对面患者头侧，允许最小干扰下最大程度地观察到定位器的位置

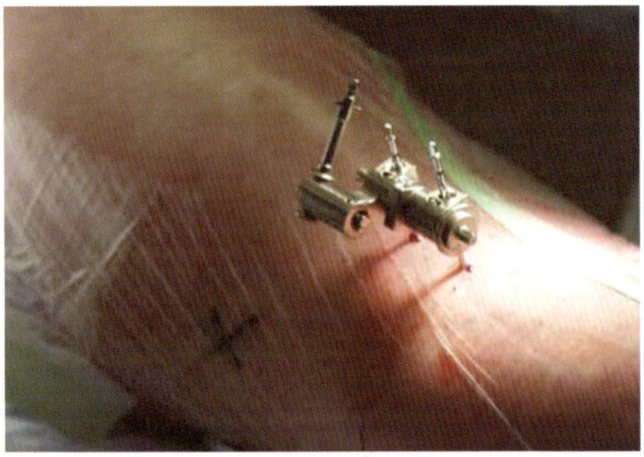

图 3.4-2 股骨的定位器经皮固定在股骨远端上，固定要牢靠，保证在手术的整个过程中能够很好地看到定位器

定位器的固定

手术导航需要一台安装了相应软件的电脑，通过这套系统电脑可以实时地得到关于假体位置的信息。Stryker 导航系统（Stryker Navigation System，Stryker Leibinger，Freiburg，Germany）（图 3.4-1）依靠安装在可移动的计算机单元上方的光学红外立体照相机来捕捉光发射二极管的信号，定位器要牢固地固定在患者的股骨、骨盆和术中器械上。一旦患者的骨盆和股骨的解剖通过参考这些定位器得以注册（图 3.4-2），计算机可以逆向地重建出骨盆和股骨的解剖框架。所有的注册点与参考架保持并列，而两个参考架之间由一个点获得联系，即髋关节的旋转中心，由此即可准确地计算出髋关节在任何位置下肢体的长度。导航系统还可以准确地计算出安装了导航装置的器械如髋臼锉、股骨假体锉和试体与患者骨骼解剖之间的相对位置关系。

在做导航辅助下 Exeter 髋关节置换术时，我们的标准入路是劈开臀大肌的后方入路，患者处于侧卧位。同样的，也可以采用患者平卧或侧卧位的前外侧入路。

牢固地固定定位器非常重要，骨盆和股骨的参考平面相对这两个定位器得以确定，定位器的松动或移位都会导致假体定位时的明显错误。作者所在单位采用的是三根固定针的 Ortholock 系统，这一装置采用两根单皮质固定的 3mm 自攻固定针，将连接装置安装到固定针上（图 3.4-2），在连接装置的中间孔处打入第三根 3mm 固定针，确保第三根针固定在髂棘的不同平面上。

三根固定针固定后，Ortholock 系统可以通过螺钉机制将位置锁定，每个 Ortholock 系统都有一个快速接口，能够快速地装卸定位器。

安装骨盆的定位器时，要在与 Ortholock 系统的三个固定孔相对应的位置做三个经皮切口，接下来可以将 Ortholock 作为固定针的导向器来导向固定针的安放。我们建议将骨盆的定位器安放在距髂前上棘 5cm 的髂脊上（图 3.4-3），这个位置可以避开当侧卧位手术时骨盆固定架对上面的髂前上棘消毒的干扰。三根固定针最后一根定位相对比较困难，因为这个部位髂脊已经开始向骶骨方向下倾了，可以先确定最后一根针的位置，再确定其他针的位置。手术全程中都要留意定位器是否固定牢靠。

如果定位器和头端的感受器之间不能够无障碍地进行光线连接的话，导航将会比较困难。如果是在仰卧位安装定位针的话，我们发现在手术侧的臀部后方垫一个沙袋可以使最后面定位针的安装更为容易。

在股骨远端，在距离胫股关节线大约一手宽的位置经皮做三个切口。如果采用后侧入路，

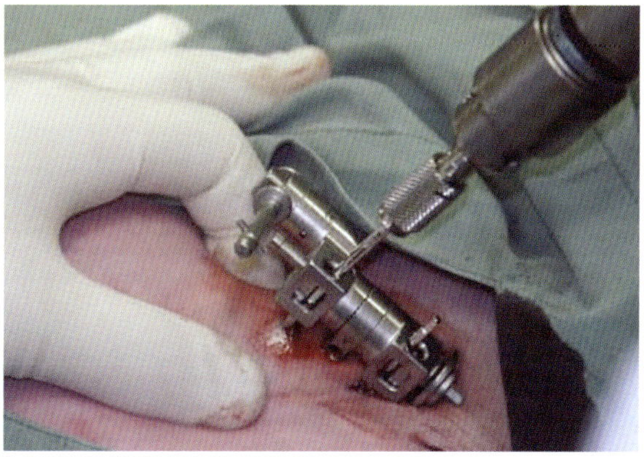

图 3.4-3 Ortholock 系统可以通过两或三枚经皮固定针将骨盆定位器牢固地固定在髂脊上

定位器应该放在股骨远端的外侧面。如果采用前外侧入路，定位器要放在内侧，股骨远端内侧由于软组织厚度的原因，置放定位器在技术上难度更大一些。保证固定针不进入膝关节并且不穿透后方非常重要，膝关节后方的腓总神经、股动脉和腘静脉有损伤的风险。我们还发现，如果尽量减少浅层软组织和骨膜的损伤，术后固定针部位的不适会很轻，只是需要使用创可贴即可愈合。

和骨盆定位器一样，要非常注意股骨定位器安装的位置，这对于导航的成功非常重要。手术医生必须要牢记当髋关节极度内旋内收或极度外旋外展脱位时，接收器可能很容易就看不到定位器了。患者侧卧位时将定位器相对于冠状面有 45°的后倾固定，可以保证头端的接收器能够保持对定位器的直线可视（图 3.4-2）。

注册

当进行传统髋关节置换的时候，手术医生需要参考骨盆和股骨的解剖标志来确定假体的位置，计算机辅助手术也是一样。骨盆前平面（连接髂前上棘和耻骨联合的平面）和股骨矢状面（连接梨状窝、腘窝中点和跟腱中点的平面）的确定是通过指向器和定位器共同确定的。股骨的某些定位点只能是在髋关节打开后才能注册，最好是在定位这些解剖标记之前就显露髋关节，这样做的目的是确定股骨的解剖轴线以及股骨的参考平面，如内外翻、屈伸和前倾。然而，必须记住的是注册过程允许计算的是机械轴，而不是解剖轴。因此，如果股骨柄很好地放置在髓腔内的时候，如果与股骨轴线和参考平面相比较的话，股骨柄似乎是处于屈曲位。

无论是采用后侧入路还是前外侧入路，绝大多数医生习惯用支架将患者固定于侧卧位，由于支架和手术单的原因，医生很难触及耻骨联合和对侧的髂前上棘，而为了定义骨盆参考平面，双侧的髂前上棘和耻骨联合是必须要准确地定位的。

我们的经验是，患者侧卧位注册骨盆并不可靠，注册对侧髂前上棘会很难。目前，我们常规平卧位注册患者骨盆的解剖平面来提高准确性，再把 Ortholock 系统留在原位，将患者改为侧卧位。

对于常规仰卧位做全髋关节置换术的医生

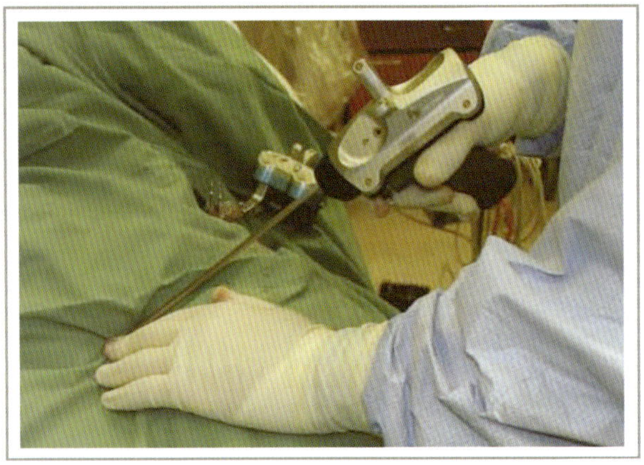

图 3.4-4 患者先在仰卧位进行预铺单和注册

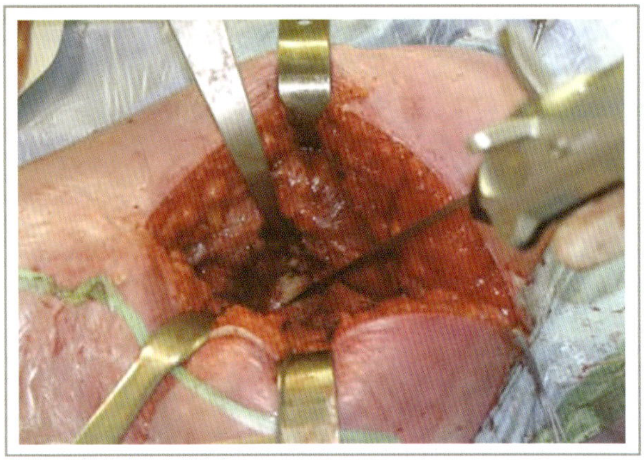

图 3.4-5 用定位器来注册髋臼的表面

不用做任何的改动，但需要对我们将患者变为侧卧位进行必要的调整，我们要在患者手术侧的臀部下方垫一沙袋。

髂棘消毒后，用一消毒的带孔的大单铺单，用定位器在大单表面接触进行注册，去掉沙袋，注册骨盆的解剖标记（图 3.4-4）。接下来折叠孔单，将患者改为侧卧位，使用骨盆固定架，撤掉孔单，按常规方法对髋关节包括 Ortholock 系统进行再消毒铺单。

我们没有发现采用这种方法后出现增加感染的相关问题，尽管这一问题值得关注。如果是在侧卧位进行注册和手术的话，最好是铺一次单。一个可行的办法是先松松地安装骨盆固定架，对髋关节进行消毒和铺单，患者可以后仰 30°～40°，便于对耻骨联合和对侧髂前上棘进行注册，注册完成后，将患者置于标准的侧卧位后紧固骨盆固定架。

股骨的解剖标记包括大粗隆中点、梨状窝、股骨内外上髁、腘窝中点和跟腱中点。

导航下髋臼的准备和臼杯的植入

髋关节脱位后进行股骨颈的标准截骨，显露髋臼，必要时切除盂唇和骨赘，包括髋臼内壁的骨赘，显露出真正的臼底。在磨锉髋臼之前，必须对髋臼进行注册（图 3.4-5）。虽然骨盆参考平面已经确定下来了，可以计算出髋臼的外展和前倾角度，但确定髋臼所在的位置也是很重要的。

如果没有髋臼表面的注册，是不可能知道臼杯相对于髋关节中心是相对内置了还是外置了、髋臼锉是否有穿透骨盆内壁的风险以及髋关节中心是否被改变了。

在使用免成像导航系统时，确定了髋臼的边缘、髋臼表面和真正的臼底后，计算机捕获了多个位点，通过计算得出最为接近的解剖。良好的显露对于这一过程非常重要。

当描记注册髋臼缘和关节表面时，我们建议用示指来控制定位器的尖端，否则定位器很容易在不规则的骨赘表面或关节面上发生跳动。从关节面和真正臼底全部部分来获得数据以更好地计算髋臼的解剖是非常重要的。

髋臼注册后，计算机可以计算出髋臼的直径，使用比计算出的直径小于 1mm 的髋臼锉放入髋臼，连接定位器。记录下髋关节的旋转中心，作为整个导航手术过程中的另一个参考，接下来采用标准的方法进行髋臼磨锉。

在髋臼磨锉的过程中，可以连续地获得髋臼锉外展和前倾角度以及其相对于髋关节中心和髋臼底的相对位置的反馈（图 3.4-6）。在绝对依赖电脑信息之前，一定要输入正在使用的髋臼锉正确的型号，更为重要的是不要忘了在每次更换髋臼锉时重新输入型号。

如果已经换上了大一号的髋臼锉，而电脑输入的还是小号的髋臼锉，那么相对于臼底距离的数据就是错的，而髋臼内壁不知不觉就破坏了。如果器械上的定位器没有紧密地固定在髋臼锉上的话也会出现类似的问题。

髋臼磨锉合适后，将骨水泥臼杯的试体导航下放在合适的位置上（图 3.4-7），并电脑记录下这个位置。除了在臼杯的持器上连接了定位器，髋臼杯的植入与标准的非导航手术完全

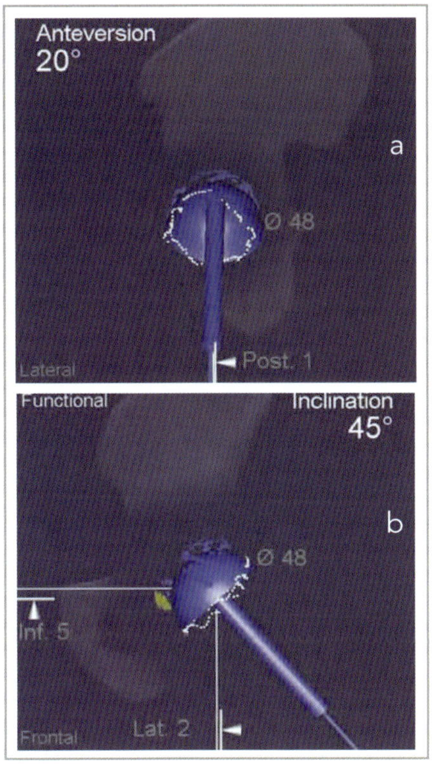

图 3.4-6　在髋臼准备和臼杯植入过程中，髋臼的外展（a）和前倾（b）以及旋转中心的改变都实时显示在屏幕上

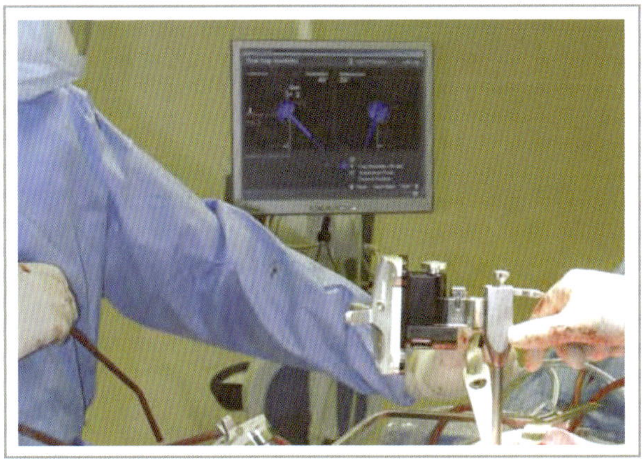

图 3.4-7　用改进后的 Exeter 髋臼杯持器进行导航下的髋臼试体和臼杯的安装

一样。在将臼杯挤入骨水泥的过程中，通常需要做一些位置上的微小的调整，而在导航手术中，这些调整被完全地量化了。和髋臼锉一样，合适臼杯和臼杯试体的尺寸也要输入到计算机内。如果使用髋臼缘切削器（参见 3.2 章节），这一器械也可以在导航下确定正确的外展和前倾的位置。如果不使用髋臼缘切削器，髋臼磨锉完成后，在导航下将臼杯的试体放在预定位置。

股骨柄的植入

导航下 Exeter 股骨柄的植入技术没有改变，在假体锉的持器上安装一定位器就可以控制假体锉在股骨髓腔内的位置了。

股骨锉到合适的尺寸后，导航的屏幕会显示预计的肢体长度和偏心距。可以将股骨锉留在原位而进行复位（图 3.4-8）。

为了获得复位后最终的肢体长度和偏心距的变化，需要重新定位髋关节的旋转中心。可以轻柔地环绕下肢几次，通过股骨上定位器的运动轨迹，计算机可以计算出圆锥运动的顶点来作为旋转中心。通过重建的髋关节中心，把髋臼和股骨的改变合计在一起计算出实际肢体长度和偏心距的变化。

在做非导航髋关节置换时，许多医生依靠保持下肢垂直于地面来作为股骨柄位置的参考，正如前面所说的，这样的体位妨碍了对于股骨定位器的观测，哪怕是定位器安放得很小心来便于头端感受器的观测。为了保持对定位器的观测，通常需要股骨在更小的旋转位置进行股骨柄的定位。如果头端的感受器中断了对追踪器的捕捉，在股骨柄插入过程中的关键阶段，操作会突然停留在了一个不熟悉的下肢的体位上。即便如此，也要在常规位置继续插入股骨柄，而不建议在最后阶段为了能够捕捉追踪器而改变体位。让助手协同移动患者的腿，避免不必要地扭动股骨柄，否则会破坏股骨柄插入部位的骨质。

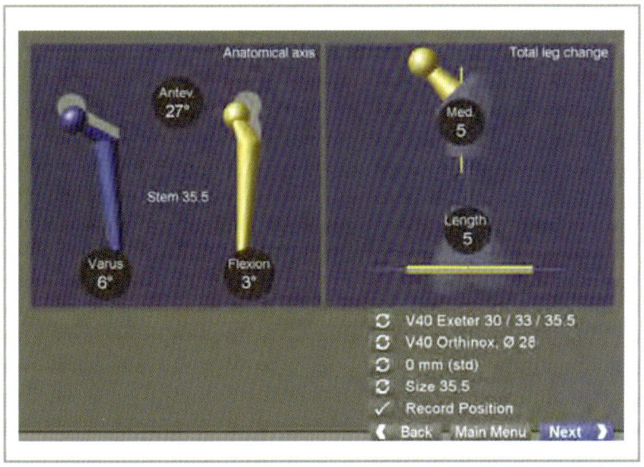

图 3.4-8　预计的肢体长度、偏心距的变化以及股骨柄内外翻和前倾角显示在屏幕上

不言而喻的是导航系统能够提供假体位置的详细信息，但是导航系统不能够提供髋关节稳定性方面临床上的绝对信息，可以通过假体所在的位置进行推断。Stryker 导航软件可以通过一定的髋关节运动范围来鉴别髋关节有脱位风险的位置。在整个操作过程中，都要关注髋关节的稳定性。

结果

有一些关于采用 CT 或透视技术进行髋关节导航的研究，其结果还是肯定的[1-5]。我们将对免成像的计算机导航的结果进行讨论。

Nogler 等[6]使用 Stryker 导航系统在 12 具人体尸体标本上进行了双侧的髋臼植入，采用的是前外侧经臀肌入路，非骨水泥的压配臼杯，一侧导航，另一侧作为对照。髋臼位置外展和前倾的平均角度在两组是相似的，但在导航组两个参数数值的变化更为集中。Kiefer[7]做了 156 例非股水泥全髋关节置换，髋臼杯的安装是在 OrthoPilot 髋关节导航系统（B. Braun Aesculap，Germany）指导下完成，术后在 X 线平片上测量髋臼杯的位置，髋臼外展角术中显示的平均值为 41°（SD 5°），术后 X 线测量的平均值为 42°（SD 5°）。髋臼的前倾角准确性稍差，术中显示的前倾角平均值为 15.9°（SD 4.5°），术后 X 线测量的平均值为 10.9°（SD 4.8°）。Wixson 等[8]使用 Stryker 导航系统连续进行了 82 例髋关节置换，与 50 例标准髋关节置换术的术后髋臼位置进行比较，髋臼外展角的目标范围是 40°～45°，髋臼前倾角的目标范围是 17°～23°，对照组中只有 6 例落在了目标范围内，而导航组有 30 例落在了目标范围内，具有很高的显著性差异（$P<0.001$）。

前面所列的研究都关注髋臼假体的位置，所有病例都存在缺陷，使用 X 线平片来作为术后影像学评价方法的局限性前面已经有所提及。缺乏对照组或者病例数太少缺乏足够的统计学意义也是缺陷之一。可能所有中最为重要的是什么才是假体的理想位置，许多发表的文章都参考 Lewinnek[9]的建议作为理想臼杯位置的标准，这也是基于不多病例数的 X 线平片测量来评价髋臼杯位置的回顾性研究的结果（参见 2.8 章节）。

我们在一项随机对照研究中前瞻性地评价了 Stryker 髋关节导航系统，术后用 CT 测量髋臼杯和股骨柄的位置。此项研究的目的是证实髋关节导航的准确性，例如将髋关节导航下显示的假体位置和术后测量的假体位置进行比较，作为对照组，我们要求手术医生估计他们认为的假体位置以及术后 CT 测量的假体位置。

我们进行了 78 例髋关节置换手术，其中 39 例使用了导航[10]，包括 41 例非骨水泥髋关节，37 例骨水泥髋关节。两组间的疾病类型、年龄、性别、体重指数和假体类型没有区别，导航组显著地减小了髋臼杯的外展角、前倾角和股骨柄的前倾角数值的变异性。

总结

骨水泥全髋关节置换术是一项非常成功的手术技术，已经得到了假体存活率研究的证实，绝大多数医生都可以很好地完成髋关节置换手术。髋关节导航对于植入良好的假体没有帮助，但却可以降低那些由于假体位置不良造成的手术失败。

髋关节导航应该被看做是“仪表盘上额外的罗盘”，当手术中有疑问或是具有挑战性的手术时为手术医生提供额外的信息。导航的结果是肯定的，但还不能做出结论，仍然有些问题需要解决。尽管如此，髋关节导航仍然是一个具有很多潜力的有用的助手，髋关节导航会逐渐融入主流。

Exeter 髋关节非常适合导航，不同股骨柄的尺寸具有宽泛的偏心距范围，意味着通常是可以获得准确的偏心距的。不含颈领的设计以及骨水泥假体操作的灵活性使得在假体放置过程中更容易重建肢体长度。同样的，作为骨水泥髋臼假体，在放置的过程中可以不断地调整假体的位置。

（李子剑　译）

参考文献

1. Jolles BM, Genoud P, Hoffmeyer P. Computer-assisted cup placement techniques in total hip arthroplasty improve accuracy of placement. *Clin Orthop Relat Res 2004;426:174-9*
2. Widmer KH, Grützner PA. Joint replacement - total hip replacement with CT-based navigation. *Injury 2004;35(Suppl 1):S1784-9*

3. **Leenders T, Vandevelde D, Mahieu G, Nuyts R.** Reduction in variability of acetabular cup abduction using computer assisted surgery: a prospective and randomized study. *Comput Aided Surg 2002;7(2):99-106*

4. **Grutzner PA, Zheng G, Langlotz U, von Recum J, Nolte LP, Wentzensen A, Widmer KH, Wendl K.** C-arm based navigation in total hip arthroplasty – background and clinical experience. *Injury 2004;35 (Suppl 1):S-A90-5*

5. **Zheng G, Marx A, Langlotz U, Widmer KH, Buttaro M, Nolte LP.** A hybrid CT-free navigation system for total hip arthroplasty. *Comput Aided Surg 2002;7(3):129-45*

6. **Nogler M, Kessler O, Prassl A, Donnelly B, Streicher R, Sledge JB, Krisner M.** Reduced variability of acetabular cup positioning with use of an imageless navigation system.*Clin Orthop Relat Res 2004;426:159-63*

7. **Kiefer H.** OrthoPilot cup navigation – how to optimise cup positioning? *Int Orthop 2003;27 (Suppl 1):S37-42*

8. **Wixson RL, MacDonald MA.** Total hip arthroplasty through a minimal posterior approach using imageless computer-assisted hip navigation. *J Arthroplasty 2005;20(7 Suppl III):51-6*

9. **Lewinnek GE, Lewis JL, Tarr R, Compere CL, Zimmerman JR.** Dislocations after total hip replacement arthroplasties. *J Bone Joint Surg [Am] 1978;60(2):217-20*

10. **Pickering SAW, Crawford RW, Donnelly WJ, Whitehouse SL.** Increased accuracy of acetabular cup placement and stem placement with imageless computer navigation. *J Bone Joint Surg [Br] 2009; 91(Suppl 1):104-5*

3.5 围术期护理

N. C. Carrington, J. P. Whittaker, A. J. Timperley

引言

本章的目标是介绍在埃克塞特髋关节病房日常工作的一些原则方法。病房的工作包括多个内容，从预约转诊患者到对患者从始至终的随访。常规临床工作中的每一步和研究数据中始终遵循这些经过反复斟酌的诊疗常规。同样也会对这些临床诊疗的一般过程到快速的康复计划，逐一加以讨论。NHS和埃克塞特病房中的患者获得的医疗帮助，以及二者提供的数据都证明这些原则是非常实用的。

围术期护理

对患者的评估和治疗从患者首次转诊到医院就开始进行，社区内有专门的关节置换理疗师将进行这项工作。基础治疗医师将这些患者转诊到理疗师那里，他们的关节疾病将得到进一步的评估和咨询，并记录他们的个人需求。如果他们有任何需要移动时的辅助装置或者在家里的辅助措施，则立刻加以解决。这些需要进行关节置换的患者会被转诊到埃克塞特髋关节病房。

在初次就诊的时候，需要详细询问病史和进行检查（参见2.1章节），对每一例患者了解他的相关危险因素。这有助于早期进行相关专业、医院的专门医疗团队和社区的处理。给予患者一本概括的小手册以告知患者大致了解这个手术的风险和价值。理疗师将会对患者进行评估，以明确患者的康复需求，以及帮助他们在住院前建立正确的目标和期望。

在计划手术前的2～3周进行预先评估门诊时，再一次强化这一步骤。这次，由多个专业一起讨论围术期和术后护理等各方面的内容。患者将要由外科医生、住院医生、预接诊的护士、理疗师、专业治疗师、药师和其他相关的研究人员分别接诊。这些部门中的一位成员将和患者谈论关于骨捐赠事宜。手术步骤的部分和围术期的护理也会和患者进行讨论，如果需要的话，在这个小组中的成员会获取这些治疗的同意书。在这一过程中，获取第一部分的研究数据，并且更新X线资料（6个月以内的）。

在入院前，每一例患者都会在每周的“查房”中进行讨论。这样整个髋关节治疗小组将会对手术计划进行讨论。所有可能的手术问题都会涉及，这也有利于手术室的工作人员有足够的时间准备器械以满足手术需要，包括准备可能需要的移植骨。这次查房也是一个回顾的机会，可以看看上周的工作，并从中学到一些东西或者做些调整。

埃克塞特的方案

这个治疗方案是由病房的医生和麻醉医生共同商议制定，除了个别不适合此方案的患者以外，其他所有的患者均采用此方案。表3.5-1罗列了需重点强调的内容。

疼痛治疗

周密制订麻醉和止痛计划，如何强调都不过分。大多数患者的治疗计划在表3.5-2中列举。

临床数据收集

在埃克塞特我们坚持使用以下的数据收集方式：

- 收集相关的和所有的数据
- 所有收集的数据都是有效的
- 根据评价标准对疗效做出评价
- 随访所有患者

表 3.5-1 埃克塞特的诊疗方案

预防用抗生素	仅在诱导时使用 1g 万古霉素和 120mg 庆大霉素（静脉滴注）。翻修手术，直到获取组织标本后才使用
血栓预防（低风险患者）	从恢复室中开始到出院使用小腿泵或足泵，只要能耐受，当患者白天卧床时和晚上都使用。 住院期间从术后 8 小时开始使用法安明 2500u s/c 出院后使用 6 周阿司匹林（150mg），一天一次
血栓预防（高风险患者）	同上面一样使用足泵加华法林持续 6 周，从术后第一天的晚上开始应用（目标 INR 2～2.5）。使用法安明 5000u 直到 INR 到达目标范围。停用法安明之前 INR 需要连续两天＞2。（如果有硬膜外管的话，需要等到拔除后才开始使用华法林）
异位骨化形成的预防	只在高危的患者中使用——吲哚美辛（25mg 一天两次）和兰索拉唑（15mg 一天一次），术前一天开始使用，持续 5 天
留置尿管	所有椎管内使用阿片类药物或硬膜外麻醉的患者，常规在术前麻醉室内留置尿管。术后第二天早上拔出尿管
补液	常规初次置换在手术室内输入 3LHartman's 术后：6 小时内输注 1LHartman's，10 小时后再输注 1L 患者可以饮水后停止
活动	只要可能的话，在术后当天即可以站立和在辅助下行走活动。除非有特殊的手术医嘱外，可以完全负重行走，当安全的情况下就可以去除辅助行走装置 常规置换术后第 3 天出院
消化道	只要可能的话避免使用阿片类止痛药。多库酯钠：200mg 口服手术日卧床的时候开始，然后一天两次直到出院
引流/敷料	不常规使用引流。如果引流少的话术后第 1 天拔除。伤口部位的敷料保留直到出院

表 3.5-2 常规止痛方案（除非使用 NSAIDs 有禁忌）

术前	术前 60 分钟使用对乙酰氨基酚 1g 加双氯芬酸 50mg 加奥美拉唑 20mg
术中	如果可能的话所有的患者都采用乙酰吗啡/吗啡进行椎管内麻醉 在伤口关闭的过程中医生进行区域阻滞： 0.25%马卡因 20ml 0.25%马卡因 20ml 和肾上腺素 硫酸吗啡 10mg（不用于已经在椎管内使用吗啡的患者） 用生理盐水稀释到 100ml。使用 18G 硬膜外针注射 （使用区域阻滞后不使用回输引流装置）
术后	患者在术后 3 小时给予 1g 对乙酰氨基酚 此后常规的止痛药物处方： 对乙酰氨基酚 1g QDS＋双氯芬酸 50mg TDS（24 小时最大剂量 150mg）＋奥美拉唑 20mg 加可待因（30～60mg QDS）或者曲马朵 50～100mg QDS-PRN 加吗啡 10mg s/c 或者肌注或者 oromorph（20mg） 如无特殊情况常规使用 1～2 个剂量
出院后	常规使用对乙酰氨基酚＋/－NSAIDs 仅在需要的时候加曲马朵或者可待因

所有临床医生在专门的研究助理协助下有责任准确和及时地进行数据收集。自从 Ling 教授在 1970 年设计了最初的表格模板以来，病房一直在前瞻性地收集数据。这发展成现在的系统，临床数据收集和医院患者数据网络结合。数据的收集覆盖以下一些事件：

- 供术前评估使用：Oxford 髋评分[1]，Harris 髋评分[2]，Charnley 改良的 Merle d'Aubigne Postel 评分[3]，EuroQol（EQ5D），活动指数
- 医生记录的手术数据
- 术后情况/并发症/结局，发生以上情况的时候和每一次随访的记录。完成结果的表格，即使是没有并发症，也要记录谨防患者失访。
- 术后定期随访。常规初次置换的患者每 5 年间

隔进行一次术后评分，复杂的初次手术或者翻修手术2年1次。

- 影像学。术后第二天拍摄前后位骨盆片和患侧髋关节片。常规初次髋关节置换的患者5年时重复检查一次。对于初次置换使用打压植骨和翻修手术的病例，这些X线片在6周、6个月、2年和随后每2年间隔进行一次。每一次，医生都要研究影像学资料观察有无感染或无菌性松动的迹象，而影像学的发现也要记录在数据库中。

目标是当我们关注某一问题的时候，系统可以“实时”地给予我们可靠的数据，使得我们在临床管理中持续不断地评估临床和影像的结果和存活率。最终是进一步提高医疗质量。

Exeter 髋关节基金会快速路径计划

最初由 Exeter Nuffield 医院提出快速路径计划。在埃克塞特髋关节置换的外科手术技术的革新提出更小的软组织切口的需求。这些技术，以及改进的麻醉技术，使得患者有可能在术后当天开始活动，这样就可能减少潜在的术后并发症的风险。表3.5-3列举了潜在的益处。

表3.5-3 快速康复计划的益处

静脉血栓	早期的活动可以有效地防止这种威胁生命的并发症
胃肠道并发症	减少或阻止肠梗阻和便秘的发生 早期恢复头高的姿势有助于减少胃肠道反流
肌肉力量	早期活动减少肌肉无力的发生
其他关节/脊柱疾病	早期活动有助于避免因为仰卧位导致的僵硬性疼痛
医源性感染	早期出院减少对感染源的暴露（例如 MRSA，Norwalk virus，Clostridium difficile）
有效地利用床位	快速的出院有利于高效率地使用医院的床位单元
性效比	快速出院减少了整个医疗费用/患者的住院时间，可以有效地节约医疗资源

快速路径计划需要通过患者、医院和医疗小组签署正式的同意书，共同致力于为了获得更早出院的目标而努力处理好所有3个部分的内容，而共同完成。

患者最初的动机可能会表现出一些不切实际的期望。医院像“宾馆”一样又可能加深他们这种期望。

为了高质量的配合完成医院提供的强化康复计划，患者被要求参加术前的教育和评估日的活动，并且在术前承诺接受医院的出院安排。如果有可能，患者的家庭也要帮助促进出院计划的完成。患者通常在术后当日即开始活动，并且按照正常的计划在术后第3天出院。

医院负责承担编制一个详细的、快速路径的术前评估和术前教育课程。所有小组的成员都需要明确快速路径的原则和目标。所有在住院以后患者的需求都在患者住院前已经准备完成。因此，在医院里，一个为之服务的加强快速路径医疗治疗小组和护士支持系统准备就位以帮助患者在出院前完成既定的目标。这个体系维持一周七天的运转。负责协调工作的人员将在患者出院后的数天联系患者评价这个计划的实施情况。在社区里并不常规组织其他的看护机构。

外科医疗小组负责采用安全有效的麻醉方法和外科技术，让患者在术后的早期，承受尽可能小的不适的情况下开始活动。事先制订的计划可以将术后发生的呕吐、疼痛和便秘减少到最小。最终的目标是获得良好的长期功能结果。

Exeter Nuffield 医院快速路径计划

首次有28例患者进入到这个计划，其中只有4例需要术后阿片类药物，4例需要输血。28例中有22例在术后第3天出院，5例患者在术后第2天出院，只有1例患者没有完成目标，在术后的第4天出院。在社区内没有发现随后有什么问题，没有再入院的情况。

我们继续记录在使用这一系统时的低并发

症率和高患者满意率。我们感到在高质量的医疗服务下快速路径服务是可行的，又令人满意[4,5]。事实上，常规的标准治疗模式也正在沿着这条快速的路径而做调整。

（蔡 宏 译）

参考文献

1. **Charnley J.** Numerical grading of clinical results. In: *Low Friction Arthroplasty of the Hip: Theory and Practice.* Berlin, Heidelburg, New York: Springer-Verlag, 1979:20-4
2. **Harris WH.** Traumatic arthritis of the hip after dislocation and acetabular fracture: treatment by mold arthroplasty. An end result study evaluation. *J Bone Joint Surg [Am] 1969;51(4):737-55*
3. **Dawson J, Fitzpatrick R, Carr A, Murray DW.** Questionnaire on the perception of patients about total hip replacement. *J Bone Joint Surg [Br] 1996;78(2):185-90*
4. **Brunenberg DE, van Steyn MJ, Sluimer JC, Bekebrede LL, Bulstra SK, Joore MA.** Joint recovery programme versus usual care: an economic evaluation of a clinical pathway for joint replacement surgery. *Med Care 2005;43(10):1018-26*
5. **McGregor AH, Rylands H, Owen A, Dore CJ, Hughes SP.** Does preoperative hip rehabilitation advice improve recovery and patient satisfaction? *J Arthroplasty 2004;19(4):464-8*

3.6 初次全髋关节置换术的临床结果

J. Charity, R. S. M. Ling, S. L. Whitehouse

引言

本章的主旨，是总结所有使用 Exeter 髋关节系统进行初次全髋关节置换术（total hip arthroplasty，THA）的临床结果，所有信息来自于 PubMed 上公开发表的文献、成形外科学术会议中未公开发表的文章和埃克塞特伊丽莎白公主骨科中心（Princess Elizabeth Orthopaedic Centre，PEOC）的髋关节数据库。虽然最初的 Exeter 髋关节系统早在 1970 年 11 月底就开始在原先的伊丽莎白公主骨科医院（Princess Elizabeth Orthopaedic Hospital，PEOH）进行了临床应用，但其使用一直局限在埃克塞特（在本书的前言中已经解释过具体原因），直到获得了 5 年的临床结果，Exeter 髋关节系统才被其他的机构应用到临床之中。因此，可以说除了在埃克塞特之外，任何地方都没有 Exeter 髋关节系统的长期临床随访数据。

本章节主要分为两部分：一部分是 Exeter 股骨假体，另一部分是 Exeter 髋臼假体。在本章最后的表 3.6-2 中总结了所引用公开发表或报道的文献中使用 Exeter 髋关节系统的详细信息。本文着重于探讨这个表格中的几个特定项目，因为它们能影响各种类型假体的一般特性和功能。

Exeter 股骨假体

虽然从 1969—1970 年起发明了股骨柄假体一直到现在，股骨柄假体的几何形状（如：完全无领、双楔锥等）几乎没有实质性的改变（图 3.6-1），但在此形状的基础上，学者们依旧进行了一些改进和扩展，详见表 3.6-1。

表 3.6-1 列出了不同股骨柄的类型、使用的时期、股骨柄侧面的几何形状（图 3.6-2）、制造时所使用的合金、股骨头的尺寸、每种类型的表面粗糙度、柄的偏心距和尺寸（图 3.6-3），以及从一种类型发展到另一类型的主要原因等。在过去的 21 年里，Universal 柄随着其使用的范围

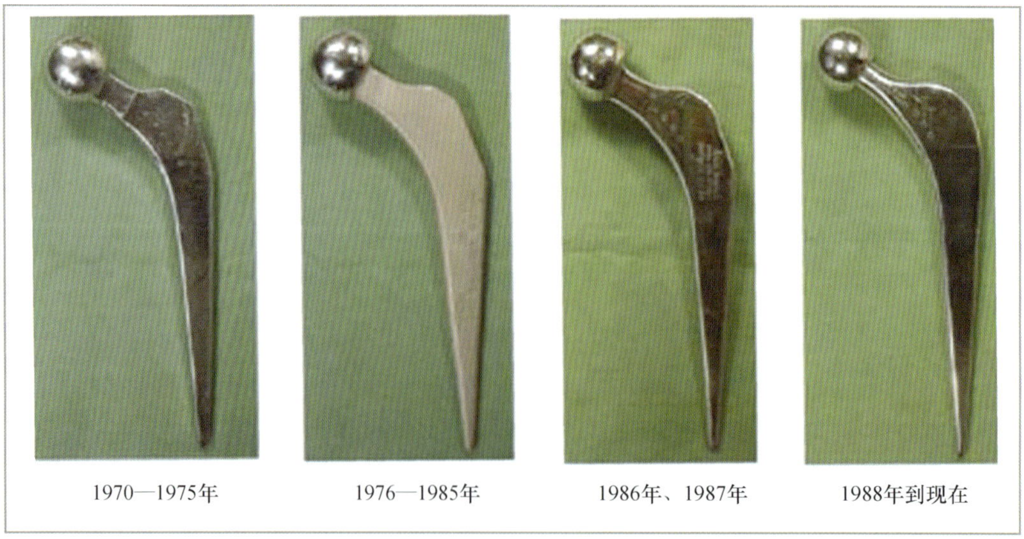

图 3.6-1　从 1970 发展到现在的 Exeter 股骨柄假体

表 3.6-1 不同类型的 Exeter 股骨柄

组	假体柄类型	使用时期	侧面形状	合金类型	股骨头尺寸（mm）	表面粗糙度（μm）	表面粗糙度（μins）	偏心距	假体尺寸	改进原因
1	原始抛光型（OP）	1970，11—1975.12	锥形面向股骨颈基底	EN58J	29.75	0.01～0.03	0.39～1.18	44mm	标准柄和轻质柄	假体颈断裂
2	粗糙表面一体式（M）	1976，1—1985，12	锥形面向肩部	316 L（ISO 5832-1）76-84 Orthinox® HNSS（ISO 5832-9）84-85	29.75	0.8～1.3	31.5～51.18	44mm 37.5mm	5 种尺寸 44mm 偏心距 4 种尺寸 37.5mm 偏心距	增加了骨溶解和假体松动
3	抛光一体式（PM）	1986.1—1987.12	锥形面向肩部	Orthinox® HNSS	29.75	0.01～0.03	0.39～1.18	44mm 37.5mm	乙组中的 5 种尺寸 乙组中的 4 种尺寸	引入了组配形式
4	Universal 组配式抛光（U）	1988，1 至今	锥形面向股骨颈基底	Orthinox® HNSS	见图 3.6-2	0.01～0.03	0.39～1.18	见图 3.6-3	见图 3.6-3	

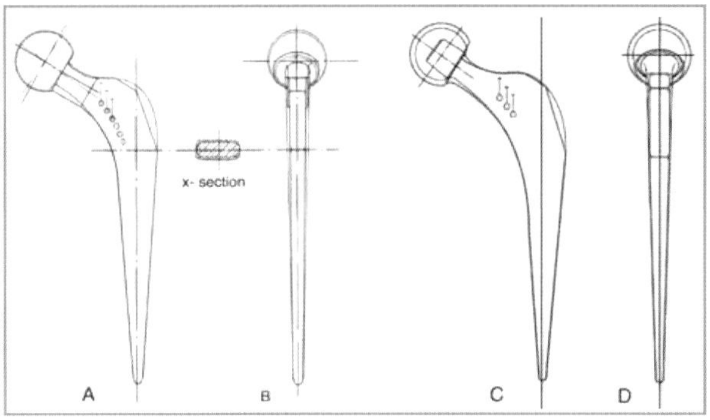

图 3.6-2 股骨柄

越来越广，它的尺寸、柄长和偏心距都得到了逐步的扩展，同时也可以搭配不同尺寸的 Orthinox™（Rex 734）股骨头，比如高氮不锈钢头，或是引入了+/—陶瓷头。图 3 是当前 Universal 柄的可调整范围以及测量其尺寸的方法。其目前所具备的范围，几乎都能根据不同患者的髋关节生物力学来进行精确修正或者适当的调整，并能根据腿的长度进行调节。但从结果来看，假体柄最重要的生物学变量其实是其表面的粗糙程度（参见表 3.6-2 和 1.3 章节），而在 1970 年刚引入这种植入物的时候，人们不可能能意识到这一点。

原始抛光一体式股骨柄（Original Polished，OP）

此柄（表 3.6-1 中的第 1 类）（图 3.6-1、3.6-2 和 3.6-4），是用具有延展性和较低疲劳强度的 EN58J 合金，并按照植入医疗器械英国标准[2] 中的要求而制造的，即“所有的植入物表面均应进行机械抛光或电解抛光，从而保证表面的光滑。”经此过程所生产的原始抛光柄，其表面粗糙度（Ra）仅为 0.01～0.03μm（0.39～1.18μins）。

此股骨柄在埃克塞特的临床使用时间是从 1970 年 11 月到 1975 年底[3-5]。虽然那时的骨水泥比较粗糙（第一代），且手术的医师大多由天主教的教徒来担任，但却很少发生因长期无菌性股骨柄松动而需要进行翻修的情况。对这些结果的详细分析会在本章稍后进行说明，并于表 3.6-2 中进行了总结。对于此类股骨柄，主要存在以下两个问题：

1. 股骨颈折断 最开始制造的 120 个股骨柄假体中，在颈部底端的上外侧都有一个锐角（图 3.6-4a）。在最初的这些假体里，有 95 个假体的颈部被制作得更长且更薄（图 3.6-4b）。但是，由于锐角的生物力学特征不佳，因此随后的单体股骨柄都用圆滑的曲线来取代此锐角结构（图 3.6-4c）。通过对这类股骨柄假体中 15 个发生了颈部折断的病例进行分析后发现，所有柄折断的方式几乎都完全一样（图 3.6-4d）。其中，第一个颈部折断的病例是在引入曲线颈之后几年才发生的，而引入曲线颈之后再也没有发生过这类事件。通过这些事故我们得到了很多教训（参见 1.3 章节）。

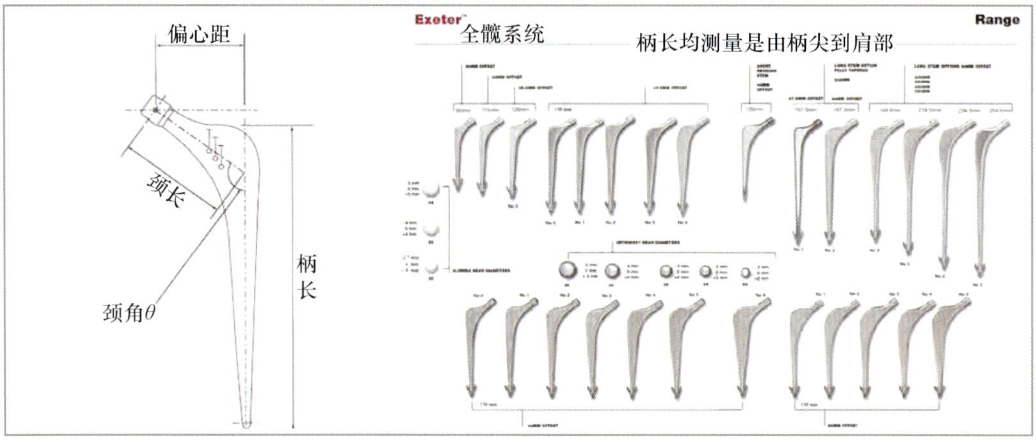

图 3.6-3 测量股骨柄尺寸的方法及各种股骨柄的长度、大小、偏心距和股骨头的尺寸

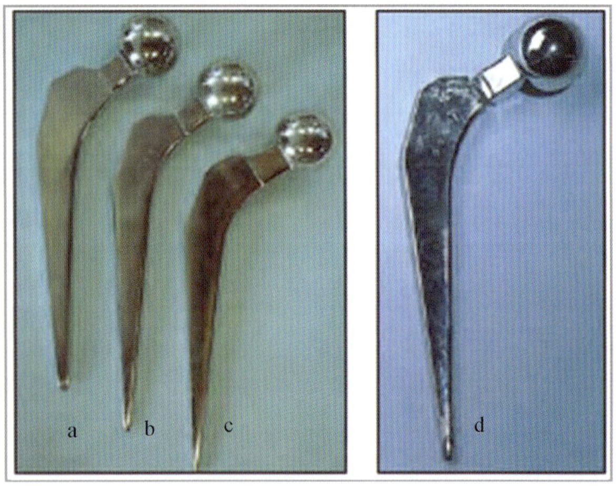

图 3.6-4 原始抛光股骨柄的锐角（a），过度加工的股骨颈（b），圆滑曲线股骨颈（c），加工后颈部折断的股骨颈（d）

2. 股骨柄折断 到目前为止，在 433 例原始抛光股骨柄中有 17 例（3.9%）发生了柄部折断。虽然其中有些是和手术中的操作失误有关，但是到了 1974 年，人们发现为了支撑患者更多的负重和更加灵活的运动，确实需要改进股骨柄的强度。因此，表 3.6-1 中第 2 组所示的股骨柄于 1976 年被引入了临床。

粗糙表面一体式股骨柄（Matt-surfaced，M）

表 3.6-1 中第 2 类股骨柄（图 3.6-1）最初是用 316L 不锈钢制造的[6]，与制作原始抛光股骨柄的 EN58J 相比，具有更高的强度和更低的延展性。到了 1984 年，制造材料改进为高氮化、高疲劳抗性、低腐蚀性的 REX 734 合金及 Orthinox™ 合金（Stryker Orthopedic，Mahwah，NJ）。与原始抛光柄比较，其股骨柄截面的面积略有增加（图 3.6-2），而且从柄的肩部近端观察，其前表面和后表面是相互平行的，即从侧面看的话，锥度不会再延伸到颈的底部（图 3.6-2）。由于用 316L 制造植入物时，不再有需要表面抛光的标准要求，而且抛光又是一个非常昂贵的工序，所以这些股骨柄的表面都是粗糙未抛光的（见表 3.6-1），在粗糙度上比原来的抛光柄多两个数量级（参见 1.3 章节，图 3.6-4b）。

当 1976 年粗糙表面的股骨柄刚被应用到临床的时候，这种表面粗糙度的变化并未引起特殊的关注，但是，后来证明这一改变是一场灾难，主要是因为粗糙的股骨柄表面能与骨水泥发生磨损效应（参见 1.3 和 1.4 章节）。这使其与原始抛光柄相比，尽管股骨柄折断的现象很少发生，但更容易出现无菌性假体松动和局灶性的股骨溶解。例如，在 1980 年，伊丽莎白公主骨科医院（PEOH）植入了 180 例粗糙股骨柄，经过 10 年后，其中 10%的病例都由于出现无菌性松动而进行了翻修，在 33 年的时间里，其由于松动而进行翻修的比率几乎比原始抛光股骨柄高了 3 倍。对于这种股骨柄的问题，世界各地的骨科中心都有过报道[7-12]，瑞典髋关节登记中心（Swedish Hip Registry）也有相似的记录[12]（见表 3.6-2）。出现这些情况的原因在 1.3 和 1.4 章节已经进行了阐述。

而在冰岛，一份长达 20 年的对于抛光和粗糙表面 Exeter 股骨柄的无丢失随访研究报道[13]指出，在预后结果和并发症上，这两类股骨柄并没有任何区别，这样的结果与瑞典髋关节登记中心在 1993 年发表的研究是相一致的[14]。

虽然在使用粗糙表面的股骨柄时，有上述的局灶性骨溶解或无菌性假体松动而导致手术失败的风险，但是直到1984年，人们才清楚地意识到应该重新引入抛光表面假体。尽管如此，在一些需求度较低的患者中，确实也有使用粗糙表面股骨柄而获得了令人满意的结果的报道。Pearse等[15]曾对108例股骨头头下型骨折而使用Exeter双极股骨柄进行关节置换的病例进行了研究，在此项研究中，接受手术的患者的平均年龄为75岁（56～94岁）。所有病例在随访过程中均无丢失，在3.2年（1～7年）的平均随访时间里，未出现因为无菌性松动而需要进行翻修的患者。

总之，在1986年以后，所有Exeter股骨柄都恢复了抛光表面的设计，其优势在1.3和1.4章节已经进行了详细的阐述。

抛光一体式股骨柄（Polished Monoblock stems，PM）

即表3.6-1中的第3类（图3.6-1），就形状而言，完全和Orthinox™（Rex 734[1]）粗糙表面单体股骨柄（表3.6-1中第2类）一样，但是在制造时对其表面进行了抛光（Ra 0.01～0.03μm或0.39～1.18μins）。它们于1986年初被应用到临床，其性能与原始抛光一体式股骨柄类似，但是几乎完全克服了股骨柄折断的风险[9-11]（表3.6-2）。

在20世纪80年代中期，组配式股骨柄所带来的优势越来越吸引研究人员的注意，最终在1988年初，Exeter Universal股骨柄被引入到了临床的使用之中。

Exeter Universal（组配式）股骨柄（U）

即表3.6-1中的第4类（图3.6-1、3.6-2和3.6-3），于1988年被引入临床并一直延用到现在。图3.6-2显示了Universal股骨柄与之前的股骨柄相比，在形状上的微小变化。特别是与原始抛光股骨柄相比，Universal股骨柄的前后表面锥度提到了颈部底端，柄的前后尺寸略有增加，并且肩以上柄的侧面有所增宽，这样就增加了此部分的结构刚度。自Universal股骨柄推出以来，其应用的范围在逐步扩展（图3.6-3）。

Exeter抛光股骨柄在埃克塞特的临床应用结果

在本章最后的表3.6-2中，对所有临床结果进行了总结。与原始抛光柄相比，Exeter抛光柄具有自己的特性，包括优秀的临床表现、水泥环内柄的下沉（参见1.3章节，图1.3-7）、良好的放射学结果、颈部高度的固定、非常低的局灶性骨溶解和极少发生的因为无菌性松动而进行的翻修等[3]。

原始Exeter抛光柄是于1970年11月到1975年底，被用于植入人体内进行关节置换的，对这些病例的临床结果进行分析，学者们提出，Exeter抛光股骨柄向骨水泥和股骨传导负重的机制，与大多数传统的股骨柄是完全不一样的（参见1.3章节）。对那些使用原始抛光股骨柄且还存活着的患者长达33年的随访发现，所置换的关节一直保持着良好的临床表现[5]（图3.6-5）。这些存活患者在进行手术的时候，平均年龄为55.7岁，到2003年底的最后一次随访时，这些存活者的平均年龄已经达到86.4岁，以无菌性松动作为随访终点的股骨柄存活率（图3.6-6）为93.5%（95% Cl，90.0%～97.0%）。而即使是由于无菌性柄松动而导致随访失败的“最差情况”[16,17]，柄的存活率也有85.5%（95% Cl，81.3%～90.3%）（图3.6-6）。

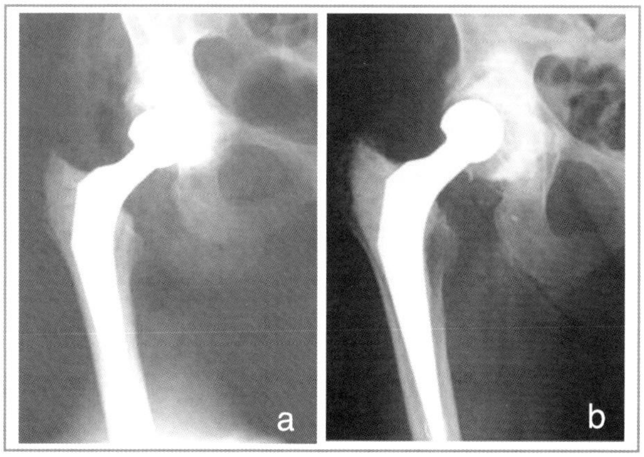

图3.6-5　患者女性，30岁，行左侧THR，术后随访(a)及术后33年随访(b)。此患者是名护士，髋关节置换后做了13年的全职病房护理工作。现在，她正因内衬松动而在等待翻修手术。她的髋臼杯有明显的磨损，但是其股骨侧几乎没有任何损坏

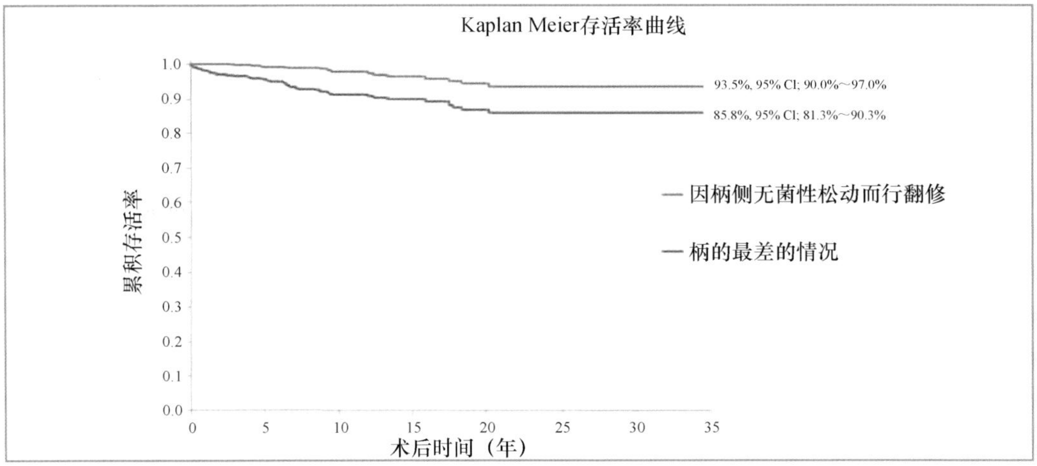

图3.6-6 股骨柄（原始系列）Kaplan Meier存活率曲线

在此研究433个髋关节置换的病例中，有14例由于无菌性假体松动而进行了翻修（3.23%）。其中有2例进行了二次翻修，有2例在翻修前做了转子间的截骨术。而这些髋关节假体在使用了20年之后，未再出现因为无菌性松动而进行翻修的病例，同时在此后的随访中也没有发生随访病例的丢失。这些结果是在第一代骨水泥技术下，通过临床经验各不相同的外科医生的总结而获得的。

关于无菌性松动定义的争议，是使用此类股骨柄所引出的又一问题。其中，Harris等[18]对无菌性松动的定义是被人们所广泛接受的，其描述为在X射线下股骨假体的任何可见移动就表示存在无菌性松动。然而，因为每个抛光Exeter柄的骨水泥环都存在一定程度的可见沉降（即骨水泥内锥度约定——详见1.3章节），那么根据上述的定义，就能够得出一个结论，即每个Exeter抛光柄都是“绝对松动”的，这显然并不准确，因此，对于Exeter抛光柄，Harris的定义的并不适用[5,19-21]。

由此便引出了疑问，是否可以允许以随访已超过35年的原始抛光柄（1970—1975）的临床表现，来预测Exeter柄在类似的长时期内的命运。第一个关于Exeter中期效果报道的学者指出[21]，经过8～12年的随访发现，使用骨水泥的Universal股骨柄（表3.6-1第4类）的沉降现象与原始抛光柄类似，并且两类柄的放射学表现均较好。随后的随访研究也证实了这些结果[22]。这两种股骨柄的表面粗糙度是一样的，而且整体形状上也只有略小的差异（图3.6-2）。虽然存在由于无菌性松动的翻修病例，但是此类股骨柄的存活率仍然是100%。作者的结论是，原始抛光和Exeter Universal股骨柄通过相似的方式与骨水泥一起发挥功能，因此，所有Exeter抛光柄的表现可以作为一个整体来进行考虑，并且其他类型的抛光柄（表3.6-1第3类和第4类）可以吸取原始抛光柄（表3.6-1第1类）的经验教训。

此外经过比较发现，在使用原始抛光股骨柄的433例髋关节置换中（表3.6-1），由于无菌性松动而进行了翻修的14例髋关节假体的Barrack骨水泥等级[23]（见表3.6-2），与直到2003年底（随访结束时间）还依然完好的25例髋关节假体的骨水泥等级有显著的不同（图3.6-7）。

聚乙烯内衬的磨损可以通过测量来进行评估，在一系列的AP成像中，可以通过自定义的OrthoView软件[24]来测量股骨头中心和髋臼杯标记线所形成椭圆中心之间的距离（图3.6-8）。在表3.6-3中对其磨损以及年磨损率进行了总结。在存活假体中，两个组件都完好的髋关节年磨损率明显高于那些由于无菌性松动而进行过翻修的关节假体。这些发现与表3.6-3所描述的结果相结合，均支持了假体松动的主要原因应是骨水泥的缺陷，而不是聚乙烯碎片。

表3.6-2的最后两行，总结了Williams[21]和Carrington等[22]所报道的Exeter Universal假体研究系列中所使用的骨水泥等级。显然在原始抛光系列中存活的25例髋关节，其骨水泥的等级是最优的。虽然，这种差异并没有达到统计学意义，但是图表还是给出了清楚的结果。

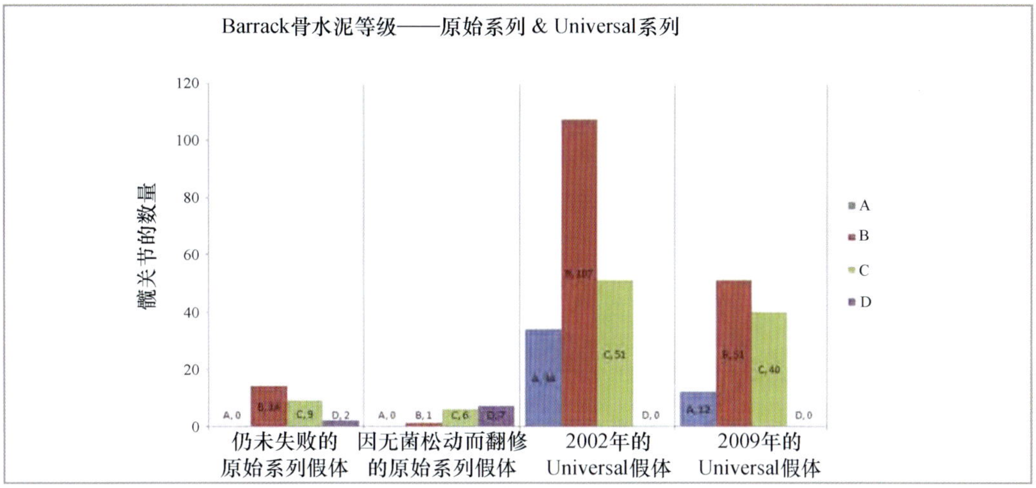

图 3.6-7 表 3.6-3 中重点内容的柱状图显示

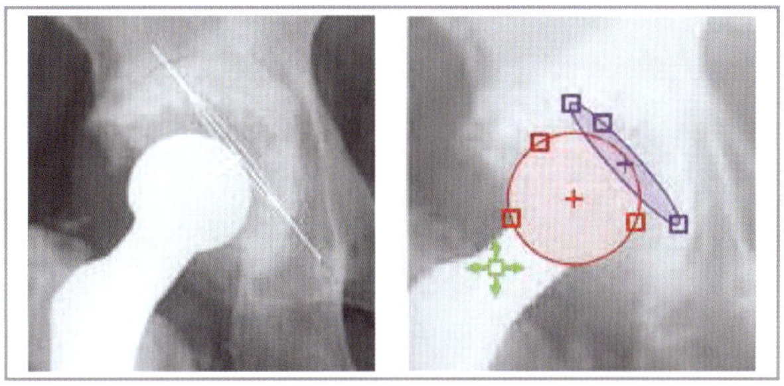

图 3.6-8 测量磨损的方法

到目前为止，在将近 17 年的随访中[22]，没有出现一例由于无菌性松动而导致翻修的病例，同时由于原始抛光柄和 Universal 柄以相似的机制来发挥假体的作用，所以，可以得出一个合理的结论，如果在可靠有效的骨水泥固定下，即使是 30 年以上的随访，Universal 股骨柄也是具有很好的前景的。

表 3.6-2 Barrack 骨水泥等级

原始 Exeter 股骨柄：1970～1975	A 级	B 级	C 级	D 级
25 例存活股骨柄	0	14	9	2
14 例因无菌性松动进行翻修的股骨柄	0	1	6	7
Exeter Universal 股骨柄				
2002 年使用的 192 例	34	107	51	0
2009 年使用的 103 例	12	51	40	0

表 3.6-3 原始系列股骨柄（第 1 类）的聚乙烯磨损和年磨损率（及标准差）

组		磨损（mm）	年磨损率
1	股骨柄及髋臼杯均存活——15 例	2.1（1.4）	0.10（0.05）
2	单纯股骨柄翻修，髋臼杯未动——7 例	0.2（0.3）	0.02（0.03）
3	股骨柄及髋臼杯同期翻修——7 例	0.7（0.9）	0.05（0.06）
4	所有股骨柄的翻修——14 例（即包括 2 和 3 组）	0.4（0.7）	0.03（0.05）
5	髋臼杯翻修，股骨柄未动——30 例	1.2（1.0）	0.08（0.66）
6	所有髋臼杯的翻修——37 例	1.1（1.0）	0.07（0.06）

年轻患者：此为一项独立的研究，对手术年龄50岁以下（手术时的平均年龄为42岁）[25]的患者（表3.6-1）随访10～17年（平均为12.5年），而且在随访过程中无一例丢失，最终发现以无菌性松动为随访终点的股骨柄存活率为100%，所有翻修后的股骨柄的存活率为99%（包括假体断裂）。其中没有出现一例局灶性股骨溶解的现象。以由于无菌性松动而进行髋臼翻修为随访终点的存活率为95.9%（95% CI：89.4%～98.5%）。当随访的平均时间为12.5年时，以任何原因导致的翻修为随访终点的总存活率为92.6%（95%CI：87.4%～97.9%）。此类假体的主要问题是发生在髋臼侧的髋臼磨损，这和股骨端的任何副反应无关。但有趣的是，在使用金属髋臼杯时，并未发现在因无菌性松动而需进行翻修这一风险上有特殊的升高。另外，作为年轻人，此组患者具有与他们年龄相称的体力活动（见表3.6-1）。

Exeter Universal 股骨柄的扩展：Universal股骨柄自从1988年出现以来，柄的尺寸和偏心距都在不断发生变化（图3.6-3），可以预见在将来也会有更多的改进。股骨柄的长度是指由假体末端到肩部的距离（图3.6-3）：而若要测量末端到股骨头中心的距离，需要在上述距离上再加上7.5mm。

目前，短Exeter股骨柄主要包括44mm偏心短翻修柄（柄长125mm）和三种用于小股骨的股骨柄：35.5mm偏心距（柄长126mm）、33mm偏心距（柄长115mm）和30mm偏心距（柄长95mm）。

这些短翻修柄于2006年被引入临床，主要用于“骨水泥对骨水泥”的股骨假体的翻修[26]。

一项最近的研究[27]，对192例进行初次关节置换的患者进行了5～19年的随访，其中165位患者采用的是35.5mm偏心短（柄长125mm）Exeter柄，这165位患者的平均手术年龄为53岁（其中73名患者小于50岁）。研究发现，以无菌性松动导致翻修为随访终点的存活率是100%。在此研究中，没有一个病例失访。

但到目前为止，没有证据显示这些经历了变化的股骨柄（包括进行骨水泥-骨水泥翻修时用的125mm的短翻修柄）[26]（见4.4章节），与Williams等[21]和随后的Carrington等[22]最初在埃克塞特植入的325例Universal股骨柄，在临床或是在对于骨水泥的影响上有任何的差别。马来西亚的一项有关Exeter小柄（偏心距30mm和33mm）的研究[28]也证明了上述结论，此项研究是在Chiu等的工作基础上进行的[29]。

股骨柄折断

对于原始抛光Exeter系列假体，当随访时间达到33年时，其股骨柄折断的发生率达到了3.9%（虽然在随访20年之后这种情况就再未出现过）。尽管，这其中有些病例和当时的手术操作失误有关，但不可否认的是，无论是原始柄还是EN58J合金，在应对体重较重或更具活力的患者时，强度都还不够。后来，Orthinox[1]高氮不锈钢（HNSS）的使用和Universal系列股骨柄（表3.6-1第4类）截面的增加，虽然都极大地降低了股骨柄折断的发生率，但也未能杜绝这种情况的出现[30]。

在PEOC的髋关节中心，Exeter Universal髋关节数据库里记录了从1988年3月到2008年12月总共发生了7例Exeter Universal股骨柄的断裂，其中，在使用Universal股骨柄的最初4年内没有断裂现象的发生，并且尺寸大于2号（不包括长股骨柄）的股骨柄也未发生过断裂。在这7个断裂的病例中，2例是44mm偏心距的2号柄，2例是44mm偏心距的1号柄，1例发生在35.5mm偏心距（CDH），还有2例发生在长股骨柄（＞200mm）。此外，这7例中有3例是进行了两次翻修后发生折断的（这其中就包括了2个长股骨柄），有1例发生在因粗糙面股骨柄折断而进行的翻修术后，有1例发生在因半髋关节置换失败而进行的翻修术后，有1例发生在因粗隆骨折不愈合而进行的初次髋关节置换术后，另有1例（一个小CDH柄——30mm偏心距）发生在伴有粗隆下股骨截骨术的旧CDH首次介入治疗后。这里面没有哪个能够被称为“简单”的案例，在如此困难的情况下，需要强调获取足够骨水泥及股骨柄支持的困难性和重要性。同时，在同一时期内，还进行了有关11 158例首次关节置换和2 279例假体翻修（包括二次翻修）的研究，发现首次Exeter假体置换后的股骨柄折断发生率为0.02%，而所有翻修后的股骨柄假体折断率为0.21%。

Benoist Girard（Exeter 股骨柄的生产商）通过对他们的数据计算后指出股骨柄折断的发生率为 0.007%（100 000 个股骨柄中有 7 个发生折断），其中 35.5mm 的偏心小股骨柄（图 3.6-2）无疑是发生概率最高的。Benoist Girard 也指出，出现股骨柄折断的病例通常具有一些特征，如：患者超重、股骨柄尺寸偏小、股骨柄缺少近端支持导致骨水泥过度受力[31]或者骨水泥近端加压不足。Yates 等[30]提出股骨柄假体的折断与“香槟杯”样股骨有关，在面对这样的病例时，需要特别注意股骨近端的准备，要在靠近内皮质的地方暴露出健康的松质骨[32]，同时，在插入股骨柄假体之前，需要仔细观察股骨近端的挤压状态。

这些临床经验进一步明确了将近 35 年前所做的基础实验研究的结果[33]，清楚地表明股骨柄近端的支持在控制股骨柄应力以及在防止股骨柄折断上的重要性。

股骨颈折断

对于原始抛光 Exeter 假体（表 3.6-1 第 1 类），股骨颈的折断仅出现在因过度加工而导致的锐角股骨颈的假体中（图 3.6-4）。

就 Exeter Universal 股骨假体而言，Benoist Girard（Exeter Universal 股骨假体生产商）通过对他们的数据进行计算指出，假体颈部的折断率为 0.003%（100 000 个假体中有 3 个发生折断）。

在这其中，只有 1 例是在埃克塞特做的手术，其突然发生股骨颈断裂的原因，是由于一个用于固定髋臼外上侧移植骨块的螺钉的钉头，对股骨颈进行反复的撞击。而在其他的病例中，则是由于股骨颈的上表面，和金属的股骨柄引入物（现在已弃用）发生反复的撞击，从而使前者受到了磨损而最终导致了断裂。在冶金检查中，发现有一例假体包含了不规则的金属颗粒。80%股骨颈折断患者的体重是在 90～140kg 之间，他们中的一些人使用了＋4 或＋5 的股骨头。因此，给体重非常大的患者使用扩展股骨颈是否明智，是有待商榷的。

冶金缺陷和股骨柄、颈的折断

Yates 等[30]通过冶金学的研究表明，Exeter 和 CPT 股骨假体都包含非均匀的金属颗粒，也指出在 Orthinox[1] Exeter 假体中这种情况很常见，他们同时还认为这与假体的折断存在因果关系。然而，在临床中假体的断裂却很少发生。自 1988 年以来，全球已经有将近 100 万个 Exeter Universal 股骨假体被植入到患者体内，如果这种冶金上的缺陷是假体的常见特征，且与股骨柄或股骨颈的折断直接有关，那么折断现象也应会经常出现，而不应该如此罕见。

在埃克塞特以外的 Exeter 抛光以及类似假体的临床应用结果

表 3.6-1 中，对各个相关的文献或骨科学术会议上所发布的结果进行了总结。这些数据显示了股骨假体在临床中的表现。不考虑手术医生的经验，其结果与在埃克塞特的结果是一致的，即都有良好的影像学结果、骨水泥股骨柄沉降程度轻微和令人满意的临床预后。

在 1995 年，一位外科医生比较了压力封闭型（如：抛光、锥形、无领等）的骨水泥假体柄（Exeter 和 CPT）和无领、多孔涂层以及非骨水泥假体柄（PCA）的短期（平均随访 6.5～7 年）临床效果[34]。在 85 例使用压力封闭型骨水泥假体柄的病例中，有 1 例由于出现股骨溶解而进行了翻修。在 66 例 PCA 假体柄病例中，有 16 例进行了翻修，原因包括无菌性松动、不可控的大腿疼痛和股骨柄断裂（1 例）。更多详细的情况请见表 3.6-2。

在 1988 年发表的一篇 Meta 分析中指出，在 5～10 年的随访时间里，在所有关于假体的研究中，Exeter 假体柄的翻修率最低[35]。

一项由 31 位外科医生进行的，对 1032 例抛光锥形假体柄（Exeter 抛光单体柄、Exeter Universal柄及 CPT）的随访研究（随访时间 2～17 年，平均 7 年）[36]表明，有 99.6%的病例能坚持使用 13 年，而最后导致翻修的常常是因为无菌性假体松动。其中，假体柄在骨水泥中平均下降 1mm，在影像学上几乎见不到透光线。

最近，有三项来自于英国中心的研究，其中一项来自于教学中心[37]，而另两项来自于区域性的综合医院[38,39]。这三项研究都至少经过了 10 年的随访。其中两项研究表明，在以无菌性假体松动导致翻修为随访终点的前提下，假体柄的存活率为100%；第三项研究指出因无菌性股骨部件松动而导致的翻修率是1.1%（见表3.6-2）。

唯一关于抛光Exeter假体柄在体内植入5年和10年的临床结果有所不同的报道，是来自于对一系列小股骨口径的中国患者所进行的研究[29,40]，在随访平均时间为12.8年的时间里，假体失败率为8%。其中有6例患者由于出现了无菌性松动而进行了翻修，有4例患者的股骨髓腔必须要进行扩大绞孔才能允许最小号的Exeter假体柄插入进去，并且这几例的骨水泥环都不完整。另外还有27例被置入的假体柄被认为过大，这些作者的手术失败率达到了22.2%。

有趣的是有7例患者的假体柄在各自的骨水泥环中发生了可见的沉降，但没有一人因为无菌性松动而导致了手术失败，这也支持了Bannister的观点[19]。

总之，中国的这些临床经验证实了Newman[41]和Balu等[42]的研究结果。在他们的研究中，与钻孔相比，股骨髓腔的扩大绞孔降低了骨水泥-骨界面的结合强度。

Chiu的试验研究[29]将更小的股骨假体柄引入到了Exeter家族之中，其偏心距分别为30mm和33mm，是专为亚洲患者定制的（the Asia Pacific Series，亚太系列）。首篇有关此假体柄系列的研究报道出自Malaya大学，其随访了在1998年1月到2002年12月间，在吉隆坡做此系列髋关节置换手术的47例患者，在最短为5年的随访时间里，并没有出现由于无菌性松动而需要翻修的病例[28]。其作者认为，亚太系列的假体柄与标准尺寸的Exeter假体柄所能发挥的功能是一样的。

在Miller等[43]的报道中，对49位因股骨颈骨折而进行Exeter双极半髋关节置换的患者进行了随访，平均时间为7年，其中没有出现任何一个由于感染、髋臼磨损或者假体松动而需要翻修的病例。

年轻患者

在奈美根的一项对78名年龄在40岁以下（手术时平均年龄为31岁）的患者，共104例Exeter骨水泥假体柄的随访研究[44]（随访时间2～13年，平均6.2年，无丢失病例）显示，假体柄的7年存活率为96%（95% CI：87%～99%）。其中3个翻修病例全发生在已有血培养所证明的败血症而引起的假体松动，对于以无菌性松动而进行翻修为随访终点的病例，假体的存活率是100%。与之类似的，一项对58位手术时年龄未满50岁的患者所行的连续型抛光锥形假体柄（36例Exeter假体和22例CPT假体）置入的随访研究[45]（最少随访10年，平均12.5年）表明，尽管其中有2例由于股骨内膜溶解已经被安排了翻修手术，但此研究中假体柄的存活率为100%。于是作者总结道：

“抛光椎形假体柄在小于50岁的年轻患者中表现得非常好，其假体的存活率和下沉率与使用了标准人工髋关节置换的老年患者的数据相当。它和任何其他已报道的使用于年轻患者的假体柄相比较时都不落下风。在年轻人群中，抛光锥形柄因其易植入性和可预知的效果，已经成为其他假体设计，包括非骨水泥假体柄和表面置换假体进行比较时的参照物。”

在2009年，Simon等[46]报道了一项21位患者共42例1期双侧全髋关节置换术的随访研究（其中32例应用Exeter假体，8例应用力学匹配型MS30）。这21位患者手术时的平均年龄为25.2岁（17～34岁），平均随访时间为9.7年。

在以任何原因而导致失败为随访终点的情况下，股骨假体的存活率为100%，并且其功能发挥得非常好。

类似Exeter的假体

在过去的10年里，Exeter抛光锥形柄的成功，推动产生了一系列与之类似的假体。某些假体的几何结构几乎与Exeter假体相同[47]，另外一些，则在理论和实验研究的基础上，将Exeter的双锥结构进化成了三锥结构。但无论假体柄是“作用力封闭型”或是“锥形滑移型”[48,49]，都是来源于Exeter抛光锥形柄的设计原则，迄今为止，还没有数据表明它们能比Exeter Universal型表现得更好[47,50-53]。另外，一项为期2年的RSA研究[54]表明，增加后旋和后移的假体可以“与其他锥度的假体相比较”。

登记数据

在髋关节的数据登记中，存活率的分析是评估关节置换术长期效果的有力工具，因为它相较于单一的对失败率的考察，能对假体的使用寿命提供一个更现实的反映，同时也能更精确地预测手术的成功率。寿命年限表[55]和存活率曲线[56]是常规使用的。无论由什么原因引起，翻修是用来衡量失败的明确并可重复的随访终点。在存活率曲线末端的低失败率及小数目病例，可以对整个存活率产生巨大的影响。“最差情况”的曲线，是所有患者都发生了随访丢失，从而均被视为手术失败[16,17]。如果置入的假体没有被取出，那么都将视为其存活了下来，尽管它可能与预后的质量没有任何关联。比如，在瑞典的国家登记中心[12]和Lund[57]所进行的研究中，均报道ScanHip的10年存活率达到了94%。在另外一项Lund的报道中，对70个ScanHip病例进行了X线扫描和临床结果的研究显示，13%的股骨假体和29%的髋臼出现了影像学的松动。这些结果显示，相比较于真实的结果，所登记的数据有时过于乐观。

尽管如此，多年来，髋关节登记系统的数据还是发挥着巨大的价值，尤其是来自瑞典的数据，它们不仅仅显示骨水泥技术以及骨水泥假体的不断进步，而且能使效果不好的假体尽快得到淘汰[12,14,59]。

在瑞典和挪威的髋关节登记数据系统中，有关Exeter Universal抛光锥形假体柄的表现，和其他地方的结果大体一致（表3.6-2）。

Furnes等[60]利用从挪威髋关节登记中心引用的数据研究了目前在挪威最常使用的10种骨水泥假体柄，并报道了在这10种假体柄中，Exeter假体在术后15年内拥有最低的翻修率（3.0%），且在术后10～15年内，翻修率的增加也最小（2.2%～3.0%）。在芬兰的一项相似的研究中[61]，患者年龄均大于或等于55岁，且均是因骨关节炎而实施手术，发现在股骨/髋臼联合应用假体中只有Exeter Universal柄/Exeter全聚乙烯联合体的15年存活率超过90%，其中在55～64岁的人群中，Exeter Universal型假体柄15年的存活率达到了93%，但是Exeter Universal柄/Exeter全聚乙烯联合体的存活率则降低到了84%。这一数据比其他报道中的略低。

一项来自于瑞士髋关节登记中心的最新的报道[62]，展示了一个1992—1997年每种类型的假体所有翻修的原因和诊断的综合性存活率图表。这份图表也显示了同种类型的假体柄配合不同髋臼杯的临床结果。其中，联合应用Cenator凸缘骨水泥髋臼杯和抛光Exeter Universal型假体柄的（660例）5年和10年的存活率分别为99.5%和98.8%。类似的，抛光Exeter Universal型假体柄和其他髋臼杯联合应用的10年存活率分别为：Charnley髋臼杯，97.3%（2411例）；Charnley Elite髋臼杯，98.3%（7707例）；Contemporary髋臼杯，90.3%（332例）；Exeter金属衬垫髋臼杯，95.2%（588例）；Exeter全聚乙烯髋臼杯，92.3%（6450例）。这些结果对下述Exeter髋臼杯的研究有重要的意义。

股骨假体周围骨折

由瑞典髋关节登记中心的数据[62,63]显示，假体周围的骨折，目前已经排在了二次手术最常见原因的第四位，在全髋关节置换术中的发生率为0.5%～3.7%[64]，高于关节表面置换术、非骨水泥全髋关节置换术、非骨水泥半髋关节置换术以及骨水泥假体松动后的翻修术。

在斯堪的纳维亚的50岁女性患者中，发生股骨近端骨折的终身危险率超过20%，北美洲高加索女性患者的发生率也差不多一样高，但英国同年龄的女性患者则略低（14%）[65]。因此，相比较于天生的髋关节，置换的全髋关节在很大程度上减少了股骨近端骨折的发生率，尤其是对于女性。

在原始Exeter抛光假体柄置换的433例髋关节中，有2例发生了假体周围骨折，33年的随访发生率为0.46%[5]。在埃克塞特报道的Exeter Universal系列假体中[21]，有2例假体周围骨折发生在随访12年时，随后又有2例发生在随访17年时[22]，其发生率为1.2%。在这4例中，有3例患者的年龄超过75岁，致伤原因是跌倒，另外一例是一个58岁的男性，致伤原因是自行车事故。

这4个病例在接受了外科治疗后都痊愈了，尽管其中有一例在10年后出现了皮肤窦道。Lewthwaite等[25]报道了一项对107位50岁以下患者（平均手术年龄为42岁）共130例髋关节的研究，其中仅有一例在随访17年时发生了假体周围骨折（C型）。而对于Exeter系列假体，在 Hook 等[37] 10～17 年的随访观察中，以及 Young[39] 和 Myers[38] 等 10～13 年的随访观察中，都没有假体周围骨折的报道。

然而，Lindahl 等[66] 在对一项来自于瑞典髋关节登记中心的 321 个假体周围骨折病例的分析研究中发现，Exeter 和 Charnley 假体的骨折发生率，要高于 Lubins SP2 假体。另外一方面，在一份芬兰髋关节登记中心的流行病学研究中，Sarvilinna 等[67] 发现在 33 154 个初次全髋关节置换术（其中包括了 4798 个 Exeter 假体）中，有 40 个因为假体周围骨折而进行了翻修手术。而对于 4798 个 Exeter 假体，这样的病例只有 5 个（0.1%），于是，作者认为在假体的设计和假体周围骨折的发生之间，没有明显的联系。

Exeter 髋臼假体

1970—1975 年：偏心全聚乙烯髋臼杯，内径 30mm

最初的 Exeter 髋臼杯假体是一个偏心状的设计，其内径为 30mm，外径为 44mm 或者 48mm（图 3.6-9）。这种偏心状的设计，是为了能在股骨头（29.75mm）的磨损处提供足够的聚乙烯厚度，同时也避免了髋臼杯的外径过大。这种假体也设计了一个上-外侧的外缘，用来提高股骨头在髋臼杯中的稳定性，但是后来在二次探查术中发现，这一凸起的外缘，经常会因为反复的撞击而受到磨损。

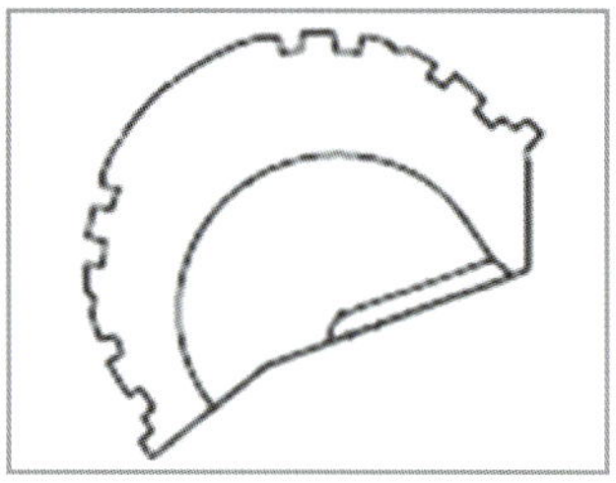

图 3.6-9 最初的 Exeter 偏心全聚乙烯髋臼杯

这种髋臼杯和原始抛光假体柄联合应用，见表 3.6-1 的第 1 组。

在对其进行 33 年的随访研究中发现，433 例髋臼杯中有 37 例由于无菌性松动[5] 而进行了翻修，发生率为 8.54%。其存活率曲线（图 3.6-10）显示了 3 个随访终点：

1. 由于无菌性臼杯松动而进行翻修（76.5%，95% CI：68.9%～84.1%）；

2. 由于任何原因而进行翻修（排除感染）（75.4%，95% CI：67.6%～83.2%）；

3. "最差的情况"[16,17]，即每个病例都进行翻修且均随访丢失，视为失败（70.2%，95% CI：62.6%～77.8%）。

在当初使用这组假体时，手术技术是粗糙并且简单的，尽管类似髋臼加压的方法用在了一定比例的病例中，但在后来的 5～10 年里，证明这样的做法是无效的，也并没有带来什么好处（参见 3.2 章节）。然而，我们从中可以得到两个经验教训，即在安装髋臼杯之前延长骨水泥的加压时间很重要，以及绝不要把髋臼杯插入到黏度降低的骨水泥之中（参见 3.2 章节）。

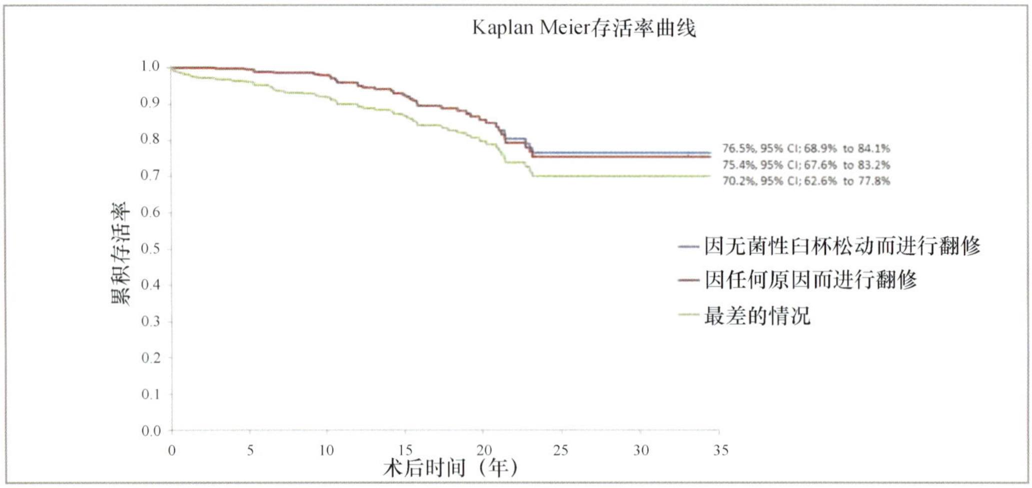

图 3.6-10 最初的 Exeter 偏心全聚乙烯髋臼杯的 Kaplan Meier 存活率曲线

1976—1984 年：偏心全聚乙烯髋臼杯，内径 30mm

这些髋臼杯与在 1970—1975 年间使用的假体相似（图 3.6-9），所不同的是，此种髋臼杯的外径有所增大，达到了 52～56mm。在 1976 年末到 1985 年这 10 年间，粗糙表面的 Exeter 一体式假体柄得到了使用（第 2 组，见表 3.6-1），同时，骨准备、脉压冲洗、延长加压期和推延假体嵌入等这些逐渐改善的技术也加入到了髋关节假体移植的临床操作之中。

1984—1987 年：偏心金属内衬髋臼杯，内径 30mm，外径 44～48mm

在 1986 年[68]，学者们明确指出了这种偏心状设计的缺点，然后在 1988 年初，由于 Exeter Universal 型假体柄的引进，偏心状的髋臼杯被停止了使用。

1988—1991 年：同心型金属内衬髋臼杯，内径 26mm，外径 44～48mm

当 1988 年初开始应用 Exeter Universal 型假体柄的时候，外径为 44～48mm 的同心型金属内衬髋臼杯也被引入了临床（图 3.6-11）。在那个时期，骨水泥技术有了明显的进步并且持续发展，以无菌性臼杯松动为随访终点的研究显示，随访 12 年的存活率达到了 96.8%[21]，随访 17 年达到了 90.4%[22]。在上述研究中，共有 17 个全聚乙烯材料的髋臼杯（没有金属内衬），没有 1 例发生失败。而所有的翻修病例，使用的均是金属内衬髋臼杯，于是在 1991 年，这种金属支撑的髋臼杯被停止了使用。随后的证据显示，金属内衬的理论是不可靠的[69]，

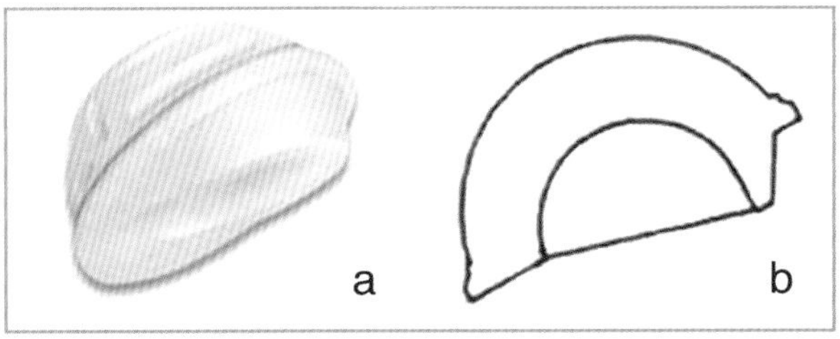

图 3.6-11 Exeter 同心型聚乙烯髋臼杯的照片（a）和示意图（b）

进一步又发现，那些从金属衬垫和聚乙烯材料之间磨损出的微粒状碎片，可能会直接导致假体的松动[70,71]。

1991—2000 年：无金属内衬的同心型全聚乙烯髋臼杯，内径 26mm

这种类型的髋臼杯（图 3.6-11），以及其更早的有金属内衬的版本，都为了减少冲击的发生而略微缩小了股骨头的覆盖范围。最初认为，这种设计会增加关节脱位的风险，但后来发现，由于减少了股骨头覆盖的面积，这种假体在定位时要比最初的偏心髋臼杯严格得多。一项从 2001 年开始的研究[72]发现，在 PEOC 的 242 位患者共 263 例应用此髋臼杯的髋关节置换中，以任何原因导致的翻修作为随访终点，其 15 年的 Kaplan Meier 存活率为 89.9%（95% CI：84.6%～95.2%）（图 3.6-12）。在以无菌性松动为随访终点时，存活率为 91.7%（95% CI：86.6%～96.8%）。对于“最差的情况”，即所有病例都随访丢失并被视为失败时，存活率为 88.4%（95%CI：83%～93.8%）。然而，所有因为原发性骨关节炎而进行手术的患者，15 年的存活率为 95.0%（95% CI：90.3%～99.7%）。在其中 123 例存活的髋关节假体中，99 例有术后的 X 线检查结果，108 例有随访 X 线检查结果。在此之前，透亮线出现在区域 1[73] 的概率是 16%。在患者的随访影像资料中，有 2 例髋臼假体已经出现了移位，另有超过 6 名患者，在三个区域中都出现了透亮线，但他们都没有临床症状。尽管 Exeter 已经成功研制了 Exeter Contemporary 突缘臼杯假体，但此类髋臼杯仍然在一些国家流行着。在一项来自于澳大利亚的随机前瞻性研究中[74]，作者比较了 52 例 Duraloc（DePuy Orthopaedics，Warsaw，IN）非骨水泥髋臼杯和 63 例 Exeter 同心型全聚乙烯髋臼杯的聚乙烯磨损情况，此研究中的全部 115 例患者均使用的是 Exeter Universal 型假体柄。经过平均 8 年的临床随访和 6.5 年的放射学随访发现，非骨水泥髋臼杯以每年 0.15mm 的速度磨损，而有骨水泥的磨损率则是每年 0.07mm。这种差异还没有得到确切的解释。这可能是因为，聚乙烯-骨水泥结合体与聚乙烯-金属壳相比，结构的硬度有所降低，从而提高

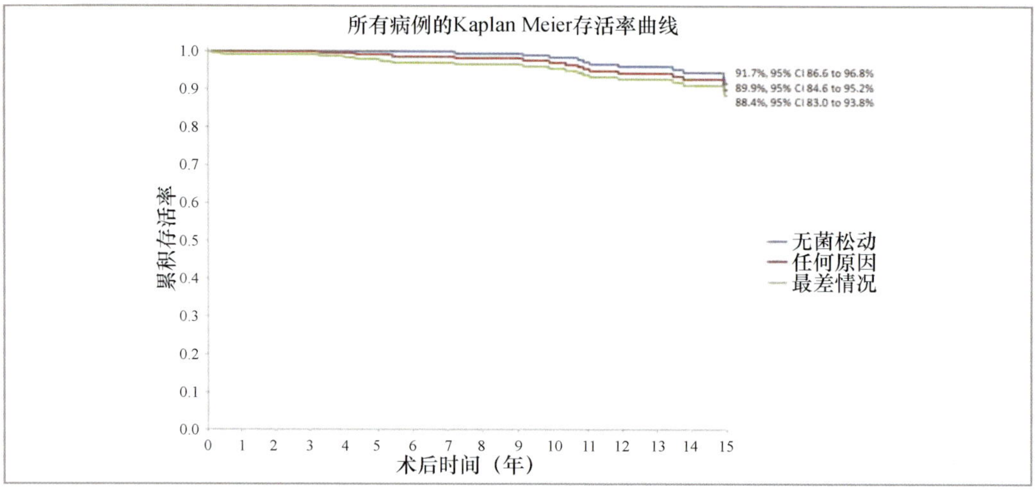

图 3.6-12 无金属内衬的 Exeter 同心型聚乙烯髋臼杯的存活率曲线

了前者在负载峰值时的衰减。

2000—2009 年：Exeter Contemporary 突缘型髋臼杯（耐变性聚乙烯）

突缘型髋臼杯（参见 3.2 章节）的使用得到了大量的临床和试验证据的支持，在瑞典的髋关节登记中心 10 年中的数据显示[63]，Cenator 突缘型骨水泥髋臼杯和 Exeter Universal 型假体柄的联合使用拥有最高的假体存活率（98.8%）。同时，在与 Exeter Universal 型假体柄配伍的情况下，Ogee 突缘型髋臼杯在平均 11.2 年时的无菌性松动的翻修率是 1.83%[38]，若以此为随访终点，其 10 年的存活率为 98.1%[39]。从 2000 年至 2008 年末，共有 3449 个由耐用性聚乙烯制造的 Exeter Contemporary 突缘型髋臼杯（图 3.6-13，参见 1.6 章节）在 PEOC 被应用于临床，其中 2885 例用于初次 THR，86 例用于复杂性初次 THR，另外 49 例则应用于曾接受过髋部手术（但不是 THR）的患者。在 PEOC 的数据记录中，分别有 1 例初次 THR 患者、2 例复杂性初次 THR 患者在术后因无菌性臼杯松动而进行了翻修手术。在同一时期，共有 419 人进行了翻修手术，其中有 8 人因无菌性臼杯松动而进行了二次翻修。

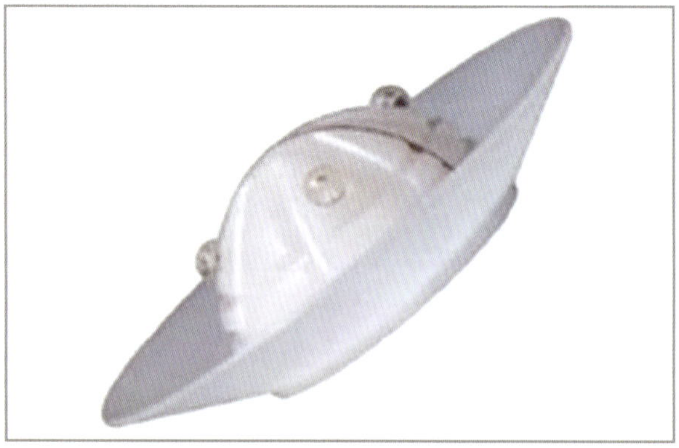

图 3.6-13 Exeter Contemporary 突缘型髋臼杯

但这种髋臼杯假体在埃克塞特之外的使用数量，到目前为止，我们还无法统计。

在一项回顾性的研究中[75]，作者评估了使用 Rim Cutter 的效果，研究对象为 30 例使用了 Rim Cutter 的 Exeter Contemporary 突缘型髋臼杯，作为对照的另外 30 例假体则没有应用。在对比术后 X 线结果时发现，Rim Cutter 应用组在任何区域里都没有出现透亮线，而在未使用的对照组中，有 2 例在区域 1[73] 里出现了透亮线。如果能够证实使用了 Rim Cutter，与术后第一次的影像学检查中假体的无透亮线有关，那么这将会是一项重大的进步，因为在这第一次检查时 1 和 3 区域中的透亮线已经被证明了与后期的髋臼杯移位[76]和松动[77]有直接关系。另外，应用 Rim Cutter 能改善髋臼杯的位置、同心性和覆盖性。此项研究为 Conroy 等[78]的一项随机前瞻性研究的结果做了补充，即 Rim Cutter 能够提高骨水泥覆盖厚度以及提高骨水泥的渗透能力。

2010 年至今：Exeter Rimfit 髋臼杯

在 2010 年，以 X3 聚乙烯（参见 1.6 章节）

为合成原料的"Rimfit"™髋臼杯（Stryker Orthopedics，Mahawah，NJ）被引入进临床的使用中。Rimfit 髋臼杯突起的边缘，已经预先加工成了与不同大小的 Rim Cutter 所制作的凹槽相对应的尺寸。这样就可以使外科医生不必再对其边缘进行修整，并提高了假体突缘和凹槽契合程度，从而改善了髋臼杯外周的压力。

在许多的临床研究中已表明，高度交联聚乙烯 Crossfire 与在氮气中 γ 射线辐照灭菌的 UHMWPE 相比，磨损率要低 72%[79]。而通过模拟实验发现，X3 聚乙烯材料与前者相比，磨损率还要再低 62%（参见 1.6 章节）。

总结

髋臼假体

总的来说，有足够的证据表明，髋臼骨水泥技术的改良（参见 3.2 章节）和髋臼杯设计的进步，使 Exeter 假体的预后有了明显的改善。由上文的数据显示，至少要在使用 20 年之后，才能对骨水泥髋臼杯的效果进行合理的评价，未来的技术更新很显然是肯定的。从这个方面来说，2000 年 Exeter Contemporary 突缘型髋臼杯的引入，无疑是一次巨大的进步，因为至今为止，2000—2008 年间在 PEOC 进行手术的患者中，只有 1 例因为无菌性松动而进行了翻修。如果在 Rimfit 髋臼杯中所使用的 X3 聚乙烯材料，在体内的抗磨损性能能与其在模拟实验中表现得一样好，再同时结合上述讨论过的其他改良因素，那么骨水泥髋臼杯将会得到非常好的发展。

股骨假体

如果不考虑髋部病理改变以及手术医生临床经验的不同，那么目前最新一代的 Exeter 抛光假体柄可以在各个年龄段的患者中都取得良好的疗效，虽然对于体重较大、活动较多的患者而言，原始的抛光假体柄并不足够结实。如今由于有了优良的骨水泥材料，Exeter Universal 型假体柄的预期使用时间至少可以达到 30 年，而且很可能会更长。虽然迄今为止，小型号的假体柄在随访时间上要短于 Universal 假体柄，但其在发挥的功能以及临床预后方面，与标准尺寸的假体几乎相同。假体柄尺寸大小和偏心距的不同，为外科医生提供了极大的灵活性，可以根据患者们髋关节生物力学不同的需要来控制腿的长度。最后，假体能从骨水泥中无困难地取出这一特性具有重大的实用价值，这将有助于完美地实现骨水泥-骨水泥面的重建（参见 4.4 章节）。

对于未来，可以确信假体柄在设计上不会再有明显的改变，长期随访结果的改善，将取决于髋臼存活率的提高。

（李　杨　译）

文献	作者	假体柄类型	臼杯类型	手术例数	手术时的平均年龄
3	Fowler *et al* 1988	Original polished	Exeter eccentric	426	66.8 (30-84)
15	Pearse *et al* 1992	Universal (bipolar hemi-arthroplasty)	NA	108	75 (56-94)
7	Rockborn & Olsson 1993	matt	Exeter concentric	143	71 (39-83) of 110 remaining hips
34	Weidenhielm *et al* 1995	matt / PCA / Universal / CPT	NA	71 Exeter-CPT	62.6 Exeter-CPT
40	Chiu *et al* 1997	polished monoblock / Universal	Exeter concentric / metal back in 8	112	65 (41-91)
35	Fitzpatrick *et al* 1998	Original polished / matt / Universal	Exeter eccentric / concentric	6314	70 (63-71)
9	Howie *et al* 1998	matt / polished monoblock	Exeter concentric	40	69 (56-84)
11	Middleton *et al* 1998	matt / polished monoblock / Universal	Exeter concentric	82 (M 25/ PM 24/U 31)	M 69/PM 69/ U 65
80	McCombe 1999	Universal	NA	123 (83) at 10 years	NA
50	Wroblewski *et al* 2001	C-stem	100% cemented	500	53.7 (15-89)
21	Williams *et al* 2002	Universal	100% cemented	325	67.6 (24-87)
13	Franklin *et al* 2003	matt / polished monoblock / Universal	Exeter concentric	654	68.5
36	Howie *et al* 2004	polished monoblock / Universal / CPT	NA	1032	NA
74	McCombe & Williams 2004	Universal	Exeter concentric / Duraloc cementless	162	67.3
29	Chiu *et al* 2005	polished monoblock / Universal	Exeter concentric / metal back in 8	112	63.5 (41-85)
51	Ek & Choong 2005	Universal / C-stem	7 different cemented and uncemented prostheses	205	68.4 (28-89)
54	Sundberg *et a* l 2005	C-stem	NA	36 (3 excluded)	66 (46-74)
52	Field *et al* 2006	Tri-taper stem	age 65-75 uncemented	54	73.8 (65.6-84.8)
37	Hook *et al* 2006	Universal	32 Exeter metal back, 23 cemented Elite, 33 uncemented Harris-Galante	142 (88 hips at 10 yrs)	61 (18-84)
81	Sherfey *et al* 2006	Universal / Endurance	100% uncemented	138 Exeter	71
30	Yates *et al* 2007	CPT	Uncemented in <65yrs; cemented in >65	190 (123 hips/ 111 pts at 10 yrs)	Under 65 yrs
44	de Kam *et al* 2008	Universal	100% cemented	104 (78 pts)	31 (16-39)
25	Lewthwaite *et al* 2008	Universal	Exeter concentric 50%, metal back 32%, Ogee 15%, BiomEx 3%	130 in 107 pts	42 (max 50)
61	Makela *et al* 2008	9 stems compared (Universal)	11 cups compared	34,549 (10,620 Exeter Universal)	71 (min 55)
43	Miller *et al* 2008	Universal (bipolar hemi-arthroplasty)	NA	49 (49 pts)	71 (54-91)
38	Myers *et al* 2008	Universal	Ogee Elite	131 (127 pts)	69.3 (36-92)
22	Carrington *et al* 2009	Universal	100% cemented	325 (108 hips at 10.7 yrs)	67.6 (24-87)
5	Ling *et al* 2009	Original polished	Exeter eccentric	433	66.8 (30-84)
28	Tai *et al* 2009	Universal (Asia-Pacific)	cemented	47	58.3 (23-90)
39	Young *et al* 2009	Universal	Elite Ogee in 218 (94.8%) Universal Biomet in 12 (5.2%)	230 (215 pts)	68.9 (44-89)

性别（男 / 女）	诊断	首次 / 翻修例数	平均随访时间（年）	丢失随访例数	单独或多位主刀医生	Barrack 分级
156 / 270	Osteoarthritis	410 / 16	13.4	12.2%	3 consultants / 13 registrars	NA
22 / 86	Femoral neck fracture	100% / 0	3.2 (1-7)	0	multiple (number NA)	NA
49 / 53 of 110 remaining hips (102 patients)	Osteoarthritis	100% / 0	minimum 5yrs	0	8	NA
41 / 30 Exeter-CPT	Osteoarthritis	NA	6.5 Exeter-CPT	66 in 151 hips	multiple	NA
26 / 45	Avascular necrosis	100% / 0	6	41	NA	NA
34.7% / 65.3%	Osteoarthritis	100% / 0	6.6 (5-10)	NA	multiple	NA
13 / 27	Osteoarthritis	100% / 0	minimum 9yrs	0	NA	NA
34 / 46	Osteoarthritis	100% / 0	M 12yrs / PM 10yrs / U 6 yrs	0	single	NA
NA	NA	NA	6.8	3	single	NA
193 / 262	Osteoarthritis	100% / 0	3.5 (1-7)	NA	multiple (author did 93%)	NA
133 / 192	Osteoarthritis	95.1% / 4.9%	8.9 (8-12)	0	48% consultant / 52% trainee	A-34 / B-107 / C-51 / D-0 / NA-9 (reviewed pts only)
NA	Osteoarthritis	100% / 0	2-20	0	5	NA
NA	NA	NA	7 (2-17)	NA	31	NA
76 / 86	Osteoarthritis	100% / 0	6.47	4	both authors	NA
24 / 43	Avascular necrosis	100% / 0	12.8	37	NA	NA
76 / 113	Osteoarthritis	NA	2.6	NA	multiple (number NA)	NA
14 / 19	Osteoarthritis	100% / 0	NA	NA	2	NA
10 / 44	Osteoarthritis	100% / 0	Prospective	2	1 consultant	NA
26 / 48	Osteoarthritis	100% / 0	12.7 (10-17)	0	multiple (number NA)	A-36.6% / B-56.6% / C-6.9%
40 / 71	Osteoarthritis	NA	7.25 Exeter 4.57 Endurance	12	single	A-21 / B-53 / C-5
34 / 77	Osteoarthritis	100% / 0	11.1	0	multiple (2 consultant teams)	A-76% / B-0% / C-20% / D-3.4%
34 / 44	Dysplasia	100% / 0	6.2 (2-13)	0	90% consultant	NA
NA	Osteoarthritis	100% / 0	12.5 (10-17)	0	70% consultant / 30% fellows & trainees	A-40 / B-51 / C-27 / D-2
35.4% / 64.6%	Osteoarthritis	100% / 0	7.2	NA	multiple centres	NA
13 / 36	Femoral neck fracture	100% / 0	7.1 (5-13)	5	NA	NA
48 / 79	Osteoarthritis	100% / 0	10.8 (10-11.7)	0	118 consultant / 13 trainee	NA
133 / 192	Osteoarthritis	95.1% / 4.9%	15.7 (15-17)	0	48% consultant / 52% trainee	NA
36.7% / 63.3%	Osteoarthritis	95.4% / 4.6%	30.6 (maximum 33yrs)	6.4%	3 consultants / 13 registrars	NA
9 / 33	Osteoarthritis	100% / 0	8.5 (5-12)	6	multiple	A-33(70%) / B-12(26%) / C-2(4%) / D-0
88 / 142	Osteoarthritis	100% / 0	11.2 (10-13)	1	67% consultant / 33% trainee	A-49.6% / B-43.8% / C-6.6% / D-0

文献	作者	Harris 评分 术前 / 术后 (最差 0 ~ 91 最好)	Oxford 评分 术前 / 术后 (最好 12 ~ 60 最差)	术前 Charnley 分级	改良 Charnley 疼痛 / 功能 / 活动 (最差 0 ~ 6 最好)
3	Fowler *et al* 1988	NA / NA	NA / NA	NA	1.96 / 1.81 / 2.66
15	Pearse et al 1992	NA / NA	NA / NA	NA	NA
7	Rockborn & Olsson 1993	NA / NA	NA / NA	NA	Pain - 5.3
34	Weidenhielm *et al* 1995	NA / NA	NA / NA	NA	NA
40	Chiu *et al* 1997	41.2 / 82.2	NA / NA	A-46 / B-22 / C-10	NA
35	Fitzpatrick *et al* 1998	NA / NA	NA / NA	NA	NA
9	Howie *et al* 1998	28(matt) / 34(polished) / 88(matt) / 77(polished)	NA / NA	NA	NA
11	Middleton *et al* 1998	M 30/PM 32/U 43 M 91/PM 78/U 90	NA / NA	A-28 / B-26 / C-26	NA
80	McCombe *et al* 1999	NA / NA	NA / NA	NA	NA
50	Wroblewski *et al* 2001	NA / NA	NA / NA	NA	NA
21	Williams *et al* 2002	NA / 82	NA / 20.2	Pre: A-137 / B-103 / C-85 Post: A-43 / B-64 / C-94	Pre: 2.4 / 2.2 / 3.2 Post: 5.6 / 5.5 / 5.6
13	Franklin *et al* 2003	NA / NA	NA / NA	NA	NA
36	Howie *et al* 2004	NA / Good to excellent	NA / NA	NA	NA
74	McCombe & Williams 2004	NA / NA	NA / NA	NA	NA
29	Chiu *et al* 2005	39.8 / 82.3	NA / NA	A-46 / B-21 / C-8	NA
51	Ek & Choong 2005	40 / 85	NA / NA	NA	5.6 / 5.0 / 3.3
54	Sundberg *et al* 2005	47 / 90	NA / NA	NA	Pre: 3.0 / 2.8 / 3.8 Post: 5.8 / 5.7 / 5.6
52	Field *et al* 2006	NA / NA	47 / 19	NA	NA
37	Hook *et al* 2006	NA / NA	NA / 24	NA	NA
81	Sherfey *et al* 2006	40 / 84 (Exeter) 35 / 76 (Endurance)	NA / NA	NA	NA
30	Yates *et al* 2007	39 / 86	NA / NA	NA	NA
44	de Kam *et al* 2008	51 / 89	39 / 19	NA	NA
25	Lewthwaite *et al* 2008	36 / 81	NA / 39	A-32% / B-25% / C-32%	Pre: 2.3 / 2.3 / 3.1 Post: 5.2 / 4.6 / 5.4
61	Makela *et al* 2008	NA / NA	NA / NA	NA	NA
43	Miller *et al* 2008	NA / 88	NA / NA	NA	NA
38	Myers *et al* 2008	NA / NA	NA / 22.7	NA	NA
22	Carrington *et al* 2009	NA / 73.2	NA / 38.4	Pre: A-137 / B-103 / C-85 Post: A-52 / B-51 / C-40	Pre: 2.4 / 2.2 / 3.2 Post: 5.4 / 4.5 / 5.3
5	Ling *et al* 2009	NA / NA	NA / NA	A-23.1% / B-37.6% / C-39.3%	NA
28	Tai *et al* 2009	NA / 84.3	46.5 / 17.1	NA	average: 16.5
39	Young *et al* 2009	19.9 / 72.3	NA / NA	NA	NA

生存情况	因无菌性臼杯松动而翻修	因无菌性假体柄松动而翻修	深部感染	关节脱位
NA	6/426	6/426	11	10
NA	NA	0	0	7 (interprosthetic) (6%)
NA	0	6	0	2
NA	2 Exeter-CPT	1 Exeter-CPT	0	NA
NA	1/78	2/78	0	2/78
0.18 per 100 person-years at risk (adjusted revision rate)	NA	0.18 per 100 person-years at risk (adjusted revision rate)	NA	NA
NA	3 (matt group) / 2 (polished group)	4 (matt) / 0 (polished)	1	1
NA	7	6 (matt stems)	1	2
100% for stem loosening aseptic loosening at 7 years	2/83	0	0	2/83
1 revision for deep infection; no loosening	0	0	1/500	5/500
100% at 8 to 12 years for revision for aseptic stem loosening	7	0	4	16
10% revision for any reason at 16 years	13	13	2	33
99.6% at 13 years for aseptic stem loosening	NA	NA	NA	NA
NA	0	0	0	4/162 (Duraloc)
93.3% at 10 yrs and 86% at 15 yrs	2/75	6/75	0	2/75
100%	0	0	3/205	4/205
NA	NA	NA	NA	NA
NA	0	0	1/54	1/54
Stem revision for any cause 2.2%	NA	1/88	1/88	NA
95.66% for any re-operation at 10 years	0	0	1	1
100% at 10 years for aseptic loosening; 95.9% for any reason	2/123	0	3/123	11.40%
100% at 7 years for aseptic loosening, 95.8% for any reason	4	0	3	12 (9 treated conservatively)
100% at 10 years stem for aseptic loosening, 94.4% for any reason	9/130	0/130	1	1
96% at 15 years Exeter Universal 79% Charnley for aseptic loosening	1,074/36,597 (2.9%) for all designs	39/10,620 (0.4%) for Exeter Universal	47 revisions for Exeter Universal	98 revisions for Exeter Universal
5 year cumulative survival of 60.2%	NA	0	0	1
98.9 at 10 year for aseptic loosening, 95.3 for any reason	2	1	3	0
100% at 17 years for aseptic loosening; 81.1% for any reason	13	0	4	7
93.5% survivorship for revision aseptic stem loosening	37 (8.54%)	14 (3.23%)	8 (1.8%)	17 (3.7%)
95.7% at 10 yrs for any reason 100% at 12 yrs for aseptic stem loosening	0	0	2/47	2/47
94.9% at 13 years for any cause	4/230	0/230	3	2 (cups revised)

文献	作者	假体周围骨折	DVT	股骨柄松动	股骨侧骨 - 骨水泥交界放射学透亮线	骨水泥断裂
3	Fowler *et al* 1988	NA	NA	1	20.5% Zone 1 / 5.9% Zone 7	8.50%
15	Pearse *et al* 1992	NA	4	0	NA	NA
7	Rockborn & Olsson 1993	NA	NA	15 definite; 8 suspected	Usually 1/3 to 2/3 of the proximal medial zones	NA
34	Weidenhielm *et al* 1995	NA	NA	1 Exeter-CPT	61% Exeter-CPT	NA
40	Chiu *et al* 1997	NA	0	4 in 78	NA	0
35	Fitzpatrick *et al* 1998	NA	NA	NA	NA	NA
9	Howie *et al* 1998	NA	NA	4 (matt)	4 (loose stems) / 1 (matt)	NA
11	Middleton *et al* 1998	NA	NA	7	7	NA
80	McCombe *et al* 1999	2	NA	0	3/83 (2 incomplete in zone 1;1 incomplete in zone 7)	NA
50	Wroblewski *et al* 2001	0	14/500	0	NA	NA
21	Williams *et al* 2002	3	9	0	18 hips	1
13	Franklin *et al* 2003	1	10	13	NA	NA
36	Howie *et al* 2004	NA	NA	NA	Low incidence	NA
74	McCombe & Williams 2004	0	NA	0	NA	NA
29	Chiu *et al* 2005	NA	0	12 in 75	0	0
51	Ek *et al* 2005	1 – C-stem / 0 – Exeter	1	0	2/205	0
54	Sundberg *et al* 2005	NA	NA	NA	NA	NA
52	Field *et al* 2006	NA	1	0	Yes	0
37	Hook *et al* 2006	NA	NA	NA	9 hips (8 progressive)	5 hips
81	Sherfey *et al* 2006	3	NA	NA	NA	NA
30	Yates *et al* 2007	1	NA	NA	NA	1/121
44	de Kam *et al* 2008	0	NA	0	6 hips	0
25	Lewthwaite *et al* 2008	0	NA	0	12 (all non-progressive)	NA
61	Makela *et al* 2008	37 revisions for Exeter Universal	NA	NA	NA	NA
43	Miller *et al* 2008	1	NA	0	0	NA
38	Myers *et al* 2008	0	NA	1 revised	NA	0
22	Carrington *et al* 2009	4	NA	0	10 hips	0
5	Ling *et al* 2009	2	NA	3.92%	0.69%	7
28	Tai *et al* 2009	0	0	0	NA	0
39	Young *et al* 2009	0	NA	0	15 (2 progressive in 1st 5 years only)	1

平均沉降	异位骨化	注释
73.9% < 2mm	NA	Remarkably satisfactory long-term radiographic appearances for the collarless, smooth, polished, tapered stem
NA	NA	All cases of interprosthetic dislocation involved an earlier model and none of the 44 Bicentric bipolar hips dislocated
5mm in those suspected loose	NA	The late complication with the matt-surfaced Exeter stem is unacceptably high
Exeter-CPT NA	0-54%; I-31%-; II-6%; III-8%	Comparison of Exeter-CPT versus PCA with better results with a tapered, collarless, polished cemented stem
only seen in 7 cases (<2mm)	6/75 (4-Grade I and 2-II)	An incomplete cement mantle gave a 50% revision rate
NA	NA	Meta-analysis for ten prostheses including the Exeter with at least 5 independent studies each; the Exeter stem had particularly favourable revision rates
1.5mm	NA	Matt stems loosened early, while polished stems subsided early but were not loose at the latest follow-up
M NA / PM 1.1mm / U 0.75mm at 2yrs	NA	There was a significant increase in the loosening rate of matt monoblock versus polished stems at medium- and long-term follow-up
NA	NA	A cemented, collarless, double-tapered stem with a polished surface gives excellent femoral fixation in the mid-term
NA	NA	Use of intramedullary bone block technique. The average distance of the distal end of the stem past the cement column was 6.6mm
1.32	0-91; I-69; II-22; II-10; IV-2 (final review)	The Exeter Universal stem functions in the same way as the Original Exeter polished stem and gives ground for optimism in regard to its long-term function
NA	NA	Results are comparable to other Scandinavian Hip registers with improvement in the last decade with the implementation of modern cementing technique
1 mm	NA	The polished cemented collarless double taper stem provides excellent long-term clinical and radiographic results
NA	NA	A comparison of polyethylene wear rates between cemented and cementless cups showing significantly greater wear in the cementless cup group
only seen in 7 cases (<2mm)	6/75 (4-Grade I and 2-II)	Reaming the canal combined with an incomplete cement / oversized stem mantle brings 100% loosening rate in 9 yrs
0.8mm	28.20%	C-stem is comparable to the Exeter stem at 2 yrs
1.35	NA	All implants migrated posteriorly and distally
1.89	0-19; I-15; II-7; III-3	Concerns with neck-shaft angle of 135 degrees requiring the stem to be more distal
1.52mm	Low compared to other studies	The Exeter Universal stem is performing at least as well as any published cemented implant
NA	NA	Support the use of the Exeter stem with 0% revision for aseptic stem loosening
1.95	I-10%, II-10%; III-16%; IV-6%	CPT stem with satisfactory results at 10 yrs
>2mm in 3/104	0-84;I-8;II-10;III-6	Promising medium-term results of the Exeter Universal stem in patients under 40
1.29mm	NA	Excellent survivorship in the young, high demand patient
NA	NA	Superior survival at 15 years for the Exeter Universal stem compared with 11 other most common cemented implants
NA	NA	The Exeter Bipolar is a good alternative to THR in independent and active patients, however, careful patient selection is necessary
NA	NA	Similar results for Exeter Universal and Ogee Elite inserted at a district general hospital using Hardinge approach as in a specialist centre with the posterior approach
1.82	NA	The Exeter Universal stem provides excellent clinical and radiological results into the longer term
3.77mm	NA	The original polished Exeter stem has performed well over the long-term, rarely failing from aseptic loosening unless the cementing is grossly defective
No subsidence in 35(74.5%), <2mm in 9; <5mm in 3	I-8 hips	This first series of Exeter small stems showed excellent medium-term results
NA	0-80; I-27; II-2; III-10; IV-2	Excellent medium-term results implanted in a district general hospital

参考文献

1. **ISO 5832-9, ASTM F 1586.** Rex 734. *ISO Standard 5832-9* 2007
2. **BS 3531-2.** EN58J. *British Standard 3531-2* 1962
3. **Fowler JL, Gie GA, Lee AJC, Ling RSM.** Experience with the Exeter total hip replacement since 1970. *Orthop Clin North Am* 1988;19(3):477-89
4. **Timperley AJ, Gie GA, Lee AJC, Ling RSM.** The femoral component as a taper in cemented total hip arthroplasty. *J Bone Joint Surg [Br]* 1993;75(Suppl I):33
5. **Ling RSM, Charity J, Lee AJC, Whitehouse SL, Timperley AJ, Gie GA.** The long-term results of the original Exeter polished cemented femoral component – a follow-up report. *J Arthroplasty* 2009;24(4):511-7
6. **ISO 5832-1.** 316L. *ISO Standard 5832-1* 1987
7. **Rockborn P, Olsson SS.** Loosening and bone resorption in Exeter hip arthroplasties. Review at a minimum of five years. *J Bone Joint Surg [Br]* 1993;75(6):865-8
8. **Rockborn P, Olsson SS.** Loosening and migration of Exeter THR. *J Bone Joint Surg [Br]* 1994;76(3):507
9. **Howie DW, Middleton RG, Costi K.** Loosening of matt and polished cemented femoral stems. *J Bone Joint Surg [Br]* 1998;80(4):573-6
10. **Crawford RW, Gie GA, Ling RSM.** An 8-10 year clinical review comparing matt and polished Exeter stems. *Orthop Trans* 1998;355:22:40
11. **Middleton RG, Howie DW, Costi K, Sharpe P.** Effects of design changes on cemented tapered femoral stem fixation. *Clin Orthop Relat Res* 1998(355):47-56
12. **Malchau H, Herberts P, Eisler T, Garellick G, Söderman P.** The Swedish total hip replacement register. *J Bone Joint Surg [Am] 2002;84(Suppl 2): 2-20*
13. **Franklin J, Robertsson O, Gestsson J, Lohmander LS, Ingvarsson T.** Revision and complication rates in 654 Exeter total hip replacements, with a maximum follow-up of 20 years. *BMC Musculoskelet Disord* 2003;4:6
14. **Malchau H, Herberts P, Ahnfelt L.** Prognosis of total hip replacement in Sweden. Follow-up of 92,675 operations performed 1978-1990. *Acta Orthop Scand* 1993;64(5):497-506
15. **Pearse MF, Bande S, O'Dwyer KJ, Ling RSM.** The Exeter bipolar prosthesis in the active elderly patient: the results at 7 years. *Int Orthop* 1992;16(4):344-8
16. **Murray DW, Carr AJ, Bulstrode CJ.** Survival analysis of joint replacements. *J Bone Joint Surg [Br]* 1993;75(5):697-704
17. **Murray DW, Britton AR, Bulstrode CJ.** Loss to follow-up matters. *J Bone Joint Surg [Br]* 1997;79(2):254-7
18. **Harris WH, McCarthy JC, O'Neill D.** Femoral component loosening using contemporary techniques of femoral cement fixation. *J Bone Joint Surg [Am]* 1982;64(7):1063-7
19. **Bannister G.** Mechanical failure in the femoral component in total hip replacement. *Orthopaedic Clin North Am* 1988;19(3):567-73
20. **Hashemi-Nejad A, Manktelow A, Eastwood D.** Loosening and migration of Exeter THR. *J Bone Joint Surg [Br]* 1994;76(3):507
21. **Williams HDW, Browne G, Gie GA, Ling RSM, Timperley AJ, Wendover NA.** The Exeter Universal cemented femoral component at 8-12 years – a study of the first 325 hips. *J Bone Joint Surg [Br]* 2002;84(3):324-34
22. **Carrington NC, Sierra RJ, Gie GA, Hubble MJW, Timperley AJ, Howell JR.** The Exeter Universal femoral component at 15-17 years: an update on the first 325 hips. *J Bone Joint Surg [Br]* 2009;91(6):730-7
23. **Barrack RL, Mulroy RD, Harris WH.** Improved cementing techniques and femoral component loosening in young patients with hip arthroplasty. A 12year radiographic review. *J Bone Joint Surg [Br]* 1992;74(3):385-9
24. **Orthoview** Meridian Technique Ltd., Southampton, UK:2004
25. **Lewthwaite SC, Squires B, Gie GA, Timperley AJ, Ling RSM.** The Exeter Universal Hip Replacement in Patients 50 years or younger – 10 to 17 years follow-up. *Clin Orthop Relat Res* 2008;466(2):324-31
26. **Duncan WW, Hubble MJW, Howell JR, Whitehouse SL, Timperley AJ, Gie GA.** Revision of the cemented femoral stem using a cement-in-cement technique: a five- to 15-year review. *J Bone Joint Surg [Br]* 2009;91(5):577-82
27. **Williams DH, Howell JR, Hubble MJ, Timperley AJ, Gie GA.** The short 35.5mm offset Exeter stem. *Canadian Orthopaedic Association Meeting, Whistler, 2009*
28. **Tai CC, Nam HY, Abbas AA, Merican AM, Choon SK.** The first series of Exeter small stem primary total hip arthroplasty – minimum 5 years follow-up. *J Arthroplasty:* 2009:E-pub ahead of print
29. **Chiu KH, Shen WY, Cheung KW, Tsui HF.** Primary Exeter total hip arthroplasty in patients with small femurs: a minimal of 10 years follow-up. *J Arthroplasty* 2005;20(2):275-81
30. **Yates PJ, Quraishi NA, Kop A, Howie DW, Marx C, Swarts E.** Fractures of modern high nitrogen stainless steel cemented stems – cause, mechanism & avoidance in 14 cases. *J Arthroplasy* 2008;23(2):188-96
31. **van Doorn WJ, van Biezen FC, Prendergast PJ, Verhaar JA.** Fracture of an Exeter stem 3 years after impaction allografting – a case report. *Acta Orthop Scand* 2002;73(1):111-3

32. **Halawa M, Lee AJC, Ling RSM, Vangala SS.** Shear strength of trabecular bone from the femur and some factors affecting the shear strength of the cement-bone interface. *Arch Orthop Trauma Surg* 1978;92(1):19-27

33. **Markolf KL, Amstutz HC.** A comparative experimental study of stresses in femoral total hip replacement components: the effects of prosthesis orientation and acrylic fixation. *J Biomech* 1976;9(2):73-9

34. **Weidenhielm LR, Mikhail WE, Nelissen RG, Bauer TW.** Cemented collarless (Exeter-CPT) versus cementless collarless (PCA) femoral components. A 2- to 14-year follow-up evaluation. *J Arthroplasty* 1995;10(5):592-7

35. **Fitzpatrick R, Shortall E, Sculpher M, Murray DW, Morris R, Lodge M, Dawson J, Carr A, Britton A, Briggs A.** Primary total hip replacement surgery: a systematic review of outcomes and modelling of cost-effectiveness associated with different prostheses. *Health Technol Assess* 1998;2(20):1-64

36. **Howie DW, Costi K, McGee MA** Results of cemented collarless double taper femoral stems at primary THR. *Australian Orthopaedic Association, Sydney, 2004*

37. **Hook S, Moulder E, Yates PJ, Burston BJ, Whitley E, Bannister GC.** The Exeter Universal stem:a minimum ten year review from an independant centre. *J Bone Joint Surgery [Br]* 2006;88(2):1584-90

38. **Myers GJC, Morgan D, O'Dwyer K.** Exeter-Ogee total hip replacement using the Hardinge approach; the ten to twelve year results. *Hip Int* 2008;18(1): 35-9

39. **Young L, Duckett S, Dunn A.** The use of the cemented Exeter Universal femoral stem in a District General Hospital – a minimum ten year follow-up. *J Bone Joint Surg [Br]* 2009;91(2):170-5

40. **Chiu KH, Shen WY, Tsui HF, Chan KM.** Experience with primary Exeter total hip arthroplasty in patients with small femurs. Review at average follow-up period of 6 years. *J Arthroplasty* 1997;12(3):267-72

41. **Newman MA, Bargar WL, Hayes DE,** Femoral canal preparation for cemented stems: reamers vs broaches. *American Academy of Surgeons, San Francisco, 1993*

42. **Balu G, Noble PC, Alexander JW, Vela VL.** The effect of intramedullary reaming on the strength of the cement-bone interface. *Orthop Trans* 1994;18:609

43. **Miller D, Choksey A, Jones P, Perkins R.** Medium to long term results of the Exeter bipolar hemiarthroplasty for femoral neck fractures in active, independent patients. 5-13 year follow-up. *Hip Int* 2008;18(4):301-6

44. **de Kam DC, Klarenbeek RL, Gardeniers JW, Veth RP, Schreuers BW.** The medium term results of the cemented Exeter femoral component in patients under 40 years of age. *J Bone Joint Surg [Br]* 2008;90(11):1417-21

45. **Burston BJ, Yates PJ, Hook S, Moulder E, Whiteley E, Bannister GC.** Cemented polished tapered stems in patients less than 50 years of age. A minimum 10 year follow-up. *J Arthroplasty* 2009: Epub ahead of print

46. **Simon J-P, Robbens E, Maes M, Bellemans J.** Single stage bilateral total hip arthroplasty in patients less than 35 years. Forty arthroplasties with 5-17 years follow-up. *Acta Orthop Belg* 2009;75(2):189-99

47. **Yates PJ, Burston BJ,Whitley E, Bannister GC.** Collarless polished tapered stem (CPT). Clinical and radiological results at a minimum of 10 years follow-up. *J Bone Joint Surg [Br]* 2008;90(1):16-22

48. **Shen G.** Femoral stem fixation: An engineering interpretation of the long-term outcome of Charnley and Exeter stems. *J Bone Joint Surgery [Br]* 1998;80(5):754-6

49. **Huiskes R, Verdonschot N, Nivbrant B.** Migration, stem shape and surface finish in cemented total hip arthroplasty. *Clin Orthop Relat Res* 1998;355:103-12

50. **Wroblewski BM, Siney PD, Fleming PA.** Triple taper polished cemented stem in total hip arthroplasty: rationale for the design, surgical technique, and 7 years of clinical experience. *J Arthroplasty* 2001;16(8 Suppl I):37-41

51. **Ek ET, Choong PF.** Comparison between triple-tapered and double-tapered cemented femoral stems in total hip arthroplasty: a prospective study comparing the C-Stem versus the Exeter Universal early results after 5 years of clinical experience. *J Arthroplasty* 2005;20(1):94-100

52. **Field RE, Singh PJ, Latif AMH, Cronin MD, Matthews DJ.** Five-year prospective clinical and radiogical results of a new cannulated cemented polished Tri-Taper femoral stem. *J Bone Joint Surg [Br]* 2006;88(3):315-20

53. **Lankester BJA, Spencer RF, Curwen C, Learmonth ID.** The CPS-Plus – a polished, tapered,cemented femoral stem with a minimum 5 years follow-up. *J Bone Joint Surg [Br]* 2008;90(Suppl III):504

54. **Sundberg M, Besjakov J, von Schewelow T, Carlsson A.** Movement patterns of the C-stem femoral component: an RSA study of 33 primary total hip arthroplasties followed for two years. *J Bone Joint Surg [Br]* 2005;87(10):1352-6

55. **Armitage P, Berry G.** *Statistical Methods in Medical Research*. Oxford, Boston: Blackwell Scientific Publications, 1994

56. **Kaplan EL, Meier P.** Non-parametric estimation from incomplete observations. *J Am Stat Assoc* 1958;53:457-81

57. **Kesteris U, Robertsson O, Wingstrand H, Onnerfält R.** Cumulative revision rate with the Scan Hip Classic I total hip prosthesis. 1,660 cases followed for 2-12 years. *Acta Orthop Scand* 1998;69(2):133-7

58. **Iwase T, Wingstrand I, Persson BM, Kesteris U, Hasegawa Y, Wingstrand H.** The ScanHip total hip arthroplasty: radiographic assessment of 72 hips after 10 years. *Acta Orthop Scand* 2002;73(4):54-9

59. **Herberts P, Malchau H.** Long-term registration has improved the quality of hip replacement. A review of the Swedish THR Register comparing 160,000 cases. *Acta Orthop Scand* 2000;71(2):111-21

60. **Furnes O, Havelin LI, Espehaug B.** Femoral Components: cemented stems for everybody? In: Breusch S, Malchau H, eds. *The Well-Cemented Total Hip Arthroplasty.* Berlin, Heidelberg: Springer, 2005:216-20

61. **Mäkelä K, Eskelinen A, Pulkkinen P, Paavolainen P, Remes V.** Cemented total hip replacement for primary osteoarthritis in patients aged 55 years or older: results of the 12 most common cemented implants followed for 25 years in the Finnish Arthroplasty Register. *J Bone Joint Surg [Br]* 2008;90(12):1562-9

62. **Karrholm J, Garellick G, Rogmark C, Herberts P.** Swedish Hip Arthroplasty Register. Annual Report 2007. *www.jru.orthop.gu.se*

63. **Karrholm J, Garellick G, Herberts P.** Swedish Hip Arthroplasty Register. Swedish Hip Arthroplasty Annual Report 2006. *www.jru.orthop.gu.se*

64. **Cook RE, Jenkins PJ, Walmsley PJ, Patton JT, Robinson CM.** Risk factors for periprosthetic fractures of the hip: a survivorship analysis. *Clin Orthop Relat Res* 2008;466(7):1652-6

65. **Report of a WHO Scientific Group.** Prevention and management of osteoporosis. In: *Geneva: World Health Organisation*, 2003:32

66. **Lindahl H, Garellick G, Regner H, Herberts P, Malchau H.** Three hundred and twenty-one periprosthetic femoral fractures. *J Boint Joint Surg [Am]* 2006;88(6):1215-22

67. **Sarvilinna R, Huhtala HS, Puolakka TJ, Nevalainen JK, Pajamäki KJ.** Periprosthetic fractures in total hip arthroplasty: an epidemiological study. *Int Orthop* 2003;27(6):359-61

68. **Mittelmeier T, Plitz W, Russe W.** The eccentric polyethylene acetabular cup: the role of cup wall thickness and design in implant loosening. *In:* Kossovsky R and Kossovsky N, eds *Materials Sciences and Implant Orthopaedic Surgery Dordrecht, Boston, Lancaster: Martinus Nijhoff Publishers* 1986:223-32

69. **Dalstra M, Huiskes R.** The influence of metal-backing in cemented cups. *Orthop Trans* 1991;15:459

70. **Cates HE, Faris PM, Keating EM, Ritter MA.** Polyethylene wear in cemented metal-backed acetabular cups. *J Bone Joint Surg [Br]* 1993;75(2):249-53

71. **Ritter MA.** The cemented acetabular component of a total hip replacement. All polyethylene versus metal backing. *Clin Orthop Relat Res* 1995:311; 69-75

72. **Veitch SW, Howell JR, Hubble MJW, Gie GA, Timperley AJ.** Review of concentric all polyethylene Exeter Cups in primary total hip replacement. *SWOC 2009*

73. **DeLee JG, Charnley J.** Radiological demarcation of cemented sockets in total hip replcement. *Clin Orthop Relat Res*1976;121:20-32

74. **McCombe P, Williams SA.** A comparison of polethylene wear rates between cemented and cementless cups. A prospective randomised trial. *J Bone Joint Surg [Br]* 2004;86(3):344-49

75. **Darmanis S, Timperley AJ, Gie GA, Hubble MJW, Howell JR.** Use of a Rim Cutter in cemented hip arthroplasty: a technical innovation. *J Bone Joint Surg [Br]* 2009;91(Suppl I):90

76. **Kneif D, Downing MR, Ashcroft GP, Knight DJ, Ledingham WM, Gibson PH, Hutchison JD.** The correlation between immediate radiolucent lines and early implant migration in cemented acetabular components. *J Arthroplasty* 2006;21(2):215-20

77. **Ritter MA, Zhou H, Keating CM, Keating EM, Faris PM, Meding JB, Berend ME.** Radiological factors influencing femoral and acetabular failure in cemented Charnley total hip arthroplasties. *J Bone Joint Surg [Br]* 1999;81(6):982-6

78. **Conroy JL, Chawda M, Kaushal R, Whitehouse SL, Crawford RW, English H.** Does use of a 'Rim Cutter' improve quality of cementation of the acetabular component of cemented Exeter total hip arthroplasty? *J Arthroplasty* 2009;24(1):71-6

79. **D'Antonio JA, Manley MT, Capello WN, Bierbaum R, Ramakrishnan M, Naughton M, Sutton K.** Five-year experience with Crossfire highly cross-linked polyethylene. *Clin Orthop Relat Res* 2005;441: 143-50

80. **Sherfey JJ, McCalden RW.** Mid-term results of Exeter vs Endurance cemented stems. *J Arthroplasty* 2006;21(8):1118-23

81. **McCoombe P.** Initial results of the Exeter Universal femoral component – a 7 year review. *J Bone Joint Surg [Br]* 1999;81(Suppl I):8

3.7 复杂的初次全髋关节置换

J. Charity，G. A. Gie

如果髋关节置换当中存在较高的风险，或者术中有技术方面的困难和并发症，这些情况都应该被称为复杂的初次全髋关节置换，包括：

1. 明显的下肢不等长
2. 髋臼内陷
3. 股骨颈过度前倾或后倾
4. 曾经行内固定术或截骨术
5. 先天性髋关节脱位
6. 髋关节融合改为关节成形术
7. 青少年类风湿关节炎
8. 髋臼解剖异常，包括曾有截骨、骨折或髋臼顶部手术史
9. 固定性脊柱侧弯或固定性髋部畸形

本章记录了埃克塞特中心在处理这些复杂病例时的经验，所有的病例都使用锥形的股骨柄，使用这款假体是因为医生对它都比较熟悉。

下肢不等长

下肢不等长（Leg length discrepancy，LLD）包括了肢体的延长（最常见）或者短缩，骨盆的影像并不是评估下肢长度的可靠手段。

采集病史是非常重要的，需要包括病变发生时的年龄，曾接受过的手术或创伤。发病的年龄将会影响到肢体延长的程度，如果成年后再发病将会保持正常的神经长度和下肢长度，曾经有过髋部手术或者感染的患者，由于有瘢痕的作用，很难避免肢体的不等长。

临床的体检应该包括仔细的皮肤瘢痕检查，特别是寻找肢体骨骺阻滞的证据，同时也要准确评估肢体的长度。

在一些病例，特别是髂前上棘无法触摸到的情况下，下肢全长的影像检查是很有必要的。骨盆的倾斜可以伴随着脊柱侧弯同时出现，确定侧弯是活动的还是固定的尤为重要。柔韧度好的脊柱侧弯在坐位检查时可以得到纠正，同时也应该检查膝关节以排除骨盆的旋转畸形。如果试图在有骨盆倾斜的情况下矫正明显的 LLD，都有可能会导致肢体的延长或短缩。

术前的模板测量能够确定 LLD 的长度（参见 2.3 章节），将髋臼和股骨假体放在解剖位置上将会显示出肢体长度的变化。如果结果与临床体检相同，延长小于 3cm 或短缩小于 2cm，全髋关节置换的手术将会是常规的手术。肢体的短缩通常并不需要，在需要延长的情况下，减小偏心距的股骨假体将有利于控制肢体的长度，如果肢体需要延长超过 3cm（通常是发育性髋关节脱位的病例），则需要考虑粗隆下截骨（本章后面讨论）。如果肢体长度差异小于 2cm，则通常不需要肢体的短缩，但建议使用支具；如果短缩超过 2cm，年轻的患者可能需要大粗隆的缩进手术，老年患者可能需要使用限制性髋臼假体。

Exeter 股骨假体非常适合于此类的情况，基于 125°的颈干角，如果增加股骨颈长可以明显增加偏心距，但对肢体的长度影响较小。股骨颈的截骨水平并不是非常重要的，若要延长肢体，则要保留较长的股骨颈，通过股骨假体髓腔内的置入深度可以调节肢体的长度。

髋臼内陷

髋臼内陷的患者通常有双侧的髋关节骨性关节炎，髋关节是僵硬的，外展活动明显受限，在这种情况下，患者的疼痛并不严重，性生活是受到影响的。

术前精确的计划至关重要，骨盆 X 线片上通常可以看到髋内翻畸形，股骨头的中心是低于大转子尖端的（图 3.7-1），因此术后可能出现肢体的延长，实际上是可以避免的。通过股骨假体深入放置，但是大粗隆可能会与骨盆发生撞击，限制活动度并增加了脱位的风险。当进行单侧手术时，需要同患者讨论相关的事宜并且记录，以避

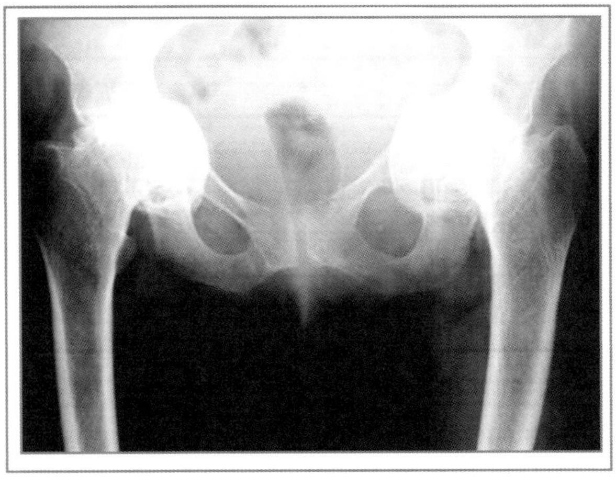

图 3.7-1 骨盆 X 线片上通常可以看到双侧髋臼内陷畸形，股骨头的中心是低于大转子尖端的

免术后的不满意和可能的诉讼。

随着髋臼内陷程度的加剧，大粗隆更加靠近骨盆，坐骨神经的位置相对于股骨颈来说更加偏向外侧，因此，由于压力、锐性分离、暴力使用器械等原因导致损伤的风险也随之增加，相对应的，股骨的偏心距是缩短的。股骨的偏心距是指股骨干中轴线和股骨头中心的水平距离（参见 2.3 章节），当解剖结构正常时，股骨头的中心对应于髋臼的中心；髋臼内陷时，真正的股骨偏心距保持不变，但有效的偏心距减小了。由于髋臼内陷是长期存在的，试图恢复正常的偏心距将会导致复位困难、深筋膜无法闭合、大粗隆滑囊炎和难看的蹒外翻步态。这种步态常常出现于肢体过度延长或者偏心距过度增大的情况，这是由于前方的结构尤其是关节囊的紧张造成的。髋臼的假体注意不要过度外移，股骨假体应该使用与患者真正的偏心距相比偏小的假体。如果模板测量显示真正的偏心距是 44mm，那么可能就需要使用 37.5mm 偏心距的假体。

骨盆 X 线片上应该要注意髋臼周围的骨赘，尤其是前后壁突出的骨赘，如果没有区分出巨大的骨赘，则有可能将髋臼过度外移；如果存在后方的巨大骨赘，可以在脱位前切掉骨赘，以使脱位变得更容易，暴露出更多的股骨颈后方，在原位进行股骨颈的切骨。严重的髋臼内陷更应该重视坐骨神经，如果需要进行原位股骨颈切骨，就要把肢体极度内旋，股骨颈上下方放置保护的拉钩，下方切骨尽量靠近骨盆，上方尽量靠近大粗隆基底。一旦切骨完成，可将肢体内旋，松解前方软组织，再进行股骨颈的准确切骨，之后使用取头器将股骨头取出。少数情况下取股骨头前需将前方的骨赘切掉。

尽管髋臼周围的骨赘已经被去除，髋臼开口的直径仍然小于髋臼内的空腔，不需要再继续增大空腔。髋臼前壁非常薄，磨锉过程中可能会突然发现前壁被磨掉了，或者磨锉到进入骨盆了。应该使用髋臼锉逐步通过开口处小心打磨，直至磨掉软骨，多处出现点状渗血。对于轻度的髋臼内陷，也很难完全去除皮质骨，依靠松质骨钻孔锚定来达到良好的骨水泥固定，在内壁钻孔后，可以进行松质骨的移植。对于严重的髋臼内陷，钻孔穿出的风险是很高的。根据作者的经验，此时进行自体骨打压植骨是最好的方案，可在髋臼上钻孔使血液进入空腔，将患者自己的股骨头粉碎，逐层打压入髋臼中（图 3.7-2）。

在这些情况下，除非髋臼过度内移，否则非

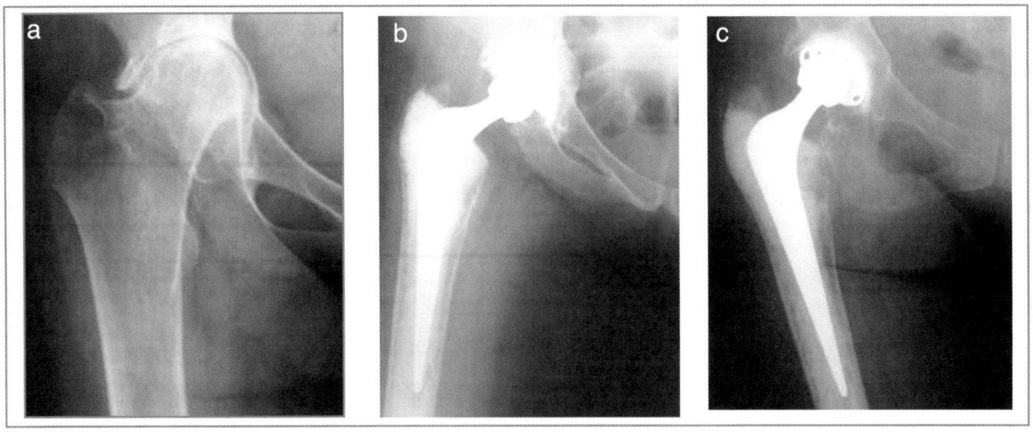

图 3.7-2 轻度髋臼内陷。a. 术前 X 线片；b. 内壁骨移植；c. 13 年 5 个月后随访

骨水泥髋臼就获得了边缘的适配，并能达到广泛的骨长入。

对于髋内翻，大转子覆盖在股骨髓腔的纵轴上（图 3.7-3），因此股骨假体可能放置在内翻的位置上。大转子需要尽量向外侧开口，以便进行中立位的锉骨。内翻位将会减小股骨的有效偏心距。

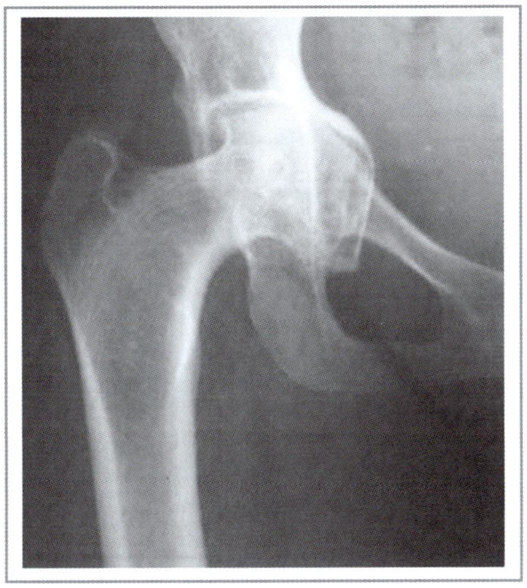

图 3.7-3　髋内翻患者大粗隆对髓腔入点的遮挡使假体容易放置内翻

股骨颈过度前倾/后倾

大转子与股骨颈的相对关系在所有患者中都是相似的，也就是说，股骨的前倾角越大，则大转子的位置越靠后，除非有过股骨颈的截骨或者股骨上端骨骺滑脱（slipped upper femoral epiphysis，SUFE）。股骨颈前倾的异常增大可以是特发性的或者合并有青少年类风湿关节炎、发育不良。如果在手术中没有得到纠正，撞击可能会导致外旋受限，进而增加前脱位的风险。如果采用无领、骨水泥型假体，降低股骨颈的截骨位置，可以解决这个问题。非骨水泥假体结合组配式股骨颈在这种情况下有一定的优势，此时使用假体纠正了股骨颈的前倾，而大转子仍然处于过度偏后的位置，髋部的外展肌群并不在一个最佳的位置，外展肌群的功能更多地是伸直髋部而不是外展髋部。在这种情况下，需要行股骨粗隆下的去旋转截骨（见后）。资深的医生认为，如果股骨颈的前倾大于 45°，就需要粗隆下的截骨，将大转子放置在其正常外侧偏后的位置将会使外展肌群发挥最佳的功能。

单纯为了纠正过度前倾而行去旋转截骨是非常少见的，我们的经验更倾向于进行粗隆下的去旋转截骨（subtrochanteric derotational osteotomy，SDO），即使并不需要短缩截骨。这种方法可以避免传统的大转子截骨带来的不愈合的风险，以及固定钢丝导致的疼痛。SDO 导致的不愈合并不是个难题，并且术后负重是不需要严格限制的。

股骨上端骨骺滑脱（SUFE）后的股骨颈的骨性塑形将可能导致股骨颈的后倾。尽管这很少导致术中操作上的困难，但如果使用解剖型的股骨柄，不论是骨水泥型还是非骨水泥型，都很难获得需要的股骨颈的前倾，这需要在安装髋臼之前进行考虑，可以相应地适当调整。

先前有内固定或者截骨

除非有骨性的畸形，全髋关节置换术在这种情况下通常是比较常规的。

股骨颈骨折固定的螺钉有时很难取出，在这种情况下，可以先将髋关节脱位，截断股骨头，使用钳子钳夹，将螺钉逆向敲出。如果取动力髋螺钉没有合适的取出器械，也可以使用相同的方法。股骨头内取下的骨栓可用于填充股骨外侧皮质上的孔洞，当骨水泥加压时需要助手使用手指固定。

当钢板移除后，可以将螺钉再次拧入到股骨外侧皮质中以预防骨水泥渗漏，内侧覆盖螺钉尖端的软组织可以帮助预防内侧的骨水泥渗漏。

在取出内固定之前，我们需要考虑进行髋关节置换是否必须取出内固定。我们需要有前后位 X 线片，侧位片也是非常必要的，有时我们会发现螺钉并没有穿过股骨髓腔，此时就不需要取出螺钉。术前的模板测量可以了解股骨假体的尖端是否达到内固定的位置，如果达到，需要取出多少枚螺钉。因此，我们没有必要取出一个较长的钢板而增加患者可能的死亡概率。

当一个钢板在体内已经很多年，常规的取出方式有时并不可取。如果是儿童时期植入的钢板，钢板很可能已经位于皮质骨内，这种情况下，只能保留内固定，由髓腔内将螺钉磨掉，以创造出股骨假体的空间。此时完全没有必要因为取皮质骨内的钢板而造成骨的缺损。如果需要行粗隆下的截骨，可以使用金属切割盘将钢板切断，进行截骨，不需要取出钢板。

先天性髋脱位

髋关节的发育异常可以导致继发性的骨性关节炎，进而在相对年轻的年龄需要行全髋关节置换。由于高位的髋关节旋转中心、股骨髓腔狭窄、股骨前倾增加、大转子后移等因素使得置换的难度增加，因此具有相对高的失败概率。

如果将髋关节的中心放回到真正的髋臼当中，可能会导致肢体的延长以及血管神经组织的损伤，因此对于高位髋关节脱位的患者，股骨的短缩截骨可能是需要的，并且在进行短缩截骨时还可以纠正旋转，改变股骨的过度前倾以及大转子的位置。

在手术之前，需要详细询问病史，准确测量肢体的长度，仔细检查肢体上的瘢痕。对于做过下肢手术的患者而言，仅仅骨盆的影像检查是不够的，术前的模板测量非常重要，因为经常需要小号的髋关节假体（图 3.7-4）。

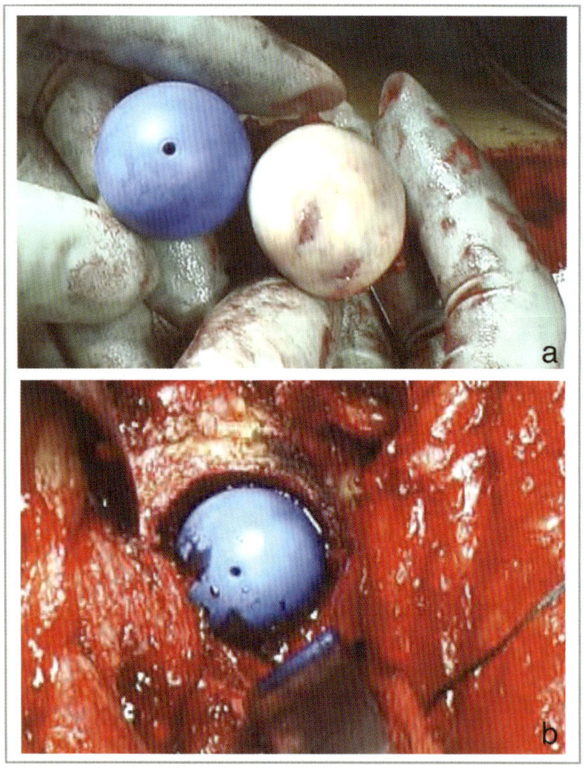

图 3.7-4 假体的股骨头与患者的股骨头的比较（a），术中影像显示在准备完的髋臼骨床中的 28mm 股骨头（b）

患者需要提前被告知，如果基本或者完全恢复下肢长度，患者可能起初会感觉明显的腿长，下肢可能保持在外展位，这是由于肢体延长导致的外展肌紧张所致。如果术前不告知，将可能导致术后早期的不满意和不理解。外展肌需要在 2～3 个月内逐渐拉伸，肢体延长的感觉将会得到解决。然而，当肢体固定在内收位置很多年时，同侧的膝关节将会出现外翻畸形，手术后尤其明显，并且将会持续存在。

我们采用后侧的入路，不需要行大转子截骨，髋关节脱位后，评估股骨颈的前倾，如果大于 45°，将会采取去旋转的截骨。

之后是截断股骨颈，将股骨向前方牵拉。首先遇到的挑战是寻找真正的髋臼，最好的方法是沿着冗长的关节囊向下寻找，直到下方的拉钩可以放到髋臼横韧带的下方。假臼下方的骨赘经常覆盖住真臼的上缘，不要把它当做“泪滴”。一旦切除了骨赘，就会在下方看到真臼，直径小呈“V”形，其前后径通常明显减小。

开始的磨锉要极其小心，因为骨质比较软，在卵圆窝内通常可以见到脂肪组织，这是确定真臼的可靠方法。臼锉以 2mm 递增，注意评估髋臼前后壁的厚度。如果达到了足够的假体覆盖，就可以选择骨水泥型或者非骨水泥型假体。如果使用骨水泥假体，由于骨质较软，可以使用 8mm 嵌入器打孔，而不是使用钻头；如果不能达到完全的覆盖，就需要使用边缘的金属网，接着打压植骨。

在解剖位置固定髋臼后，股骨的准备就比较常规了，包括锉骨和股骨栓子测量，接着试行复位，如果不成功，可以行粗隆下的短缩截骨。股骨头距离复位位置的距离将会给医生提供截骨长度的参考。

粗隆下短缩截骨

剥离股外侧肌可以暴露出股骨的外侧皮质，使用含有亚甲蓝的笔在股骨上做纵行标记，以便于旋转定位。

在小粗隆下缘可做横行截骨，部分切断，在截骨处放置一个锯片或薄的尺子，第二次截骨平行于第一次截骨进行（图 3.7-5）。

在近端股骨内放入试体柄（图 3.7-6），外展位复位髋关节，之后将下肢置入中立位，如果此时触摸外展肌感觉特别紧张，可以进行松解，但这种情况很少发生。将截断后分离的两

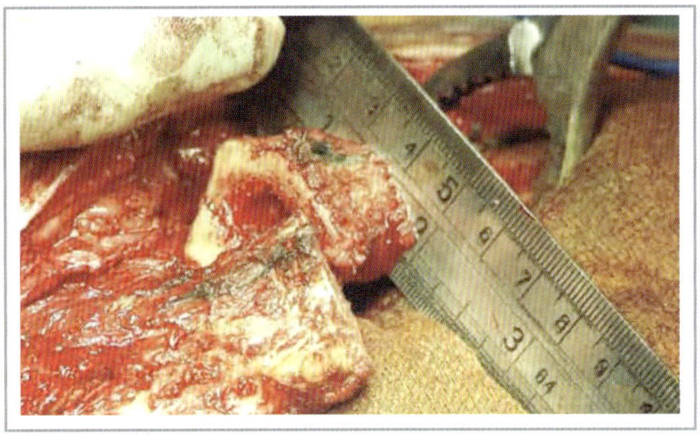

图 3.7-5 粗隆下截骨当中使用薄尺来辅助平行截骨

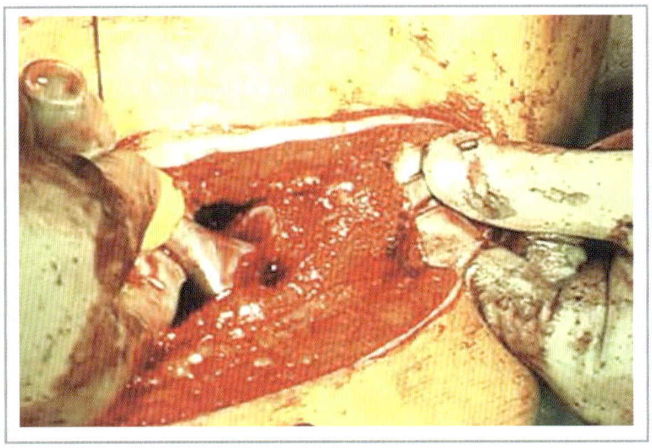

图 3.7-6 近端截骨块中放入试体柄

部分股骨平行放置，牵引下肢了解是否已经截去了足够的骨质；如果还不够，可以放一个锯片在截骨端，再与远端重复截骨，这样就完成了截骨的操作。将试体柄插入到远近端股骨，复位髋关节后评价稳定性、下肢长度及软组织张力。如果无法复位，则需要在远端截去更多的骨质。当复位满意后，截骨处可使用 6 孔动力加压钢板及单皮质螺钉（图 3.7-7）固定，或者也可以使用锁定钢板。

截骨处通过髓腔内的股骨试模达到固定，确保正确的股骨前倾，钳夹钢板的复位钳始终夹紧直至假体最终达到满意的位置，骨水泥聚合完毕，冲洗髓腔，将股骨头内及髋臼锉下的自体松质骨用拇指填充至截骨部位，选择大一号试体打压，使移植骨进入截骨端，之后的骨水泥操作与初次 THR 相同，但不需要进行髓腔灌洗，并且要使用细的骨水泥枪。没有必要采取预防措施来应对截骨部位的骨水泥溢出。在骨水泥聚合完毕之后，需要仔细检查截骨处，清理多余的骨水泥，之后按常规操作完成手术

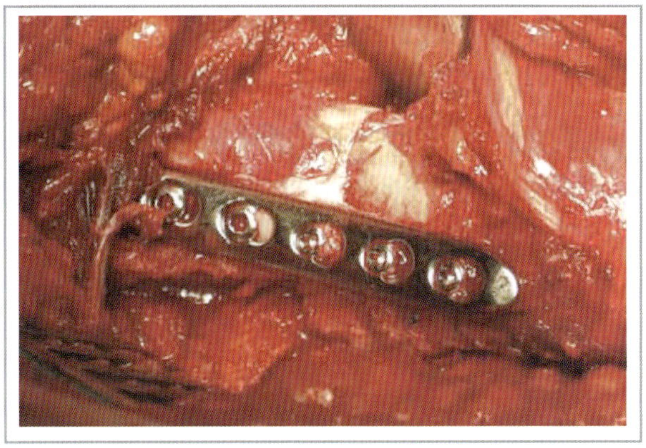

图 3.7-7 截骨部位使用钢板固定

（图 3.7-8）。如果担心坐骨神经的张力过高，术后可在膝关节下方垫一个枕头，保持膝、髋关

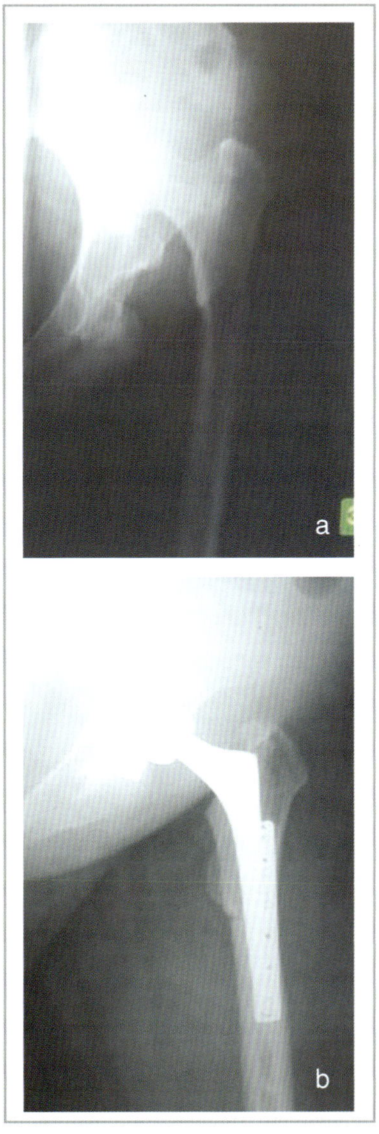

图 3.7-8 术前和术后的 X 线片

节屈曲直到腰麻或硬膜外麻醉消退，术后 6 周内限制负重。

融合 /骨性强直的全髋关节置换

在 THR 出现之前的许多年，髋关节融合被认为是非常成功的外科手术，是很多患者的唯一选择。然而患者需要的是一个灵活的髋关节，这些患者关节僵硬了多年，是髋关节置换的理想人群，尽管术后的关节活动度通常达不到初次 THR 那样满意。实际上，一个稳定的、强直的、无痛的关节如果转为一个活动的髋关节，有时患者可能需要行走的辅助设备，但患者可以达到独立地穿衣、正常地坐在椅子上，特别是餐桌前、飞机上或电影院中。

骨性强直转换为 THR 的适应证包括：慢性的下腰痛、融合位置不佳、同侧膝关节骨性关节炎，还包括持续加重的膝关节畸形、对侧髋关节骨性关节炎。

如果髋关节融合在过度外展的位置，将会导致骨盆的倾斜，继而出现同侧膝内翻、对侧髋关节覆盖不足，髋臼外上缘压力过大，导致外上缘 OA；如果髋关节融合在内收位置，将会导致同侧膝外翻畸形和对侧髋的内侧 OA。在这种情况下，患者应该被告知 THR 将会纠正髋关节的内收位畸形，但有可能加重膝的外翻畸形。

手术过程中会遇到诸多的挑战，应该由经验丰富的髋关节外科医生来操作。尽管很多医生喜欢大转子截骨入路，但这不是必须的。在埃克塞特，我们常规采用后方入路，在股骨颈截骨时，尽量向前方暴露，引导锯片的方向，下方紧贴骨盆，上方紧贴大粗隆基底，通过环形手柄来辅助确定股骨颈的方向。如果髋关节融合在极度外旋位，可以从前方截断股骨颈，仅仅需要分开臀中肌的纤维。有时大粗隆包裹于骨性融合的骨块中，此时应当小心地将外展肌群自后向前从骨盆侧壁上分离，这样就可以发现大粗隆与融合骨块之间的界限。关节外的融合通常使用骨栓（腓骨干）穿过股骨髓腔进入坐骨，在切除这个骨栓时要尤其小心，因为坐骨神经很接近这里。

手术中应该记录外展肌的情况，因为这与 THR 的最终功能结果有关，如果肌肉看起来比较菲薄，那么术中尽量避免牵拉易撕裂的肌肉。

一旦股骨可以内旋，就可以进行股骨颈的截骨。将前方软组织进行松解，股骨向前方牵拉，松解股直肌返折头、从髂骨翼上松解髂股韧带都可以辅助向前方牵拉股骨。髋臼的磨锉从小号髋臼锉开始（直径 32mm），在股骨头内进行，逐渐增大，要注意经常评估髋臼前后壁的厚度。融合通常出现于近端，而髋臼下缘很少累及。在这种情况下，可以容易地去识别髋臼横韧带和“泪滴”，同时可以看到卵圆窝内的脂肪组织，自此位置起使用半球形髋臼锉将使髋臼假体放置于一个解剖位置。

磨锉应当特别小心，因为骨质通常非常疏松。如果在髋臼窝内没有找到相应的组织，可以使用一个 2mm 钻头钻穿髋臼内壁，测量内壁的厚度，磨锉直到内壁厚度达 5mm，一定要注意不要混淆股骨头的下缘与“泪滴”或者髋臼内壁。

当髋臼磨锉完成后，可以看到完全是松质骨的骨床，对于骨水泥髋臼是非常理想的（图 3.7-9），随后使用 8mm 嵌入器打压松质骨形成锚定孔。

股骨侧有畸形或有金属内固定的处理方法在本章节的其他部分讨论。

青少年类风湿关节炎（JRA）

青少年类风湿关节炎（juvenile rheumatoid arthritis，JRA）患者是一个特殊的群体，需要非常仔细的术前评估和计划，本章中提到的许多复杂的畸形都与 JRA 有关，包括了髋臼和股骨头发育不良、股骨髓腔狭窄、股骨弯曲、髋臼内陷、半脱位、自发性融合、关节挛缩、股骨颈过度前倾、由于先用及皮质激素治疗引起的严重骨量丢失。髋关节以外的病理改变也值得考虑，包括了颈椎病变、下颌骨发育不良、颞下颌关节的僵硬。

麻醉显然需要有经验的麻醉师，熟悉纤维镜的使用。需要准备小号的器具。手术医生需要熟悉原位股骨颈截骨、复杂的髋臼重建、转子下截骨，广泛的软组织松解，这包括：完全切除关节囊，从小转子上松解髂腰肌腱，松解臀大肌止点，皮下切断内收肌腱，此时采用小

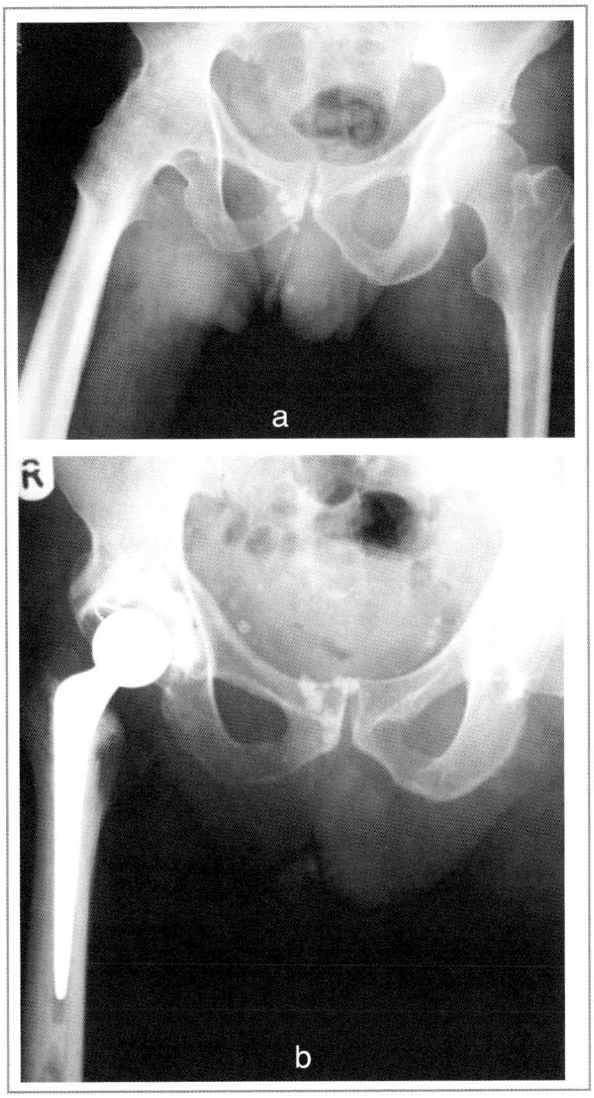

图 3.7-9　融合髋的术前、术后影像

切口是完全没有必要的。安装试模后试行复位，应当确保容易复位，因为复位时扭转的力量可能导致股骨的骨折。

我们处理 JRA 的经验也不多，这种病例我们仅使用过骨水泥的 Exeter 假体，与其他病例相比，无菌性松动的概率并没有增加。

髋臼解剖异常，包括截骨、骨折和加盖手术

髋臼畸形的种类非常多，因此很难给出合适的建议，有经验的医生认为以下几种手术比较容易进行：截骨术后、保守治疗的髋臼后壁骨折、使用非骨水泥髋臼假体、螺钉加强。如果髋臼内壁骨折造成了髋臼内陷，那么使用打压植骨可以容易地解决，特别适合于增加年轻患者的骨量储备。加盖手术并不会增加骨的储备或者髋臼的覆盖，因为加盖通常放置在前上缘，屈曲内旋时可能发生撞击，因此需要切除加盖的骨块，反而为 THR 制造了困难。

固定性脊柱侧弯，源于髋部畸形的骨盆倾斜

术前计划中明确脊柱侧弯是固定的还是活动的非常重要。

如果脊柱侧弯是固定的，仅仅需要处理明显的下肢不等长，那么在手术台上就不需要考虑骨盆的外展或者内收，根据体位架的指示安放髋臼假体，我们知道不论患者站立还是随时间进展，骨盆的倾斜都不会改变。然而，如果脊柱侧弯是活动的，或者由于髋部畸形产生了骨盆的倾斜，那么髋臼的位置就需要相应地调整。重点是要知道骨盆在手术台上的位置。如果有固定的髋外展畸形，骨盆将处在更接近手术台的位置，因此髋臼假体的安放也应在这样的位置上。髋内收的畸形则与此相反。

结果

在处理高位髋关节脱位的病例时，在埃克塞特根据 Crowe 分型，将此类病例归为 Crowe Ⅳ型，需要进行股骨的短缩截骨，这种手术始于 1993 年 5 月。

我们收集伊丽莎白公主医院骨科中心的髋关节数据，其中所有的高位髋关节脱位均使用短缩及去旋转的粗隆下截骨方法，包括 15 个女性患者，18 髋，随访时间超过 11 个月。所有病例均使用骨水泥型 Exeter 股骨假体，16 例髋臼使用骨水泥假体，2 例髋臼使用非骨水泥假体。

这些病例使用了 Charnley 改良的 d'Aubigne Postel 评分系统，同时进行了影像学的随访。

基于 Charnley 改良的 d'Aubigne Postel 评分系统，临床评分明显提高，疼痛评分由 2 改善到 5，功能评分由 2 改善到 4，活动度由 3 改善到 5。

这组复杂病例出现的并发症包括 1 例暂时性的股神经麻痹，12 个月后完全康复；1 例由于截骨部位不愈合伴疼痛，进行了股骨侧的翻修。其他的 17 例均观察到了截骨部位的愈合，

没有出现股骨假体的无菌性松动或者坐骨神经的麻痹。

（李 锋 译）

参考文献

1. **Crowe JF, Mani VJ, Ranawat CJ.** Total hip replacement in congenital dislocation and dysplasia of the hip. J Bone Joint *Surg [Am] 1979;61(1):15-23*
2. **Charnley J.** Numerical grading of clinical results. In: Charnley J, ed. *Low Friction Arthroplasty of the Hip - Theory and Practice.* Berlin, Heidleberg, *New York. Springer-Verlag,1979:20-4*

推荐阅读

Bolder SB, Melenhorst J, Gardeniers JW, Slooff T, Veth RPJ, Schreurs BW. Cemented total hip arthroplasty with impacted morcellized bone-grafts to restore acetabular bone defects in congenital hip dysplasia. *J Arthroplasty 2001;16(8 Suppl 1):164-9*

Gates HS, McCollum DE, Poletti SC, Nunley JA. Bone-grafting in total hip arthroplasty for protrusio acetabuli. A follow-up note. *J Bone Joint Surg [Am] 1990;72:248-51*

Masonis JL, Patel JV, Miu A, Bourne RB, McCalden R, Macdonald SJ, Rorabeck CH. Subtrochanteric shortening and derotational osteotomy in primary total hip arthroplasty for patients with severe hip dysplasia: 5-year follow-up. *J Arthroplasty 2003;18(3 Suppl 1):68-73*

McCollum DE, Nunley JA. Bone Grafting in Acetabular Protrusio: A Biologic Buttress. *In The Hip: proceedings of the sixth open scientific meeting of the hip society. 1978;124-146*

Sanchez-Sotelo J, Berry DJ, Trousdale RT, Cabanela ME. Surgical treatment of developmental dysplasia of the hip in adults: II. Arthroplasty options. *J Am Acad Orthop Surg 2002;10(5):334-4*

Yasgur DJ, Stuchin SA, Adler EM, DiCesare PE. Subtrochanteric femoral shortening osteotomy in total hip arthroplasty for high-riding developmental dislocation of the hip. *J Arthroplasty 1997;12(8):880-8*

3.8 股骨颈骨折

A. G. Bailie, J. R. Howell, M. G. W. Hubble

引言

股骨颈骨折是一类问题日益突出的疾病。在大多数案例中，因为股骨上段骨质疏松，导致在跌倒或是极小的外力损伤下即出现脆性骨折。在患者不伴有骨质疏松的情况下，股骨颈骨折多由高能损伤引起。随着髋部骨折案例逐日上升，当代社会对其治疗策略以及相关的金融负担也逐渐重视。外科医生提供了髋骨骨折的患病率及发病率（参见2.9章节）。在条件允许的情况下，手术治疗的方案应同时考虑到流行病学、既往文献有报道，以及最终的财政预算等因素。

发生率

在1990年，全世界髋部骨折发生数为170万人[1]，预计这一数字在2050年将提升至630万人[2]。随着年龄增长，骨折发生率逐渐提高，说明髋部骨折发生率增加与人口老龄化相关[3]。女性患者骨折发生率有显著性提高，这与她们骨质疏松以及较高的生活期望相关。

分型

髋部骨折解剖分型可分为囊内骨折及囊外骨折。囊内骨折可被进一步分类，不同作者根据不同标准做了大量阐述，其中应用最为广泛的分型系统是Pauwels分型[4]，其根据骨折倾斜角度分型；以及Garden分型[5]，其根据断端移位程度分型。本章重点阐述针对不同的髋关节囊内骨折的Exeter柄使用方式进行阐述（图3.8-1）。

手术治疗

股骨颈骨折手术治疗的目的是减轻疼痛，恢复功能。理想情况下，术后患肢可以在完全承重的情况下恢复关节活动，以避免老龄患者因长期卧床导致的并发症。如果骨折断端小或是没有移位，则股骨头血供破坏少，缺血性股骨头坏死的发生率低。通过内固定的方法存在保留股骨头的可能。这一方法需要联合间接复位，以及在适当的手术时间内行关节囊内血肿减压。相反的，如果囊内骨折移位明显，或是股骨头血供破坏严重，导致股骨头缺血性坏死的概率大，那么将要考虑髋关节置换手术。

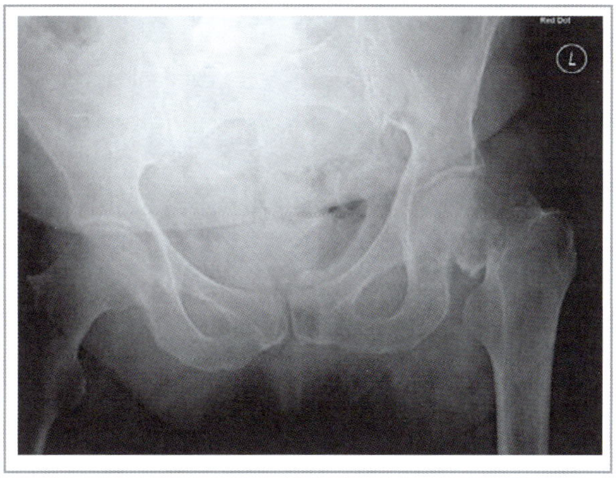

图 3.8-1 移位的囊内骨折

急性关节囊内骨折可在几种置换术中做出选择：应用骨水泥固定或非骨水泥固定，应用单极头或双极头的半髋关节置换，或全髋关节置换。虽然有多重手术措施，但是在每一例患者治疗前手术医师都应计划好最适合的治疗方案。

当患者高龄，或是潜在患有/既往患有影响置换术后恢复的并发症，如痴呆、高等级的心血管疾病、神经系统疾病，以及其他慢性疾病，将会影响术后生活质量及功能，从而影响手术效果。

为了进一步考虑与患者相关的因素，在术前应考虑骨折发生原因，骨折两端骨质量，患者骨折前关节活动度及活动等级，受伤前独立生活能力——生活在自己家或是私人疗养院。

最后，基于既往报道的证据，可预估功能恢复，以及疼痛缓解的程度，帮助术者决定手术方案。

半髋关节置换术适应证

对于移位的囊内股骨颈骨折的最终治疗方案是有争议的；不同外科医生有不同的治疗措施[6]，最近调查表明半髋关节置换在囊内骨折中应用最广泛[7]，但是患者年龄及活动等级极大地影响了术式的选择。多数外科医生对80岁以上患者选择关节置换（半髋或是全髋），60岁以下患者选择关节内固定，但是对于60～80岁患者最佳治疗方案的选择则依情况而定[8]。

多数作者尝试区分内固定、半髋关节置换及全髋关节置换的适应证。最近的一份基于14篇RCT研究的综述表明半髋关节置换术后翻修的相对风险指数是内固定的0.23倍（$P=0.0003$）；作者指出，更多的研究表明关节置换功能恢复和减少疼痛的效果均优于内固定，如果年龄在70～80岁间的神志清楚的老人应选择全髋关节置换，对于年龄更大的需要规律照顾的老人可从半髋关节置换中获益[9]。Cochrane团队还研究了对于成人囊内骨折内固定与关节置换的比较[10]。来自17项试验的研究表明内固定较关节置换再次手术的概率增加（36% *vs*. 11%），有限的资料表明应用骨水泥固定关节置换假体疼痛更少，功能恢复更佳。

在过去还有针对半髋关节置换是否需要应用丙烯酸骨水泥的争论（参见2.9章节）。一些证据表明半髋关节置换中应用骨水泥固定有更好的效果。在同一款假体行骨水泥固定和非骨水泥固定的对照研究中，作者发现骨水泥固定假体组中疼痛缓解程度、行走能力较非骨水泥固定组强，步行器依赖小；在死亡率上两组没有明显差别，而且骨水泥固定组翻修率或等待翻修的比率低[11]。Cochrane团队及其他作者证实应用骨水泥固定假体可以降低术后疼痛，拥有更好的活动度[12,13]。而且，骨水泥假体半髋关节置换长期存活率更高，综合考虑全部翻修案例10年存活率高达93.6%[14]。最近澳大利亚骨科协会关节置换注册系统提供数据表明骨水泥固定型半髋关节置换可降低一半以上的翻修率，而死亡率与非骨水泥固定型假体相似[15]。因此在错位的股骨颈囊内骨折时行骨水泥型假体半髋关节置换效果更佳。

单极头或双极头

近来针对半髋关节置换假体头有两种类型：单极头或是双极头。单极头的金属头直接与髋臼软骨接触；双极头半髋关节置换假体有一体式或模块化设计。双极头假体头端附加了关节结构。双极头假体其金属头外包被一层聚乙烯衬垫，聚乙烯衬垫外还有一层金属壳，二者都与髋臼软骨面形成关节。双极头设计原理是基于其可减少髋臼软骨界面的剪切力，从而降低磨损与侵蚀。

双极头假体金属-聚乙烯关节有部分活动度，摩擦力小，减少金属-髋臼软骨活动度。一般认为双极头假体活动度更佳（图3.8-2）。

然而，尽管双极头理论上具有以上优势，其同样存在一些潜在缺点，而且文献并无双极头优于单极头的证据。应用双极头有金属-聚乙烯界面磨损，磨屑导致骨质溶解继发假体松动的风险。双极头花费更高，操作更为复杂。材料的费用必须同时考虑当时社会背景下髋关节骨折发生率日益增加[2]，其社会及个人健康保健支出逐渐上升。几名学者直接比较了半髋关节置换单极头和双极头的效果[16-18]。Raia等发现在并发症发生率、功能预后以及生活质量等方面双极头较单极头无明显优势。在一份大样本长随访期的调查中，单极头或双极头行半髋关节置换在步行状态、日常生活

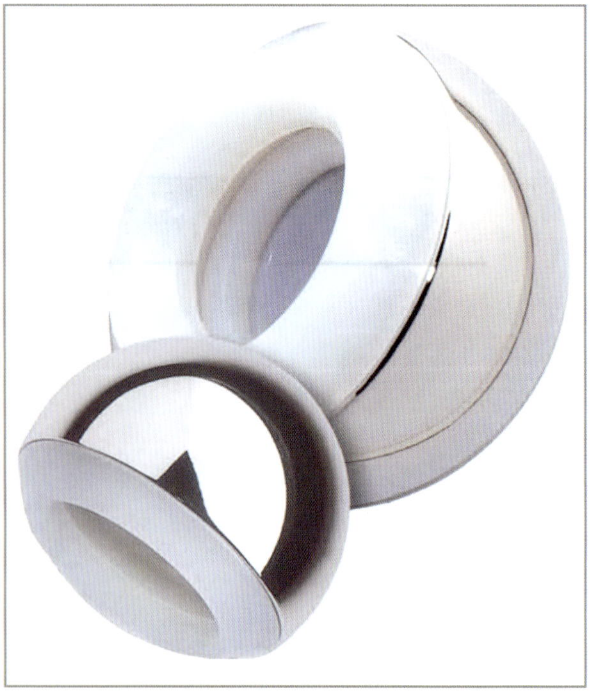

图3.8-2 双极头假体

活动以及髋关节疼痛等方面无明显差别，因此作者表明应用双极头额外的花费并未与它的功能相称[17]。Parker 和 Gurusamy[13] 对 7 个试点 857 位行单极头/双极头半髋关节置换患者综述，结果表明在两种类型假体间无明显差别。

总之，从既往文献中可见单极头骨水泥固定半髋关节置换是股骨上段囊内骨折的主要治疗方式。

Exeter 创伤股骨柄

Exeter 创伤股骨柄（Exeter Trauma Stem，ETS）是一款单极头一体式假体，有大的股骨头搭配假体柄，与 Exeter 全髋关节置换相匹配（图 3.8-3）。假体柄的解剖结构为抛光无颈领的双锥形结构，为骨水泥固定假体允许沉降，通过压力将载荷传导至股骨上段，并且提高了假体的扭转稳定性。

在患者需要应用骨水泥固定型半髋关节置换假体进行治疗时，外科医生选择应用这一款假体是基于如下两个重要原因。

首先是目前已经证实抛光的无颈领结构双锥形假体柄长期存活率高。Exeter 髋关节假体几乎不存在股骨骨质溶解[19]以及 17 年的随访中无因为股骨假体柄无菌性松动导致的翻修[20,22]。ETS 被设计成这一形状目的是在初次髋关节置换中获得上述良好的长期存活率。

其次，术者必须考虑到患者行半髋关节置换后行全髋关节置换翻修的潜在可能。髋臼溶解的出现会导致髋部疼痛、骨质溶解以及假体移位。这一情况增加了半髋关节置换后行全髋关节置换的困难程度，同时提高了术中/术后并发症发生概率，有文献报道提高了 45%[23] 或 50%[24]。应用带弧度的骨水泥型假体柄翻修时可导致股骨穿孔或股骨骨折。带弧度的骨水泥假体柄较容易朝向皮质较薄的股骨区域，从而增加了骨折或穿孔的风险。通过 ETS 进行 Exeter 全髋关节置换时，因其假体柄为直柄，几何结构相似，可以避免大部分上述并发症的发生，应用股骨假体原件骨水泥内置入骨水泥（cement-in-cement）的技术可以减少翻修手术时间（参见 4.4 章节）。

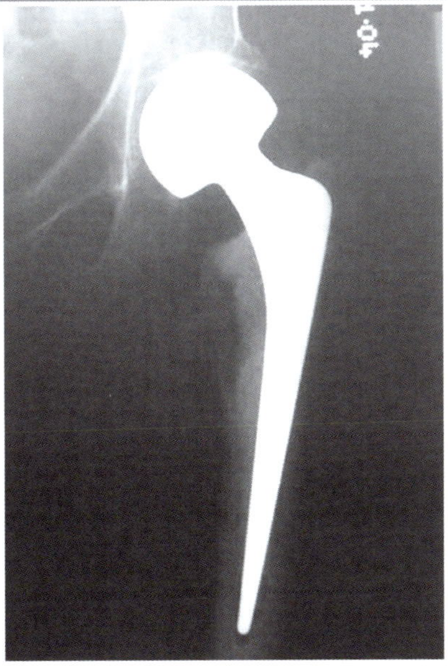

图 3.8-3 Exeter 创伤股骨柄（ETS）

在良好固定的情况下将 ETS 翻修为 Exeter 全髋关节置换，只需术者清理假体肩部的骨水泥即可。

新型的 0 号（44mm 或是 37.5mm 的偏心距）Exeter 假体柄或是 Exeter 短翻修柄（44mm 偏心距，长 125mm）可以在不需过分清理以前手术骨水泥的基础上再次置入新的骨水泥固定（图 3.8-4）。这一骨水泥内置入骨水泥的技术在 1989 年由 Exeter 提出。175 例翻修患者应用这种骨水泥内置入骨水泥的技术进行 Exeter 柄翻修，随访 5 年未见因无菌性松动而进行翻修的案例[24]。

手术技术

步骤 1 明确需要行骨水泥固定的半髋关节置换。已绘制 ETS 假体柄术前 X 线模板。术前在患侧及健侧行 X 线检查作为术中指导。应密切关注假体置入深度，因为其与大转子尖端相关。

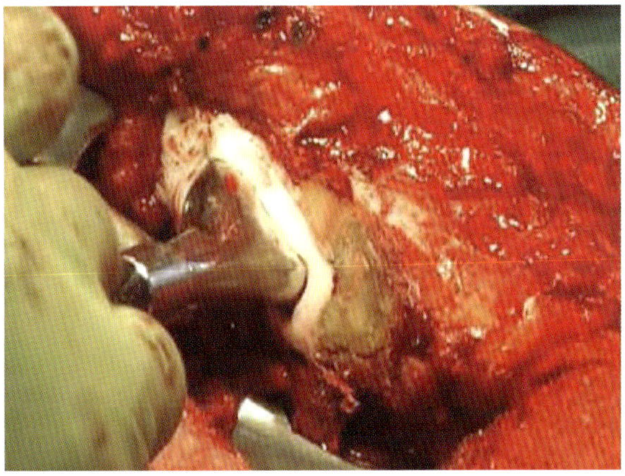

图 3.8-4 以前手术骨水泥可看作新注入白色骨水泥与皮质骨之间的灰区

术前模板对选择假体型号有很重要的作用。最简单的模板制作方法就是对照健侧未骨折股骨通过X线正位片进行绘制。将模板放置在股骨上端，标记假体肩部与大转子尖端的距离。假体肩部平均位于大转子尖端下12mm，但是这一数值在外翻髋关节中减小，在内翻髋关节中增大（图3.8-5）。

ETS是一款较细的带有40mm偏心距的假体柄，适用于大部分病例。然而，小部分患者在所需大小或是偏心距上与该型号假体有很大差别。如果术前模板提示患者需要假体与该款假体有很大不同，那么可选择其他Exeter假体柄（30～50mm偏心距）联合应用双极头来进行模块化半髋关节置换。ETS与Exeter假体柄之间的相似性使得缺少经验的术者或团队也能很方便地进行上述操作。在这方面ETS与Thompson's或Austin-Moore等半髋关节置换系统不同。

步骤2 患者被放置于手术台上，并摆好手术体位。根据术者喜好选择半髋关节置换术入路（图3.8-6）。作者在大多数病例中选择前外侧入路[26]（参见2.7章节）。

步骤3 暴露髋关节后，在小转子上方1～1.5mm处切断股骨颈。股骨颈切断的水平及准确方向并不严格，因为ETS不含颈领结构及其他影响截骨线水平的结构（图3.8-7）。可通过移出并测量股骨头大小，或是应用测量工具直接测量来估计髋臼大小（图3.8-8）。

步骤4 确定臀中肌肌腱可收缩并予以保护，应用盒型骨凿打开股骨上段。骨凿应放置在偏后外侧以暴露股骨髓腔（图3.8-9）。

步骤5 锥形铰刀用来开髓。确保铰刀沿着股骨自然腔隙纵轴进入。若是前侧入路则开髓目标是髌骨中心，若是后方入路则开髓中心是腘窝（图3.8-10）。

步骤6 用股骨锉准备扩髓。锉刀应按照预定的前倾角度放置；一般前倾角度在0°～20°，具体数值取决于手术入路。扩髓之后，

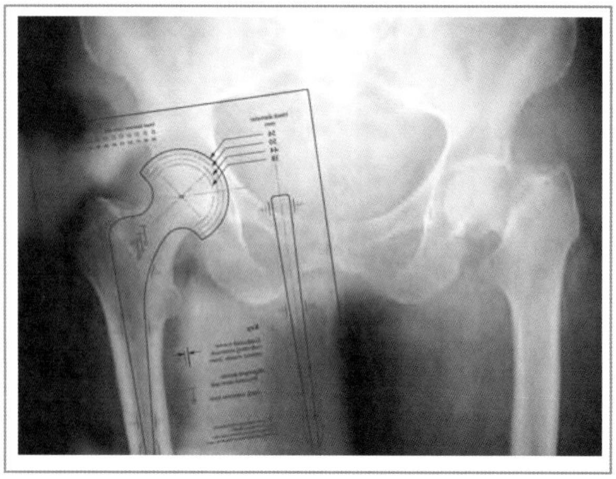

图3.8-5 X线片上覆盖模板

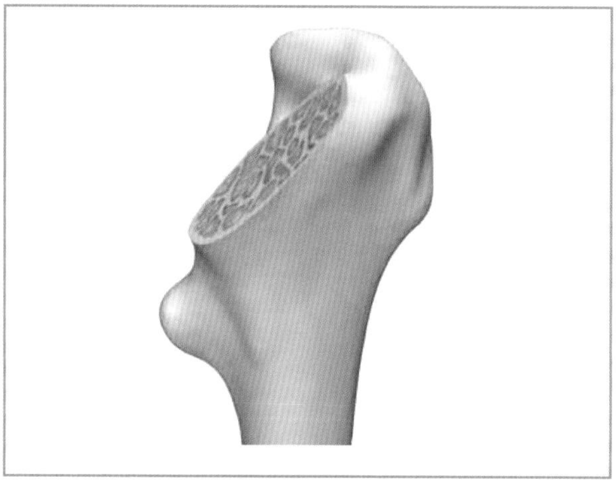

图3.8-7 按照预期水平截骨

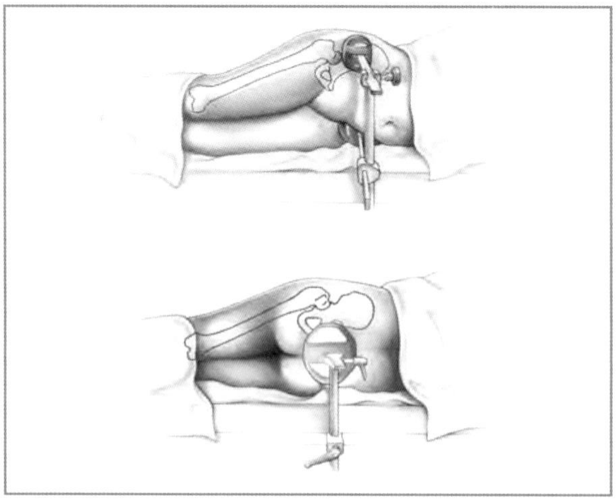

图3.8-6 患者体位

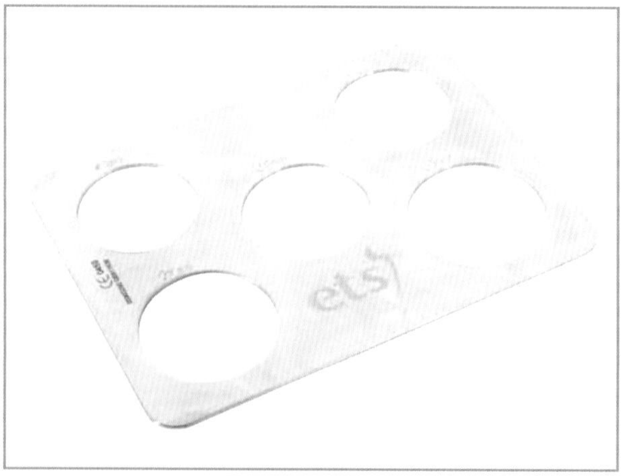

图3.8-8 测量股骨头大小

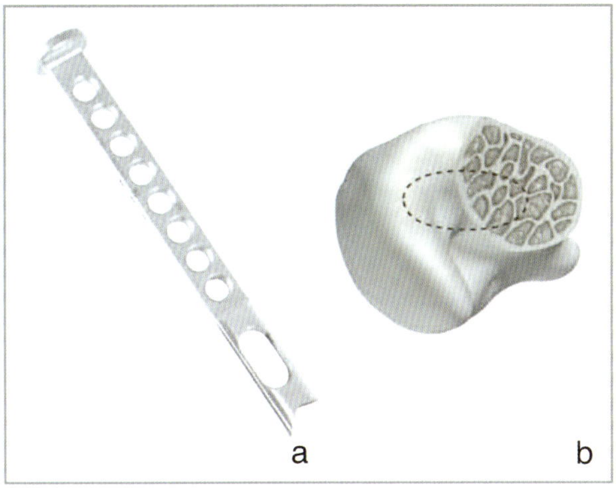

图 3.8-9 a. 盒型骨凿；b. 骨凿定位于后外侧

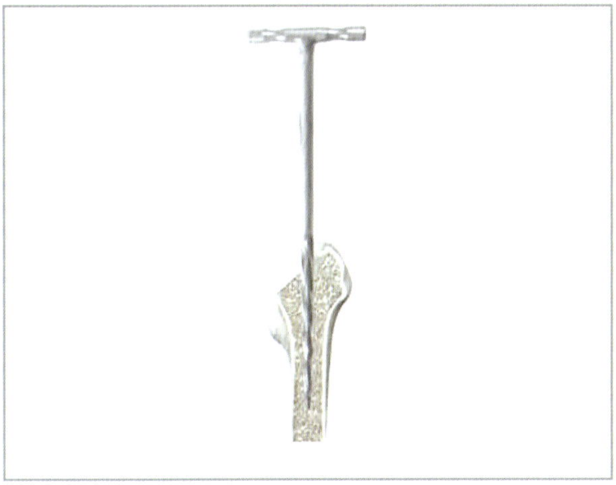

图 3.8-10 锥形铰刀开髓

将 Exeter V40 锉刀把手移走，仅留锉刀在股骨髓腔中（图 11）。注意：如果锉刀在髓腔中不牢固，则需要加入试验定位销以帮助锉刀在合适的深度中。

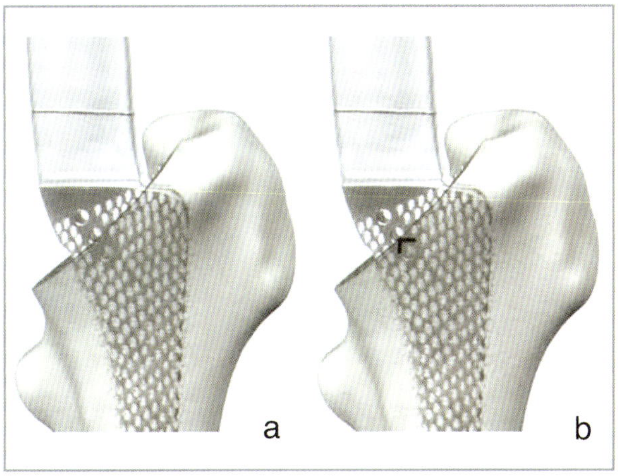

图 3.8-11 a. 锉刀扩髓；b. 标记位置

选择合适的股骨头试体并安装转接器（图 3.8-12a）。用手或 ETS 柄推进器将二者拼在一起（图 3.8-12b）。将试体头及转接器连接到锉

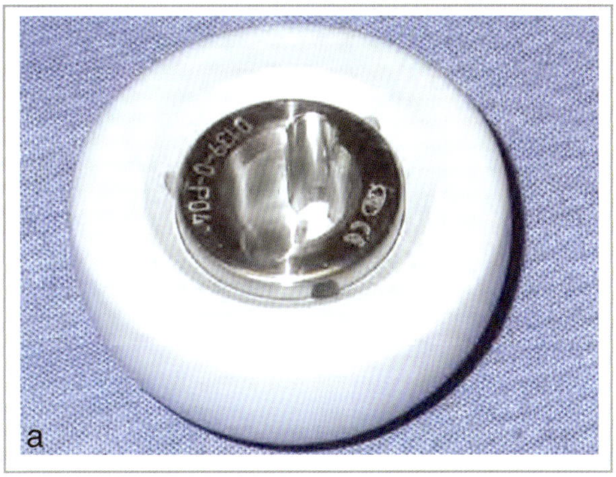

图 3.8-12 a. 连接股骨头试体与转接器

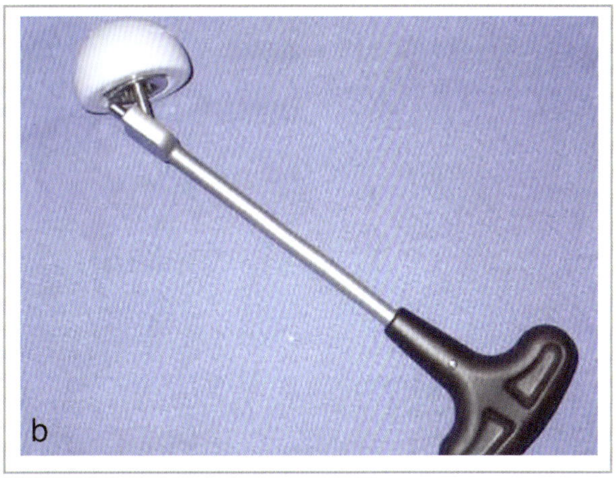

图 3.8-12 b. 假体柄推进器可用于组装股骨头试体及转接器

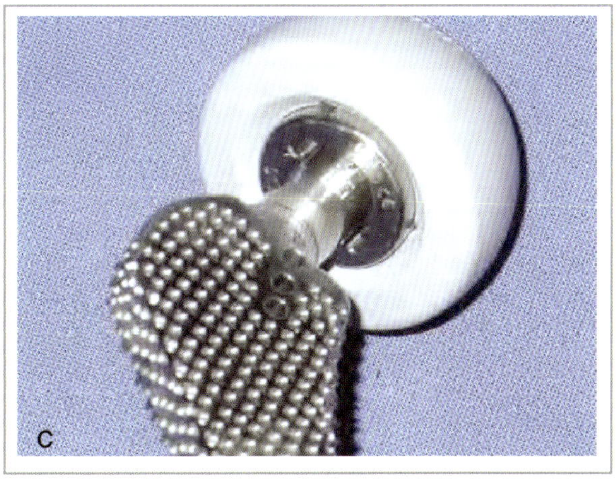

图 3.8-12 c. 试体头放置在锉刀颈部

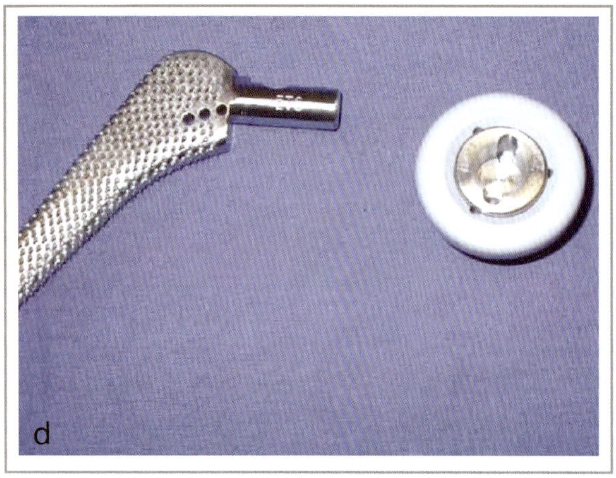

图 3.8-12 d. 试体头可从锉刀颈部取下以完成脱位

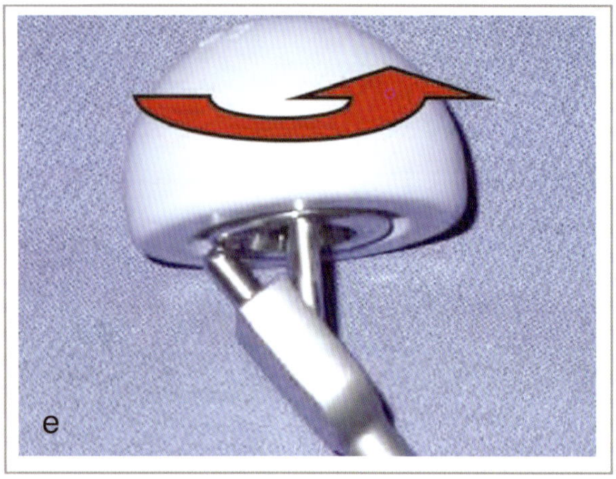

图 3.8-12 e. 假体柄推进器可协助分离股骨头试体与转接器

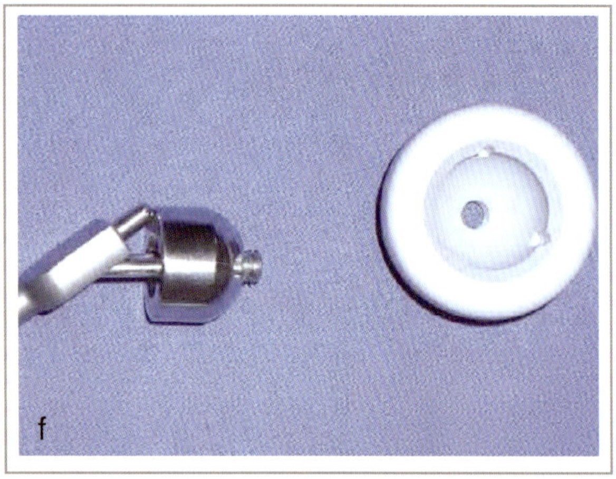

图 3.8-12 f. 分离开的股骨头试体与转接器

刀颈部（图 3.8-12c）并复位髋关节以测量下肢长度及稳定性。当使髋关节脱臼时，避免对股骨过大的剪切力。建议在脱位时在锉刀颈部加一骨钩。如果需要的话可将锉刀凸轴与股骨头假体分离以完成脱位（图 3.8-12d），让股骨头试体保留在髋关节中。之后再将股骨头试体取出。可应用假体柄推进器帮助取出股骨头试体（图 3.8-12e）。

取出试体后将股骨头试体与转接器分开：

—将股骨头试体和转接器链接在假体柄推进器上（图 3.8-12f）。

—一手握住推进器的一端，另一手握住试体头并作反向旋转。

步骤 7 将锉刀作为导向器，使用亚甲基蓝的透热钳在股骨颈表面标记假体柄的置入深度。同样也可以用锉刀颈部作为标志（见图 3.8-11）。

步骤 8 根据个人习惯置入骨水泥。推荐应用现代骨水泥置入方法，包括在置入末端加入骨水泥塞，灌洗髓腔后晾干，并应用骨水泥枪自末端倒退置入骨水泥。

在置入假体柄前，应首先在假体柄末端放入尖端中置器（图 3.8-13）。中置器包括带翼的及不带翼的。若髓腔≤10mm，则应用不带翼的中置器。

步骤 9 ETS 是较细的假体柄而且无颈领结构，所以在置入过程中有很高的自由度。因为其无颈领结构，因此假体柄位置并未受股骨颈截骨影响，而且它可以通过增加或减少假体柄置入深度来调节下肢长度，若未充分关注下肢长度，需要大量延长或缩短术肢时，在可能的情况下可将假体柄打入股骨中或拔出一点。

与 Thompson's 或 Austin-Moore 等假体系统需要颈领与截骨面充分对合不同，术者可应用 ETS 对假体柄置入深度作出更合适的选择。

应用假体柄置入器械（图 3.8-14），按照预

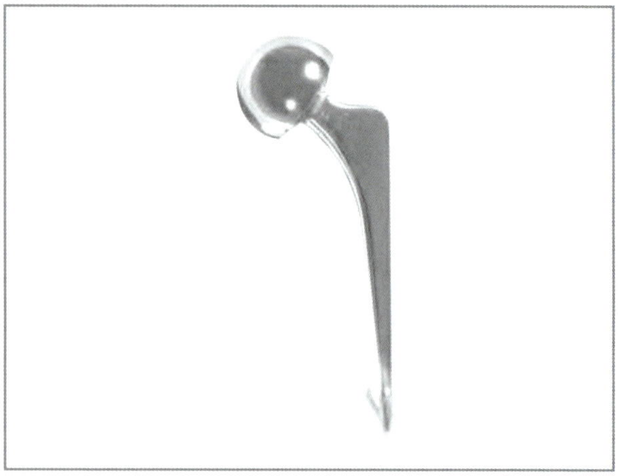

图 3.8-13 假体柄带有尖端中置器

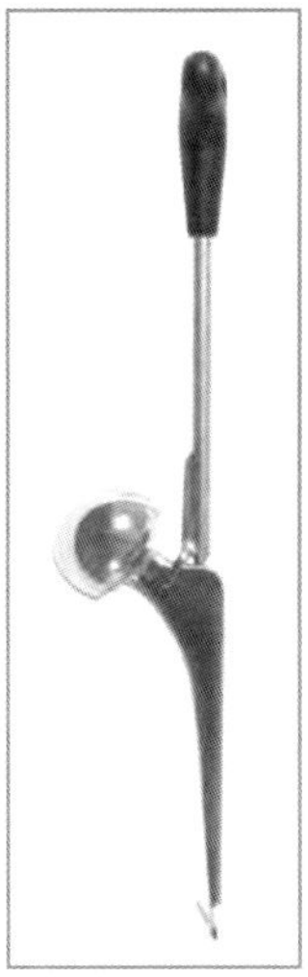

图 3.8-14 假体柄置入器

期将假体柄置入到合适的深度（步骤 7）。将拇指放置在股骨距处，保证假体柄置入过程中髓腔内有一定的压力。

假体柄应该按照预定的前倾角（步骤 6）放置。

因为 ETS 较细，其在股骨近端很容易旋转，因此医生必须握住假体柄以确保正常的前倾角直至骨水泥固定。

如果外科医生未能这样做，会导致股骨头假体与软组织形成撞击综合征，导致股骨假体过度前倾，或是负重导致股骨假体后倾（图 3.8-15）。

步骤 10 复位髋关节，在确认稳定性及股骨头旋转中心对称后，关闭伤口并且进行 X 线复查（图 3.8-16）。

翻修手术

在未来的半髋关节置换术后行全髋关节置换术翻修时，可将假体肩部的骨水泥去掉即可取出 ETS 假体。

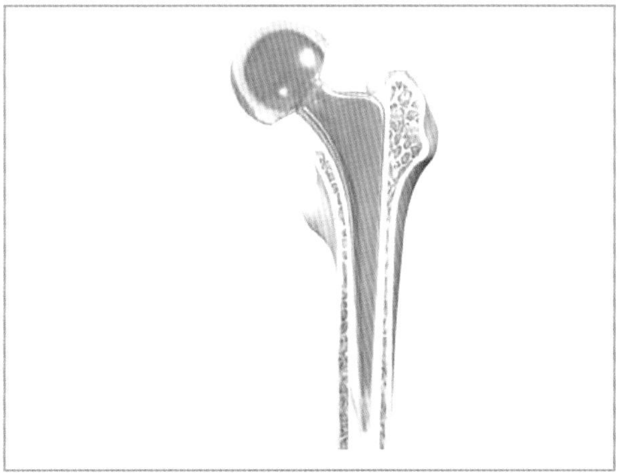

图 3.8-15 假体柄正确位置

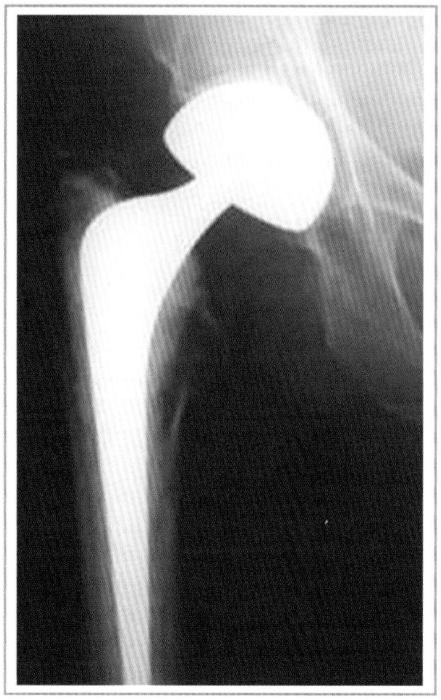

图 3.8-16 术后双极头 X 线片

髋臼准备后，用 0 号（44mm 或 37.5mm 偏心距）Exeter 假体柄可很轻松地在原有骨水泥腔中再次置入新的骨水泥。

总结

外科医生必须预估股骨颈囊内骨折患者术后功能恢复状况。尤其是患者骨折前活动良好，应考虑应用骨水泥型假体半髋关节置换术，并且应用现代骨水泥置入技术，应用临床预后及几何构型良好的假体，而且便于日后翻修。ETS 为外科医生提供了股骨颈关节囊内骨折治疗方案所需的全部优点。随着脆性骨折的发生率不断上升，ETS 的经济型及简便性等优点正在不断凸显。

（赵　然　译）

参考文献

1. **Cooper C, Campion G, Melton LJ.** Hip fractures in the elderly: a world-wide projection. *Osteoporo Int 1992;2(6):285-9*
2. **Sambrook P, Cooper C.** Osteoporosis. *Lancet 2006;367(9527):2010-8*
3. **Woolf AD, Pfleger B.** Burden of major musculoskeletal conditions. *Bull World Health Organ 2003;81(9):646-56*

4. **Pauwels F.** Biomechanical principles of the treatment of fractures. *Scalpel (Brux) 1958;111(47):1105-17*

5. **Garden, RS.** Reduction and fixation of subcapital fractures of the femur. *Orthop Clin North Am 1974;5(4):683-712*

6. **Crossman PT, Khan RJ, MacDowell A, Gardner AC, Reddy NS, Keene GS.** A survey of the treatment of displaced intracapsular femoral neck fractures in the UK. *Injury 2002;33(5):383-6*

7. **Iorio R, Schwartz B, Macaulay W, Teeney SM, Healy WL, York S.** Surgical treatment of displaced femoral neck fractures in the elderly: a survey of the American Association of Hip and Knee Surgeons. *J Arthroplasty 2006;21(8):1124-33*

8. **Bhandari M, Devereaux PJ, Tornetta P 3rd, Swiontkowski MF, Berry DJ, Haidukewych G, Schemitsch EH, Hanson BP, Koval K, Dirschl D, Leece P, Keel M, Petrisor B, Heetveld M, Guyatt GH.** Operative management of displaced femoral neck fractures in elderly patients. An international survey. *J Bone Joint Surg [Am] 2005;87(9):2122-30*

9. **Rogmark C, Johnell O.** Primary arthroplasty is better than internal fixation of displaced femoral neck fractures: a meta-analysis of 14 randomized studies with 2,289 patients. *Acta Orthop 2006;77(3):359-67*

10. **Parker M, Gurusamy K.** Internal fixation versus arthroplasty for intracapsular proximal femoral fractures in adults. *Cochrane Database Syst Rev 2006;18(4):CD001708*

11. **Khan RJ, MacDowell A, Crossman P, Datta A, Jallali N, Arch BN, Keene GS.** Cemented or uncemented hemi-arthroplasty for displaced intracapsular femoral neck fractures. *Int Orthop 2002;26(4):229-32*

12. **Khan RJ, MacDowell A, Crossman P, Keene GS.** Cemented or uncemented hemi-arthroplasty for displaced intracapsular fractures of the hip - a systematic review. *Injury 2002;33(1):13-7*

13. **Parker MJ, Gurusamy K.** Arthroplasties (with and without bone cement) for proximal femoral fractures in adults. *Cochrane Database Syst Rev 2006;19;3:CD001706*

14. **Haidukewych GJ, Israel TA, Berry DJ.** Long-term survivorship of cemented bipolar hemi-arthroplasty for fracture of the femoral neck. *Clin Orthop Relat Res 2002;403:118-26*

15. **AOA.** Australian Orthopaedic Association National Joint Replacement Registry. Annual Report. Adelaide 2006

16. **Raia FJ, Chapman CB, Herrera MF, Schweppe MW, Michelsen CB, Rosenwasser MP.** Unipolar or bipolar hemi-arthroplasty for femoral neck fractures in the elderly? *Clin Orthop Relat Res 2003;414:259-65*

17. **Ong BC, Maurer SG, Aharonoff GB, Zuckerman JD, Koval KJ.** Unipolar versus bipolar hemi-arthroplasty: functional outcome after femoral neck fracture at a minimum of thirty-six months of follow-up. *J Orthop Trauma 2002;16(5):317-22*

18. **Cornell CN, Levine D, O'Doherty J, Lyden J.** Unipolar versus bipolar hemi-arthroplasty for the treatment of femoral neck fractures in the elderly. *Clin Orthop Relat Res 1998;(348):67-71*

19. **Crawford RW, Gie GA, Ling RSM.** An 8-10 year clinical review comparing matt and polished Exeter stems. *Orthop Trans 1998;22(1):40*

20. **Howie DW, Middleton RG, Costi K.** Loosening of matt and polished cemented femoral stems. *J Bone Joint Surg [Br] 1998;80(4):573-6*

21. **Williams HD, Browne G, Gie GA, Ling RSM, Timperley AJ, Wendover NA.** The Exeter universal cemented femoral component at 8 to 12 years. A study of the first 325 hips. *J Bone Joint Surg [Br] 2002;84(3):324-34*

22. **Carrington NC, Sierra RJ, Gie GA, Hubble MJ, Timperley AJ, Howell JR.** The Exeter Universal cemented femoral component at 15 to 17 years: an update on the first 325 hips. *J Bone Joint Surg [Br] 2009; 91(6):730-7*

23. **Sierra RJ, Cabanela ME.** Conversion of failed hip hemiarthroplasties after femoral neck fractures. *Clin Orthop Relat Res 2002;399:129-39*

24. **Warwick D, Hubble M, Sarris I, Strange J.** Revision of failed hemi-arthroplasty for fractures at the hip. *Int Orthop 1998;22(3):165-8*

25. **Duncan WW, Hubble MJ, Howell JR, Whitehouse SL, Timperley AJ, Gie GA.** Revision of the cemented femoral stem using a cement-in-cement technique: a five- to 15-year review. *J Bone Joint Surg [Br] 2009;91(5):577-82*

26. **Hardinge K.** The direct lateral approach to the hip. *J Bone Joint Surg [Br] 1982;64(1):17-9*

第 4 章

全髋关节置换翻修原则

4.1 骨缺损的分类

H. English, P. J. Kenny, J. Bunn, G. A. Gie

引言

在骨科领域有若干的分类方法。这些分类在医生的培训以及考试中占有重要地位，也因此而被广泛地引用，但有时也会被错误地加以引用。然而到目前为止，在髋关节翻修的骨缺损方面尚没有最理想的分类方法。

分类的目的有以下几个：

- 描述问题所在（本章指的是骨缺损）
- 指导如何解决存在的问题
- 对结果进行比较。这有利于对相似问题的不同处理方法进行比较

显而易见，没有哪一种分类方法能同时达到上述所有目的。

在骨缺损的分类方面，一个重大的问题是什么时间对缺损进行分类合适。普通X线平片通常不能完全反映骨缺损的真实情况，CT扫描较X线平片准确，但有时也会起误导作用。

术中取出失败的假体时通常会造成进一步的骨缺损，并且有时会导致股骨干骨折/或者股骨干穿透/或者大转子撕脱骨折/以及髋臼边缘和髋臼底的穿透或骨折等并发症，所有这些都将导致骨缺损的类型与术前评价时的情况相比而发生了改变，从而有必要在术中对骨缺损进行重新评估。

关于骨缺损的最准确的分类方法应该是术中评估；而对于指导治疗而言，最有用的分类方法则依然是术前评估。

目前常用的分类方法——髋臼侧

在埃克塞特，我们采用的是稍加改良的Paprosky分类法[1]。该方法是基于残存的髋臼支持结构而进行分类的。采用这种方法，医生可以确定需要什么材料进行重建以及重建的程度如何。我们根据336例髋臼的术前及术中评价结果，对Paprosky的分类方法进行了改良。根据这种改良的分类方法，医生可以确定适合于每个不同患者的最佳重建方式。在表4.1-1，我们标记出了Paprosky分类及AAOS分类[2]中应该改良的地方。

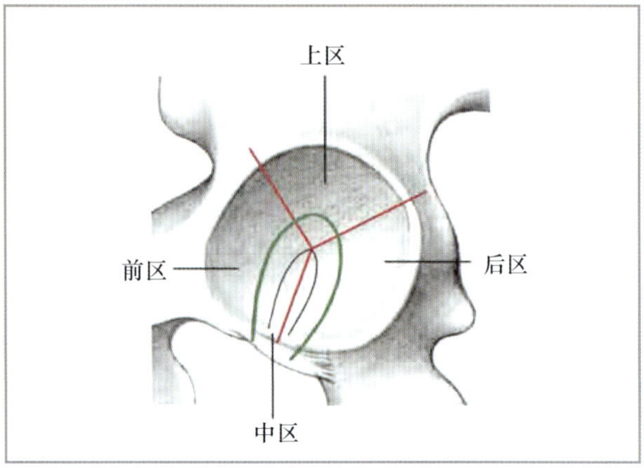

图4.1-1 髋臼分区。点线所指的是髋臼的前/上/后区；实线部分所指的是髋臼内侧与周边区域之间的部分

由图4.1-1可见，髋臼的解剖区域根据点线划分为三个部分：

6～10点：前区

10～2点：上区

2～6点：后区

外科技术

在埃克塞特所采用的技术与Slooff等所描述的方法相似[3]。

与初次全髋关节置换时一样，患者采用侧卧位。采用特殊设计的固定架将骨盆固定可靠，并且应由医生亲自摆好患者的体位。

前方的挡板固定于髂前上棘，后方的挡板则固定骶骨。铺单时应留有进一步延长切口的余地。

表 4.1-1 髋关节翻修术中髋臼侧骨缺损的 Paprosky Exeter 改良分型

0 型：无缺损	Paprosky	AAOS	重建选择
初次置换类型的髋臼： ● 局限性骨缺损，仅局限于螺钉孔或骨水泥孔周围	1 型	—	● 骨水泥臼杯 ● 非骨水泥型臼杯
1 型：腔隙性骨缺损			
包容性缺损，不管缺损大小： ● 边缘完整 ● 臼底完整 ● 前后柱完整	2A	腔隙型	● 打压植骨加骨水泥臼杯，不需要金属网； ● reamed 反转植骨加非骨水泥臼杯，螺钉（+/—）。可获得髋臼边缘的良好覆盖
2 型：轻度节段性骨缺损			
腔隙性缺损+1 处节段性缺损： ● 髋臼整体扩大 ● 前后柱均完整 ● 根据缺损的部位分为亚型		节段型	
2M：内壁缺损	2C	中心节段性	● 打压植骨，同时内壁需要金属网加强（下方），用骨水泥杯 ● 非骨水泥臼杯：螺钉（+/—），颗粒状植骨（+/—）
2A：前壁缺损	—	周围节段性：前壁	● 打压植骨，同时前壁需要金属网加强（下方），采用骨水泥杯 ● 非骨水泥臼杯：螺钉（+/—），颗粒状植骨（+/—）
● 2S：前上缘缺损	2B	周围节段性：上壁	● 打压植骨，同时上壁需要金属网加强（外侧），采用骨水泥杯 ● 非骨水泥臼杯：螺钉（+/—），颗粒状植骨（+/—）
2P：后壁缺损	—	周围节段性：后壁	● 打压植骨，后壁需要金属网加强，采用骨水泥臼杯 ● 非骨水泥臼杯：螺钉（+/—），颗粒状植骨（+/—）
3 型：重度节段型骨缺损			**重建选择**
腔隙性骨缺损+2 处节段性骨缺损： ● 髋臼明显扩大 ● 前柱或后柱至少一处完整 ● 根据骨缺损部位又分为亚型，如：3SM	3A	联合型	● 打压植骨+边缘金属网，可能同时需要臼底网，然后采用骨水泥臼杯 ● 颗粒状植骨，非骨水泥臼杯采用螺钉固定 ● 结构植骨（同种异体）+骨水泥或非骨水泥臼杯
4 型：复杂节段型骨缺损			
腔隙性缺损+3 处节段性缺损： ● 髋臼显著增大 ● 只有一柱完整（前柱或后柱） ● 根据缺损节段分为亚型，如：3ASM	3B	中心节段性+3 处边缘节段性	● 打压植骨，同时上壁/前壁及内壁均需要金属网加强 ● 同种异体结构植骨+非骨水泥臼杯 ● 抗内陷 cage，颗粒状植骨+骨水泥臼杯
5 型：连续性中断			
前后柱连续性均中断	—	连续性中断	● 抗内陷 cage+颗粒状植骨+骨水泥臼杯 ● 内固定+打压植骨

既往的手术切口都应标记清楚，并在计划新的切口时应考虑能否采用或部分采用原切口。

手术采用后方入路。以大转子为中心，近端向臀部延伸约 10cm，远端沿股骨干走行也长约 10cm。切口可以根据手术需要向远端或近端延长。将脚放置于抬高的 Mayo 托盘上，使髋关节内旋约 30°。显露后方关节囊后，行髋关节穿刺并送 Gram 染色检查。然后找到臀肌粗隆处的臀大肌止点。如果股骨侧也需要翻修，则用单钩牵引股外侧肌的后外缘，然后将臀大肌的止点完全切断，从而使股骨能充分内旋。

如果原手术采用的是前方入路，则采用后外侧入路翻修时与初次置换没有任何区别。暴露时需要分离外旋短肌群和关节囊并予以保护，以备术后进行修复。如果后方组织的层次由于以前的手术而遭到了破坏，则用电刀将后方瘢痕组织进行片状剥离（flap）。后方组织片上方起于髂骨翼，下方止于小转子。该组织片应用缝线悬吊，并向后方牵引以保护坐骨神经。术中可以用手触摸辨认坐骨神经，但一般不需要常规进行分离。在将髋关节脱位以前，应先松解髂腰肌，并自股骨侧切开前方的关节囊。股骨的前壁往往非常薄弱，应倍加小心以防造成骨折。这时，近端股骨已经得到了充分的显露。

取出股骨假体。对于骨水泥型假体，采用高速磨钻将假体肩部的骨水泥去除后，通常可以将假体拔出。如果是其他类型的股骨柄，则需要采用其他各种不同的技术，如大转子延长截骨（参见4.3章节）。然后用纱布填塞股骨髓腔。

要获得髋臼的广泛显露，必须彻底切除周围的瘢痕组织及前方的关节囊。将Exeter髋臼前方拉钩安放于髋臼的前柱，然后辨认髋臼的下缘，切开下方关节囊找到髋臼横韧带。将Exeter髋臼下缘拉钩安放于横韧带的下方（如果该韧带还存在的话），拉钩的尖端置于骨盆内“泪滴”的深方。然后显露髋臼的后方，通常需要将后方关节囊自髋臼后壁完全游离。然后用一自动拉钩将前方的臀中肌和后方缝线悬吊的游离关节囊牵开。这时，整个髋臼便清楚地显露在面前。

取出髋臼假体时，应小心避免造成进一步的骨缺损（参见4.3章节），术中要清除任何残留的骨水泥。髋臼周围取多块组织送细菌培养，取完送细菌培养的组织后方可使用抗生素。然后检查评估整个髋臼，并对髋臼内壁的完整性做出评价。为了恢复髋关节正常的生物力学，应将旋转中心重建于解剖位置（参见2.2章节）。髋臼横韧带（如果存在的话）或者“泪滴”是恢复髋臼旋转中心的参考标志。通过一个髋臼试体来确定假体的正常安放位置，同时也可以对髋臼边缘的节段性缺损做出评估。

目前在埃克塞特，我们采用基于Paprosky分型的Exeter骨缺损分型方法。根据Exeter分型（图4.1-2），可以对不同类型的缺损提出合理的重建建议。

1型骨缺损：属于包容性/腔隙性缺损。内壁和髋臼边缘完整。不需要金属网，单纯打压植骨即可。

2型骨缺损：轻度节段性骨缺损或者腔隙性骨缺损合并一处节段性缺损。重建的目的是将非包容性骨缺损转变为包容性骨缺损，然后为打压植骨提供支撑。

2S型骨缺损：该类型的骨缺损最为常见。髋臼前上缘缺损，同时存在腔隙性缺损。为了将其转化为包容性骨缺损，髋臼前上缘应采用金属网固定。根据骨缺损的大小，可以分别选用小号/中号或大号的金属网。通过骨膜下剥离，将髋臼上方的髂骨翼充分暴露。这样可以避免损伤臀肌和臀上神经。骨膜下剥离后也有利于金属网的安放。将髋臼试体置于希望放置的位置，根据缺损的大小将金属网塑形。至少需要3枚螺钉固定金属网。对于中号大小的金属网建议采用5枚螺钉固定，而大号金属网则建议用7枚螺钉固定。

将骨缺损转化为包容性缺损后，就可以进行打压植骨了。

2M型骨缺损：髋臼内壁缺损，或者内壁太薄弱而不能有效支撑打压植骨。同时也存在腔隙性缺损。采用内壁金属网（小号或大号）将缺损转化为包容性骨缺损。在大多数情况下，金属网不需要螺钉固定即获得稳定。但有些情况下，由于巨大骨缺损而造成髋臼内壁整个缺如，仅为纤维膜状组织，我们的经验是先植一层骨，然后将金属网置于其上，然后再打压植骨，并且不能降低打压的力度。个别情况下需要第二个金属网以获得足够的稳定。这时，骨缺损就变成了稳定的包容性缺损，通过打压植骨而重建髋臼。

2A型骨缺损：单独的髋臼前壁缺损并不常见。髋臼的显露也更加困难。髋臼前缘拉钩应置于更高的位置以获得足够的暴露。为了转变为包容性骨缺损，可以将边缘金属网置于髋臼内，然后用一枚或两枚螺钉固定以获得稳定。

2P型骨缺损：单独的髋臼后壁缺损也并不太常见。如果暴露良好的话，可以将金属网置于后壁的外面，或者如前所述将金属网置于髋臼内，用一枚或二枚螺钉固定。

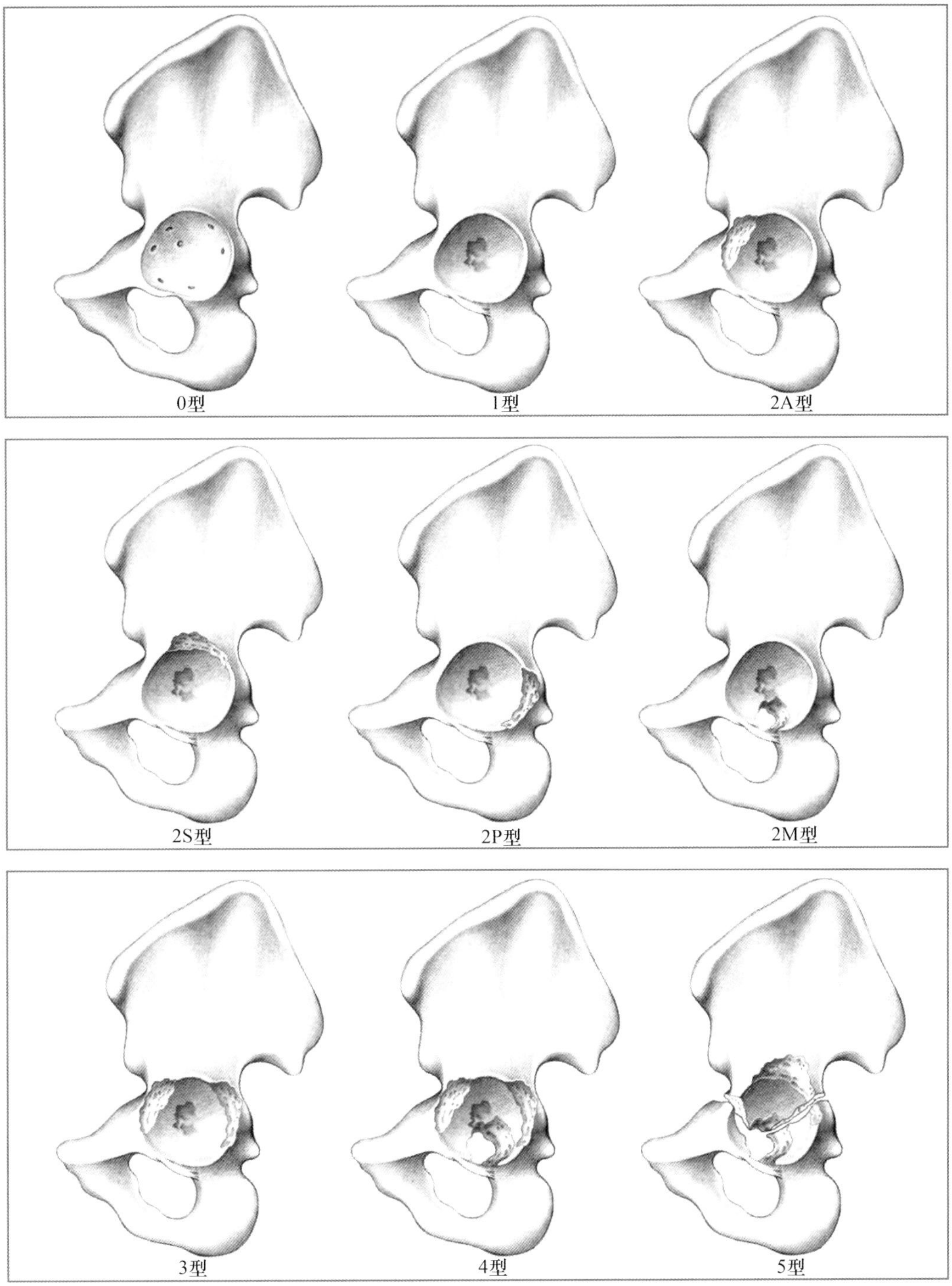

图 4.1-2 基于 Paprosky 分型的 Exeter 改良髋臼骨缺损分型

3 型骨缺损：重度节段性骨缺损，包括腔隙性缺损和两处节段性缺损。

3SM 型骨缺损：该型缺损包括腔隙性缺损、髋臼前上壁缺损以及内壁缺损。

通过采用髋臼前上缘金属网和内壁金属网固定，便将骨缺损转化为了稳定的包容性缺损。

3AM 和 3PM 型骨缺损：采用一个大号臼底网便有可能将骨缺损转变为包容性缺损。当然，如果需要的话，可以联合使用前/后壁金属网以获得稳定。

3AS 和 3PS 型骨缺损：通过适当放置一个大号的髋臼上缘金属网，就可能将缺损转变为包容性的骨缺损。有时也可能需要联合使用前缘或后缘金属网。

4 型骨缺损：复杂性骨缺损，包括腔隙性缺损以及三处节段性缺损，如 4ASM、4PSM。联合使用两个或两个以上的金属网以将缺损转化为包容性缺损。然而，必须有足够的宿主骨能用以固定金属网。有的情况下，必须使用大块同种异体骨或使用 cage 才能获得坚强的髋臼重建。

5 型骨缺损：骨盆连续性中断，也就是骨盆的前后柱均断裂。首先应当重建骨盆的连续性，这可以通过前后柱钢板固定或者使用重建 cage 而达到。获得骨盆的连续性后，骨缺损便转化为 4 型的复杂性缺损或更加简单的缺损类型，从而可以根据上述的方法进行重建。

目前常用的股骨侧骨缺损分型方法

Chandler 和 Penenberg 分型

Chandler 和 Penenberg 分型于 1989 年发表，是最早的股骨侧骨缺损分型方法之一[4]。他们根据所治疗的 37 例患者的 43 个髋关节，对股骨侧的骨缺损进行了解剖分型。分型包括股骨矩骨缺损、大转子骨缺损和股骨干骨缺损，同时包括股骨干的穿透和骨折。并根据不同分型提出了相应的处理方法。

Gross 分型

2001 年，Saleh 和 Gross 等发表了他们自己的分型方法[5]。分型是根据术前标准的前后位和侧位 X 线片而对骨缺损进行评估的。

该分型对骨内膜缺损和皮质骨缺损进行了评估。单纯骨内膜缺损被划分为 1 型或 2 型。更高的类型用以表述皮质骨的缺损，如皮质骨不完整，或者环形缺损，长度大于或小于 5cm。最高的类型为假体周围骨折。

该分型方法的有效性通过两人在术前进行评估，然后由另外一名对术前评估不知情的骨科医生手术并进行术中评估，然后进行验证。通过 3 个人对 81 例患者的观察研究，对术前评估和术中评估的可靠性进行了评价。观察者对术前 X 线片评价的一致性为 52%，术前评估与术中评估的一致性为 58%。Gross 分型由于简单、易记而在临床中获得了广泛接受。

Gross Ⅱ型：该型缺损包括骨皮质变薄，髓腔扩大，但骨皮质连续性存在。

Gross Ⅲ型：该型为非包容性骨皮质缺损，一般不是环形缺损，如果是环形缺损的话则发生于近端并且长度小于 5cm，未涉及股骨干。

Gross Ⅳ型：该型缺损为非包容性环形骨缺损，长度大于 5cm，远端到达小转子。

Gross Ⅴ型：该型为假体周围骨折合并骨折近端的环形骨缺损。

Paprosky 分型

Paprosky 等最早于 1994 年发表了他们的股骨侧骨缺损分型[6]，然后分别于 1998 年和 2003 年进行了改良（图 4.1-3）。该分型方法基于骨缺损的部位和缺损的程度，对于翻修手术的术前计划有很大帮助。并且，如果选用非骨水泥微孔型股骨柄的话，可以帮助预测骨长入的可能性。可以根据骨缺损的类型选择相应的重建的方法。

Ⅰ型缺损的处理与一般的初次全髋关节置换相似，选用普通的初次置换假体即可。对于Ⅱ型缺损建议选用长 6～8 英寸的全涂层假体，Ⅲ型缺损建议用长 8～10 英寸的全涂层假体，而对于Ⅳ型缺损而言，则建议采用打压植骨的方法或者通过同种异体骨-假体复合物进行重建。

该分型方法是基于微孔型擦配（scratch fit）柄而进行的，因此，如果选用该种类型股骨柄进行翻修的话，该分型有助于假体选择。但如果选用骨水泥柄/打压植骨进行翻修的话，则与该分型的相关性不大。

AAOS 分型

美国骨科医生协会（AAOS）对股骨侧的骨缺损进行了综合分型，并发表于 1993 年的 *Clinical Orthopaedics and Related Research*（图 4.1-4）[7]。类似于骨折的 AO 分型，AAOS 分型可能是目前最广为人知的分型方法。该方法建议对骨缺损进行综合评价，如采用 X 线片、CT 以及术中评估。该分型的目的在于为术前计划和手术重建提供一种通用的方法。

然而，到目前为止，还没有对该分型的可靠性和有效性进行验证。除骨缺损以外，还对力线不良、髓腔狭窄、连续性中断以及股骨异常的水平进行了表述。按部位的分型为：Ⅰ型为小转子下缘水平的近端，Ⅱ型为小转子下缘至远端 10cm，Ⅲ型为小转子下缘远端大于 10cm 的区域。同时对各个分型还进行了分级（图 4.1-5）。

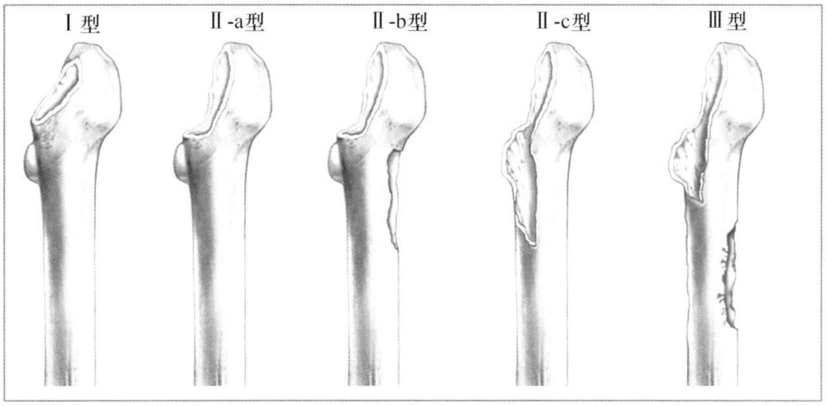

图 4.1-3 股骨侧骨缺损的改良 Paprosky 分型

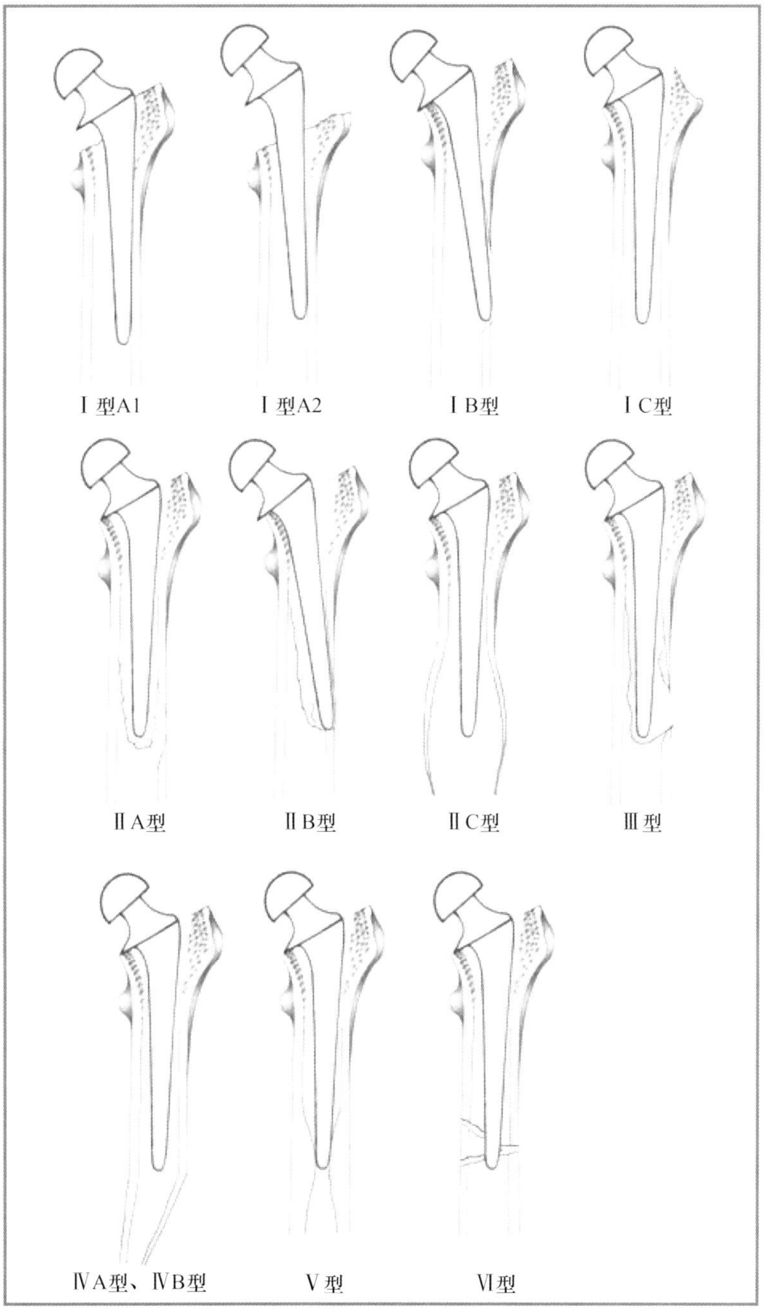

图 4.1-4 股骨缺损的 AAOS 分型

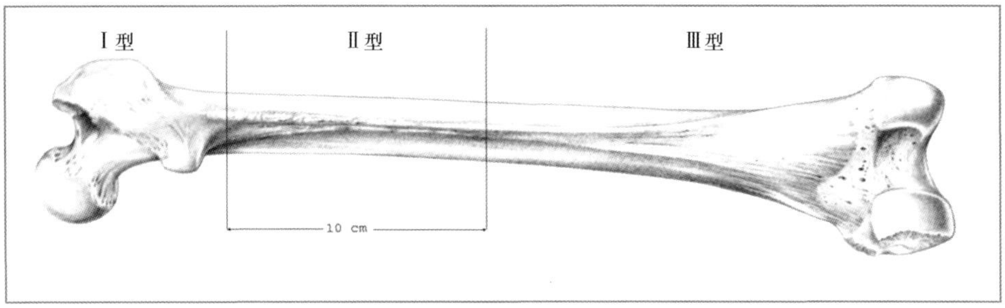

图 4.1-5 股骨侧骨缺损 AAOS 分型中的根据部位分型

Endo-Klinic 分型

1987 年，Engelbrecht 和 Heinert 报道了 Endo-Klinic 分型方法[8]。Gie 等[9]使得该方法变得更加流行，是多年来埃克塞特采用的最主要分型方法。该分型简单易记，可能与未包含所有类型有关，如假体周围骨折等，但这种情况采用 Vancouver 分型更好。

Endo-Klinic 分型强调医生应评估松质骨的质量，也就是骨-骨水泥界面的情况。因此它主要以松动的骨水泥假体为代表进行描述，尤其是指 1976—1985 年之间的 Exeter 粗糙表面柄，该柄导致了进行性的骨水泥-骨界面的骨溶解，并且这组失败的患者成为埃克塞特的医生进行打压植骨的基础。

对于松质骨保存良好的 End-Klinic Ⅰ型的部分患者，并不需要打压植骨。Ⅰ型和Ⅱ型是理想的打压植骨并选用标准长度柄的适应证。对于 Endo-Klinic Ⅳ型的患者，埃克塞特最早的方法也是采用打压植骨和标准长度的 Exeter 柄，但自从加长的抛光骨水泥柄出现以后，该类型的患者我们常规采用加长柄。

股骨侧骨缺损的 Endo-Klinic 分型

见图 4.1-6。

1 型：放射性透亮线局限于骨水泥壳的近端部分；具有临床松动的表现。

2 型：广泛的放射学透亮线，近端股骨的骨内膜侵蚀，并导致髓腔扩大。

3 型：髓腔扩大，股骨近端膨胀性改变。

4 型：股骨近端 1/3 发生明显破坏，并累及股骨的中 1/3，这种情况不适合长柄假体翻修。

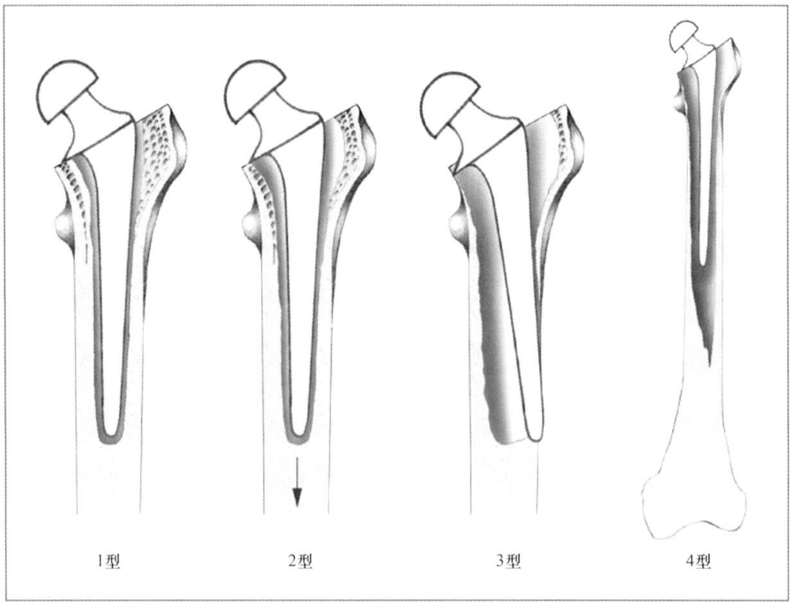

图 4.1-6 股骨侧骨缺损的 Endo-Klinic 分型

其他分型方法

对于股骨骨缺损的描述，还有很多其他的分型方法，如 Engh 分型[10]，该分型根据缺损的严重程度分为轻度、中度和重度。1988 年，Mallory[11] 也根据骨缺损的轻、中、重程度，将股骨骨缺损分为三种主要类型。

总结

总之，没有一种理想的分类方法可以涵盖所有的情况。由于医生的翻修手术经验不同，一个医生认为的困难病例，可能在另外一个医生看来并不复杂。股骨膨胀的 Endo-Klinic 4 型股骨，可以直接采用标准的打压植骨进行处理；对于复杂的假体周围四部分骨折而言，远端固定的非水泥柄是好的选择，采用打压植骨的方法处理起来就很复杂。

（田　华　译）

参考文献

1. **Paprosky WG, Perona PG, Lawrence JM.** Acetabular defect classification and surgical reconstruction in revision arthroplasty. A 6-year follow-up evaluation. *J Arthroplasty 1994;9(1):33-44*
2. **D'Antonio J, McCarthy JC, Bargar WL, Borden LS, Cappelo WN, Collis DK, Steinberg ME, Wedge JH.** Classification and management of acetabular abnormalities in total hip arthroplasty. *Clin Orthop Relat Res 1989;243:126-37*
3. **Gie GA, Linder L, Ling RSM, Simon JP, Slooff TJJH, Timperley AJ.** Contained morselized allograft in revision total hip arthroplasty: surgical technique. *Orthop Clin North Am 1993;24(4):717-25*
4. **Chandler HP, Ayres DK, Tan RC, Anderson LC, Varma AK.** Revision total hip replacement using the S-ROM femoral component. *Clin Orthop Relat Res 1995-319:130-40*
5. **Saleh KJ, Holtzman J, Gafni A, Saleh L, Davis A, Resig S, Gross AE.** Reliability and intraoperative validity of preoperative assessment of standardized plain radiographs in predicting bone loss at revision hip surgery. *J Bone Joint Surg [Am] 2001;83(7):1040-6*
6. **Paprosky WG, Bradford MS, Younger TI.** Classification of bone defects in failed prostheses. *Chir Organi Mov 1994;79(4):285-91*
7. **D'Antonio J, McCarthy JC, Bargar WL, Borden LS, Cappelo WN, Collis DK, Steinberg ME, Wedge JH.** Classification of femoral abnormalities in total hip arthroplasty. *Clin Orthop Relat Res 1993;296:133-9*
8. **Engelbrecht E, Heinert K.** Klassification und Behandlungsrichtlinien von Knochensubstanzverlusten bei Revisionoperationen am Huftgelenl - mittlefristige Ergebnisse. In: *Primare und Revisionalloarthroplastik Hrsg - Endo-klinik, Hamburg,* Berlin: Springer Verlag, 1987:189-201
9. **Gie GA, Linder L, Ling RSM, Simon JP, Slooff TJJH, Timperley AJ.** Impacted cancellous allografts and cement for revision total hip arthroplasty. *J Bone Joint Surg [Br] 1993;75(1):14-2110*
10. **Engh CA, Glassman AH, Griffin WL, Mayer JG.** Results of cementless revision for failed cemented total hip arthroplasty. *Clin Orthop Relat Res 1988;235:91-110*
11. **Mallory TH.** Preparation of the proximal femur in cementless total hip revision. *Clin Orthop Relat Res*

推荐阅读

Amstutz H, Luetzow W, Moreland J. Revision of femoral component: Cemented and Cementless. In: Amstutz H, ed. *Hip Arthroplasty. New York: Churchill Livingstone, 2006:829-53.*

Aribindi R, Barba M, Solomon MI, Arp P, Paprosky W. Bypass fixation. *Orthop Clin North Am 1998;29-(2):319-29*

Davis AM, Schemitsch EH, Gollish JD, Saleh KJ, Davey R, Kreder HJ, Mahomed NN, Waddell JP, Szalai JP, Gross AE. Classifying failed hip arthroplasty: generalizability of reliability and validity. *Clin Orthop Relat Res 2003;415:171-9*

English H, Timperley AJ, Dunlop D, Gie GA. Impaction grafting of the femur in two-stage revision for infected total hip replacement. *J Bone Joint Surg [Br] 2002;84(5):700-5*

Halliday BR, English HW, Timperley AJ, Gie GA, Ling RSM. Femoral impaction grafting with cement in revision total hip replacement - evolution of the technique and results. *J Bone Joint Surgery [Br] 2003;85(6):809-17*

Robertson DD, Sutherland CJ, Lopes T, Yuan J. Preoperative description of severe acetabular defects caused by failed total hip replacement. *Computer Assisted Tomography 1998;22-3:444-9*

Schreurs BW, Gardeniers JW, Slooff TJ. Acetabular reconstruction with bone impaction grafting: 20 years of experience. *Instr Course Lect 2001;50:221-8*

Sporer SM, Paprosky WG. Revision total hip arthroplasty: the limits of fully coated stems. *Clin Orthop Relat Res 2003;417:203-9*

Tsiridis E, Haddad FS, Gie GA. The management of periprosthetic femoral fractures around hip replacements. *Injury 2003;34(2):95-105*

4.2 髋关节置换术后感染的诊断与处理

M. Morgan, A. Toms, M. J. W. Hubble

髋关节置换术后感染的诊断需要依靠高度的临床怀疑、全面的临床评估以及血液清学、细菌学及放射学检查的有机结合[1]。

髋关节置换术后的患者一生中发生感染的概率大约为4%，并且，在所有的需要翻修的患者中感染占7%～16%。最近，Ridgeway等通过对英国102家医院中进行的16 291例全髋关节置换患者的调查发现，感染率为2.23%[2]。但实际的感染率并不清楚，可能会更高。通过严格的厌氧菌培养及对假体的超声清理，Tunney的结果显示，26个假体中16个培养出了丙酸杆菌，而术前怀疑感染的只有6例[3]。

诊断标准

临床工作中，将Coventry和Fitzgerald有关感染的定义相结合，有助于假体周围感染的诊断[1]。

1型感染：术后早期持续疼痛、压痛和伤口红肿。

2型感染：慢性低毒力感染。由低毒力细菌引起慢性疼痛，逐渐出现假体松动和功能障碍。

3型感染：血源性感染。最不常见，细菌由口腔、泌尿系统、消化道或皮肤软组织的感染而传播。通常发生于关节置换数年后关节功能良好的患者。由于致病菌可能是低毒力细菌或化脓性高毒力细菌，因此临床表现有很大不同，可以是慢性松动和疼痛，也可以是急性感染。

4型感染：术前没有怀疑而是在翻修术中发现的感染[4]。

埃克塞特髋关节专业组对于该种类型感染的诊断标准是3处或更多的标本或关节液中培养出具有相同抗菌谱的细菌。术中收集标本，至少包括关节液和5处组织标本。如果其中2个标本培养出相同抗菌谱的细菌，则实际发生感染的可能性为25%。如果只有一处标本培养阳性，则应考虑为污染，尤其是当革兰氏染色结果阴性而只是培养阳性时更是如此。

感染的诊断

由于没有一种诊断手段是100%的正确，因此，需要通过临床表现和化验检查综合分析。

临床表现

术后第2天，19%的患者体温超过38℃。然而，如果患者出现寒战、低血压、精神萎靡乏力以及CRP快速增高的现象，则提示强致病菌感染的可能，如金黄色葡萄球菌。

没有任何并发症的初次全髋关节置换术后，CRP一般在术后第2～3天达到高峰，大约为150mg/L。

通常术后第10天会降至20mg/L以下，术后3周恢复正常。

关节置换术后一年即发生松动或者术后患者一直疼痛时应当首先考虑感染，直到有明确的证据除外感染为止。其他的一些提示感染的表现包括发热、伤口裂开或渗液。应该询问患者是否有感冒样的症状和体温变化（可能为菌血症），是否有口腔的感染或做过其他手术，是否有尿路感染、疖和软组织蜂窝织炎，是否有感染性的溃疡或压疮，是否有穿透伤，插管部位是否有感染，以及是否有动物咬伤和抓伤。

实验室诊断

血液学检查

虽然在急性化脓性感染时周围血白细胞计数会增高（如金黄色葡萄球菌感染），但慢性低毒力感染时则一般相对正常（如凝固酶阴性球菌）。

急性化脓性感染时CRP会显著增高，通常超过100mg/L；而慢性低毒力感染时则一般在20～50mg/L的水平。与ESR相比，CRP是反映急性感染的更好指标，因为ESR反映的是宿主急性期反应蛋白（包括CRP）导致的血液黏度的改变。ESR在慢性细菌性感染（如结核）、炎症性病变（如类风湿）以及恶性肿瘤时会明显增高。ESR在常规的关节置换数月后可能都没有恢复到正常水平。

CRP增高超过10mg/L以及ESR超过30mm/h，则应高度怀疑感染，而两项指标都正常则一般可以除外感染。术后2～3周CRP依然没有恢复正常时，则可能是感染或血肿所致（图4.2-1）。

放射学

透亮线、局灶性的骨溶解、骨膜反应或者早期松动都可能提示感染的存在，>80%的髋关节置换术后感染的患者都有上述表现。扇贝状的骨溶解则更多地提示为慢性感染。

虽然有些作者认为 ^{99}Tc 和 ^{67}Ga 序列扫描对于诊断慢性低毒力感染具有高度的敏感性，但在埃克塞特没有常规采用。

微生物学

革兰氏染色阳性菌，尤其是葡萄球菌，是髋关节置换术后感染的主要致病菌。现在我们知道，以前所说的“白色葡萄球菌”（不再被考虑为皮肤正常菌群），现被冠为的“表皮葡萄球菌”，是关节置换术后感染的主要原因，目前被定义为凝固酶阴性葡萄球菌（图4.2-2）。

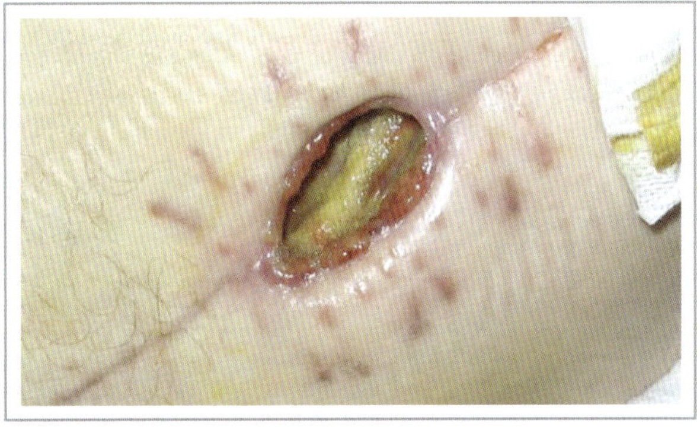

图4.2-1 图例是全髋关节置换术后持续性渗出的伤口。对于这种持续渗出的伤口，每次换药时都应该用咽拭子送培养，以决定是否需要更换常规使用的敷料。表面的细菌个别情况下会进入伤口内部

鉴别这种低毒力致病菌与金黄色葡萄球菌的简单方法为它们不能使血浆凝固，因此称为凝固酶阴性葡萄球菌（CNC）。金黄色葡萄球菌是凝固酶阳性菌（图4.2-3）。化脓性甲氧西林敏感性金黄色葡萄球菌（MSSA）与耐甲氧西林金黄色葡萄球菌能形成明显的脓肿，低毒力的CNS则不同，它们的存活以及致病性取决于形成一层糖衣包膜（slime，黏液），是一种保护性生物膜，将细菌包于其中（图4.2-4）。

实验室检查的关键是要保证送检的咽拭子确实采集于关节内，否则即使凝固酶阴性球菌阳性也没有太大意义，反而可能会因皮肤菌群污染而导致假阳性的报告，从而误导临床。

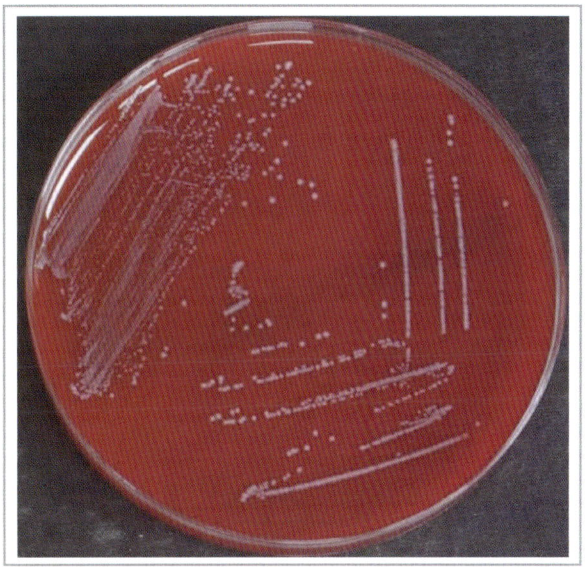

图4.2-2 凝固酶阴性葡萄球菌（由于菌落的外观是白色，因此又称为白色葡萄球菌）

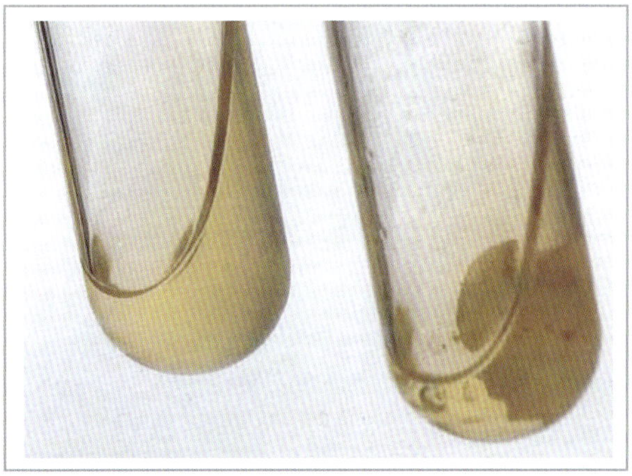

图4.2-3 凝固酶实验：左侧试管显示血浆在凝固酶阴性葡萄球菌存在的情况下不发生凝固；右管为凝固的血浆（浑浊）

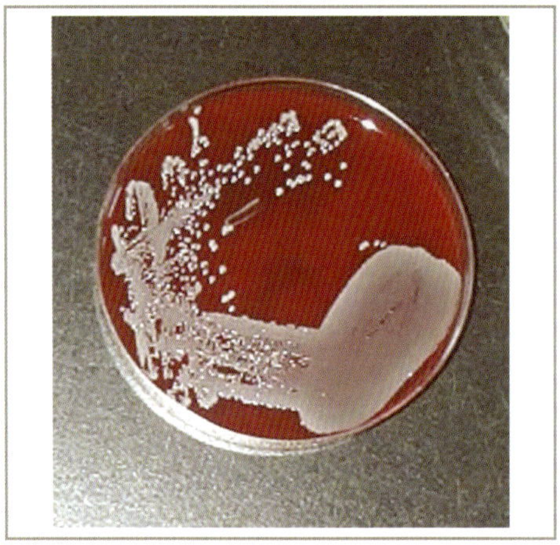

图 4.2-4 a. 培养皿中金黄色葡萄球菌的淡金黄色菌落

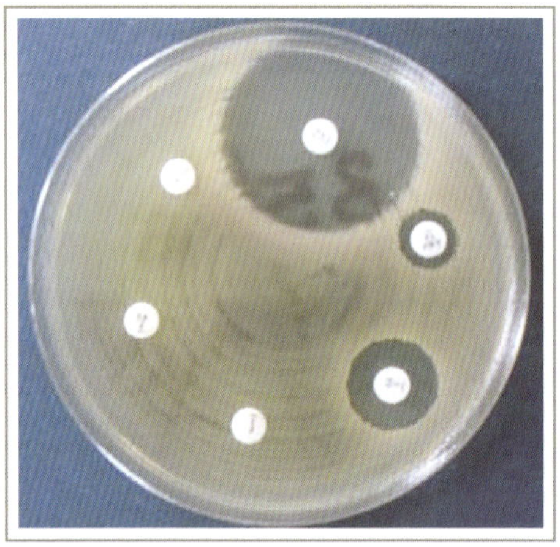

图 4.2-4 b. MSSA 敏感性实验，显示是对抗生素相对敏感的葡萄球菌株（呈典型的金黄色）

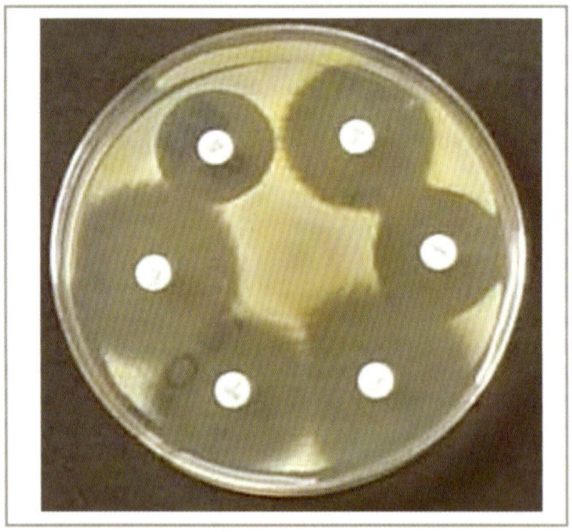

图 4.2-4 c. MRSA 则相反，显示了两个抗菌区域，说明只对这两种抗生素敏感

青霉素敏感的凝固酶阴性葡萄球菌非常少见，是一种类似金黄色葡萄球菌的毒力很强的病原菌，一旦确诊通常需要将假体取出，这种细菌应该在实验室仔细辨别，以防被误以为是里昂葡萄球菌。

关节穿刺

穿刺应该在透视下辅助进行并应严格无菌操作，最好尽可能地在穿刺前停用抗生素 2～3 周以提高穿刺培养的成功率。穿刺出的关节液直接一式两份放入富集培养基中（如血液培养基）（图 4.2-5a），同时留取一份放入空白瓶中（图 4.2-5b）送 Gram 染色（图 4.2-5c）以及特殊细菌染色检查。滑膜组织培养可能也会有帮助。假阴性

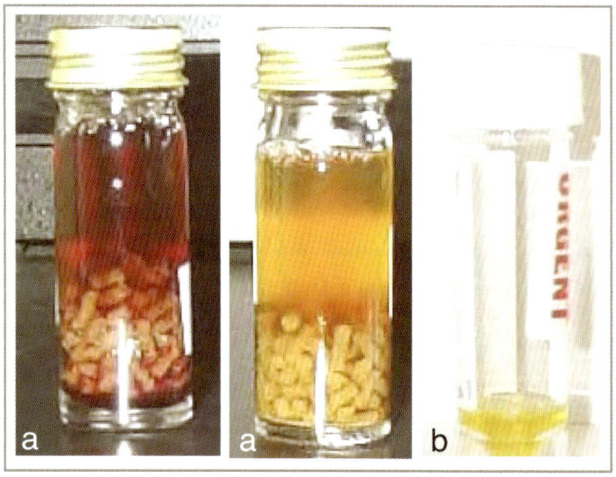

图 4.2-5 富集培养（Robertson 肉汤培养基）。这种传统的富集培养方法可以使受到破坏的细菌复苏，并能够看到细菌的生长，培养液浑浊（右侧的培养瓶）。然后可以行革兰氏染色、分类培养以及药物敏感性实验。对于关节穿刺液，血培养是另外一种富集培养的方法，可以用仪器检测细菌的生长（a）。髋关节穿刺液，可行革兰氏染色（b）

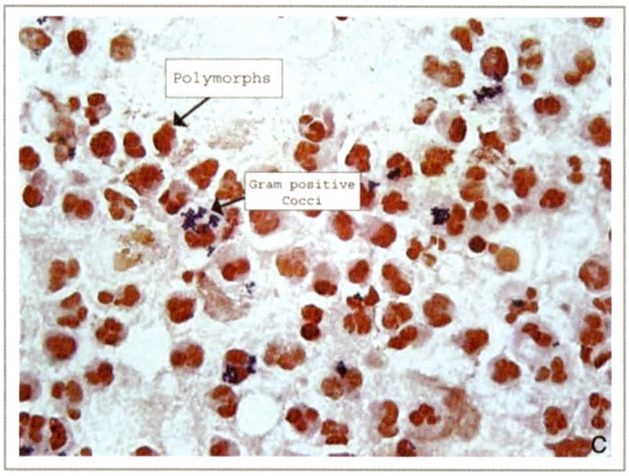

图 4.2-5 c. 关节置换术后金黄色葡萄球菌感染，穿刺液中检查显示的球菌和脓细胞。可见到粉色的多形核细胞，其中一些细胞内含有革兰氏染色阳性的球菌

的培养结果可能与局部麻醉药的使用（抑菌剂）、使用抗生素或者关节液中浮动的致病菌少有关（所有“固着性”的细菌通常都会强有力地附着于假体表面，并被生物膜所包裹）。

偶尔有些生命力不够强大的细菌如奈瑟氏球菌或丙酸杆菌会因为送检延迟而死亡。

鉴于局麻药物的抑菌效应，以及有时候很难在假体周围进行定位并穿刺出液体，因此我们强烈建议应该在全身麻醉下并通过透视定位进行穿刺。

革兰氏染色

虽然总体来说革兰氏染色具有一定的特异性，但没有经验的实验员有时会将某些非特异性着色误认为是细菌，从而出现假阳性的结果。如染色的金属磨屑可能会被误认为是Gram染色阴性细菌。只有细菌浓度至少达到$>10^5$/ml时，才有可能在高倍视野下识别出单个的细菌。由于细菌黏附于假体并且绝大多数细菌都呈附着状态，从而导致革兰氏染色的敏感性较低。

总体上来讲，革兰氏染色的敏感性不高；绝大多数假体周围感染的病灶周围细菌数不多，使得只有在高营养状态下才能生长。高达87%的培养阴性的患者可以出现炎性细胞增高。每高倍视野下（10×400）的白细胞计数超过10个以上时，即高度提示感染的存在，其准确性为81%，特异性95%。革兰氏染色阴性的169个髋关节中，有21个髋关节细菌培养阳性，并且几乎没有患者伴随白细胞增高[9]。

中性粒细胞计数

关节穿刺液中中性粒细胞的敏感性是36%，但关节液中即使有大量白细胞存在，其提示感染的可能性也只有50%（敏感性36%，特异性99%，阳性预测价值91%，阴性预测价值9%）[5]。因此，我们不单独采用中性粒细胞计数而诊断感染。

细菌培养

培养时间过短以及组织中存在的抗菌物质，都可以抑制细菌的生长，从而降低培养的阳性率。我们一般在培养48小时后对培养结果进行初次评估，然后转移到富集培养基中继续培养7～14天。假阳性的发生率大约为10%，原因可能是取标本过程中污染，也可能与实验室的处理过程有关。

真菌感染的发生率很低，一般与患者存在免疫抑制或长期使用广谱抗生素有关（图4.2-6）。

简单的芽管实验（germ tube test，念珠菌在肉汤中外向生长）可以发现白色念珠菌，其中99.9%属于氟康唑敏感菌。芽管实验阴性的念珠菌致病性更强，通常对氟康唑耐药，需要通过进一步的敏感性实验才能确诊。

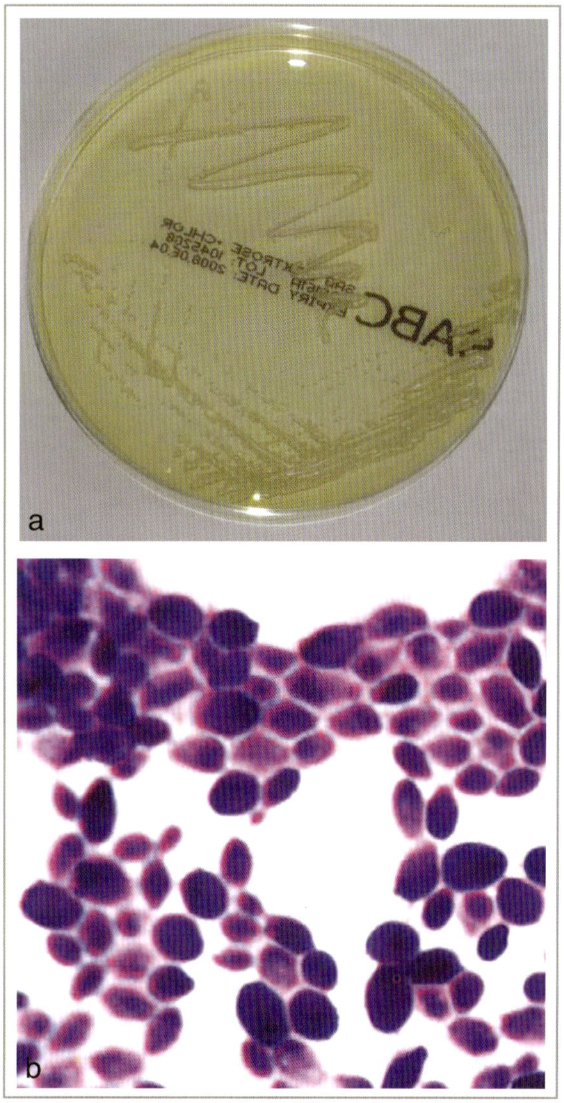

图4.2-6　念珠菌培养（a）；沙氏液体培养基（酵母、霉菌培养基）的菌落行革兰染色可见革兰染色阳性酵母菌（b）

“非典型性感染”

临床明显感染的关节却培养阴性的情况的确让人费解，这种情况下应高度怀疑不常见的很难培养的细菌感染的可能性。非典型的分枝杆菌（通常是关节内皮质激素注射时污染所致）几乎不能通过革兰氏染色发现，需要通过特殊的抗酸杆菌染色、延长培养时间并在低温下培养才能明确诊断。

术中临床诊断

黏液性和炎性组织即提示感染的存在，有时候由于多形核细胞分解毒素（如β溶血性链球菌杀白细胞素）的存在而导致没有明显的脓肿，代之为液性分泌物（图 4.2-7）。

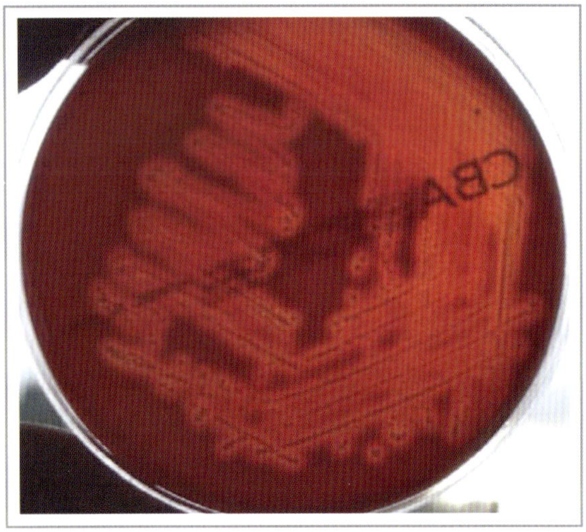

图 4.2-7a. 溶血性链球菌，在血培养皿内显示的溶血效应

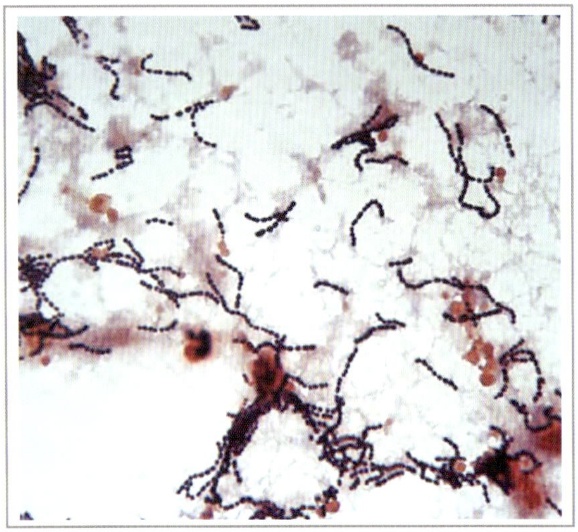

图 4.2-7b. 革兰染色阳性的链球菌，呈现的链状形态。培养出溶血性链球菌 G

由于文献报道的细菌培养的假阳性率可高达 29%，所以务必将包括关节液和脓液在内的多个标本送检进行培养。打开关节腔之后，在应用抗生素和进行关节冲洗之前，取关节液和至少 5 块没有被电凝过的组织尽快送检。如果选择有明显炎症的组织送检，细菌培养和组织学检查的阳性率会更高，对于不确定是否为感染的病例尤为重要。

在取不同部位的标本时更换刀片有助于降低污染的发生。穿刺液应该放入一空白瓶进行革兰氏染色、细胞计数以及其他一些可以进行的检查，如特殊染色或培养。对于生命力较差的细菌，为了增加培养阳性率可以采用血培养基。

细菌培养

如果在琼脂糖培养皿上直接培养出细菌，说明的确存在着感染，并且意味着细菌的滴度很高。富集培养一般采用液体培养基，需要在实验室内进行，但由于过程相对复杂所以也就增加了污染的概率。

如果 3 块或 3 块以上的标本均直接培养出同一种细菌，则关节存在感染的可能性约 96.4%。

如果 2 块标本直接培养阳性，关节感染的概率降低为 25.2%。而如果只有一块标本培养阳性，感染的可能性只有 10.6%[5]。

抗菌谱（总体的抗生素敏感性）的检测很有意义，如果培养出的细菌具有相同的药物敏感性，说明是同一菌属。如果在富集培养状态下，呈现不同抗生素敏感性的混合细菌生长或单独凝固酶阴性细菌阳性，则关节感染的可能性不大，通常为污染所致。窦道形成以及关节腔内污染严重的情况下，一般革兰氏阳性菌和阴性菌培养均阳性，另外，伤口裂开以及压疮培养时也一般如此。对于复杂病例，有必要与微生物学家共同讨论加以明确。

在埃克塞特，我们根据患者的不同情况采用不同的染色和培养技术，这使得我们发现了一些非典型的病原菌，如分枝杆菌、空肠弯曲菌以及其他不常见的真菌。

大多数的细菌培养都是将标本直接涂于琼脂糖培养皿上，对于快速生长的化脓性细菌而言，18～48个小时的培养时间已经足够。对于数量较少的厌氧菌以及被抗生素破坏的细菌而言，采用液体培养基培养10～14天有助于提高培养阳性率。一些非典型的分枝杆菌生长非常缓慢，如布鲁氏菌，往往需要数周的培养时间。

有些临床上明确提示感染的病例培养却阴性，原因可能为培养时间短以及没有采用相关的特殊培养基。硫胺素是小菌落变异菌（small colony variants，SCVs）生长所必需的，就像它的名字一样，这些细菌菌落小，在培养过程中很容易被大多数正常大小的菌落所覆盖而被遗漏。

金黄色葡萄球菌感染，尤其是采用庆大霉素治疗过的翻修病例中，小菌落变异菌（SCVs）是导致翻修术后再次感染的重要原因。常规的快速培养往往会将SVCs忽略，从而导致感染的复发。因此，对于复发的金黄色葡萄球菌感染，延长培养时间或者培养基中加入硫胺素或血红素，可能对提高阳性率有帮助，对庆大霉素耐药的葡萄球菌感染则更加有意义。

怀疑结核分枝杆菌感染的情况下，常规检查往往是结核分枝杆菌快速培养以及通过PCR对关节液进行基因学检测。目前，通过对与潜在结核分枝杆菌感染或早期感染有关的干扰素进行检测，是判断有无结核分枝杆菌感染的金标准。

冰冻切片的组织学检查

我们在冰冻切片的组织学检查方面经验不多，这种术中的检查被认为有利于确定感染与否（详见4.4章节）[5,8]。术中冰冻切片检查尽管可以提供快速的结果，但与常规的组织固定后切片染色检查相比敏感性较低。冰冻切片下通过每高倍视野下的白细胞计数来确定是否存在感染，而对于多少的白细胞数量能确定感染目前存在争议（可能以每高倍视野下白细胞数量超过5个或超过1个，作为判断标准）。

如果用每高倍视野下白细胞数量超过5个作为判断感染的标准的话，其敏感性为80%，特异性为94%[5]。如果每高倍视野下的白细胞计数超过5个，同时送检3个以上的标本培养阳性，则诊断感染的准确性可达95%。即使切片检查发现白细胞、组织快速培养阳性，确立感染也需要参考临床的表现以及其他炎性指标。

假体检查

对生物膜本身进行培养时，如果采用超声的方法将生物膜破坏，将会提高细菌的检出率，但由于超声可能同时会杀死细菌本身，因此目前不是常规检查。

分子学技术

超级敏感的PCR检查并不是常规手段，PCR检查时同时需要进行细菌培养，以提高准确性。

髋关节置换感染后的处理

关节置换术后感染的成功治疗取决于很多因素，如患者的因素、感染细菌的种类、手术技术、治疗的常规、治疗经验（翻修手术的数量）以及患者的整体健康状况等。影响治疗效果的因素包括淋巴水肿（lymphoedema）、静脉血流缓慢、血管病变、瘢痕、营养不良、免疫缺陷、糖尿病、激素应用以及吸烟等，所有的上述因素都会影响伤口愈合。

细菌种类

关节置换术后50%的感染菌为葡萄球菌。其他革兰氏阳性细菌的检出，如肺炎球菌、β溶血性链球菌或者李斯特菌，提示患者可能存在免疫抑制问题。令人担心的是近年发现的侵袭性更强的耐药金黄色葡萄球菌（MRSA）。肆虐美国的MRSA如今在英国也已经出现。在一项美国的研究中，关节置换患者的培养阳性率高达8.3%，培养出细菌距离感染平均20天[10]。

治疗

目前，对于关节置换术后感染的患者，没有标准化的、具有询证医学证据的治疗方案。这类患者很难进行随机对照研究，同时缺乏统计学说服力。既往的比较性研究均具有局限性，如新型抗生素的应用、不同的诊断标准、新的耐药细菌的出现等。如果细菌的毒力很强（如金黄色葡萄球菌），在假体取出以前，初始的治疗方案需要涵盖所有可能涉及的情况，需要静脉应用抗生素达到最大的血清浓度，并且需要使用具有组织穿透力的抗生素。

手术

由于成功率高，假体取出二期翻修依然是目前治疗关节置换术后感染的金标准。如果早期治疗并检查出了致病菌，二期翻修的成功率达 91%，但仍有 9%的患者会再次发生感染。一期翻修的成功率只有 83%～87%。对于早期感染，切开彻底清创、保留假体是可行的，术后需要静脉应用抗生素 6 周，成功保留假体治愈感染的可能性为 71%。治疗越晚，假体能够保住的可能性越小。感染发生后的短短几周内，细菌周围的生物膜已经形成，这种情况下再保留假体的成功率不大。如果使用的假体是 Exeter 柄，可以将假体取出，保留骨水泥壳，将骨水泥壳的表面用髓腔钻锉磨，然后用 0.05%的碘附或其他抗菌剂脉冲冲洗干净，注入抗生素骨水泥，然后一期再置入一个新的 Exeter 柄。

在埃克塞特，我们喜欢采用二期翻修治疗感染。过去我们采用 Girdlestone 方法作为一期的治疗，现在我们采用类似 PROSTALAC 的方法，使用抗生素骨水泥占位器作为一期治疗[11]。将一个小号的股骨假体和一个大直径的聚乙烯臼杯（36～40mm）用掺入大量抗生素的骨水泥（每 40g 骨水泥加入抗生素 4g）松松地固定于原位。

我们将此称为 CUMARS 技术（custom made articulating cement spacer，个体化骨水泥活动占位器），或者称做 Kiwi 占位器（由新西兰医生 John Cullen 将此技术传授给我们）。其与原来我们采用的 Girdlestone 技术相比具有几个方面的优势，包括使患者在二期翻修之前能保持较好的活动，并且使二期翻修手术变得更加简单，同时又不会降低二期翻修的成功率。对于高龄或者存在严重伴随疾病的患者，我们甚至将这种方法作为“半永久性”的解决方案，不再给这些患者进行二期翻修。

将股骨和髋臼假体取出后，用锉等工具将骨水泥完全清理干净，软组织彻底清创。一旦髓腔和髋臼被彻底清理干净，即可以开始制作 CUMARS。将抗生素骨水泥涂于抛光的 Exeter 假体表面（图 4.2-8），将此放入开放的橡胶手套内并一起置入髓腔内（图 4.2-9 和 4.2-10）。这样既可以使骨水泥-假体根据髓腔的形态塑

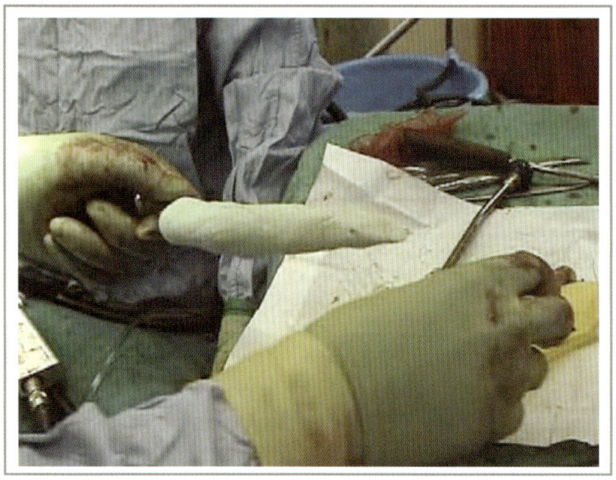

图 4.2-8 抗生素骨水泥涂层的股骨假体

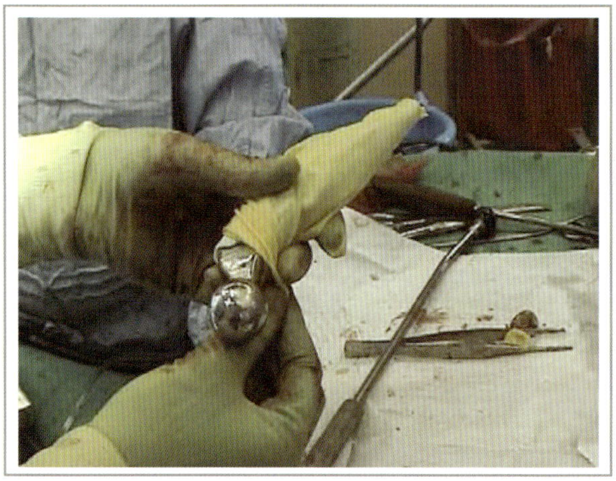

图 4.2-9 将抗生素骨水泥涂层的假体用橡胶手套包裹

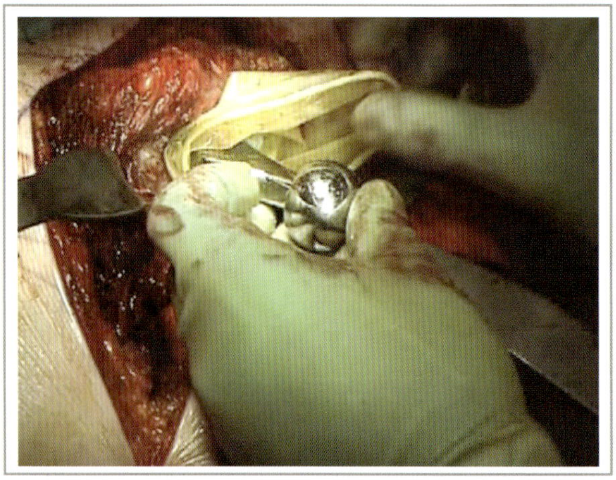

图 4.2-10 橡胶手套包裹的假体植入股骨髓腔内

形，又会防止骨水泥渗入骨内形成交锁难以取出。在骨水泥硬化前将其取出，去掉表面的橡胶手套，然后将塑形后的骨水泥-假体重新置入髓腔，在髓腔入口处将骨水泥挤压以形成局部稳定性，从

而避免了骨水泥在髓腔内部与骨面的交锁固定（图4.2-11）。直径36～40mm的薄的聚乙烯臼杯（图4.2-12）或者生物型髋臼的聚乙烯内衬用同样的橡胶手套方法制作抗生素骨水泥-臼杯复合体

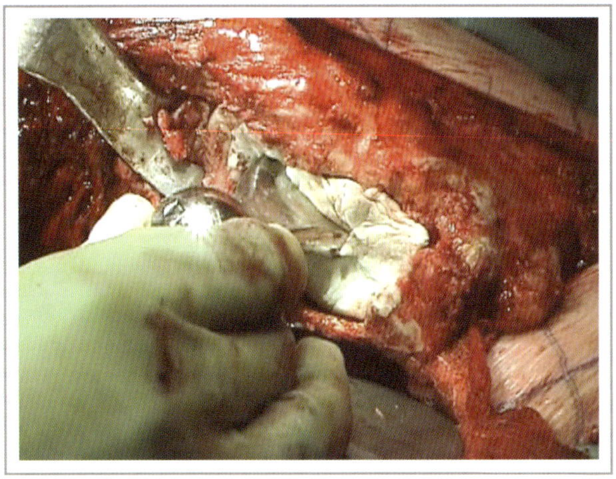

图4.2-11 去掉橡胶手套后，将假体植入股骨髓腔

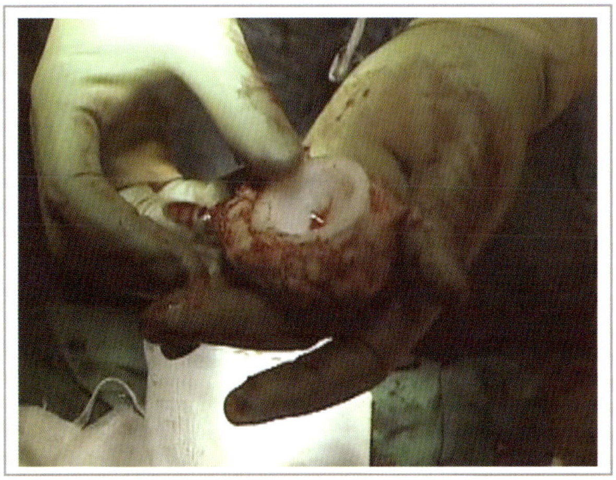

图4.2-12 去掉橡胶手套包裹后的抗生素骨水泥涂层髋臼假体

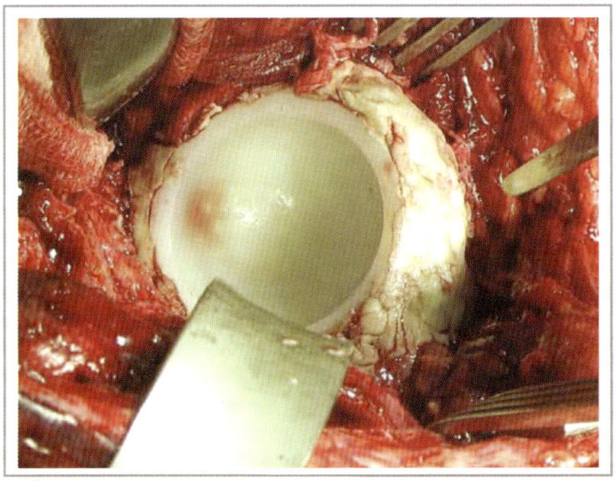

图4.2-13 将髋臼假体用骨水泥疏松固定

（图4.2-13）。通常我们在含有庆大霉素（0.5g）的抗生素骨水泥（Palacos）内再掺入2g庆大霉素和2g万古霉素。髋臼侧我们一般会用40g骨水泥，而股骨侧用80g骨水泥。抗生素的类型和掺入剂量可以根据细菌的敏感性而进行调整。术中不放引流管。术后允许患者在能耐受的范围内负重活动。静脉应用抗生素至CRP降至50mg/L（一般术后5～7天），然后改为口服抗生素并至少应用6周。抗生素的应用可以根据微生物学专家的建议稍做调整（通常两种不同类型的抗生素联合应用）。

二期翻修之前，仅在怀疑感染没有得到控制的情况下进行术前穿刺。通过临床的表现对感染是否得到控制进行判断，如果伤口有渗出，则每次换药时都需要进行细菌培养。通过检测CRP的变化了解治疗效果。如果CRP在治疗6周后恢复正常，则可以停止应用抗生素。

至少在停止应用抗生素2周后，重新进行CRP检查。如果CRP正常并且临床表现也没有感染存在的征象，则表明具备了二期翻修的指征。

在二期翻修时需要再次彻底清创，并且取关节液和至少5块组织标本再次送细菌培养。分别取出股骨侧和髋臼侧的CUMARS/Kiwi假体及所有骨水泥。然后根据具体的情况进行合适的髋关节重建（打压植骨、非骨水泥型假体、骨水泥型假体等）。如果需要通过打压植骨的方法重建股骨侧或髋臼侧，则每个股骨头的骨量内需要添加1g抗生素的粉剂（通常是万古霉素，或其他敏感抗生素）。如果假体是骨水泥型的，则每40g骨水泥内再加入最大量不超过2g的抗生素（通常是1g万古霉素、1g庆大霉素）。术后在培养结果出来之前（一般2～3天）需要一直静脉应用抗生素。如果培养结果阴性，则停止应用抗生素，然后定时检测CRP的变化。如果培养阳性，则静脉和口服抗生素的时间至少需要达到6周。

慢性抑菌治疗

对于那些不适合翻修手术，或者因其他原因选择非手术治疗的患者，如果假体稳定性良好，可以采用抗生素抑菌治疗，其有效率约60%。在一组36例采用抑菌治疗的报道中，采

用不同的治疗方案，平均随访 52 个月，其中 5 例抑菌治疗失败，在这 5 例中有 4 例是金黄色葡萄球菌感染[12]。在埃克塞特，我们很少对患者采用长期的抑菌治疗，一例 83 岁的患者例外，现在已是他采用万古霉素自我治疗的第 7 年了。到目前为止，还没有出现对万古霉素耐药的情况。

埃克塞特对于假体周围感染患者的抗生素应用方案

细胞壁活性的青霉素（cell wall active penicillin）、头孢菌素类以及氨基糖苷类的抗生素仅在细菌的分裂期可以杀死细菌。那些处于静息期的细菌（如生物膜包含的细菌）则对这些抗生素不敏感，只有当这些细菌再次活跃增殖时抗生素才会发生作用。最好采用杀菌型抗生素（青霉素类），抑菌型抗生素如克林霉素和利奈唑胺，只有当细菌数量少、免疫功能正常时才会有效。因此，对于应用激素和免疫抑制的患者应当避免应用抑菌型抗生素。抗生素需要保持高的血清浓度，从而使骨内能保持足够的药物浓度。静脉输液管有可能成为细菌入侵的通道，因此我们会尽早地将抗生素改为口服。我们医嘱不会持续静脉应用抗生素 4～6 周，而是根据炎症指标和临床的表现来调整给药途径和给药时间。假如联合应用的抗生素具有良好的穿透性，并且具有口服剂型，我们会在 CRP 降至 50mg/L 以下时改为口服抗生素。常规的初次髋关节置换后，CRP 一般会在术后第 2～3 天达到 150mg/L 左右的峰值，术后第 10 天左右一般会降至 20mg/L 以下，3 周左右恢复正常[13]（图 4.2-14）。

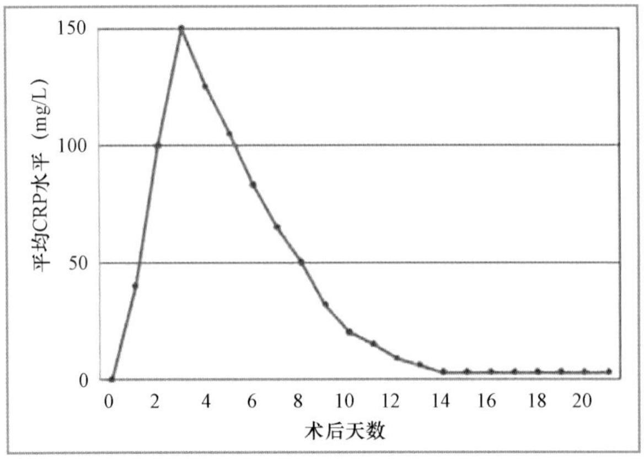

图 4.2-14 术后 C 反应蛋白的变化曲线

家庭医生需要在术后的前 3 周内每周两次检测 CRP，然后在接下来的几周内，每周检查 CRP 一次；以后则定期检查。

由于髋关节翻修的患者术前关节穿刺培养的结果往往呈阴性，因此我们围术期采用广谱抗生素，并且延长应用时间（直到术中培养结果出来为止）。在埃克塞特，对于怀疑感染的病例，由于只有＜30％的凝固酶阴性链球菌对氟氯西林和头孢菌素类敏感，因此我们在麻醉诱导前 1 小时左右静脉给予 1g 万古霉素和亚胺培南（泰能）500mg qd。

亚胺培南抗菌谱广，覆盖了从假单胞菌、链球菌到厌氧菌包括丙酸杆菌在内的绝大多数细菌，并且很少会引起难辨梭状芽胞杆菌感染（表 4.2-1）。抗生素给药方案根据培养结果进行调整。

我们通常使用克林霉素（静脉和口服），它不增加难辨梭状芽胞杆菌感染的风险。我们采用的标准静脉剂量为 900mg qd，如果患者有肾功能不全，可能需要调整到最小有效剂量。该药的组织穿透性好，不管是松质骨还是皮质骨内的浓度都达血清浓度的 40％～45％。尽管传统的观点认为克林霉素、难辨梭状芽胞杆菌和伪膜性肠炎间存在相关性，我们把初次全髋关节置换时的预防性抗生素由常规使用的头孢菌素和甲硝唑改为万古霉素，从而消除了难辨梭状芽胞杆菌感染爆发的可能。我们继续使用高浓度的克林霉素进行治疗，并且副作用不多。对于革兰氏阴性细菌的感染，我们的经验是联合使用两种药物治疗，通常是环丙沙星 750mg qd 口服和美罗培南 1g tid（肾功能不全患者减小剂量），或者开始时静脉给药头孢他啶 2g tid，以保证对假单胞菌的敏感性。我们很少胃肠外途径（静脉或注射）使用庆大霉素和妥布霉素，因为二者在脓液中会失去活性，并且使用过程中需要实时检测血清浓度以避免导致毒性反应。

加入骨水泥中的抗生素

加入骨水泥中的抗生素必须是粉剂，需要在温度可能高达 100℃ 的情况下仍保持良好的稳定性，并且需要在高温下导致超敏反应的风险很小。抗生素从骨水泥的裂隙中弥散、渗出，使

表 4.2-1 加入骨水泥中的抗生素

抗生素	致敏性	释放时间	覆盖菌谱	说明
庆大霉素	罕见	Palacos 骨水泥内至少释放 2 个月	绝大多数细菌，多种 MRSA，几乎所有的革兰氏阴性菌包括假单胞菌，但对链球菌和厌氧菌无效	低浓度下具有杀菌效应
妥布霉素	罕见	>118 天	同上	较庆大霉素覆盖更多的假单胞菌
万古霉素	少见		对革兰氏阴性菌无效	
头孢霉素类	3%的患者与青霉素交叉阳性	较氨基糖苷类更易弥散	对假单胞菌和 MRSA/MRSE 无效	对青霉素过敏的患者禁用
氟氯西林	常见	24 小时释放率 7.7%	仅对 MSSA 有效	需要大剂量才有效
梭链孢酸	少见		只对革兰氏阳性菌有效	

得骨水泥中抗生素的浓度逐渐降低。但我们的经验发现血清中的浓度很低甚至无法检测到。抗生素骨水泥串珠周围的药物浓度大于骨水泥占位器周围的浓度，原因是串珠具有更大的表面积。加入抗生素的骨水泥周围的药物浓度可以达到静脉给药时的 10 倍。

氨基糖苷类抗生素水溶性好，并且在很低的浓度就会有杀菌作用，但是会增加 MRSA 和 MRSE 的耐药性（表 4.2-1）。妥布霉素较庆大霉素具有更广的抗菌谱，尤其对于革兰氏阴性细菌，但却不能覆盖所有葡萄球菌，因此我们仍然使用糖肽类的抗生素如万古霉素。

青霉素类抗生素需要掺入骨水泥中很大的剂量才能使得骨水泥周围环境中的药物浓度达到良好的水平。万古霉素在热的环境下能保持很好的稳定性，并且抗菌谱几乎覆盖了所有的革兰氏阳性菌，克林霉素现在已经没有粉剂，而多黏菌素仅对革兰氏阴性菌有效。骨水泥中可以掺入的最好的头孢菌素是头孢噻酚，但对革兰氏阳性菌的抗菌谱要较庆大霉素小。当术中需要异体骨移植时，我们常规在一个股骨头的骨量内加入 1g 万古霉素，并且每 40g 骨水泥内再加入 3～4g 的万古霉素和 1～3g 的庆大霉素。骨水泥中掺入妥布霉素与掺入万古霉素相比，掺入 3.6g 的妥布霉素在 118 天后骨水泥周围仍能保持良好的药物浓度，而这时万古霉素的浓度已经很低，只能维持在可检测到的水平[14]。

口服抗生素

对细菌生物膜穿透性最好的抗生素是利福平，但与夫西地酸一样，必须联合使用以防止细菌耐药。体外研究证实，利福平、环丙沙星和夫西地酸或者万古霉素、利福平和环丙沙星是对付葡萄球菌生物膜的最佳组合[15]。

在实际临床工作中，我们很少三种抗生素联合使用。我们会根据细菌的药物敏感性而个体化地联合使用抗生素。典型的口服抗生素方案包括克林霉素 600mg qd 加环丙沙星 750mg bid；环丙沙星 750mg bid 加利福平 300mg bid；或者克林霉素 600mg qd 加夫西地酸 500mg tid。也可以使用头孢拉啶 500mg qd 代替克林霉素，并且较口服大剂量的氟氯西林的耐受性更好，氟氯西林较头孢拉啶和克林霉素的骨组织穿透性差。

大剂量口服克林霉素（450～600mg qd）会产生高的粪便浓度，不太可能选择性地控制难辨梭状芽胞杆菌。我们发现联合使用克林霉素和夫西地酸对葡萄球菌引起的感染有很好的疗效，夫西地酸本身对难辨梭状芽胞杆菌也有很好的疗效。

喹诺酮类与利福平联合使用是口服抗生素治疗的良好配伍方式，对于 MRSE 引起的感染尤其如此。在一组被广泛引用的双盲随机对照研究中，发现使用利福平组的所有病例感染均得到了控制，并且在 33 个月时没有任何假体被取出[16]。

利福平能导致转氨酶升高，因此药物相互反应常见。长时间使用环丙沙星可以导致周围神经疾病的发生，并且可能会导致肌腱炎，个别情况下甚至会引起肌腱断裂——尤其是患者同时使用噻嗪类利尿剂时。

耐药细菌

几乎没有什么抗生素会同时覆盖 CNS 和 MRSA。万古霉素典型弱点是穿透性差，并且药物浓度很低时没有任何效果。使用万古霉素时想要保持较高的骨内浓度的简单方法是开始剂量为 1g，输入时间需要超过 2 小时，然后每天两次，需要根据给药前的血清药物浓度来调整给药的时间间隔。给药前的血清最大浓度为 15～20mg/L。给药剂量需要总是保持 1g。

多种耐药的革兰氏阳性球菌

对多种药物耐药的革兰氏阳性球菌（MRSA、MRSE、耐万古霉素的肠球菌或 VRE），可以使用新型的抗菌药物如利奈唑胺、达福普汀-喹努普汀以及达托霉素。达福普汀-喹努普汀是杀菌药物，但必须中心静脉给药，并且会引起明显的肌肉疼痛。每天静脉给药达托霉素会达到快速的杀菌效果，尤其是对 MRSA 而言，同时对葡萄球菌的生物膜和 SCVs 也有很好的疗效，残存的 SCVs 是感染复发的主要原因。利奈唑胺既可以静脉给药也可以口服给药，具有很好的组织穿透性，据报道骨内浓度能达到 8.5mg/kg，达到绝大多数阳性球菌最低抑菌浓度的 2 倍，但是利奈唑胺是抑菌药物。它最大的缺点是使用数周后会引起周围神经病损、视神经病损（可复性）以及骨髓抑制。

如果患者出院后继续使用利奈唑胺，则需要每周检查肝功能和全血细胞计数，同时需要检查 CRP。需要参考英国国家药典或其他类似的药物手册以全面了解这些药物的副作用。上述的内容只是最常见的副作用或我们遇到过的问题。

出院后随访

患者出院后需要密切随访。需要嘱托患者汇报出院后的伤口状况，同时告诉家庭医生未征得治疗团队意见的情况下不准改变抗生素的应用类型和模式。出院时需要对伤口进行细菌培养（咽拭子），要用表格很清楚地注明人工关节的相关情况。

（田　华　译）

参考文献

1. **Toms AD, Davidson D, Masri BA, Duncan CP.** The management of peri-prosthetic infection in total joint arthroplasty. *J Bone Joint Surg [Br] 2006;88(2):149-55*
2. **Ridgeway S, Wilson J, Charlet A, Kafatos G, Pearson A, Coello R.** Infection of the surgical site after arthroplasty of the hip. *J Bone Joint Surg [Br] 2005;87(6):844-50*
3. **Tunney MM, Patrick S, Gorman SP, Nixon JR.** Improved detection of infection in total hip replacements. A currently underestimated problem. *J Bone Joint Surg [Br] 1998;80(4):568-72*
4. **Estrada R, Tsukayama D, Gustilo RB.** Management of THA infections a prospective study of 108 cases. *Orthop Trans 1993;17:1114-5*
5. **Spangehl MJ, Masri BA, O'Connell JX, Duncan CP.** Prospective analysis of preoperative and intraoperative investigations for the diagnosis of infection at the sites of two hundred and two revision total hip arthroplasties. *J Bone Joint Surg [Am] 1999;81(5):672-83*
6. **Sendi P, Rohrbach M, Graber P, Frei R, Ochsner PE, Zimmerli W.** Staphylococcus aureus small colony variants in prosthetic joint infection. *Clin Infect Dis 2006:43(8):961-7*
7. **Atkins BL, Athanasou N, Deeks JJ, Crook DW, Simpson H, Peto TE, McLardy-Smith P, Berendt AR.** Prospective evaluation of criteria for microbiological diagnosis of prosthetic-joint infection at revision arthroplasty. The OSIRIS Collaborative Study Group. *J Clin Microbiol 1998;36(10):2932-9*
8. **Chimento GF, Finger S, Barack RL.** Gram stain detection of infection during revision arthroplasty. *J Bone Joint Surg [Br] 1996;78(5):838-9*
9. **Kourbatova EV, Halvosa JS, King MD, Ray SM, White N, Blumberg HM.** Emergence of community-associated methicillin-resistant Staphylococcus aureus USA300 clone as a major cause of health care-associated infections among patients with prosthetic joint infections. *Am J Infect Control 2005; 33(7):385-91*
10. **Tsukayama DT Estrada R Gustilo RB.** Infection after total hip arthroplasty. A study of the treatment of one hundred and six infections. *J Bone Joint Surg [Am] 1996;78(4):512-23*

11. **Haddad FS, Masri BA, Campbell D, McGraw RW, Beauchamp CP, Duncan CP.** The PROSTALAC functional spacer in two-stage revision for infected knee replacements. Prosthesis of antibiotic-loaded acrylic cement. *J Bone Joint Surg [Br] 2000;82(6):807-12*

12. **Rao N, Crossett LS, Sinha RK, Le Frock JL.** Long-term suppression of infection in total joint arthroplasty. *Clin Orthop Relat Res 2003;414:55-60*

13. **Lih-Yuann Shin.** Erythrocyte sedimentation rate and C-reactive protein values in patients with total hip arthroplasty. *Clin Orthop Relat Res 1987;225:238-46*

14. **Masri BA, Duncan CP, Beauchamp CP.** Long-term elution of antibiotics from bone-cement: an *in vivo* study using the prosthesis of antibiotic-loaded acrylic cement (PROSTALAC) system. *J Arthroplasty 1998;13(3):331-8*

15. **Saginur R, Stdenis M, Ferris W, Aaron SD, Chan F, Lee C, Ramotar K.** Multiple combination bactericidal testing of staphylococcal biofilms from implant-associated infections. *Antimicrob Agents Chemother 2006;50(1):55-61*

16. **Zimmerli W, Trampuz A, Ochsner PE.** Prosthetic-joint infections. *N Engl J Med 2004;351(16):1645-54*

4.3 假体取出

I. Bunn, G. A. Gie

引言

髋关节翻修手术通常很复杂并且花费时间。术前计划时医生很容易将注意力集中于如何重建关节上，而忽视了如何取出假体的过程，而这正可能是手术最困难的部分（这种情况并不少见）。如果对于如何取出假体的术前计划不足，有可能导致术中无法收拾的境地：如根本无法取出假体、巨大的骨破坏（包括股骨的粉碎性骨折和髋臼前后柱的骨折等）。

即使术前计划充分，假体取出也具有很大的挑战性，但只要各种有可能用到的工具都已经在手术室准备好，就会最大限度地降低并发症发生的可能性。

翻修手术成功的关键是假体取出后保留了良好的骨量。一般情况下，如果假体已经松动则取出假体会相对比较容易，只要小心谨慎就会避免进一步的骨的破坏。然而，如果假体固定良好，就会成为手术的最大挑战，需要进行详细的术前计划。

手术医生需要想到如下问题：

- 如果假体取不出来怎么办？
- 如果骨盆的连续性中断如何处理？
- 如果股骨近段粉碎骨折怎么办？
- 我有重建这个关节的能力吗？

手术计划

好的术前计划需要包括以下几个方面：

1. 考虑自己的手术能力。是否应当转给更有经验的医生？

2. 获得上次手术的手术记录和术后记录，了解所要取出假体的类型，包括生物型臼杯固定螺钉的型号。有时需要准备特殊的工具以取出内衬。

3. 骨盆的前后位X线片及侧位片，如果存在巨大的骨溶解或者怀疑骨盆的连续性中断，则需要加拍Judet位片。

4. 股骨的正侧位片，需要包括假体及骨水泥的最远端。

5. 确定哪一部分假体需要取出，有没有合适的假体能与不取出的部分配套。这样可以避免不必要的假体取出。

6. 备好所有可能用到的工具，以及所有可能用到的假体。

7. 准备好骨移植材料。

首先需要确定的是假体和骨水泥是否需要取出。经常看到固定良好的骨水泥被取出，实际上这是一个严重的错误。如果一个骨水泥假体在使用多年后其骨-骨水泥界面依然固定良好，则预示着患者可能会再继续成功地使用若干年而无需取出股骨假体，或者单纯取出股骨柄，通过骨水泥壳内翻修技术植入新的水泥柄进行重建[1]。需要将固定良好的骨水泥取出的情况包括感染、不稳定、磨损严重、假体位置欠佳和骨溶解。股骨柄翻修的其他指征包括局灶性的骨溶解、可能发生或明确的假体周围骨折、套管部位金属腐蚀、一体式股骨柄的股骨头部分是钛合金或者柄出现无法接受的损坏，或者一体式假体的股骨头部分有明显的划痕。

感染性松动和无菌性松动骨水泥假体取出的原则不同。如果是感染性松动，几乎毫无例外地需要取出所有的异物（包括假体和骨水泥）以治愈感染[2]。如果是无菌性松动，假体与骨水泥的取出与否与计划的重建方式有关，如果骨水泥固定良好，可以保留骨水泥壳（随后再论述）。如果仅是内衬磨损，通常进行简单的内衬更换就够了，而不需要取出金属臼杯，但条件是内衬的位置能安放良好，并且不能再次使用出现问题的相同内衬（原批次的内衬）。

手术技术

将骨盆牢固固定于手术台上，注意保护固

定部位。消毒铺单时要想到术中可能发生的最坏情况，骨盆侧壁及股骨髁上部位所有可能涉及的部位都要消毒备用。将原手术切口标记出来，如果可能的话尽量利用原切口并切除原瘢痕组织。切口需要能充分暴露，我们喜欢采用后外侧入路，向骨盆方向延长，但需要注意保护臀上神经。切口需要同时能易于显露髋臼前后柱。

松动的假体

虽然本章主要阐述稳定假体如何取出，但同时也对松动的假体如何取出进行介绍。

绝大多数松动的骨水泥臼杯都可以很容易取出来（图 4.3-1），在埃克塞特我们会用钻、螺纹丝锥、带齿抓钳以及打出器等工具将臼杯取出（图 4.3-2）。但需要注意的是有时候臼杯表面有较大块的骨水泥相连，取出时可能会导致大块的骨的缺损，这种情况下应该先将表面的骨水泥用弧形骨刀

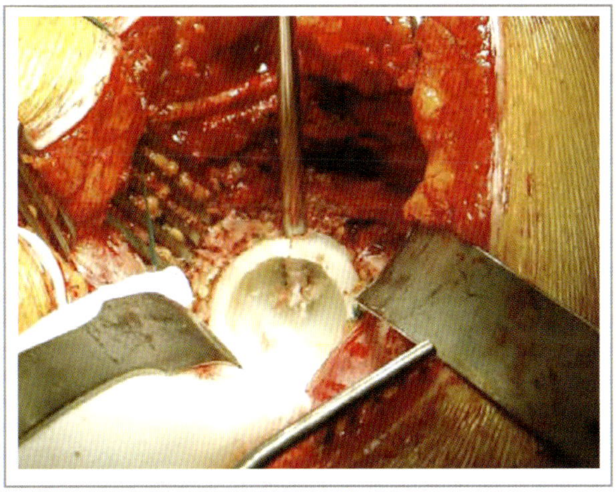

图 4.3-1 螺纹丝锥拧入臼杯

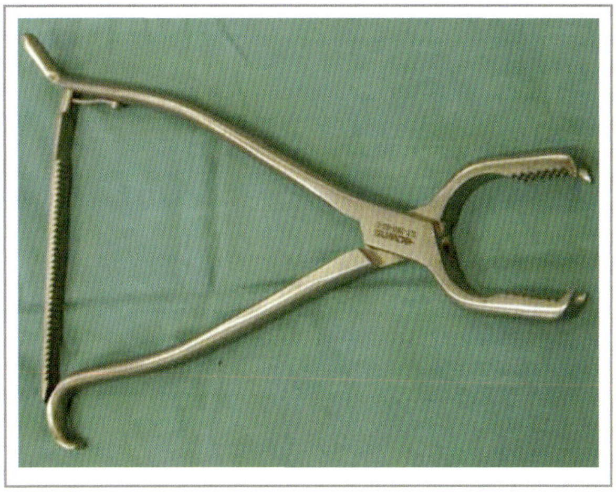

图 4.3-2 Lanes 钳

铲下后再将臼杯取出。如果不准备采用生物型臼杯翻修的话，可以保留牢固固定的骨水泥桩（尤其是坐骨和耻骨内的），对于骨质疏松的患者而言能起到良好的初始稳定作用。

需要取出大块牢固固定的骨水泥桩的情况包括其所占面积太大，或者手术需要打压植骨等，可以用高速磨钻将其取出。然而，将骨水泥取出时会不经意间损失部分正常的骨量。更稳妥的方法是用钻头钻入骨水泥桩内，连接打出器用锤子将其取出。

由于纤维瘢痕组织的固定作用，有时明显松动的水泥臼杯也不容易取出。不能想当然地将其撬出，因为可能会导致髋臼壁的骨折。如果自臼杯后上方用打出器不能轻易取出的话，则应该采用 Zimmer 公司的髋臼取出系统将其取出（图 4.3-3）。

如果松动的臼杯向盆腔内移位明显，在不影响重建并且感染已经除外的情况下可以保留这个松动的臼杯，而不需要通过腹膜外入路将其取出（图 4.3-4）。

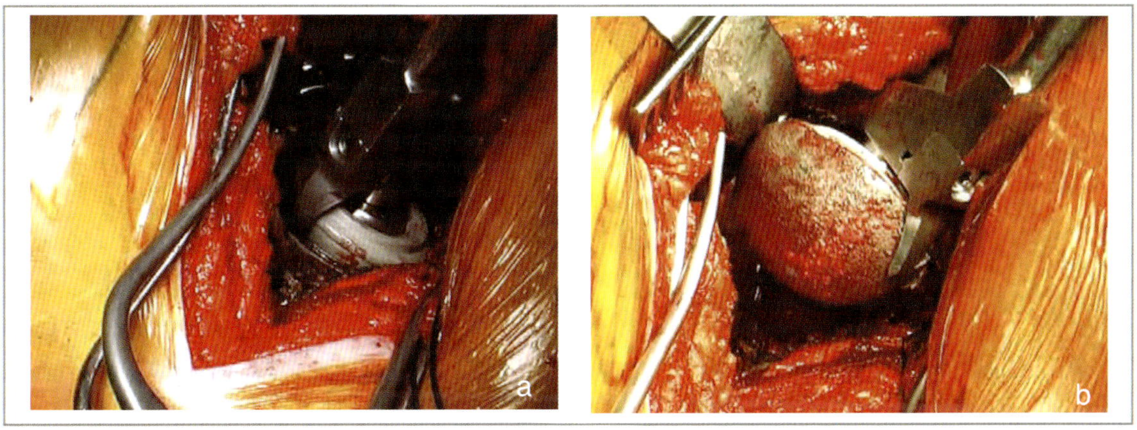

图 4.3-3 用 Zimmer 公司的髋臼取出工具将生物型臼杯取出（Explant Acetabular Cup Removal System）

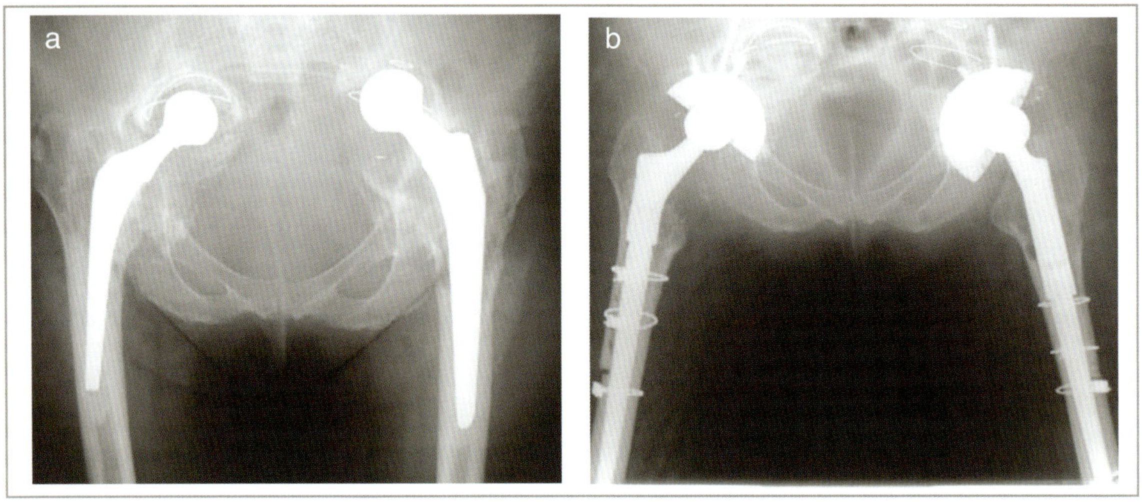

图 4.3-4 髋臼突出骨盆内翻修术前（a）和术后（b）的 X 线片

股骨侧无论是骨水泥假体还是非骨水泥假体，应该在取出假体前在大转子部位开槽（图 4.3-5），以防止因假体取出时与大转子的撞击而导致大转子骨折。

即使骨水泥有可能随股骨柄被一起取出，但通常会建议在打出股骨柄前先将假体肩部的骨水泥去除（图 4.3-6）。

微孔涂层或表面粗糙的生物型股骨柄，往往会因为纤维组织长入的因素，使得虽然已明显松动但依然很难取出。这时候可能需要劈开股骨（至假体末端）取出假体[3]。

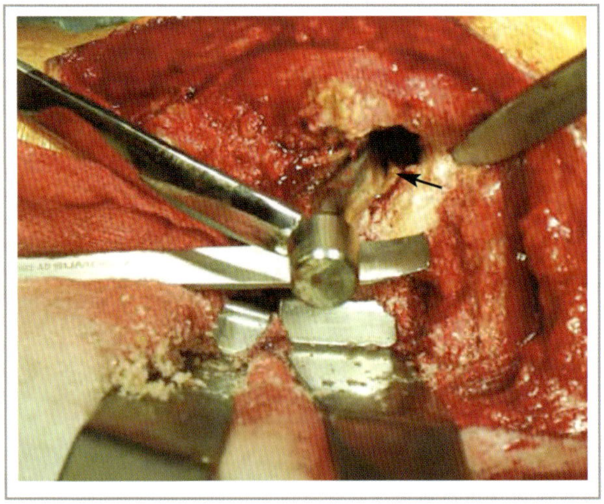

图 4.3-6 在股骨外上方开槽

稳定假体的取出

手术所采用的入路应该能充分显露髋臼，并且应该是手术医生最熟悉的入路。经盆腔的腹膜后入路应该与普通外科或血管科医生一起进行，除非术者对该入路非常熟悉。经验告诉我们这种入路很少会用到。

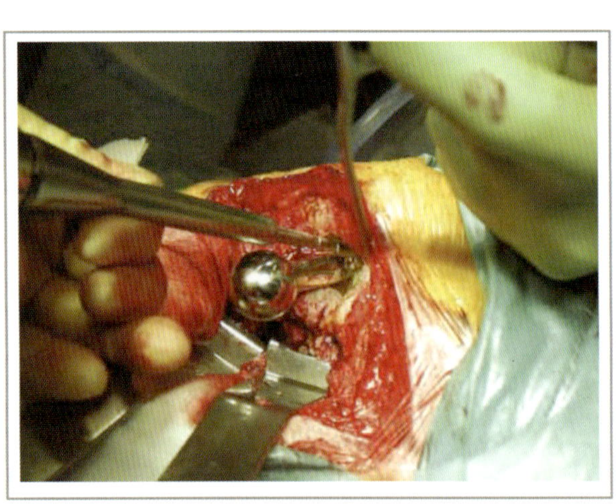

图 4.3-5 用磨钻在假体的外侧开槽（大转子区域）

术中需要将股骨近段向前方牵拉以显露髋臼的前壁。放置髋臼前方的拉钩时需要特别小心，因为翻修患者的髋臼前壁往往已经很薄弱。髋臼前壁的拉钩应该置于髂前下棘的水平（图 4.3-7），这个部位的骨质较厚不容易骨折，同时由于更靠近近段所以损伤股神经的概率会更小。在横韧带及“泪滴”的下方放置另外一把拉钩以显露髋臼的下方（图 4.3-8）。然后用自动拉钩置在关节囊内牵开，这样就可以清楚地显露整个髋臼了，同时也避免了对坐骨神经的牵拉。

聚乙烯臼杯的取出方法取决于是否需要保留骨水泥壳。如果计划保留骨水泥壳的话，可

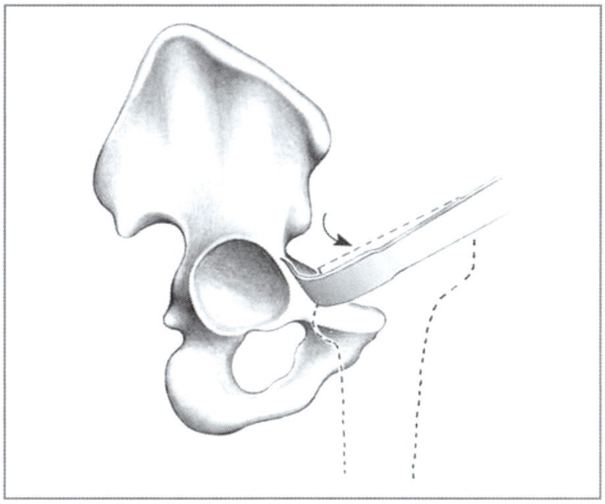

图 4.3-7 髋臼前方拉钩的位置图示

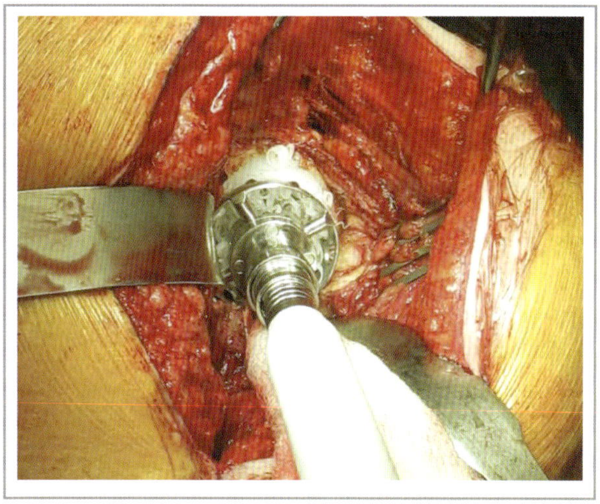

图 4.3-9 用髋臼锉锉磨聚乙烯臼杯

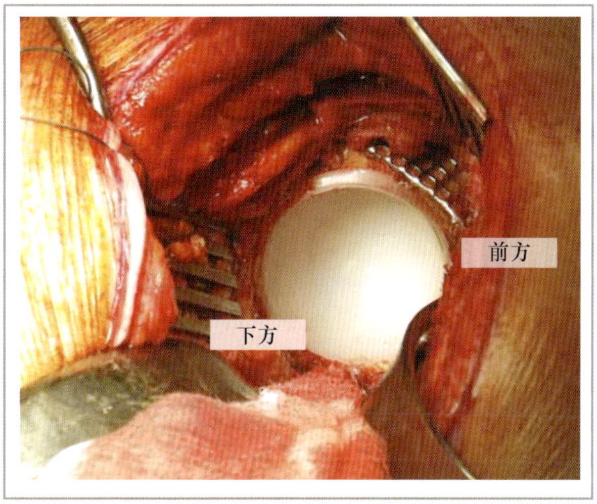

图 4.3-8 髋臼前方和下方的拉钩

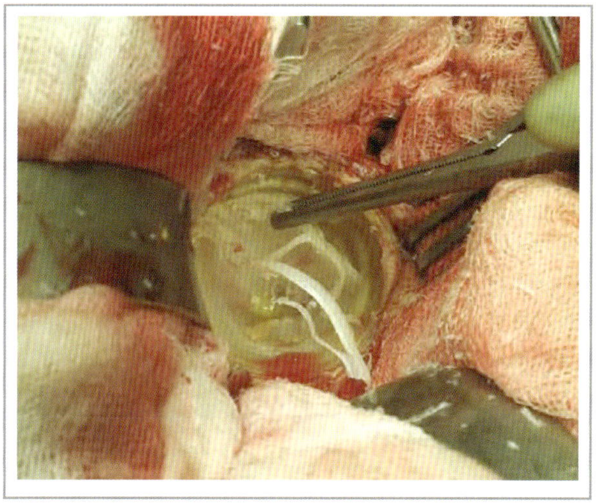

图 4.3-10 取出锉磨的聚乙烯碎片

以用锋利的髋臼锉将聚乙烯内衬锉磨掉（图 4.3-9），注意不要过度磨锉（髋臼锉内聚乙烯碎屑不要过多），否则髋臼锉从连接杆上取下时可能会有困难。臼杯周围的钢丝一旦暴露出来就会很容易将钢丝拽出。然后用髋臼锉继续磨锉，直到聚乙烯臼杯剩下一薄层壳，这时就可以很容易取出臼杯（图 4.3-10），并保留了完整的骨水泥壳（图 4.3-11）。如果髋臼锉足够锋利的话，这个过程几分钟就可以完成。

如果不准备保留骨水泥壳，则可以用骨刀将聚乙烯内衬劈为几个部分将其取出。即使在不准备保留骨水泥壳的情况下，也可以考虑用髋臼锉取出聚乙烯内衬。

取出牢固固定的骨水泥壳时需要小心并要有耐心。如果骨水泥壳很薄，则可以用骨刀或骨凿将其碎裂并取出。如果骨水泥壳很厚，需要

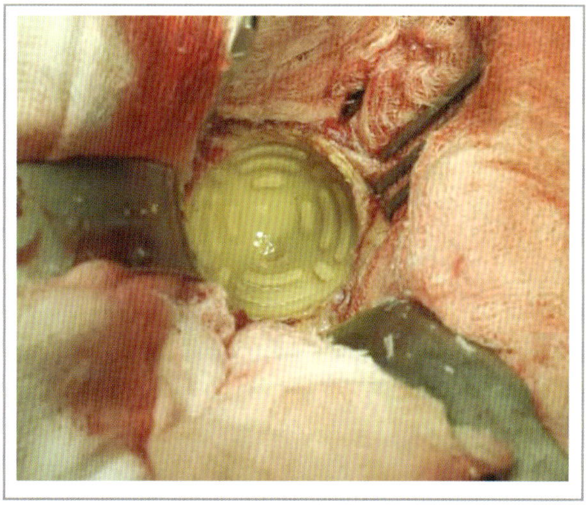

图 4.3-11 没有损坏的骨水泥壳

用力打击才能使其碎裂，但这样会威胁到本已

经很疏松的骨水泥下方的骨质。

用高速磨钻在骨水泥壳上磨出一些凹槽，有利于骨水泥壳的碎裂及取出。磨凹槽时最好环形而不是放射状进行，这将有利于髋臼周缘的骨水泥先碎裂取出。

通常髋臼下方的骨水泥最容易取出，取出下方的骨水泥后再逐渐取出上方的骨水泥，髋臼上缘（Ⅰ区）由于往往存在骨溶解而比较薄弱，所以取上方的骨水泥时要特别小心。如果放射状地劈开固定良好的骨水泥壳，有可能导致髋臼的骨折。

显然，取骨水泥时可以从松动部位开始，但很多医生习惯将弧形骨刀插入松动部位的纤维组织内进行分离，由于骨水泥的强度远远大于疏松的骨床，所以容易导致髋臼边缘的骨折。

应该避免任何形式的以骨性边缘为支点的撬动手法。

小的骨水泥斑块可以用窄骨刀取出，而较大的残留骨水泥桩可以用钻头钻入后将其打出，或者用超声的方法（图 4.3-12），超声钻头钻入骨水泥后，首先要等钻头周围的骨水泥硬化，然后再用锤子等将其敲出。如果决定采用打压植骨的方式重建髋臼，则所有的骨水泥都必须清除干净。但如果采用非骨水泥型臼杯，并不一定需要将牢固固定的骨水泥桩完全取干净。牢固固定的骨水泥桩有利于提高非骨水泥臼杯的初始稳定性，如果面积不大也不会影响骨长入。除非是感染，否则盆腔内的骨水泥没必要取出，如果要取出的话，往往需要腹膜后入路。对于非感染患者，最好不要取，因为即使取进入盆腔的看似不大的骨水泥块，也有可能导致难以控制的大出血。

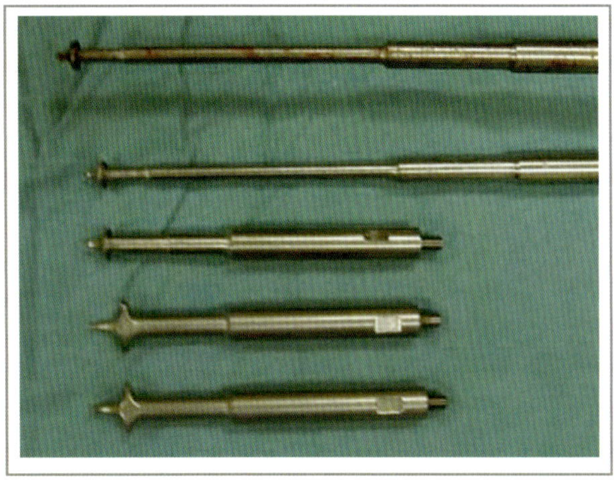

图 4.3-12 超声工具

取出固定良好的非骨水泥型臼杯

需要强调的是，由于取出固定良好的非骨水泥型臼杯有可能导致潜在的并发症的出现，因此在决定取出时骨科医生需要有充分的理由。除非是臼杯位置明显欠佳，否则该臼杯通常可以保留。医生需要尽最大的努力去获得有关臼杯型号和类型等相关内容，探索任何可能仅更换内衬的可能性，当然，所更换的内衬不能出与原来内衬同样的问题。臼杯的锁定机制需要保持良好，并且内衬需要是高交联聚乙烯。

内衬的取出一般会很容易。一些臼杯的锁定机制简单，从而可以轻易取出。有时候从内衬凸出的边缘部位插入打出器械可将内衬取出。此外，也可以在聚乙烯内衬上钻孔后拧入直径 6.5mm 的 AO 螺钉，以金属杯为支点将内衬撬出。大多数公司的翻修器械都有配套的内衬取出工具。如果要用螺钉的话，最好从边缘进钉并朝着臼杯中心的方向拧入，这样可以保证螺钉有足够的把持力（图 4.3-13）。

非骨水泥型髋臼翻修的主要原因是内衬的磨损和骨溶解，金属杯本身往往是稳定的。术前、术中需要对臼杯的外翻角度和前倾角度进行评估，只有臼杯位置良好时才可以只更换内衬。反之，术后发生脱位的可能性很大。如果对髋臼的位置有怀疑，则应当翻修金属杯，或者在金属杯内置入一个水泥杯并安放于正确位置[4]。任何骨溶解的部位都需要进行植骨。可用

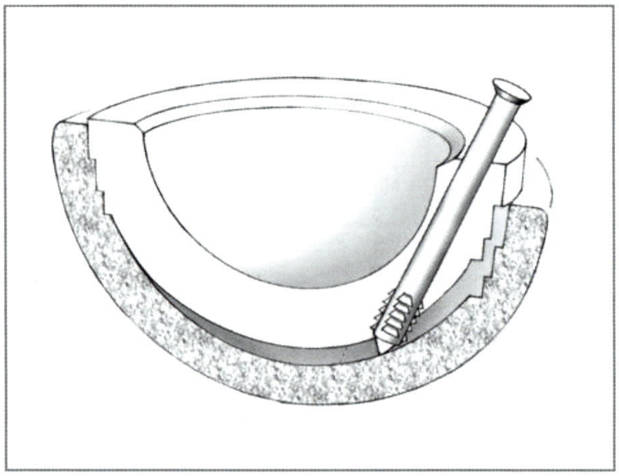

图 4.3-13 从聚乙烯内衬的边缘朝金属杯的中心部位拧入螺钉

高速金属磨钻将金属杯的螺钉孔扩大，以清理骨溶解部位并有利于植骨，同时对置入的水泥杯的固定有加强作用。

在存在巨大骨溶解的情况下，取出金属杯有可能导致髋臼的大块骨缺损，从而需要通过植骨、大杯、金属骨小梁臼杯或者加强环进行重建。在这种情况下，可以将稳定的金属杯当作加强环不作处理，骨溶解按照上述的方法进行植骨。

金属杯的固定螺钉可以用合适的改锥取出。如果螺钉已经折断，可以在取出臼杯后，再将断裂部分用断钉取出器械取出。如果螺钉滑扣，可以用金属磨钻将钉尾磨掉，取出臼杯后再取断钉。

金属杯可以用弧形骨刀取出，但取出过程中有可能会造成髋臼的更大骨缺损甚至臼壁骨折。对于骨长上型非骨水泥臼杯，可以用细头高速磨钻分离臼杯和骨的界面，然后用厂家提供的打出器械将其取出。高速磨钻可以自髋臼的后上缘部位开始，部分分离后再用打出器械取出。但这种方法并不适用于骨长入型臼杯。骨长入型臼杯可以用高速金属磨钻将臼杯分成数块取出，但这样会导致金属碎屑污染整个伤口。其他的方法包括用套筒扳手，但有导致骨盆骨折的很大风险；或在髋臼前上壁开一 4mm 的窗，然后用角状打出器将臼杯打出；或者经另外单独的切口经髂骨用钻钻孔，将臼杯顶出（依然可能会导致骨缺损或导致骨盆骨折）。

Zimmer 公司针对生物型臼杯设计了专门的取出器械——Explant System（图 4.3-3），优势超过了上述所有的方法。方法是在臼杯固定螺钉取出后，将原来的内衬重新放回原位（如果原来的内衬磨损太重则用髋臼试模，或者重新置入一骨水泥型臼杯），以内衬为中心用相应大小的弧形骨刀环形分离假体与骨的界面。在臼缘用高速磨钻稍做分离有利于开始时骨刀的插入。环形旋转骨刀就可以将骨、假体界面分开。

不同长度的弧形刀片有利于由浅而深地逐步松解，并且尽可能地降低骨量的损失（刀片的厚度）。同时，Zimmer 的这套髋臼取出系统，对取出表面带固定柱或放射桩翼的生物臼杯也有帮助（通过在固定柱或翼之间松解骨与假体界面，从而易于臼杯的取出）。

Explant System 这套取出器械不能用于锥形臼杯，这种臼杯表面通常带有螺纹。如果螺纹是连续型的，可以用厂家提供的取出器械旋出。如果螺纹不是连续型的，则不能逆行旋出，因为在螺纹之间有纤维瘢痕组织充填。如果臼杯是金属的，可以用铅笔尖大小的高速磨钻或很薄的软骨刀（flexible osteotomes）分离假体与骨的界面；如果臼杯是陶瓷的，可以将其打碎；如果臼杯部分是金属的，如 Spotormo 臼杯，则可以通过将金属翼向内折而将假体取出。

高危的情况

1. 假体过大，同时髋臼的前后壁很薄
2. 臼杯位于 Kohler 线以内

在上述情况下，很容易导致髋臼骨折，因此，除非迫不得已臼杯可以不取[5]。

取出固定良好的股骨柄

与稳定固定的臼杯一样，对于一个固定良好的股骨柄假体，应当慎重考虑是否应该将其取出，不管是骨水泥柄还是非骨水泥柄。导致将一个固定良好的骨水泥柄及骨水泥壳完全取出的理由经常是仅仅因为手术医生的固定理念，这种做法是不可原谅的，因为这有可能导致术中出现大的并发症。取出固定良好的骨水泥壳的唯一理由应该是骨内膜的骨溶解和感染。

对于一个固定良好的骨水泥柄，如果髋臼侧需要进行大的重建手术，则可以将股骨柄敲出以利于髋臼侧显露。髋臼重建结束后，再将一个小一号的骨水泥柄重新用骨水泥固定于原来的骨水泥壳内[1]。这种方法也可以用于因肢体不等长而进行的翻修手术或由于假体位置不良而导致的反复脱位的翻修手术。在这两种情况下，只需要将原来的骨水泥壳内面用磨钻进行处理以适应重新置入的假体位置。相对于生物固定型假体而言，这是骨水泥型假体的一个巨大优势。

骨水泥型股骨假体的取出

要取出一个固定良好的骨水泥型股骨柄，首先要暴露充分并对股骨近段进行广泛的松解。这有利于增加股骨近段的活动度，并减少取出髋臼假体时发生骨折的机会。下列情况会增加大转子骨折的风险：假体为解剖型；股骨近段由于假体的松动而内翻重建；大转子向后方突出（overhang）。

假体柄一般很容易从骨水泥壳内取出。只需将假体肩部骨水泥去掉，同时切除大转子内侧的部分骨质，这样在将柄取出时可以避免因假体与大转子的撞击而导致骨折。显然，对于带颈领的柄，颈领表面的骨水泥要一定清除干净。特殊设计的取出器械有利于柄的取出。如果用锤子或其他打出器械，则应该同时采用抗扭转的工具，以防止取出过程中由于扭转而导致骨水泥壳的碎裂甚或股骨干的骨折。如果是解剖型柄，表面预涂了骨水泥，或者表面粗糙的水泥柄，需要纵行劈开股骨（至柄和骨水泥壳的远端），并在劈开处插入两把或三把骨刀，然后用锤子将柄打出[3]。这一步很少需要通过大转子延长截骨来完成。

自髓腔内将骨水泥壳取出很大程度上取决于手术医生的经验。如果医生取出骨水泥的经验不足，则可以采用大转子延长截骨术。这有利于取出所有的骨水泥。取骨水泥有经验的医生则会较容易地成功取出髓腔内的骨水泥。在手术以前，需要有髋关节的正侧位X线片，X线片的长度需要包括柄和骨水泥壳的远端。股骨柄远端的位置非常重要。

现在的直柄假体，使用中置器和骨水泥栓子，使得骨水泥壳位于髓腔的中央，并且假体远端的骨水泥长度一般不超过1～2cm。可以用直径4.5mm或6mm的钻通过中置器钻入远端的骨水泥内。一旦完成这一步，则骨水泥的取出就变得很容易。首先用金属探针检查股骨干皮质的完整性，然后逐渐用髓腔钻将骨水泥壳磨薄，这有利于用骨刀将其劈开并取出，或者用大能量的骨水泥超声取出工具将其清除干净（图4.3-12）。

如果假体是弧形柄，或者远端没有使用骨水泥栓子，这种情况下取骨水泥壳会有困难。此时，在取远端骨水泥以前（如用钻），需要至少将小转子水平以上的骨水泥全部清理干净，这样可以有良好的视野观察远端水泥壳的情况。了解假体尖端的方向非常重要（通过正位和侧位的X线片可以了解）。可以用超声刀或者高速磨钻重新建立一个中央通道，然后用长钻钻入骨水泥的最远端。在X线透视下进行操作会避免穿出皮质。

由于不同程度的应力遮挡，股骨干骺端的皮质会很薄弱。因此，在骨水泥与骨结合牢固的区域，尤其是骨水泥较厚并且与骨之间没有瘢痕组织的区域，任何想劈开骨水泥壳的举动都会同时劈裂股骨皮质，任何期望采用骨刀将骨水泥和骨分开的做法都会导致干骺端的骨折。这种情况下，需要用高速磨钻或超声刀在骨水泥壳上开槽，减少局部的应力，然后安全地将其劈开。骨刀需要锋利，从而尽量避免因用力打击而导致骨折发生。

在不采用大转子延长截骨的情况下要想将骨水泥取出干净，需要有良好的暴露，这时头灯会很有帮助。

非骨水泥型股骨柄的取出

非骨水泥柄的初始稳定性来源于压配，而远期的稳定取决于骨长入或骨长上的程度。非骨水泥柄取出的难易取决于表面处理的类型和柄的长度以及是否有颈领。柄的特点决定取出的方法。不管采用哪种方法都需要有耐心，通过软的窄骨刀或细的磨钻小心地松解骨与假体的界面。在没有采用大转子延长截骨的情况下，需要切除足够的假体肩部的大转子骨质，以避免在假体取出时因撞击而导致大转子骨折。

近段涂层、无领的锥形柄是非骨水泥柄中最容易取出的。无论采用软的薄骨刀还是细的高速磨钻，由于没有颈领所以很容易到达骨与假体的界面。不要试图使用硬骨刀进行松解，会很容易导致本已很脆弱的干骺端发生骨折。近段涂层区域的骨与假体界面获得良好的松解后，可以用厂家提供的带滑锤的器械将柄取出，而不会导致更多的骨量丢失。上述方法比较费时间，有经验的医生更喜欢在股骨后方纵行劈开，然后插入2把或3把硬的骨刀使骨和柄的界面松动，然后将假体打出。劈开的长度一般到近段涂层的部位即可，一般很少需要像取出全涂层假体那样劈开到柄的远端。在置入新的骨水泥柄或生物柄之前，需要用钢丝或钛缆将劈开区域牢固固定。新假体的远端不一定需要超过股骨劈开的远端。

带领的假体，尤其是颈领较大的情况下会较复杂，因为颈领的存在会妨碍达到骨与假体的界面。虽然在能够到达的部位进行松解后就有可能将柄取出，但我们还是建议采用将股骨干纵行劈开的方法。对于羟基磷灰石全涂层的假体也最好采用这种方法。

全涂层骨长入型假体是最大的挑战，无论是骨长入还是纤维组织长入都使取出变得非常困难。这种情况下大转子延长截骨是标准做法（参见 2.7 章节图 2.7-18～2.7-21）。对于较短的柄而言，截骨的长度应到达柄的尖端，然后可以用长柄假体固定；如果长柄或翻修柄，截骨应停止于不影响采用原来长度的柄进行翻修的部位。大转子延长截骨应当大约包括股骨干的三分之一。用锯或细的磨钻在股骨后方纵行劈开，在劈开的远端部位将股外侧肌牵开，钻 4～5 个直径 2mm 的孔，然后用锯或磨钻将这些孔连起来。前方用直径 2mm 钻钻孔直到股骨颈部位，钻孔时用导向器保护，注意孔在一条线上，不要剥离骨块上的股外侧肌。然后用小的薄锯片将孔连起来，将骨块掀起时要牢记可能存在严重骨质疏松，并且骨块可能与假体结合牢固。骨块的前、后方用高速磨钻将其与假体面分离，最后用线锯将内侧部分分离。整个过程可能需要几根线锯，因为在粗糙的假体表面切割时会变钝且容易断裂。这样，最终将假体取出了。长柄的取出开始时与取短柄没有区别，但在截骨的远端水平用金属磨钻将股骨柄截断。将柄的近段参照上述方法取出。柄的远端部分用适当大小的空心钻取出（直径较柄大 0.5mm）。往往需要多个空心钻，在钻的过程中要注水以降低局部的温度。

近段涂层柄通常在股骨干与干骺端的交界部位固定牢固，但有时候即使这个部位已经松解后仍然很困难取出整个股骨柄，远端有凹槽的柄更是如此。如果是衣夹型柄，在股骨柄置入时开口部位闭合，如果柄的远端在开口的区域已经发生了骨重建，则会很难取出。这时可以采用前面讲述的方法将柄取出。

不管是骨水泥柄还是生物柄，如果发生了断柄，则远端部分通常是固定良好。如果是骨生物柄，则采用取全涂层柄的方法将断柄的远端部分取出。如果是骨水泥柄，断柄的近段部分可以轻易取出，远端部分可以在断裂水平下方开一骨窗，显露出柄后用磨钻做一凹槽，然后用打出器将其打出（图 4.3-14）。

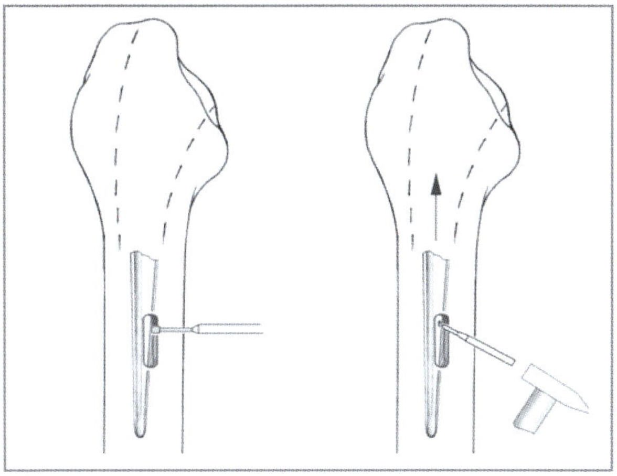

图 4.3-14 断柄的取出

特殊情况下取柄

在髋臼向骨盆内明显移位的情况下，脱位会很困难，这时无论股骨柄松动与否，都应该进行大转子延长截骨，并且截骨长度要足够，以保证柄能从股骨的侧方取出。

并发症

取柄过程中最常见的并发症是损失骨量，从而影响重建。

髋臼侧，在取出臼杯前需要保证整个臼杯的周缘都已松解分离，否则有导致髋臼壁骨折的风险。

股骨柄取出过程中会导致骨量丢失，同时有穿透皮质或者股骨干骨折的风险。彻底清理假体肩部的骨水泥并切除突出的大转子部分骨质，会降低大转子骨折的风险。如果一旦骨折，则需要用大转子钩板或钛缆钢板进行坚强固定。如果新植入的假体还是采用骨水泥固定，则股骨干的所有穿透部位都需要清楚显露并用支撑骨板或金属网封闭，然后进行打压植骨。如果股骨干骨折，需要在显露清楚的情况下用钛缆钢板或异体骨牢固固定。为了降低股骨柄尖端部位的应力，柄的长度应超过穿透或骨折部位 2 倍于髓腔直径的距离。

（田 华 译）

参考文献

1. **Duncan WW, Hubble MJ, Howell JR, Whitehouse SL, Timperley AJ, Gie GA.** Revision of the cemented femoral stem using a cement-in-cement technique: a five- to 15-year review. *J Bone Joint Surg [Br] 2009;91(5):577-82*
2. **Lamberton TD, Hubble MJ, Kenny PJ, Timperley AJ, Gie GA.** Management of infection of total hip joint replacement with the kiwi PROSTALAC technique. *J Bone Joint Surg [Br] 2005;87 (Suppl I):32*
3. **Bauze AJ, Charity J, Tsiridis E, Timperley AJ, Gie GA.** Posterior longitudinal split osteotomy for femoral component extraction in revision total hip arthroplasty *J Arthroplasty 2008;23(1):86-9*
4. **Springer BD, Hanssen AD, Lewallen DG.** Cementation of an acetabular liner into a well fixed acetabular shell during revision total hip arthroplasty. *J Arthroplasty 2003;18(Suppl I):126*
5. **Maloney WJ, Wadey VM.** Removal of well-fixed cementless components. *Instr Course Lect 2006; 55:257-61*

推荐阅读

Barrack R , Maloney W, Masri B, Pagett D, Duncan C. Revision Total Hip Arthroplasty: How to plan and how to remove components. *AAOS 72nd Annual Meeting Instructional Course Lecture, 2005*

de Thomasson E, Mazel C, Gagna G, Gingand O. A simple technique to remove well-fixed, all-polyethylene cemented acetabular components in revision hip arthroplasty. *J of Arthroplasty 2001;16(4):538-40*

Masri BA, Mitchell PA, Duncan CP. Removal of solidly fixed implants during revision hip and knee arthroplasty. *J Am Acad Orthop Surg 2005;13(1):18-27*

Mitchell PA, Masri BA. Removal of well-fixed, cementless, acetabular components in revision hip arthroplasty. *J Bone Joint Surg [Br] 2003:85(7);949-52*

Hozack WJ, Wade FA, Removal of components and cement. In: Callaghan JJ, Rosenberg AG, Rubash HE, eds. *The Adult Hip. Philadelphia: Lippincott Williams & Wilkins, 2007:1352-70*

Gehrke T. Revision is not difficult! In: Breusch S, Malchau H, eds. *The Well-Cemented Total Hip Arthroplasty: Theory and Practice.* Springer 2005:348-58

Della Valle CJ. Component removal. In; Barrack R, Rosenberg A, eds. *Master Techniques in Orthopaedic Surgery: The Hip (2nd Ed) 2005. Lippincott Williams & Wilkins, 2005:319-332*

Sporer SM, Paprosky WG. Extended trochanteric osteotomy: Posterior approach. In: Waddell JP ed. *Hip Arthritis Surgery.* Saunders, Elsevier 2008:229-43

4.4 骨水泥假体的骨水泥壳内翻修

M. J. W. Hubble, J. P. Whittaker, S. M. Blake, T. Briant-Evans

引言

30 多年前，Greenwald 等[1]即已对骨水泥型髋关节翻修时将与骨组织结合牢固的骨水泥取出的做法提出了质疑。相反，他们提出应保留牢固固定的骨水泥壳。他们强调，要保持原骨水泥表面的清洁干燥，使骨水泥表面粗糙化更有利于与新植入水泥的结合固定，并建议在骨水泥聚合早期注入骨水泥壳内。

尽管新旧骨水泥界面间可能有清除不彻底的血液，但 Greenwald 发现界面间的剪切强度依然达到完整骨水泥的 2/3，而经过表面粗糙和干燥处理后，剪切强度可达完整骨水泥的 94%。在骨水泥聚合的早期注入骨水泥壳内，骨水泥的自由单体能促进与原骨水泥间的聚合反应而使剪切强度达到最大。表面粗糙化可以在清洁旧骨水泥的同时，暴露出残留的活化剂和单体，从而增加骨水泥间结合的牢固性。

尽管很多人质疑这种方法[2]，但生物力学和临床研究的证据对这种方法的应用提供了支持。纽约特种外科医院的 Lieberman 等[3]使用这种方法治疗了 19 例患者，平均 5 年后没有发现股骨假体松动的情况。Rosenstein 等[4]测量假体标本中骨水泥的剪切强度时发现：所有病例的骨水泥间剪切强度均大于骨水泥和骨间的剪切强度。如果将原骨水泥壳整个取出后再使用骨水泥柄翻修，新骨水泥和骨界面的剪切强度比原来的剪切强度降低了 30%。因此，有证据支持保留固定良好的骨水泥壳，而不建议将其取出，也不建议取出骨水泥后再次使用新的骨水泥型假体翻修。

在埃克塞特，自 20 世纪 80 年代初即已开始采用保留骨水泥壳的骨水泥假体（cement-in-cement）翻修。常规保留固定牢固的骨水泥壳，累计病例已经超过 400 例。优良的疗效支持扩大此手术的适应证。

对于髋关节置换术后感染的病例，如果股骨侧骨和骨水泥界面固定牢固，也可用这种方法进行一期或二期翻修。该方法同样也可用于假体周围骨折，尽管骨折可伴有股骨柄和骨水泥界面的松动，只要骨水泥和骨的界面固定牢固就可使用这种方法进行翻修。最近，这种方法被扩展应用于髋臼翻修，但仅用于骨水泥和骨界面牢固的患者。

本章节我们将回顾埃克塞特通过保留骨水泥壳的骨水泥假体进行翻修的经验：

1. 股骨保留骨水泥壳的骨水泥假体翻修
2. 感染病例保留骨水泥壳的骨水泥假体翻修
3. 假体周围骨折保留骨水泥壳的骨水泥假体翻修
4. 髋臼保留骨水泥壳的骨水泥假体翻修

股骨保留骨水泥壳的骨水泥假体翻修

从 1989 年开始，我们对于临床和影像学股骨侧骨水泥壳固定牢固的病例，常规采用保留骨水泥壳的骨水泥假体翻修。手术指征包括：髋臼翻修时为了更好显露需取出股骨柄假体（图 4.4-1），非组配假体的股骨头磨损，组配假体的

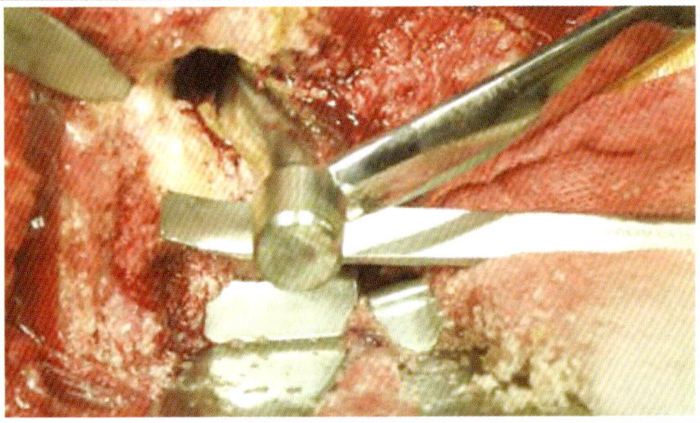

图 4.4-1 将柄肩部的骨水泥去除干净后，用打出器将股骨柄打出

锥度不匹配，股骨假体不稳定，两侧肢体不等长，股骨柄假体断裂以及假体-骨水泥界面松动。我们回顾了所有的病例并至少随访 5 年（5～15 年，平均 8 年）[5]。下面给以总结并讲述相关的手术技巧。

患者和方法

从 1989 年 4 月到 1999 年 11 月，我们为 186 个患者、191 髋进行了保留骨水泥壳的骨水泥假体翻修。24 个患者（25 髋）在 5 年随访中死亡，其股骨假体位置良好。尽管有 28 个患者（30 髋）没有进行 5 年的随访，在最后一次门诊和影像评价中股骨假体功能良好。其余 134 个患者、136 例保留骨水泥壳的骨水泥假体翻修（85 女、49 男），门诊和影像随访至少 5 年，无失访病例。

初次翻修的原因：191 例中 143 例髋臼失败或松动（75%），反复脱位或半脱位 29 例（15%），感染 11 例（6%），异位骨化 4 例（2%），假体周围骨折 4 例（2%）。在取出的假体中，主要是 Exeter 假体，也包括其他类型的假体，包括弧形、粗糙表面和带领的假体。初次翻修的 102 例（75%），第二次翻修的 24 例（17.6%），第三次翻修的 4 例（2.9%），第四次翻修的 1 例（0.7%），感染二期翻修的 5 例（3.7%）。除 3 例之外，其他所有病例均采用 Exeter 抛光柄。13 髋（12 个患者）因为髋臼失败第二次应用保留骨水泥壳的骨水泥假体翻修。

手术技术

在取出假体前，必须先用磨钻或骨刀去除假体肩部的骨水泥（图 4.4-1）。无领、抛光、锥形柄可直接取出。当假体近端侧面的骨水泥去除后，有领、弧形和粗糙面假体柄也能从骨水泥壳中取出。为了更好地检查骨水泥和骨的界面（图 4.4-2），可以将股骨颈再截骨 2～3mm，将小转子水平松动的骨水泥碎片去除。如果骨与骨水泥间有软组织并向远端延伸、小转子水平以下骨水泥壳松动或骨缺损，应放弃保留骨水泥壳而选用其他合适的方法翻修。用试体柄选择合适的假体长度、偏心距和假体类型以适合骨水泥壳的形态（图 4.4-3）。有时骨水泥壳需要用钻和锉塑形。假体选择合适后，清洗并干燥骨水泥壳。用细嘴（翻修）骨水泥枪将聚甲基丙烯酸甲酯骨水泥（Simplex）由远及近注入股骨水泥壳内（图 4.4-4）。然后加压并将新的假体柄插入（图 4.4-5）。

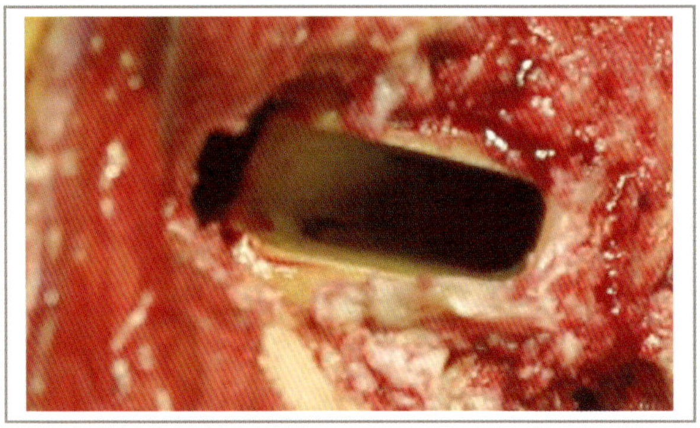

图 4.4-2 对骨水泥壳和骨-骨水泥界面进行仔细评估

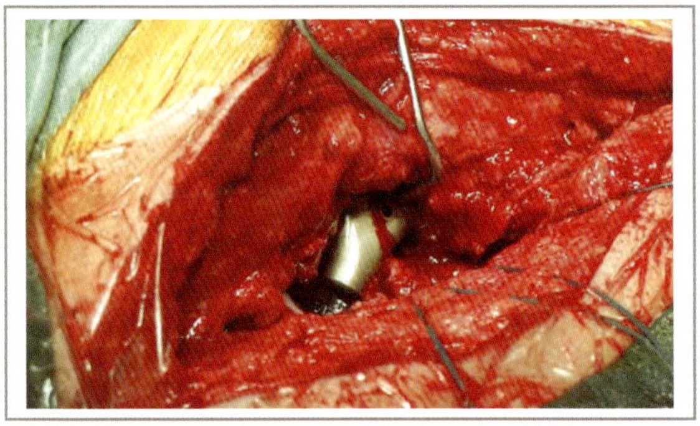

图 4.4-3 插入试体柄

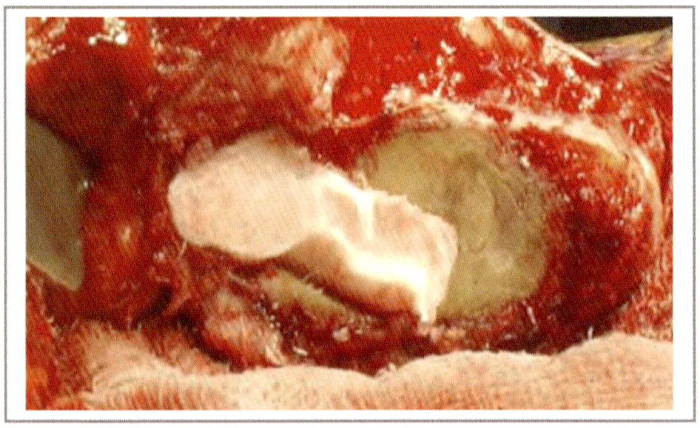

图 4.4-4 将骨水泥注入原骨水泥壳内

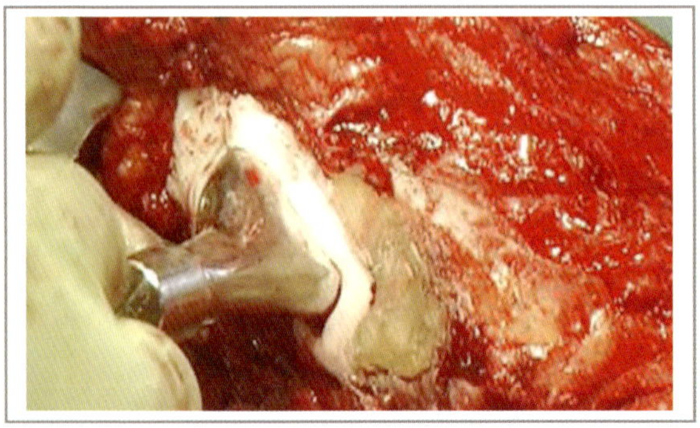

图 4.4-5 插入新的假体柄

在大部分病例中，我们选择与取出假体同样偏心距的小号假体。这样可以最少地去除骨水泥壳并可以保留远端的骨水泥栓子（图 4.4-6）。

当翻修小号 Exeter 假体或较短的非 Exeter 假体时，骨水泥壳远端必须扩大处理以适合标准的假体柄，或采用长度 125mm、偏心距为 44mm 的翻修柄（图 4.4-7、图 4.4-8），如果合适也可用长 125mm、偏距为 35.5mm 的 CDH Exeter 柄。由于一直处于研究中，长 125mm、偏心距为 44mm 的 Exeter 柄直到 2006 年才开始临床应用。当插入假体时，必须确保假体近端三个标记环处有很好的支撑。

有时假体位置需要调整，处理近端骨水泥壳以使假体能够在骨水泥壳中旋转。有时候为使假体旋转，远端骨水泥壳也需要适当扩大。

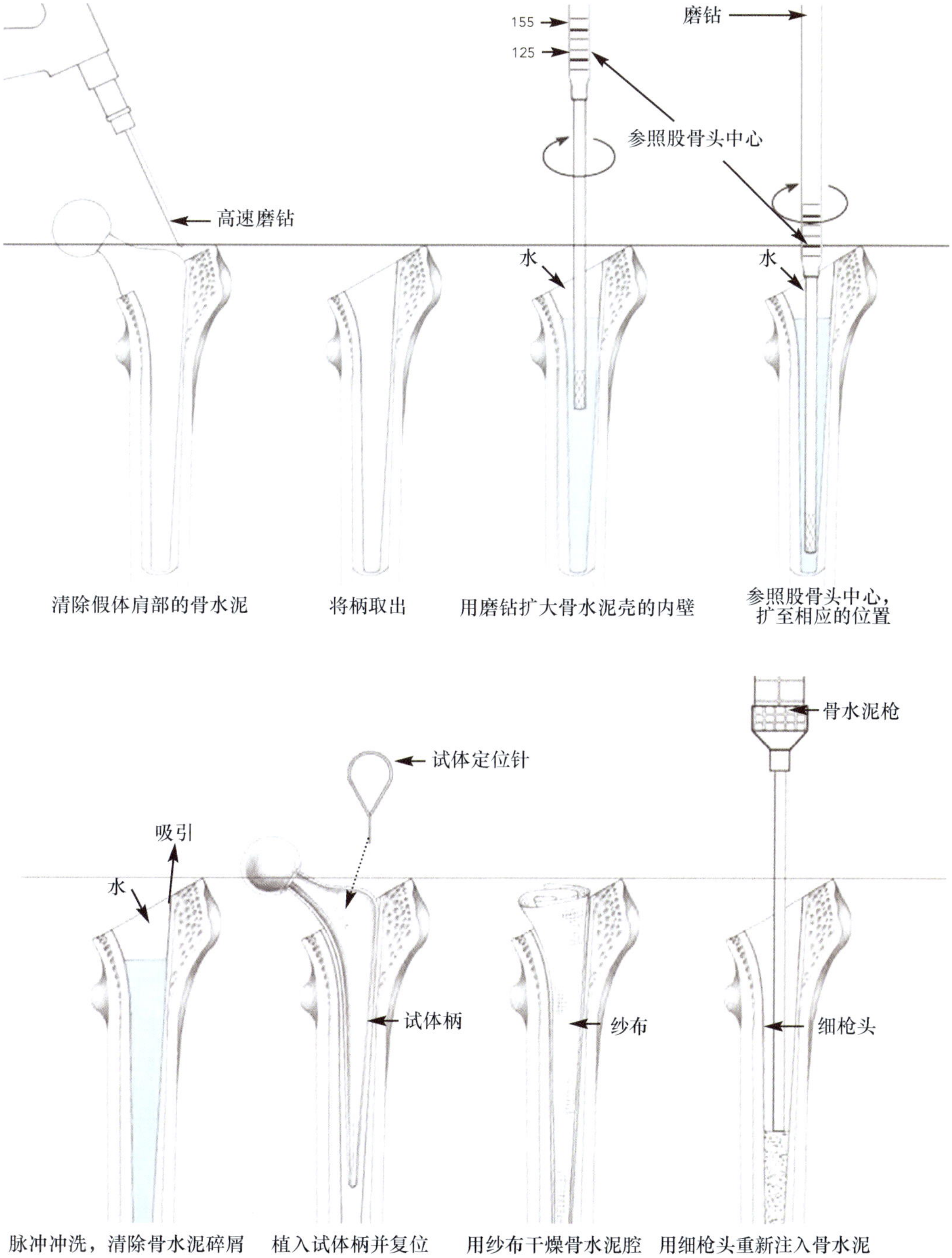

图 4.4-6 手术技术

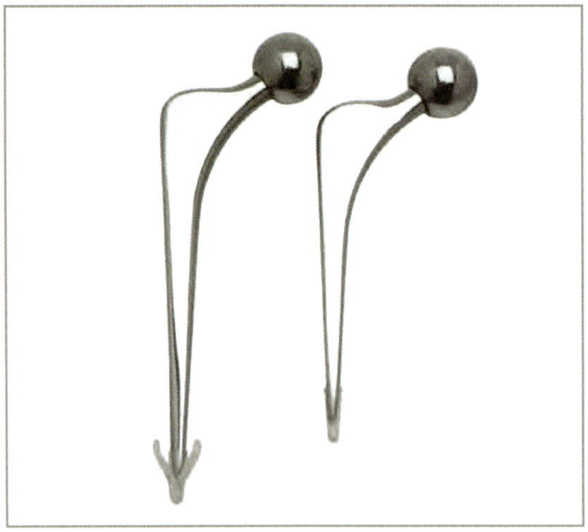

图 4.4-7 偏心距为 44mm 的标准 Exeter 柄（左）；偏心距为 44mm、长度为 125mm 的骨水泥壳内翻修柄（右）。该翻修柄具有相同的偏心距，但长度短 25mm

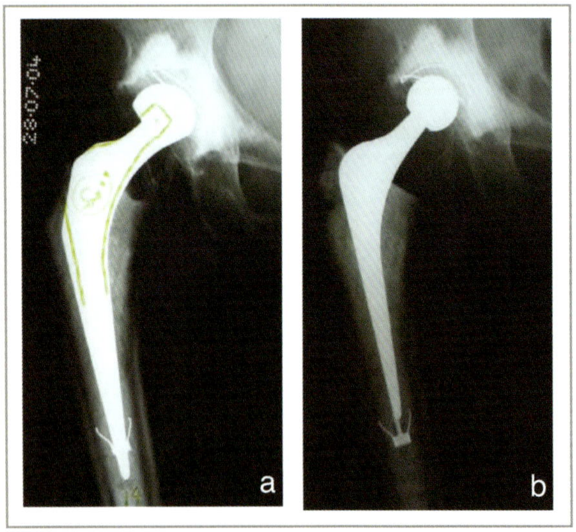

图 4.4-8 髋臼侧和股骨侧分别行保留骨水泥壳的翻修手术前（a）和手术后（b）照片，翻修原因为关节不稳定。翻修时发现使用了 22 年的聚乙烯臼杯的后壁已经磨穿了。为了方便显露，术中取出了一体式股骨柄，由于股骨头的直径与臼杯不匹配，并且为了增大股骨的偏心距，所以进行了柄的翻修。术中对股骨颈重新进行了电锯截骨，以方便检查股骨骨水泥壳的稳定性。术中使用了偏心距为 44mm、长度 125mm 的翻修短柄，从而没有必要取出原来的金属中置器

结果

患者平均随访时间是 8 年（5～15 年）。最近的随访中没有发现股骨柄临床松动或影像学松动的情况。35 例（25.7%）将需要再次行翻修手术，但无一例是因为无菌性松动的原因。再次翻修的原因中，髋臼失败 26 例（19.1%），感染 4 例，脱位 3 例，股骨柄骨折 1 例，假体周围骨折 1 例。22 例使用了新的股骨柄，13 例既往使用保留骨水泥壳的技术进行的翻修。1 例 16 年的 Charnley 柄，保留骨水泥壳的翻修后 6 年柄发生了断裂。在再翻修时发现骨水泥壳固定牢固，取出断裂的股骨柄假体后，新的假体依然采用保留骨水泥壳的翻修。股骨柄假体断裂的原因未明。

没有一例病例由于无菌性松动失败，Kaplan Meier 存活率分析结果是 100%（95% CI-91.4%～100%）。因各种原因翻修（无菌性松动、股骨柄骨折、假体周围骨折、感染和脱位）的存活率是 92%（95% CI-86.3%～97.7%）（图 4.4-9）。

57%的患者没有使用新型的远端中置器。在末次随访中，应用新型远端中置器的病例假体平均下沉 0.5mm（0～5mm），明显高于未用此种新型中置器组，其平均下沉 0.1mm（0～1mm）（$P<0.001$）。

讨论

尽管有一例是由于股骨柄假体断裂需要翻修，但没有一例是由于无菌性松动需要翻修的。超过 9 年以上的存活率分析显示结果优良。这种方法避免了去除骨水泥过程中可引起的许多问题。去除固定牢固的骨水泥耗时并对技术要求很高，而且易造成骨缺损、皮质穿孔和骨折。

采用非水泥柄翻修时，往往为了彻底清除骨水泥而需要大转子延长截骨或股骨开窗，并且一般需要使用长柄远端固定假体。手术过程中扩大了假体远端髓腔的“损伤区域”，并增加了以后翻修的难度。保留骨水泥壳的翻修技术可以克服这些问题，从而成为一个快速、通用并有吸引力的良好选择。同时，这种方法具有可改变股骨柄的偏心距、假体类型及改变置入髓腔深度的优势，在髋臼同时翻修时可以获得最大的稳定性并能够调节肢体的长度。过去对这种技术是否耐用有过质疑[2]，我们的结果与一些中短期随访得出的耐用和低失败率的结果相吻合[3,6-8]。在髋臼需要再次翻修的病例中，13 例采用骨水泥壳内骨水泥柄翻修。无领、抛光、

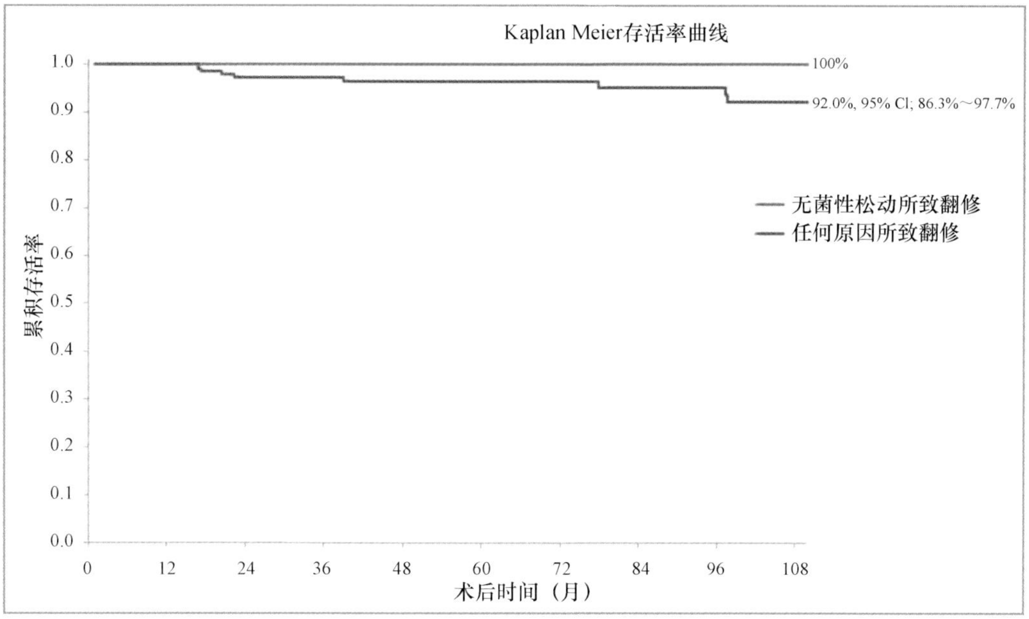

图 4.4-9 Kaplan-Meier 存活率曲线显示因无菌性松动而翻修以及因任何原因（无菌性松动、骨折、感染以及脱位）而翻修的情况

锥形柄在保留骨水泥壳翻修中更有优势。并且再翻修时还可以取出并重新置入假体。

许多病例中对使用的骨水泥类型并没有被记录。在我们中心进行的 96 例（71%）初次和翻修手术中，最常用的是 Simplex 骨水泥。有些病例翻修时用的骨水泥和初次手术时不同，但没有发现出现副作用，抗生素骨水泥与非抗生素骨水泥混用也没有出现问题。这些结果已经被体外生物力学研究所证实。

不同品牌的骨水泥的成分都是甲基丙烯酸甲酯，通过化学反应而固化。在保留骨水泥壳的翻修中可以使用不同型号的骨水泥。

研究中应用的 Exeter 中置器允许假体有下沉，这是基于锥度滑行理论设计的。这种下沉据报道与初次置换时的下沉相同。在没有应用 Exeter 中置器的病例中，出现下沉的明显要少。我们的病例中没有出现假体松动的现象，发生假体柄断裂的患者，使用的柄不是基于锥度滑行理论设计的。经验告诉我们，如果没有股骨穿孔的风险，在保留骨水泥壳翻修时需要使用远端中置器（通常是无翼的、基于股骨髓腔的直径和骨水泥壳范围设计的）。这确保新假体的锥度滑行理论能发挥作用。目前通过一种带矫正杆的锉（Stryker Drthopedics，Mahwah，NJ）可以更容易地放置远端中置器。Charnley 假体柄骨折的病例，其远端固定牢固，而近端没有支撑。如果采用保留骨水泥壳的翻修要确保假体全长有良好支撑。在远端固定牢固而近端松动时，新注入的骨水泥与骨水泥壳不可能牢固固定。如果术中有证据表明在小转子水平以下骨水泥壳松动，则应该选择其他方法进行翻修。

虽然可以使用原来的假体，但我们并不推荐这样做。无论原来的假体是何种类型，都应该使用新的假体。这是为了降低柄发生疲劳断裂以及新的股骨头磨损的发生率。保留骨水泥壳的骨水泥柄翻修使手术相对容易。翻修时无领、抛光、锥形的假体更易取出。如果术前没有充分掌握原假体的相关信息，则可能会给手术带来风险，保留骨水泥壳翻修时有可能出现问题。英格兰和威尔士国家关节登记系统不记录保留骨水泥壳翻修的假体信息，其他登记系统也类似。因此，建议正确地登记信息，以便在比较研究时能够得出正确的结论。

125mm 长骨水泥壳内翻修柄

埃克塞特保留骨水泥壳翻修的经验鼓励我们继续使用此项技术，并且为了更好地适应这一技术还推出了特定的假体柄。2006 年推出了长度为 125mm、偏心距为 44mm 的骨水泥壳内翻修柄（图 4.4-7）。它比标准 Exeter 柄短

25mm，也不像其他小型 Exeter 假体，其保留了 44mm 的偏心矩。远端和前后径比标准假体小，更适合 44mm 或 50mm 偏心矩假体的骨水泥壳，37.5mm 偏心矩的近端骨水泥壳轻度扩髓后也可置入新假体。较短的长度可以适合 Charnley、Elite、Muller、Ultima、Lubinus、Stanmore 等几乎是所有类型的假体柄，而不需要延长骨水泥壳的远端。由于这款新设计的翻修柄近端变小，从而减少了对近端骨水泥壳的锉磨等处理，同时因在直视下操作也减少了股骨穿孔的风险。但此假体的强度弱于标准的 Exeter 假体。不是所有保留骨水泥壳的翻修都需要用 125mm 的假体，使用此种假体是为了使翻修手术更易操作（例如，在翻修手术中清除远端骨水泥以适应新的假体）。在许多保留骨水泥壳翻修的病例中，可以用标准长度但更细小的 Exeter 假体替代取出的假体。125mm 的假体在保留骨水泥壳翻修时，特别强调保证骨水泥壳的近端支撑，至少要达到最远端的标记环。在使用前医生应仔细研究手术技巧[12]。否则，窄柄假体远端固定牢固而缺少近端支撑，有发生金属疲劳和假体断裂的风险。

感染病例的保留骨水泥壳翻修

在感染患者进行关节翻修时，应去除所有的异物。然而，去除与骨结合牢固的骨水泥是非常费时的，易导致明显的骨缺损和股骨穿孔或骨折。对于一小部分特殊的感染患者，我们在翻修时仍然保留了骨水泥壳。掌握的指征是骨水泥壳固定可靠，在骨与骨水泥界面没有影像学和术中可观察到的感染迹象。术中额外锯除 2～3mm 股骨颈骨质，直视观察骨与骨水泥界面，确认骨与骨水泥间没有软组织。这种情况通常发生在感染早期或急性感染时，也可能出现在清创和冲洗后感染没有被完全治愈的情况。虽然我们在保留股骨骨水泥方面有一定经验，但我们不建议保留感染病例髋臼侧的骨水泥。

我们回顾了一系列髋关节感染二期翻修并保留骨水泥壳的病例[13]。目前我们在感染病例的翻修中经常使用 Kiwi 占位器（见 4.2 章节），但我们在早期翻修时一期会采用髋关节旷置，并保留固定良好的骨水泥壳。如果股骨骨水泥壳在一、二期手术时临床和影像学均证实固定良好，

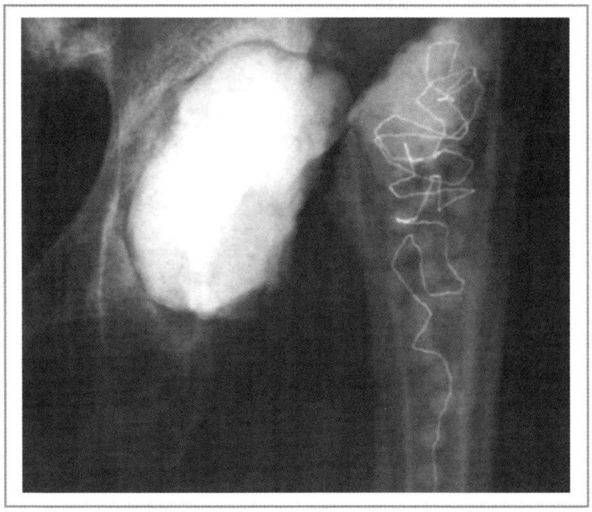

图 4.4-10 保留了股骨侧的骨水泥壳，髓腔内置入了抗生素骨水泥珠链，髋臼用抗生素骨水泥球填充

则可以原位保留。一期在股骨侧骨水泥壳内放置抗生素骨水泥珠链（见 4.2 章节），在髋臼侧放置一团抗生素骨水泥（图 4.4-10）。在髋关节旷置术后，患者接受全身及局部至少 6 周抗生素治疗，而后进行二期重建手术。在髋臼重建前进一步清创并去除股骨侧的骨水泥珠链。

用锉去除骨水泥壳内表面的膜状瘢痕组织，注入抗生素骨水泥（40g 骨水泥混合至少 2g 抗生素），然后植入新的骨水泥柄。

16 名患者（男∶女＝5∶11）随访至少 3 年（平均 80 个月，43～91 个月）。1 名患者在第 53 个月死于其他原因，此患者没有出现再感染。一期翻修的时间是 57 个月（3～155 个月），一、二期间隔 9 个月（1～35 个月）。微生物明确的 14 例（87.5%）（5 例金黄色葡萄球菌、4 例 B 型链球菌、2 例凝固酶阴性的葡萄球菌、2 例肠球菌、1 例大肠杆菌）。二期采用生物型髋臼 5 例（31.2%），骨水泥型髋臼 11 例（68.8%）。有 2 例出现了并发症：一例术后 41 天出现脱位，另一例术后 44 天由于固定失败而行髋臼翻修。在再翻修时未发现感染迹象。一例发生了再感染并治愈（6%）。没有其他病例出现感染复发。

在这组病例中，髋关节旷置术后行保留骨水泥壳的翻修与其他传统手术相比，再感染率并没有增加。其优点是：缩短了手术时间、降低了骨缺损、改善了固定并使二期手术时间提前。然而，由于患者数量较少、随访时间短，也许在以后的病例中会发生再感染。我们早期的经

验，允许我们保持谨慎的乐观，将继续在一、二期翻修时保留骨水泥壳（用上述标准严格衡量），并联合使用 Kiwi 技术（见 4.2 章节）。

股骨假体周围骨折的保留骨水泥壳翻修

股骨假体周围骨折伴有骨水泥柄不稳定时，传统的手术方法是取出股骨柄假体和骨水泥。虽然股骨骨折并且假体松动（Vancouver B2 型），但在骨水泥与骨固定牢固的情况下，仍可以在复位并稳定骨折后进行保留骨水泥壳的翻修（图 4.4-11）。对于非粉碎骨折的病例，在取出松动的假体后骨折可以解剖复位。[14]

有些人认为[15]，这类病例如果使用骨水泥假体翻修，骨水泥会进入骨折断端间并造成骨折不愈合。传统方法是去除骨水泥并置入远端固定的生物型假体。然而，去除骨折片上固定牢固的骨水泥有增加骨缺损和使近端股骨再骨折的风险。保留固定牢固的骨水泥可以减少对骨的破坏并节省时间，骨折复位后遵从保留骨水泥壳翻修的原理进行适当处理，使其能够置入更长的骨水泥假体。

我们对这类患者的处理经验以及临床效果和手术注意事项进行了总结[14]。

1995 年至 2005 年间，我们治疗了 23 例 Vancouver B2 型假体周围骨折，复位后在原来骨水泥壳中置入骨水泥假体，部分患者辅以固定。

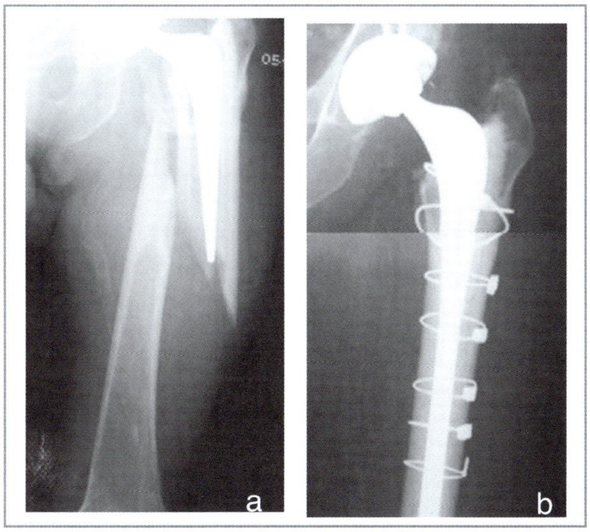

图 4.4-11 Vancouver B2 型假体周围骨折患者采用保留骨水泥壳的技术和长柄假体翻修术前（a）和术后（b）X 线片

采用髋关节后外侧入路取出假体，经常发现股骨近端有一些松动、碎裂的骨水泥碎片。清除这些骨水泥碎片，保留骨折片固定牢固的骨水泥，用钻或锉对远端的骨水泥壳进行处理以保证能置入更长的假体。23 例中的 20 例使用长柄假体穿过骨折部位，另外 3 例采用标准长度的假体并用钢板和（或）异体骨板桥接骨折部位。使用长柄假体进行翻修的病例中，柄的远端越过骨折部位的长度与同侧股骨直径的 2.5 倍（1.0～4.7）。

将骨水泥栓子置于髓腔远端，骨水泥灌注时将克氏针临时置于远端限制栓子移动。骨折复位后用捆绑带固定。23 例患者中 11 例用钢板或骨板固定。7 例患者在骨折部位通过自体植骨以促进骨折愈合。使用 Simplex 骨水泥并用第三代骨水泥技术，在骨水泥壳中灌注骨水泥后将翻修假体柄置入股骨髓腔中。置入假体的时间比初次置换手术要早（3～4 分钟内）。

由于置入假体柄时的压力，骨水泥从骨折处溢出是很常见的。不要限制其溢出，而是让骨水泥限制在一定区域内；限制其溢出，骨水泥嵌入骨折端或是其他部位可能影响骨折愈合。应在关闭伤口前清除溢出的骨水泥。

3 例患者在 6 个月时死于其他原因，1 例患者由于过于虚弱不能随访而从此研究中排除，1 例患者因为骨折不愈合而行翻修手术。其余 18 例患者平均 4.4 个月（2～11 个月）达到影像学骨折愈合。在最近平均 3（0.3～9.3）年的随访中，没有再出现假体松动或下沉的病例。

此研究结果与一些已发表的其他术式结果比较，骨水泥壳良好并可以解剖复位的假体周围骨折适合采用此手术方法。虽然理论上讲骨水泥影响骨折愈合，但采用此技术患者的骨折愈合率与其他采用非骨水泥技术翻修相比类似或更高，也就是说用骨水泥假体翻修并没有影响骨折愈合。

节省了清除骨水泥的时间、保留骨水泥壳减少了出血，并且骨质疏松的患者降低了术中再骨折的风险，所以此技术尤其适合于老年患者和不能耐受长时间手术的患者。

髋臼侧保留骨水泥壳翻修

保留固定牢固的骨水泥壳并置入新的股骨

柄假体的翻修技术早已存在。但髋臼侧保留骨水泥壳翻修技术尚未发现有人报道。我们最近回顾了髋臼侧保留骨水泥壳翻修的经验并对手术效果进行了总结。

在埃克塞特，我们从1988年对影像和术中确认骨水泥壳固定牢固的患者采用保留髋臼骨水泥壳的翻修。适应证包括不稳定、假体磨损、假体-骨水泥界面松动和更换股骨头与髋臼不匹配。

1988年到2004年间，60个患者（男40，女20）进行了60例保留髋臼骨水泥壳的翻修，平均年龄75岁（40～99岁）。翻修的原因：46例（77%）反复性脱位，12例聚乙烯磨损伴有其他原因（8例无菌性松动、2例股骨柄骨折、1例假体周围骨折、1例半脱位），1例难以解释的疼痛和1例内衬脱落（假体间脱位）。无失访病例。

手术技术

毫无疑问，髋臼的骨水泥壳必须经影像和术中判断是牢固固定的（图4.4-8）。髋臼侧保留骨水泥壳翻修的关键步骤是在不损伤骨水泥壳的情况下取出聚乙烯臼杯。最好的方法是用髋臼锉将已经磨损的聚乙烯臼杯锉除（图4.4-12）。暴露髋臼后，与初次关节置换类似连续用髋臼锉处理聚乙烯臼杯。塑料比骨组织软（图4.4-13）而容易锉除（除非锉很钝）。在锉之前将湿纱布置于髋臼周围，减少聚乙烯碎屑进入软组织中，局部常规冲洗，并最好使用专用翻修冲洗器。应避免使用较钝的锉，在聚乙烯还剩1～2mm时停止锉磨。此时，臼杯边缘的标记钢丝常常已经暴露，用钳子去除。聚乙烯臼杯仅1～2mm厚度时容易塑形，可以较容易地从骨水泥上取下，用骨膜起子或骨刀在聚乙烯和骨水泥壳界面翘起，可以将臼杯取出。如果取不出，需要用锉进一步处理直到骨水泥壳表面。一旦去除了骨水泥臼杯，应仔细地检查骨水泥壳是否牢固和有无损伤。如果骨水泥壳松动或有证据表明松动，骨水泥应全部清除并改变翻修术式。

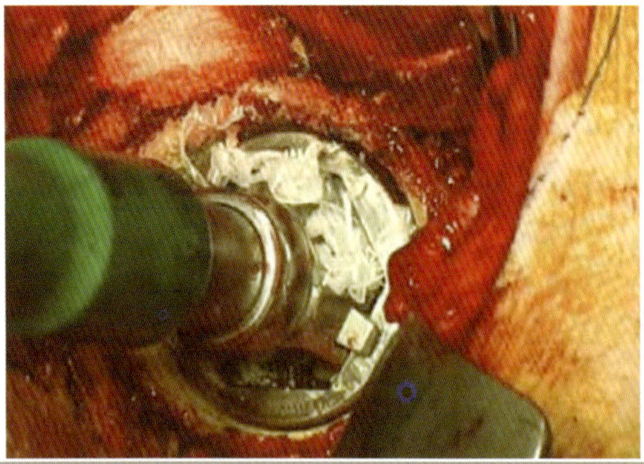

图4.4-12 用髋臼锉磨除聚乙烯臼杯

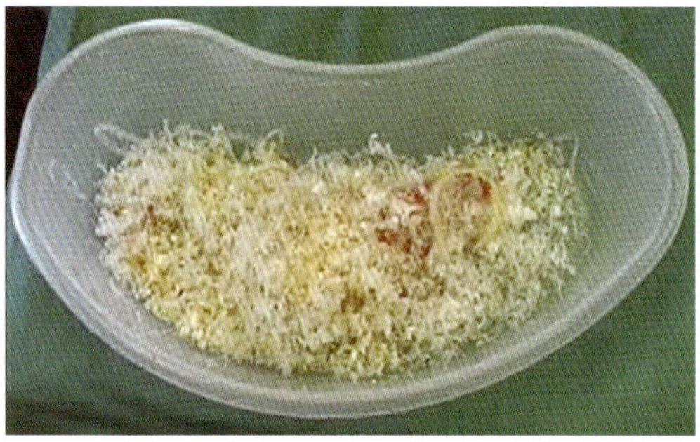

图4.4-13 磨除的聚乙烯碎屑

如果骨水泥壳的内径足够大，对应臼杯背面的骨水泥突起可以保留与新的骨水泥形成锁定固定。如果原髋臼内径较小，需要将骨水泥壳的内径扩大以适应新的臼杯。在骨水泥壳上做一些较浅的凹陷（图4.4-14）以有利于与新骨水泥的结合。这些凹陷不应穿透骨水泥壳，除非为了新骨水泥与骨结合以稳定骨水泥壳（例如在髋臼1区有非穿透细透亮线）。凹陷不贯穿骨水泥壳的优点是避免出血和降低骨水泥间血肿感染的风险。为达到剪切强度的最大化，应保证骨水泥壳的表面干燥清洁，新骨水泥应尽早注入骨水泥壳内（Simplex骨水泥，3～4分钟）（图4.4-15）。

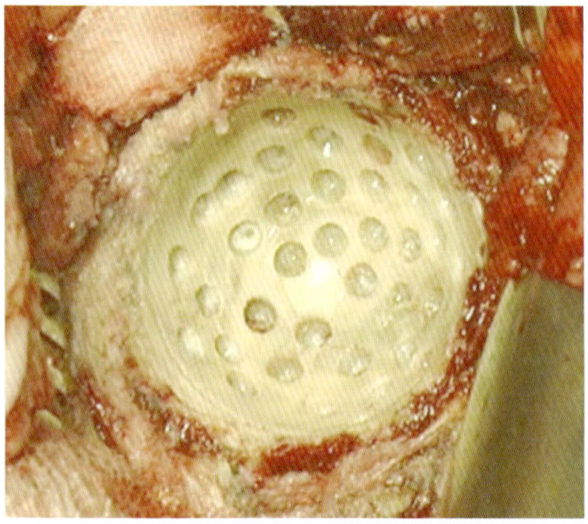

图4.4-14 保留在原位的骨水泥壳。用磨钻钻孔，以利于与新的骨水泥形成交锁固定

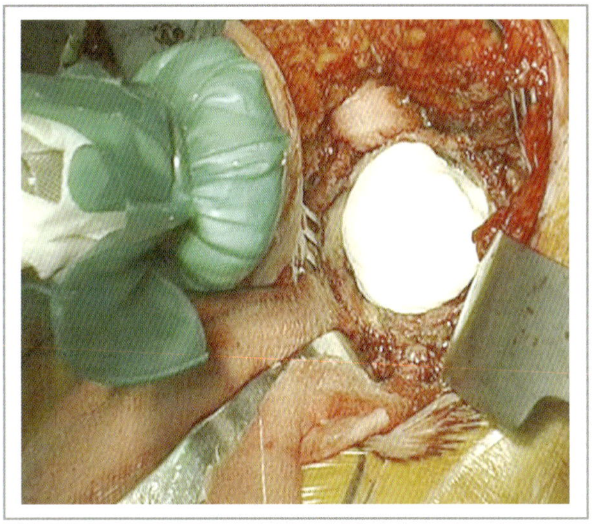

图 4.4-15 注入新的骨水泥

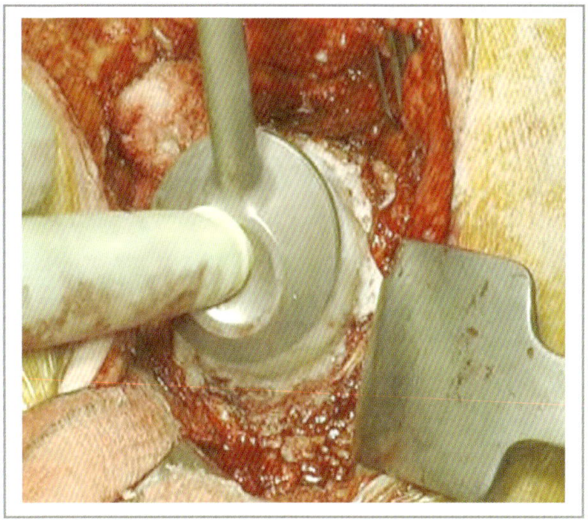

图 4.4-17 将新的臼杯安置于正确的位置

在试模确认了髋臼的大小和角度后，像初次骨水泥置换时一样在骨水泥壳内注入新骨水泥（图 4.4-16～图 4.4-19）。为了达到最大的稳定性，新臼杯可与原臼杯的角度和类型不同，并使用不同内径和加强装置的假体。许多臼杯，如在埃克塞特常用的 Contemporary 臼杯，背面有纵行凹槽使其能固定于最小的骨水泥壳内。在髋臼侧行保留骨水泥壳翻修时，新的骨水泥壳并不需要有完整的 3mm 厚度。臼杯的纵行凹槽可以去除以适应骨水泥壳的大小。骨水泥壳不要保留太厚，否则植入新的臼杯可能有困难（图 4.4-16）。

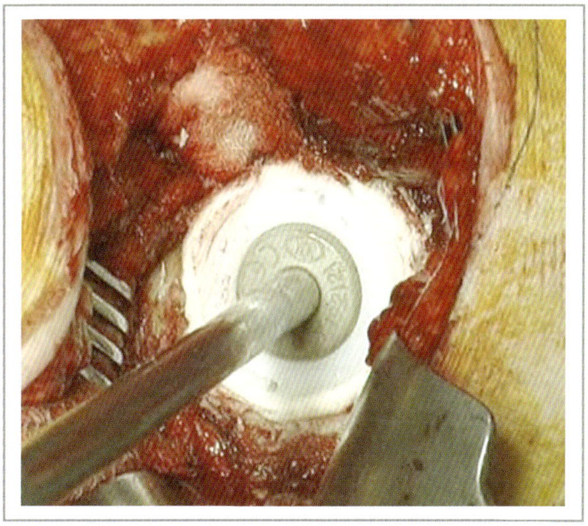

图 4.4-18 在骨水泥固化前保持加压

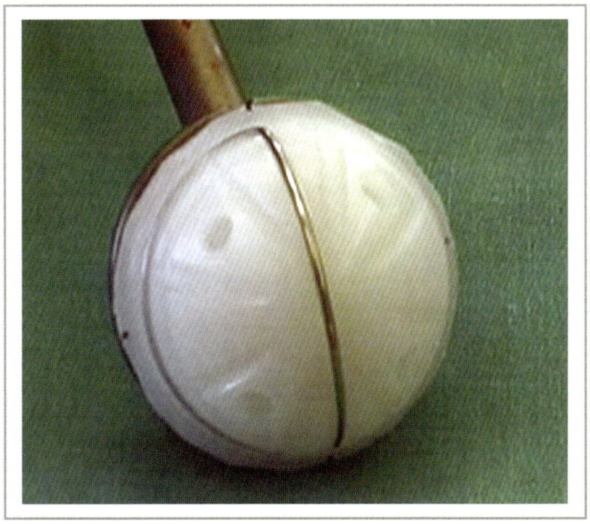

图 4.4-16 新的聚乙烯臼杯。注意表面的突起已被去掉

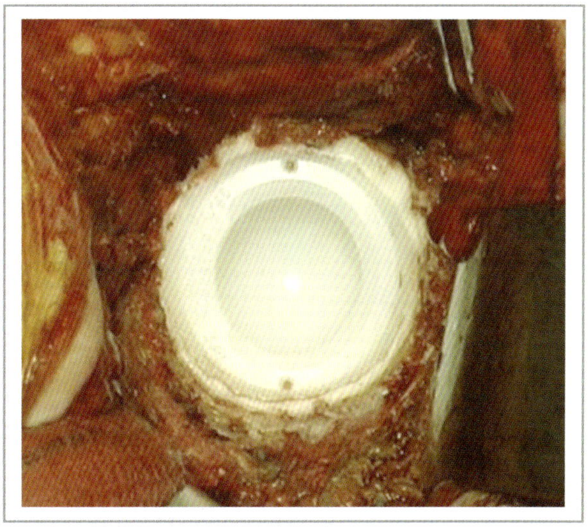

图 4.4-19 安置好的新臼杯

结果

进行保留骨水泥壳翻修的患者中，初次翻修的占75%，第二次翻修的占21%，第三次翻修的占2%，第四次翻修的占2%。

在埃克塞特，同轴臼杯占30%，Osteonics限制型臼杯占27%，Contemporary臼杯占23%，其他聚乙烯臼杯占20%。

平均随访60个月（26～109个月）。

有1例术后7年出现臼杯无菌性松动而翻修，另外1例在最近一次随访时发现有影像学松动的征象。其他病例在最近的随访中，影像学上固定牢固未发现失败病例。

6例患者术后出现脱位，其中4例进行了保留骨水泥壳翻修手术。1例由于深部感染行髋关节旷置术，1例由于心肌梗死在术后早期死亡。

讨论

股骨侧保留骨水泥壳翻修已经被广泛认可，但髋臼侧保留骨水泥壳翻修还没有在埃克塞特以外的地方报道过。以我们的经验，如果反复脱位需要改变髋臼的方向、股骨头直径大小改变或股骨柄翻修需要相匹配的髋臼时，则需要对髋臼进行翻修。翻修手术过程中判断骨水泥壳的固定强度是关键。

初次置换时常用前方或侧前方入路，髋臼前倾角不够，翻修时常采用后方入路。有些病例尽管髋臼固定牢固，但为了达到髋关节稳定也需要翻修以改变髋臼的方向。

6例由于反复的不稳定进行翻修的患者中，4例进行了保留骨水泥壳翻修。这也说明了骨水泥髋关节在假体-骨水泥界面相对的可组配性，这样就允许保留骨-骨水泥界面，和股骨侧的道理是一样的。

患者平均随访60个月，60例患者中有2例失败（1例无菌性松动，1例影像学松动），这样的结果支持并鼓励继续运用这一技术。事实上，此采用这一技术进行翻修的临床结果与初次置换以及其他翻修的结果相类似。

总结

在埃克塞特，无论股骨侧还是髋臼侧，采用保留骨水泥壳的翻修已经得到广泛认同。此手术的成功依赖于牢固固定的骨水泥壳，并且前面提到的手术指征也是手术成功所必需的。如果股骨小转子水平以远或髋臼周围的骨水泥壳有松动，则应选择其他手术方式。

（田　华　译）

参考文献

1. **Greenwald AS, Narten NC, Wilde AH.** Points in the technique of recementing in the revision of an implant arthroplasty. *J Bone Joint Surg [Br] 1978;60(1):107-10*
2. **Li PL, Ingle PJ, Dowell JK.** Cement-within-cement revision hip arthroplasty: should it be done? *J Bone Joint Surg [Br] 1996;78(5):809-11*
3. **Lieberman JR, Moeckel BH, Evans BG, Salvati EA, Ranawat CS.** Cement-within-cement revision hip arthroplasty. *J Bone Joint Surg [Br] 1993;75(6):869-71*
4. **Rosenstein A, MacDonald W, Iliadis A, McLardy-Smith P.** Revision of cemented fixation and cement-bone interface strength. *Proc Inst Mech Eng [H] 1992;206(1):47-9*
5. **Duncan WW, Hubble MJW, Howell JR, Whitehouse SL, Timperley AJ, Gie GA.** Revision of the femoral stem using a cement-in-cement technique: a five- to -15 year review. *J Bone Joint Surg [Br] 2009;91(5):577-82*
6. **Nabors ED, Liebelt R, Mattingly DA, Bierbaum BE.** Removal and reinsertion of cemented femoral components during acetabular revision. *J Arthroplasty 1996;11(2):146-52*
7. **Quinlan JF, O'Shea K, Doyle F, Brady OH.** In-cement technique for revision hip arthroplasty. *J Bone Joint Surg [Br] 2006;88(6):730-3*
8. **Mandziak DG, Howie DW, Neale SD, McGee MA.** Cement-within-cement stem exchange using the collarless polished double-taper stem. *J Arthroplasty 2007;22(7):1000-6*
9. **Weinrauch PC, Bell C, Wilson L, Gross B, Lutton C, Crawford RW.** Shear properties of bilaminar poly-methylmethacrylate cement mantles in revision hip joint arthroplasty. *J Arthroplasty 2007;22(3):394-403*
10. **Williams HD, Browne G, Gie GA, Ling RS, Timperley AJ, Wendover NA.** The Exeter universal cemented femoral component at 8 to 12 years: a study of the first 325 hips. *J Bone Joint Surg [Br] 2002;84(3):324-34*
11. The National Joint Registry of England and Wales. www.nrjcentre.org.uk
12. Cement-in-cement short revision stem. *Operative technique.* Stryker Europe 2004. Literature number EXEBR02E01. www.stryker.com
13. **Blake SM, Hubble MJW, Howell JR, Timperley AJ, Gie GA.** Results of in-cement revision of infected total hip arthroplasty. *J Bone Joint Surg [Br] 2008;90(Suppl II):297-98*

14. **Briant-Evans TW, Veeramootoo D, Tsiridis E, Hubble MJW.** Cement-in-cement stem revision for Vancouver type B periprosthetic femoral fractures after total hip arthroplasty. 3 year follow up of 23 cases. *Acta Orthop Scand* 2009; *In press*

15. **Duncan CP, Masri BA.** Fractures of the femur after hip replacement. *Instr Course Lect 1995;44:293-304*

16. **Brogan KR, Charity JP, Hubble MJW, Howell JR.** Cement-in-cement acetabular revision in total hip arthroplasty. *Proceedings, Arthroplasty Association of N America*, 2007

4.5 股骨假体周围骨折

E. Tsiridis，S. M. Blake，G. A. Gie

引言

髋关节置换是最常见和最成功的手术之一。英国每年初次髋关节置换的病例超过65 000例，并且随着人口老龄化这一数字在逐年增加[1,2]。因此，导致术中和术后假体周围骨折的发病率也在增加，并由此带来很大的挑战[3,4]。

处理假体周围骨折需要同时具备关节置换翻修手术和创伤外科的经验[5]。本章节将对术中和术后假体周围骨折的处理进行论述，并提供在分类和治疗方面的最新进展供大家参考。

流行病学

股骨假体周围骨折可以出现于术中，也可以发生于术后，可以伴有假体的松动或骨溶解[6]，并且通常导致骨折的暴力不大[7,8]。初次骨水泥型髋关节置换发生术中骨折的概率在1%左右[3,9]，而初次生物型髋关节置换时可达5.4%。翻修手术中这一数字明显增高，骨水泥型髋关节翻修和生物型髋关节翻修分别是3.6%和20.9%[3]。术后假体周围骨折的发生率很小，初次髋关节置换术后假体周围骨折的发生率可能低于1%，而翻修术后的发生率可高达4%[3,9,10]。Lindahl等通过分析瑞典登记系统的资料发现，1979—2000年间每年假体周围骨折的发生率有所不同，在0.045%～0.13%[8]。而不少作者报道的假体周围骨折发生率偏高，从0.4%到2.53%不等[8,11-13]。

危险因素

患者相关因素

患者相关的增加骨折发生的因素包括骨质疏松[12,14,15]、类风湿关节炎[16]、Paget病[17]、发育性髋关节不良[18]、以前股骨近段发生过骨折[18]、高龄[14,15]、手术时间延长[15]以及患者为女性[12,19]。

手术相关因素

手术本身会降低骨的强度，从而有导致术中或术后发生骨折的风险。相关因素包括术中脱位困难[9,20]、由于既往手术或骨溶解而导致的骨量减少[7,8,19,21,22]、意外或故意地穿透皮质[23]、插入非水泥假体过程中产生的环形应力[20,24,25]，以及由于原来的螺钉孔、钢板末端以及柄外翻位放置导致的局部应力增加[12,21]。髋关节置换术后临床和放射学评价时对于反复发生脱位的患者、假体松动的患者以及骨溶解的患者尤其需要提高警惕，因为这些都是发生假体周围骨折的高危患者[26]。未被发现的应力骨折可能是患者大腿痛的原因，有时应力骨折会被误诊为松动或感染。Lavernia[27]的研究发现假体周围骨折的治疗费用要较对无症状的骨溶解和早期松动的治疗昂贵得多。

术中和术后早期骨折

分型

股骨骨折可以发生于假体植入以前或植入以后，可以在术中被发现，也可以在手术结束后拍摄X线片时被发现[20,28]。Johnsson[28]、Stuchin[24]、Mallory[29]等曾分别对假体周围骨折进行了分型。Vancouver研究组对他们的分型进行了改良，并将这种分型应用于术中骨折，以此指导制订相应的治疗方案[31]。

改良的Vancouver分型主要根据骨折部位、骨折类型和假体的稳定性。**A型**是指没有涉及股骨干的干骺端部位骨折；**B型**是股骨干骨折，但没有延伸至柄的尖端以远的区域，因此这类骨折不排除采用长柄假体进行固定；**C型**是指骨折延伸的部位超出了最长翻修柄的固定范围，包括股骨远端干骺端的骨折。各型又分别分为三个亚型，1 型是指单纯的穿透骨皮质，2 型是指没有移位的裂缝骨折，3 型是指有移位的不稳定骨折[31]。

治疗

术中 Vancouver A 型骨折的处理

A1：穿透股骨近段干骺端部位的骨皮质

在翻修手术中干骺端部位发生骨皮质穿透的现象并不罕见，但一般很少影响假体的稳定性，因此，可以用局部获取的自体骨进行植骨处理，或者只是观察而不予处理。

A2：无移位的裂缝骨折

这类骨折可以发生于髓腔准备阶段，也可以发生于假体植入过程中。如果发生于髓腔准备阶段，可以在假体植入前用钢丝或钛缆进行环形固定；若骨折发生于柄植入的过程中，则需要对柄的稳定性进行评估。如果柄的稳定性良好，则用钢丝固定以防止骨折向远端扩大并有利于骨折愈合。如果假体不稳定则应归于 A3 型。

A3：股骨近段或大转子移位或不稳定骨折

股骨矩骨折，尤其是当骨折涉及了内侧干骺端部位时，近段固定型假体的强度受到影响，因此可以采用远端固定的翻修柄，或者将骨折固定后使用骨水泥柄（打压植骨或单纯骨水泥柄）。如果是大转子骨折，建议用钢丝或钛缆固定。如果大转子延长截骨后发生的骨折[22,32]，则骨折可以发生于截骨块上，也可以发生于股骨近段内侧的剩余部分。大转子延长截骨一般不超过 13～15cm，不管骨折发生于哪一部分，股骨近段一般都很容易用钢丝或钛缆固定于股骨柄上。大转子延长截骨的截骨块在固定时有可能在与大转子衔接的部位发生劈裂，这种情况一般可以通过采用外侧支撑骨板的方法而避免。

术中 Vancouver B 型骨折的处理

B1：穿透股骨干骨皮质

骨皮质穿透可以是取假体时在股骨干部位开窗所致，也可以是在髓腔准备时意外穿出，这两种情况都可以用越过穿透部位的加长生物柄进行翻修，柄越过穿透部位的长度应大于股骨直径 2 倍[33]。理想的状态是用自体骨覆盖穿透部位，如果已经使用了最长的柄，则应使用支撑骨板加以保护。

B2：无移位的裂缝骨折

绝大多数骨折都可以在术后的 X 线片上被发现。通常是由于扩髓或植入假体时形成的环形应力所致。如果认为是稳定的骨折，可以观察并在 12 周内保护性负重。不稳定性骨折应归于 B3 型（短斜行骨折或靠近柄尖端的横行骨折）。

B3：股骨中段的移位骨折

髋关节翻修的患者，该类型的骨折可以发生于使关节脱位时或股骨髓腔准备过程中。在植入长柄假体以前（无论是骨水泥型还是生物型），首先需要稳定骨折。可以通过打压植骨的方法恢复骨量，同时通过两块支撑骨板（相互垂直位放置，分别置于前方和外侧），或支撑骨板和钢板联合使用以固定骨折部位。皮质骨板能增加骨皮质的强度，研究发现使用皮质骨板的临床效果良好，因此也可以预防性使用[34,35]。虽然有时仅通过钢丝或钛缆就可以稳定骨折，但为了增加轴向稳定性，还是有必要使用长柄假体[36,37]。

术中 Vancouver C 型骨折的处理

C1：穿透皮质

通过支撑骨板或自体骨移植修复缺损部位，这样可以避免术后因局部应力集中而导致骨折发生。

C2：延伸至膝上的无移位裂缝骨折

自身稳定的骨折可以使用钛缆固定，如长螺旋形骨折。如果骨折不稳定或同时伴有骨缺损，则应通过支撑骨板和（或）钢板固定。

C3：股骨远端的移位型骨折，长柄假体不能越过骨折部位

这种情况需要切开复位内固定，内固定材料根据骨的情况可以使用锁定钢板或普通钢板。如果骨折侵及股骨柄的末端区域，则钢板的长

度需要能够覆盖股骨柄的部分区域，以防止在股骨柄和钢板之间形成应力集中区。

处理和结果

Klan 和 O'Driscoll[38] 的研究发现，在 1751 例骨水泥型全髋关节置换的病例中，有 17 例在术中发生了骨折，并指出对于股骨近端的短斜行骨折可以使用标准长度的骨水泥柄，辅以钢丝固定。向远端延伸的长斜型骨折可以使用长柄假体处理，根据具体情况决定是否同时使用钢板固定[28,38]。Taylor 等[39] 报道的术中骨折发生率是 1.8%（605 例髋关节置换的患者中有 11 例发生骨折），原因主要归咎于骨量的减少，并发现无论是手术治疗还是非手术治疗术后患者的并发症发生率都较高。

另外，不少作者发现，对于生物型假体术中发生骨折的病例，治疗的成功率高[20,24,25,29,40]。其中 Mallory 报道了 56 例假体周围骨折的患者，无论骨折发生于什么部位，都取得了非常好的效果[29]。Schwartz 等[20] 建议对于不稳定型骨折要使用全涂层远端固定型假体处理。

髋关节翻修术中发生骨折，可能与下列因素有关，如假体的设计[41,42]、偏心扩髓[43] 以及穿透骨皮质等[44]。Paprosky 等[42] 的研究发现，在使用广泛涂层柄进行翻修的 170 例患者中，股骨骨折的发生率为 8.8%，穿透骨皮质的发生率为 5.9%。同一组研究者的另外一篇有关 87 例翻修的报道中，发现使用加长、弓形、远端锥形柄治疗术中骨折获得了良好效果[41]。

术后骨折

分型

Tower 和 Beals[21]、Mont 和 Maar[45]、Cooke 和 Newman[46]、Johansson[28]、Jensen[47]、Bethea[48] 以及 Whittaker[49] 等主要针对骨折的解剖部位提出了不同的术后假体周围骨折的分型方法。Roffman 和 Mendez[50] 首先提出了假体稳定性的概念，随后，Vancouver 研究组[30] 根据骨折部位、假体稳定性和骨质量[51] 这三个重要的因素建立了一个可靠和实用的分型系统[52]。A 型骨折位于转子区域；B 型骨折是指假体周围或靠近假体尖端的骨折；C 型骨折是指明显位于柄尖端以远区域的骨折，治疗不涉及髋关节的重建。A 型骨折又分为 A_L（小转子）和 A_G（大转子）两个亚型。B 型骨折分为三个亚型，B1 型骨折稳定，并且骨量正常；B2 型假体松动，但骨量正常；B3 型是指假体松动合并明显的骨缺损。

治疗

非手术治疗

在早期的报道中，保护性负重、牵引、石膏和支具等保守治疗方法占有很重要的地位[12,18,28,45,53]。保守治疗的各种方法都很难维持骨折的位置，从而使得因假体松动而翻修的患者达 19%～100%，不愈合和畸形愈合的发生率高达 45%[12,28,48]。然而，有些情况下患者不适合或不能耐受较长时间的手术，则只能接受保守治疗[12,30,45]。

手术治疗的原则

治疗的目的包括：

a）恢复解剖对线和肢体长度，并获得良好的假体稳定性

b）保持或增加骨量

c）有利于早期活动和早期愈合[30,51,52,54]

可以通过髓内或髓外固定及重建技术达到上述目的（有时髓内和髓外技术同时使用）。

只要假体松动就需要除外感染的存在。诊断假体周围骨折相关的感染时，C 反应蛋白、红细胞沉降率和白细胞计数都不是可靠的指标[55]。我们建议术中常规行关节穿刺革兰氏染色，并行术中冰冻切片检查。如果革兰氏染色阳性、关节液中每高倍视野下的中性粒细胞计数超过 10^5，或者中性粒细胞计数在 10^4～10^5 之间、但临床怀疑感染时，都应放弃当前手术而改为二期翻修[56]。

假体周围骨折的治疗需要进行周密的术前计划。患者需要由一个翻修经验丰富、具备坚实的创伤技术、熟悉髋关节和股骨的各种入路的骨科医生来进行手术。在给予预防性的抗生素以前，需要取骨折部位的组织标本送病理检查。

术中拍摄 X 线片可以帮助确定骨折的精确复位以及柄的位置，并可以检查重建后的动态

稳定性。术后活动因人而异，取决于骨折和假体的稳定性如何，一般需要保护性负重 12 周，有足够的临床和放射学证据显示骨折愈合时才允许完全负重。

术后 Vancouver A 型骨折的治疗

A_G：大转子骨折

这类骨折一般都很稳定，患者可以保护性负重 6～12 周，在骨折愈合前避免主动外展。如果骨块向近端移位不超过 2cm 可以保守治疗。如果临床不愈合并伴有疼痛、不稳定以及外展无力，或者向近端移位超过 2.5cm，则应通过内固定和自体骨移植进行治疗[57]。如果骨折同时合并股骨近端的骨溶解（通常由于聚乙烯磨损所致），只要柄的稳定性良好，则可以进行髋臼翻修（最好是更换内衬），股骨近端打压植骨，同时固定大转子骨折。如果骨溶解涉及到更远端的股骨，柄的稳定性受到怀疑，则应进行柄的翻修。

A_L：小转子骨折

后内侧股骨矩的较大骨块（并不常见）会影响柄的稳定性，因此这种情况下需要进行柄的翻修。

术后 Vancouver B 型骨折的治疗

B1：股骨柄稳定，骨量正常

Lindahl 等通过分析瑞典关节置换登记系统发现，有时区分 B1 型和 B2 型骨折会很困难[15]。短斜行和横行的 B1 骨折本质上是不稳定的，我们用单侧钢板处理的都失败了[36,37]（图 4.5-1）。对于绝大多数的病例，都建议使用双钢板固定或钢板与支撑骨板联合固定[56]。如果患者骨质疏松，则最好使用锁定钢板，在骨折线的近端和远端采用双皮质螺钉固定（穿过柄的后方）[59]。

B2：股骨柄不稳定，骨量正常

这类骨折应当使用加长柄翻修，柄的末端超过骨折的最远端至少 2 倍于股骨干的直径[10,24,33,40]。这个数据来源于对狗股骨的体外研究，发现如果一侧骨皮质穿透，则另外完整一侧的股骨皮质的强度只有原来的 44％。

股骨柄越过穿透部位达 2 倍的股骨直径时，完整侧的股骨皮质强度提高到 84％[33]。有些患者还需要通过髓外固定（钛缆、钢板和/或支撑骨板）以获得旋转稳定性。

B3：不稳定骨折合并骨缺损

B3 骨折由于骨量不够而往往很难处理。这类骨折应当通过长柄假体、异体骨-假体复合物[61]或近端股骨替代性假体[62]进行治疗。对于要求不高的患者，或许可以使用远端锁定柄的假体[63]。碎裂的股骨近端可以包绕固定于新假体-异体骨复合物的外面，以提供肌肉的附着点，从而增加稳定性和关节功能[61,62]。限制型髋臼内衬通常与这些假体一起使用，以提高关节的稳定性。

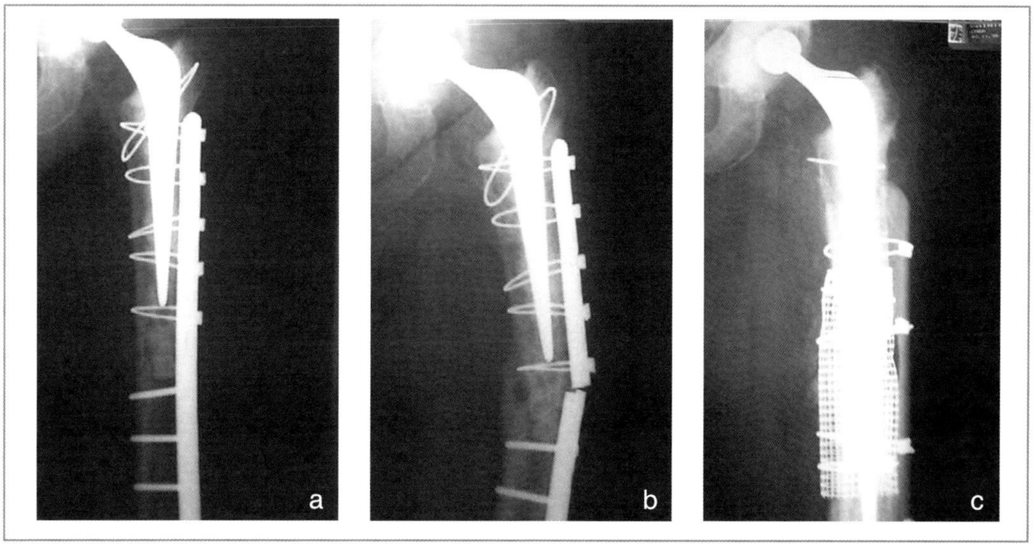

图 4.5-1 a. B1 型骨折，使用 Dall Miles 钢板固定，看起来稳定性良好；b. 固定失败、内翻，钢板断裂；c. 打压植骨，长柄假体翻修，同时使用两块支撑骨板

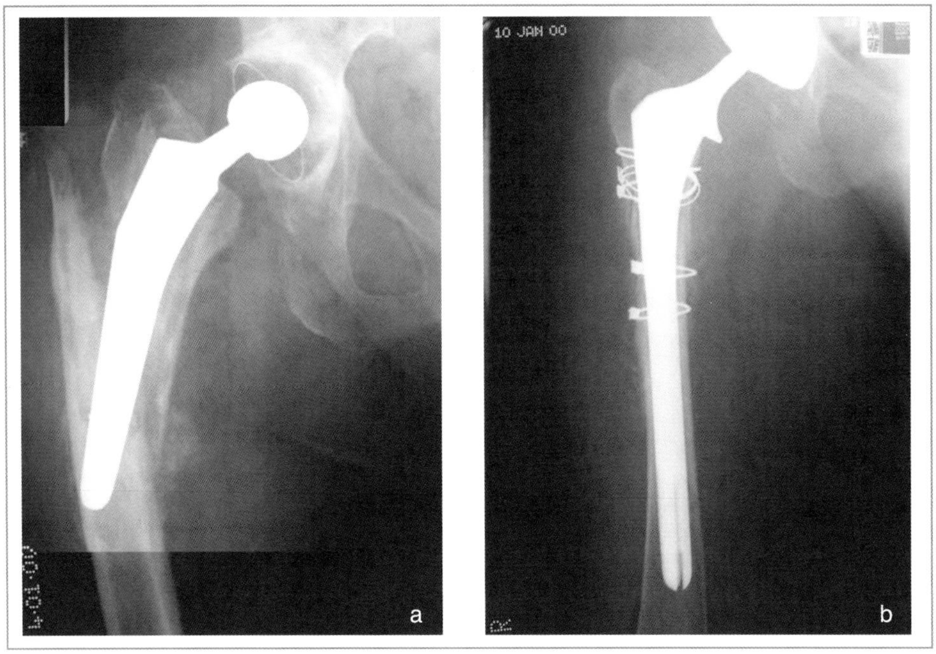

图 4.5-2 a. B3 型骨折—由于骨溶解原因，骨皮质很薄；b. 全涂层生物柄翻修，柄的远端越过骨折部位至少两倍股骨直径的距离——良好的股骨干固定提供了稳定性，促进了骨折愈合

术后 Vancouver C 型骨折的治疗

这类骨折可以通过标准的骨整合技术进行治疗；靠近股骨柄末端的骨折，应当使用长的钢板，向近端越过假体末端（与柄重叠），以避免在柄与钢板之间形成应力集中区。

治疗结果综述

使用长柄假体翻修

长柄假体翻修可以获得轴向稳定性，因此，有利于 Vancouver B2 和 B3 型骨折的愈合。骨水泥型长柄可以提供足够的稳定性，但骨水泥会进入骨折断端[46]，影响骨折愈合[47]，因此建议用于高龄患者[30,64]。由于股骨近端的骨量不够，非水泥型近端微孔涂层假体的稳定会受影响，从而会导致早期失败[64,69]。另外，可以使用长柄全涂层生物型假体进行翻修，通过远端固定提供假体和骨折的稳定型。O'Shea 等报道了 22 例假体周围骨折（10 例 B2 型，12 例 B3 型），使用非骨水泥型广泛涂层假体翻修，平均随访 34 个月，其中 17 例效果满意，只用 2 例发生了假体下沉[69]。当骨折类型使得股骨干不能提供足够的稳定时，远端锥形凹槽柄或远端固定凹槽柄可以提供骨折和假体的稳定性。Mulay 等[71]报道，使用这种柄治疗的 24 例 B2 型和 B3 型骨折患者，91%获得了成功，骨折愈合的时间是 6～12 个月。Berry[72]也报道了相似的成功率，其随访时间平均 1.5 年。

对于严重的粉碎骨折合并骨缺损的年轻患者，建议通过大块异体骨移植进行治疗[8]，植骨外面用自己股骨近段的残余骨块包裹固定（类似带血管的自体骨移植）[73]。Head 等[74]报道的 262 例采用这种技术进行治疗的患者中，满意率为 85%。Vancouver 小组也报道了相似的成功率[75,76]。然而，他们也发现术后前 6 个月内在 2 区和 3 区出现了骨吸收，表明存在慢性的免疫排斥反应，但临床意义不明。最近来自加拿大多伦多的 Maury 和 Gross 报道了他们治疗 25 例 Vancouver B3 型骨折的经验[61]。首先将一长柄用骨水泥固定于异体骨内（股骨近段），然后打入自体的股骨近段髓腔内并不用骨水泥固定，以防止在自体骨和移植骨之间因骨水泥的存在而导致不愈合。异体骨的平均长度为 14.5cm，而柄的长度为 25～30cm。自体股骨与移植骨的结合部位采用 Z 形或斜形截骨的方式增大接触面积，然后将近段的自体骨覆盖于连接部位并用钢丝固定。将钢丝绕过小转子和股骨柄固定大转子。平均 5.1 年随访时的 HSS 评分是 70.8 分，其中 4

例（16%）进行了异体骨的翻修。作者强调骨水泥必须加压注入干燥的异体骨内，使骨水泥壳的厚度至少达到2mm，柄的长度需要越过自体骨和异体骨的结合部位，越过的长度至少4倍于股骨直径，使结合部位获得坚强的固定。

对于高龄、预期寿命不长而不能进行生物学重建的患者，可以通过股骨近端替代型假体重建股骨近段，同时使用限制型髋臼以降低术后脱位的发生率[30,77-79]（图4.5-3）。股骨柄用骨水泥坚强固定于远端股骨干内，近段的股骨包绕于柄的近段并用钢丝固定或不可吸收线固定，然后将大转子重新固定于假体上，以保持外展肌的功能[62]。近年来逐渐流行使用远端锁定的挽救型假体（如Kent hip，Biomet，Europe；Cannulok，Orthodynamics，UK）。这种假体的常见并发症是远端锁定钉失败导致假体下沉和早期脱位；然而，采用多螺钉固定（如Kent hip）的方法明显提高了疗效[63]。

表面皮质骨板固定

表面皮质骨板的吸引力在于其提供固定的同时，具有恢复骨量和提高皮质骨强度的优势，骨折的动物模型结果提供了相关的证据[80,81]。与钢板固定相比，皮质骨板更少地引起应力遮挡[82]，并有增加骨量的潜在功能[83,84]。

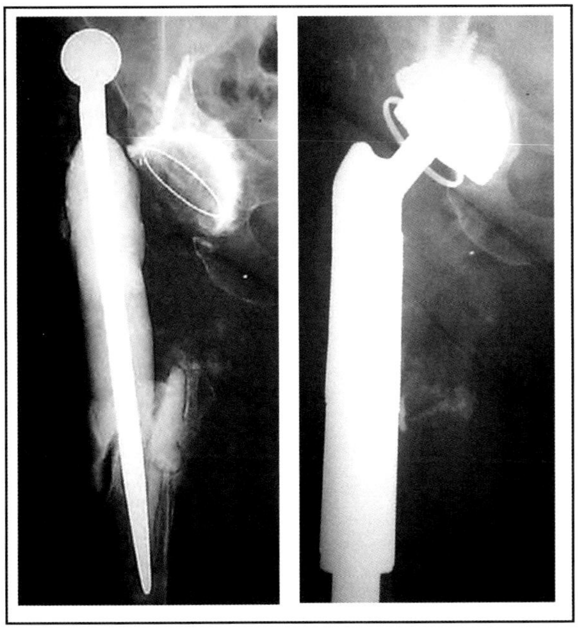

图4.5-3 B3型骨折合并股骨近端严重的骨溶解。这个患者已经无法进行骨的重建（a）。采用股骨近端替代型假体翻修，同时使用限制型臼杯以增加稳定性（b）

Chandler等[34,85,86]采用异体皮质骨板治疗假体周围骨折并取得了满意的效果。将异体股骨一分为二，然后用钢丝或钛缆固定于骨折部位[83]。皮质骨板的内面可以用磨钻塑形以适应股骨干的形态，可以用自体骨填充以促进骨的整合[87]。通过保持股骨嵴的完整以尽量保护骨的血液供应[51]。很多学者的研究发现，无论采用骨水泥柄还是生物柄都取得了满意的效果[7,74,75,80,88-91]。Chandler和Tigges等[34]建议支撑骨板的宽度应相当于股骨周径的二分之一，而Brady等[51]则建议骨板的宽度约为股骨周径的三分之一，两块骨板分别放置于股骨的前方和外侧，以保护来自于股骨嵴的血液供应。

支撑骨板与钢板

外侧使用钢板，联合前方或内侧使用支撑骨板，其强度较单独使用支撑骨板要大。在异体骨板与自体骨整合期间，钢板可以提供有效的保护[92,93]。Towel和Beals[21]建议异体骨板和钢板应跨越骨皮质缺损的区域，超过缺损区域的长度应至少2倍于股骨直径，并且二者之间成梯形放置，以减少局部的应力集中。

最近Wilson等在尸体上对6种内固定方式进行了对比研究[94]，发现对于B1型骨折而言，钢板联合使用支撑骨板要比单独使用钢板或骨板要更加稳定。他们尤其建议要在近端使用两枚单皮质螺钉以增加稳定性。

打压植骨

髋关节置换术后假体周围骨折往往合并假体周围的骨溶解。采用打压植骨的方法重建股骨近端的骨量是髋关节翻修术中的成熟方法[95-97]。我们埃克塞特的医生对144例B2型和B3型骨折的患者采用了打压植骨的方式进行治疗，结果显示采用打压植骨的患者较没有打压植骨的患者的愈合率高。同时我们对使用长柄骨水泥假体的患者进行了研究，发现打压植骨后使用长柄假体的骨折愈合率较单独使用长柄假体的愈合率高。尽管技术要求较高，但打压植骨的确是一种重建股骨的良好方法[56]。为了获得良好的近端稳定性，股骨近端至少要有1/2以上周径的骨骼存在，然后用0.7～1cm的颗粒骨进行打压填实。

骨水泥壳内翻修

对于B2型或不稳定的B1型骨折，如果骨水泥壳固定良好，则可以通过骨水泥壳内长柄翻修的方法进行重建。在骨折部位显露骨水泥壳，用髓腔钻将骨水泥壳向远端扩开，直到能适应长柄假体。然后将骨折复位并钢丝固定，如果需要的话，可以用磨钻将近端骨水泥壳的开口部位扩大。在骨水泥的聚合早期将其注入，这样骨水泥可以越过骨折部位重新形成连续性的骨水泥壳。在骨水泥聚合的早期插入股骨柄[59,98-101]（图4.5-4）。

总结

Vancouver分型是近年来治疗假体周围骨折的主要参考依据，即根据骨折的部位、假体的稳定性和骨量来制订处理方案。另外，骨折的形态很重要，它对骨折的稳定性具有潜在的影响，从而也会影响治疗策略。对于不稳定的B1型骨折，我们认识到单独使用钢板具有局限性，而使用长柄假体具有优势。对于骨质疏松的患者，可以使用锁定钢板，如果可能的话则应进行生物学重建。如果骨水泥壳与骨固定良好，即使骨水泥壳有断裂我们也建议在骨水泥壳内进行重建。

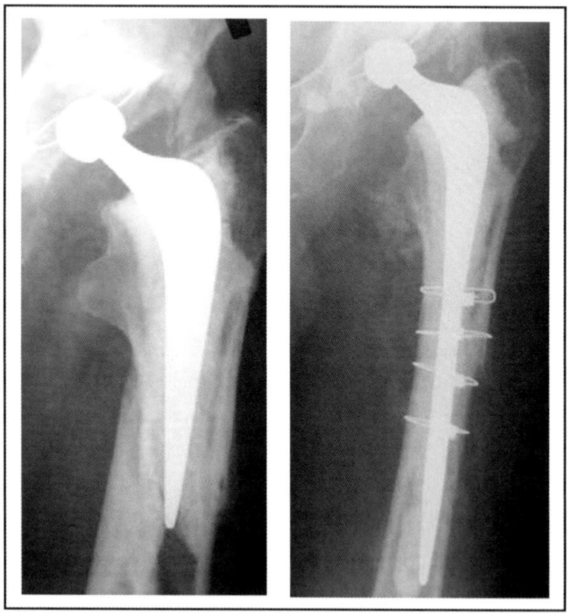

图4.5-4 不稳定的B1短斜形骨折。近端骨水泥壳与宿主骨固定良好，柄稳定（a），通过骨水泥壳内翻修，长柄假体提供了髓内轴向稳定性，4根钛缆使骨折复位，并提供旋转稳定性（b）

对于B2和B3型骨折，我们采用打压植骨的方法进行治疗并取得了良好的疗效。凹槽锥形或全涂层的翻修柄比较容易使用，但全涂层假体至少需要有5cm以上的部分提供擦配（scratch fit）以获得稳定。

B3型骨折合并巨大骨缺损时，有足够的证据表明了通过大块异体骨移植重建股骨近端的合理性。如果使用肿瘤假体，则最好同时使用限制型髋臼，因为肿瘤假体术后的最常见并发症是不稳定。

假体周围骨折的成功处理需要具备以下条件：良好的术前计划、具有良好翻修经验的医生以及一个配备齐全的医疗中心。新的骨移植替代材料、骨诱导重组蛋白以及具有生物活性涂层的新型假体的使用是假体周围骨折未来的治疗趋势[102]。

（田　华　译）

参考文献

1. **The NJR Centre.** National Joint Registry for England and Wales. 5th Annual Report. The NJR Centre, Hemel Hempstead; 2009.
2. **Learmonth ID, Young C, Rorabeck C.** The operation of the century: total hip replacement. *Lancet 2007;370(9597):1508-19*
3. **Berry DJ.** Epidemiology: hip and knee. *Orthop Clin North [Am] 1999;30(2):183-90*
4. **Lewallen DG, Berry DJ.** Periprosthetic fracture of the femur after total hip arthroplasty: treatment and results to date. *Instr Course Lect 1998;47:243-9*
5. **Tsiridis E, Krikler S, Giannoudis PV.** Periprosthetic femoral fractures: current aspects of management. *Injury 2007;38(6):649-50*
6. **Berry DJ.** Periprosthetic fractures associated with osteolysis: a problem on the rise. *J Arthroplasty 2003;18(3 Suppl 1):107-11*
7. **Incavo SJ, Beard DM, Pupparo F, Ries M, Wiedel J.** One-stage revision of periprosthetic fractures around loose cemented total hip arthroplasty. *J Orthop 1998;27(1):35-41*
8. **Lindahl H, Malchau H, Herberts P, Garellick G.** Periprosthetic femoral fractures classification and demographics of 1049 periprosthetic femoral fractures from the Swedish National Hip Arthroplasty Register. *J Arthroplasty 2005;20(7):857-65*
9. **Kavanagh BF.** Femoral fractures associated with total hip arthroplasty. *Orthop Clin North 1992;23(2):249-57*

10. **Morrey BF, Kavanagh BF.** Complications with revision of the femoral component of total hip arthroplasty. Comparison between cemented and uncemented techniques. *J Arthroplasty 1992;7(1):71-9*

11. **Lowenhielm G, Hansson LI, Karrholm J.** Fracture of the lower extremity after total hip replacement. *Arch Orthop Trauma Surg 1989;108(3):141-3*

12. **Beals RK, Tower SS.** Periprosthetic fractures of the femur. An analysis of 93 fractures. *Clin Orthop Relat Res 1996;327:238-46*

13. **Lindahl H.** Epidemiology of periprosthetic femur fracture around a total hip arthroplasty. *Injury 2007;38(6):651-4*

14. **Wu CC, Au MK, Wu SS, Lin LC.** Risk factors for postoperative femoral fracture in cementless hip arthroplasty. *J Formos Med Assoc 1999;98(3):190-4*

15. **Lindahl H, Malchau H, Oden A, Garellick G.** Risk factors for failure after treatment of a periprosthetic fracture of the femur. *J Bone Joint Surg [Br] 2006;88(1):26-30*

16. **Poss R, Ewald FC, Thomas WH, Sledge CB.** Complications of total hip-replacement arthroplasty in patients with rheumatoid arthritis. *J Bone Joint Surg [Am] 1976;58(8):1130-3*

17. **Dunlop DJ, Donnachie NJ, Treacy RB.** Failure after customized curved femoral stems in total hip arthroplasty for Paget's disease. *J Arthroplasty 2000;15(3):398-401*

18. **Scott RD, Turner RH, Leitzes SM, Aufranc OE.** Femoral fractures in conjunction with total hip replacement. *J Bone Joint Surg [Am]1975;57(4): 494-501*

19. **Tsiridis E, Haddad FS, Gie GA.** The management of periprosthetic femoral fractures around hip replacements. *Injury 2003;34(2):95-105*

20. **Schwartz JT Jr, Mayer JG, Engh CA.** Femoral fracture during non-cemented total hip arthroplasty. *J Bone Joint Surg [[Am]] 1989;71(8):1135-42*

21. **Tower SS, Beals RK.** Fractures of the femur after hip replacement: the Oregon experience. *Orthop Clin North Am 1999;30(2):235-47*

22. **Younger TI, Bradford MS, Magnus RE, Paprosky WG.** Extended proximal femoral osteotomy. A new technique for femoral revision arthroplasty. *J Arthroplasty 1995;10(3):329-38*

23. **Talab YA, States JD, Evarts CM.** Femoral shaft perforation: a complication of total hip reconstruction. *Clin Orthop Relat Res 1979;141: 158-65*

24. **Stuchin SA.** Femoral shaft fracture in porous and press-fit total hip arthroplasty. *Orthop Rev 1990;19(2):153-9*

25. **Fitzgerald RH Jr, Brindley GW, Kavanagh BF.** The uncemented total hip arthroplasty. Intraoperative femoral fractures. *Clin Orthop Relat Res 1988;235:61-6*

26. **Reich SM, Jaffe WL.** Femoral fractures associated with loose cemented total hip arthroplasty. *Orthopedics 1994;17(2):185-9*

27. **Lavernia CJ.** Cost-effectiveness of early surgical intervention in silent osteolysis. *J Arthroplasty 1998;13(3):277-9*

28. **Johansson JE, McBroom R, Barrington TW, Hunter GA.** Fracture of the ipsilateral femur in patients wih total hip replacement. *J Bone Joint Surg [Am] 1981;63(9):1435-42*

29. **Mallory TH, Kraus TJ, Vaughn BK.** Intraoperative femoral fractures associated with cementless total hip arthroplasty. *Orthopedics 1989;12(2):231-9*

30. **Duncan CP, Masri BA.** Fractures of the femur after hip replacement. *Instr Course Lect 1995;44:293-304*

31. **Masri BA, Meek RM, Duncan CP.** Periprosthetic fractures evaluation and treatment. *Clin Orthop Relat Res 2004;420:80-95*

32. **Chen WM, McAuley JP, Engh CA Jr, Hopper RH Jr.** Extended slide trochanteric osteotomy for revision total hip arthroplasty. *J Bone Joint Surg [Am] 2000;82(9):1215-9*

33. **Larson JE, Chao EY, Fitzgerald RH.** Bypassing femoral cortical defects with cemented intramedullary stems. *J Orthop Res 1991;9(3): 414-21*

34. **Chandler HP, Tigges RG.** The role of allografts in the treatment of periprosthetic femoral fractures. Instr *Course Lect 1998;47:257-64*

35. **Haddad FS, Duncan CP.** Cortical onlay allograft struts in the treatment of periprosthetic femoral fractures. *Instr Course Lect 2003;52:291-300*

36. **Tsiridis E, Haddad FS, Gie GA.** Dall-Miles plates for periprosthetic femoral fractures. A critical review of 16 cases. *Injury 2003;34(2):107-10*

37. **Tsiridis E, Narvani AA, Timperley AJ, Gie GA.** Dynamic compression plates for Vancouver type B periprosthetic femoral fractures: a 3-year follow-up of 18 cases. *Acta Orthop 2005;76(4):531-7*

38. **Khan MA, O'Driscoll M.** Fractures of the femur during total hip replacement and their management. *J Bone Joint Surg [Br] 1977;59(1):36-41*

39. **Taylor MM, Meyers MH, Harvey JP Jr.** Intraoperative femur fractures during total hip replacement. *Clin Orthop Relat Res 1978;137: 96-103*

40. **Christensen CM, Seger BM, Schultz RB.** Management of intraoperative femur fractures associated with revision hip arthroplasty. *Clin Orthop Relat Res 1989;248:177-80*

41. **Paprosky WG, Aribindi R.** Hip replacement: treatment of femoral bone loss using distal bypass fixation. *Instr Course Lect 2000;49:119-30*

42. **Paprosky WG, Greidanus NV, Antoniou J.** Minimum 10-year-results of extensively porous-coated stems in revision hip arthroplasty. *Clin Orthop Relat Res 1999;369:230-42*

43. **Issack PS, Guerin J, Butler A, Marwin SE, Bourne RB, Rorabeck CH, Barrack RL, Di Cesare PE.** Intraoperative complications of revision hip arthroplasty using a porous-coated, distally slotted, fluted femoral stem. *Clin Orthop Relat Res 2004;425:173-6*

44. **Meek RM, Garbuz DS, Masri BA, Greidanus NV, Duncan CP.** Intraoperative fracture of the femur in revision total hip arthroplasty with a diaphyseal fitting stem. *J Bone Joint Surg [Am] 2004;86(3): 480-5*

45. **Mont MA, Maar DC.** Fractures of the ipsilateral femur after hip arthroplasty. A statistical analysis of outcome based on 487 patients. *J Arthroplasty 1994;9(5):511-9*

46. **Cooke PH, Newman JH.** Fractures of the femur in relation to cemented hip prostheses. *J Bone Joint Surg [Br] 1988;70(3):386-9*

47. **Jensen TT, Overgaard S, Mossing NB.** Partridge Cerclene system for femoral fractures in osteoporotic bones with ipsilateral hemi/total arthroplasty. *J Arthroplasty 1990;5(2):123-6*

48. **Bethea JS 3rd, DeAndrade JR, Fleming LL, Lindenbaum SD, Welch RB.** Proximal femoral fractures following total hip arthroplasty. *Clin Orthop Relat Res 1982;170:95-106*

49. **Whittaker RP, Sotos LN, Ralston EL.** Fractures of the femur about femoral endoprostheses. *J Trauma 1974;14(8):675-94*

50. **Roffman M, Mendes DG.** Fracture of the femur after total hip arthroplasty. *Orthopedics 1989;12(8): 1067-70*

51. **Brady OH, Garbuz DS, Masri BA, Duncan CP.** Classification of the hip. *Orthop Clin North Am 1999;30(2):215-20*

52. **Brady OH, Garbuz DS, Masri BA, Duncan CP.** The reliability and validity of the Vancouver classification of femoral fractures after hip replacement. *J Arthroplasty 2000;15(1):59-62*

53. **Dysart SH, Savory CG, Callaghan JJ.** Nonoperative treatment of a postoperative fracture around an uncemented porous-coated femoral component. *J Arthroplasty 1989;4(2):187-90*

54. **Tsiridis E, Spence G, Gamie Z, El Masry MA, Giannoudis PV.** Grafting for periprosthetic femoral fractures: strut, impaction or femoral replacement. *Injury 2007;38(6):688-97*

55. **Spangehl MJ, Masri BA, O'Connell JX, Duncan CP.** Prospective analysis of preoperative and intraoperative investigations for the diagnosis of infection at the sites of two hundred and two revision total hip arthroplasties. *J Bone Joint Surg [Am] 1999;81(5):672-83*

56. **Tsiridis E, Narvani AA, Haddad FS, Timperley JA, Gie GA.** Impaction femoral allografting and cemented revision for periprosthetic femoral fractures. *J Bone Joint Surg [Br] 2004;86(8):1124-32*

57. **Pritchett JW.** Fracture of the greater trochanter after hip replacement. *Clin Orthop Relat Res 2001;390:221-6*

58. **Giannoudis PV, Kanakaris NK, Tsiridis E.** Principles of internal fixation and selection of implants for periprosthetic femoral fractures. *Injury 2007;38(6):669-87*

59. **Buttaro MA, Farfalli G, Paredes Nunez M, Comba F, Piccaluga F.** Locking compression plate fixation of Vancouver type-B1 periprosthetic femoral fractures. *J Bone Joint Surg [Am] 2007;89-9:1964-9*

60. **Kelley SS.** Periprosthetic femoral fractures. *J Acad Orthop Surg 1994;2(3):164-72*

61. **Maury AC, Pressman A, Cayen B, Zalzal P, Backstein D, Gross A.** Proximal femoral allograft treatment of Vancouver type-B3 periprosthetic femoral fractures after total hip arthroplasty. *J Bone Joint Surg [Am] 2006;88(5):953-8*

62. **Klein GR, Parvizi J, Rapuri V, Wolf CF, Hozack WJ, Sharkey PF, Purtill JJ.** Proximal femoral replacement for the treatment of periprosthetic fractures. *J Bone Joint Surg [Am] 2005;87(8):1777-81*

63. **Sexton SA, Stossel CA, Haddad FS.** The Kent hip prosthesis: an evaluation of 145 prostheses after a mean of 5.1 years. *J Bone Joint Surg [Br] 2006;88(3):310-4*

64. **Springer BD, Berry DJ, Lewallen DG.** Treatment of periprosthetic femoral fractures following total hip arthroplasty with femoral component revision. *J Bone Joint Surg [Am] 2003;85(11):2156-62*

65. **Berry DJ, Harmsen WS, Ilstrup D, Lewallen DG, Cabanela ME.** Survivorship of uncemented proximally porous-coated femoral components. *Clin Orthop Relat Res 1995;319:168-77*

66. **Mulliken BD, Rorabeck CH, Bourne RB.** Uncemented revision total hip arthroplasty: a 4-to-6-year review. *Clin Orthop Relat Res 1996;325:156-62*

67. **Peters CL, Rivero DP, Kull LR, Jacobs JJ, Rosenberg AG, Galante JO.** Revision total hip arthroplasty without cement: subsidence of proximally porous-coated femoral components. *J Bone Joint Surg [Am] 1995;77(8):1217-26*

68. **Malkani AL, Lewallen DG, Cabanela ME, Wallrichs SL.** Femoral component revision using an uncemented, proximally coated, long-stem prosthesis. *J Arthroplasty 1996;11(4):411-8*

69. **O'Shea K, Quinlan JF, Kutty S, Mulcahy D, Brady OH.** The use of uncemented extensively porous-coated femoral components in the management of Vancouver B2 and B3 periprosthetic femoral fractures. *J Bone Joint Surg [Br] 2005;87(12): 1617-21*

70. **Engh CA, Massin P, Suthers KE.** Roentgenographic assessment of the biologic fixation of porous-surfaced femoral components. *Clin Orthop Relat Res 1990;257:107-28*

71. **Mulay S, Hassan T, Birtwistle S, Power R.** Management of types B2 and B3 femoral periprosthetic fractures by a tapered, fluted, and

distally fixed stem. *J Arthroplasty 2005;20(6):751-6*

72. **Berry DJ.** Treatment of Vancouver B3 periprosthetic femur fractures with a fluted tapered stem. *Clin Orthop Relat Res 2003;417:224-31*
73. **Wong P, Gross AE.** The use of structural allografts for treating periprosthetic fractures about the hip and knee. *Orthop Clin North 1999;30(2):259-64*
74. **Head WC, Emerson RH Jr, Malinin TI.** Structural bone grafting for femoral reconstruction. *Clin Orthop Relat Res 1999;369:223-9*
75. **Haddad FS, Garbuz DS, Masri BA, Duncan CP.** Structural proximal femoral allografts for failed total hip replacements: a minimum review of five years. *J Bone Joint Surg [Br] 2000;82(6):830-6*
76. **Haddad FS, Garbuz DS, Masri BA, Duncan CP, Hutchison CR, Gross AE.** Femoral bone loss in patients managed with revision hip replacement: results of circumferential allograft replacement. *Instr Course Lect 2000;49:147-62*
77. **Malkani AL, Paiso JM, Sim FH.** Proximal femoral replacement with megaprosthesis. *Instr Course Lect 2000;49:141-6*
78. **Malkani AL, Settecerri JJ, Sim FH, Chao EY, Wallrichs SL.** Long-term results of proximal femoral replacement for non-neoplastic disorders. *J Bone Joint Surg [Br] 1995;77(3):351-6*
79. **Malkani AL, Sim FH, Chao EY.** Custom-made segmental femoral replacement prosthesis in revision total hip arthroplasty. *Orthop Clin North Am 1993;24(4):727-33*
80. **Emerson RH Jr, Malinin TI, Cuellar AD, Head WC, Peters PC.** Cortical strut allografts in the reconstruction of the femur in revision total hip arthroplasty. A basic science and clinical study. *Clin Orthop Relat Res 1992;285:35-44*
81. **Malinin T, Latta LL, Wagner JL, Brown MD.** Healing of fractures with freeze-dried cortical bone plates. Comparison with compression plating. *Clin Orthop Relat Res 1984;190:281-6*
82. **Mihalko WM, Beaudoin AJ, Cardea JA, Krause WR.** Finite-element modelling of femoral shaft fracture fixation techniques post total hip arthroplasty. *J Biomech 1992;25(5):469-76*
83. **Head WC, Malinin TI, Mallory TH, Emerson RH Jr.** Onlay cortical allografting for the femur. *Orthop Clin North Am 1998;29(2):307-12*
84. **Head WC, Wagner RA, Emerson RH Jr, Malinin TI.** Restoration of femoral bone stock in revision total hip arthroplasty. *Orthop Clin North Am 1993;24(4): 697-703*
85. **Chandler HP.** Reconstruction of major segmental loss of the proximal femur in revision total hip replacement. *Orthopedics 1997;20(9):801-3*
86. **Chandler HP, King D, Limbird R, Hedley A, McCarthy J, Penenberg B, Danylchuk K.** The use of cortical allograft struts for fixation of fractures associated with well-fixed total joint prostheses. *Semin Arthroplasty 1993;4(2):99-107*
87. **Howell JR, Masri BA, Garbuz DS, Greidanus NV, Duncan CP.** Cable plates and onlay allografts in periprosthetic femoral fractures after hip replacement: laboratory and clinical observations. *Instr Course Lect 2004;53:99-110*
88. **Head WC, Malinin TI, Emerson RH Jr, Mallory TH.** Restoration of bone stock in revision surgery of the femur. *Int Orthop 2000;24(1):9-14*
89. **Head WC, Malinin TI.** Results of onlay allografts. *Clin Orthop Relat Res 2000;371:108-12*
90. **Emerson RH Jr.** Basic science of onlay allografts: a review. *Instr Course Lect 2000;49:97-102*
91. **Pak JH, Paprosky WG, Jablonsky WS, Lawrence JM.** Femoral strut allografts in cementless revision total hip arthroplasty. *Clin Orthop Relat Res 1993;295:172-8*
92. **Ries MD.** Periprosthetic fractures: early and late. *Orthopedics 1997;20(9):798-800*
93. **Haddad FS, Marston RA, Muirhead-Allwood SK.** The Dall-Miles cable and plate system for periprosthetic femoral fractures. *Injury 1997;28(7):445-7*
94. **Wilson D, Frei H, Masri BA, Oxland TR, Duncan CP.** A biomechanical study comparing cortical onlay allograft struts and plates in the treatment of periprosthetic femoral fractures. *Clin Biomech (Bristol, Avon) 2005;20(1):70-6*
95. **Gie GA, Linder L, Ling RS, Simon JP, Slooff TJ, Timperley AJ.** Impacted cancellous allografts and cement for revision total hip arthroplasty. *J Bone Joint Surg [Br] 1993;75-1:14-21*
96. **Slooff TJ, Buma P, Schreurs BW, Schimmel JW, Huiskes R, Gardeniers J.** Acetabular and femoral reconstruction with impacted graft and cement. *Clin Orthop Relat Res 1996;324:108-15*
97. **Tsiridis E, Gie GA.** Mal-united femoral fractures adjacent to loose total hip arthroplasties. Salvage with impaction grafting. *A case report. Injury 2002;33(1):81-3*
98. **Li PL, Ingle PJ, Dowell JK.** Cement-within-cement revision hip arthroplasty; should it be done? *J Bone Joint Surg [Br] 1996;78(5):809-11*
99. **Lieberman JR, Moeckel BH, Evans BG, Salvati EA, Ranawat CS.** Cement-within-cement revision hip arthroplasty. *J Bone Joint Surg [Br] 1993;75(6):869-71*
100. **Rosenstein A, MacDonald W, Iliadis A, McLardy-Smith P.** Revision of cemented fixation and cement-bone interface strength. *Proc Inst Mech Eng [H] 1992;206(1):47-9*
101. **Briant-Evans T, Tsiridis E, Hubble M.** Cement-in-cement stem revision for Vancouver type B periprosthetic femoral fractures after total hip arthroplasty. *J Bone Joint Surg [Br] 2009;91(Suppl I):174*
102. **Tsiridis E, Gamie Z, Conaghan PG, Giannoudis PV.** Biological options to enhance periprosthetic bone mass. *Injury 2007;38-6:704-13*

第5章

股骨打压植骨术

5.1 股骨打压植骨的历史和发展

R. Steele, T. D. Lamberton, G. A. Gie

股骨打压植骨的历史回顾

1987年4月，Graham Gie最先在英国埃克塞特的伊丽莎白公主骨科医院完成股骨打压植骨重塑骨髓腔使用骨水泥固定股骨假体的手术，他当时在医院进修。这例患者股骨经过多次翻修手术，近侧股骨骨量不足（图5.1-1），股骨髓腔内面成光滑筒状，宿主骨没有和骨水泥交联可能，在当时这是试验性质的手术方法。

在此之前的1985年，Robin Ling教授完成了一例磨制的碎骨打压植入股骨髓腔并植入一个非骨水泥固定的股骨柄，以便等到植入骨融合后再做二期置换手术。Ling教授病例的股骨柄假体逐步明显下沉。

基于这些经验和Slooff教授等在髋臼打压植骨的经验[1]，Gie决定打压植入骨粒，做出新的股骨髓腔再植入一个新的骨水泥假体（图5.1-1b）。他先使用股骨髓腔测量工具再使用比最终假体大两号的股骨柄试体在髓腔栓子处由远端及近打压骨粒，植骨被打实形成新的髓腔。试体柄反复取出再填入新的植入骨，打实，直到非常稳定。吸干骨髓腔的出血，低黏度骨水泥被挤到股骨髓腔底部，骨水泥加压，再插入最终的股骨柄。新做出的股骨髓腔隔离开了骨水泥和原来的宿主骨。这是有记录的第一例使用此方法完成的股骨柄翻修手术。患者的临床和影像结果非常好，直到她5年半后去世。

埃克塞特的医生用同样的方法完成了110个股骨打压植骨的手术[2]。这一方法不久暴露出问题需要改进，股骨柄要放在中央轴线和中立位置以便使打压过程更一致。他们和荷兰奈美根的Slooff教授的团队合作设计了打压植骨的器械。包括带螺纹的塞子导针可以插在中央，还有空心的中立位远端打压器（图5.1-2a）和股骨柄形状的近端打压器

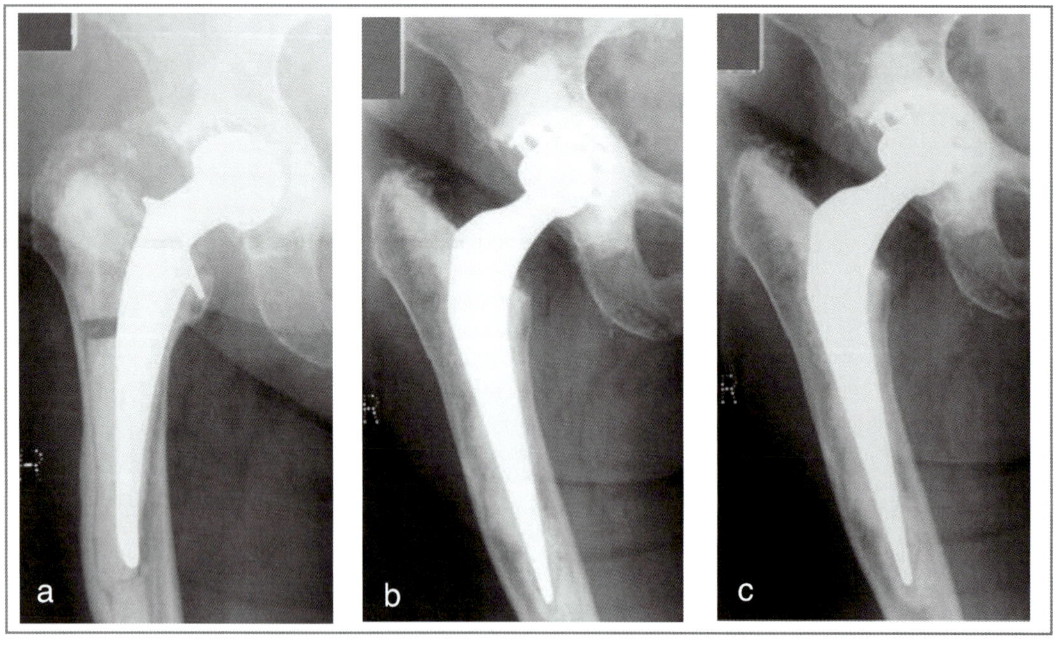

图5.1-1 第一例打压植骨手术术前（a）、术后（b）和5年随访（c）时的X线片

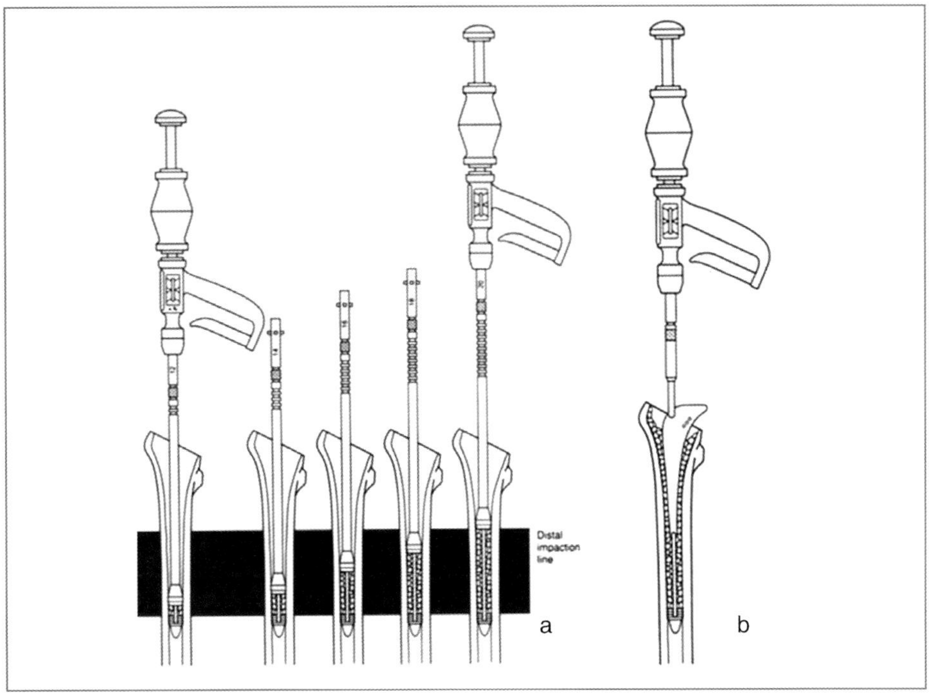

图 5.1-2 螺纹塞子、导针和远端打压器（a）以及股骨柄形状的近端打压器（b）

(phantoms)（图 5.1-2b）。美国也研制了类似的器械。

这些器械适合于无颈领双锥形抛光的 Exeter 股骨柄，使用骨水泥将股骨柄固定在股骨近段异体颗粒骨经过紧密打压后新的骨髓腔。因为 Exeter 股骨柄的设计可以将重力传递为高强度压力，所以它进一步加强和维持了植骨的打压力量[3]。这一技术初步成功后，它不仅仅被用于简单的 Endoklinik 1 型和 2 型翻修手术股骨骨缺损，还用于更复杂的 3 型和 4 型股骨骨缺损。随着经验和技术的发展，也发现了各种问题，进行了相对的改进。在详细阐述这些时，先谈一谈基础科学，支持打压植骨技术成功的生物学和力学研究。

股骨假体打压植骨的生物学

动物研究

在 1994 年，奈美根的 BW Schreurs 发表了股骨打压植骨的论文[4]。他用山羊做了骨水泥柄的打压植骨研究。12 周时组织学检查表明植骨再血管化和重新塑形。这时成骨和骨吸收形成移植骨和新骨共存状态。他的结论是能传递重力的骨水泥柄结合打压植入的颗粒异体骨成就了植骨的结合和愈合。在山羊体内使用非骨水泥的钛金属柄做了类似的股骨打压植骨实验。一部分样本达到了植骨的稳定和愈合，但是结果不可靠，一部分股骨柄不稳定。组织学检查表明在股骨干中部和围绕假体远端有明显骨溶解。很明显，骨水泥固定股骨假体增加了重建的稳定，并且对植骨愈合没有副作用。

临床研究

在 1993 年，Ling 等[5]检验了一例患者的近段股骨，患者在 3 年半前接受了股骨打压植骨骨水泥假体的翻修手术。股骨的 2 区和 4 区两个大皮质骨缺损（图 5.1-3a）被用钢丝固定的金属网覆盖。这样再进行打压植骨（图 5.1-3b）。

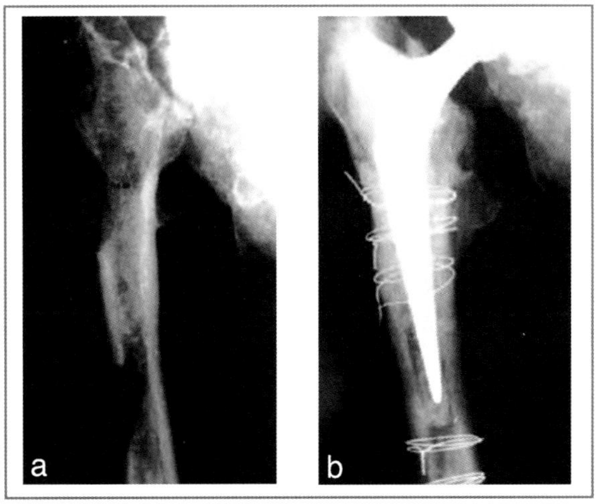

图 5.1-3 在 Gruen 2 区和 4 区两个大的皮质股骨缺损（a）以及打压植骨后 3 年半的 X 线片（b）

大体标本可以清楚地看到金属网下面外侧股骨皮质愈合达到正常厚度（图5.1-4）。组织学看到3个区：再生的皮质区、交界区和深层区。最接近假体一层新生骨交织在骨水泥内。中间区直接接触骨水泥和类骨质，散布着异物型巨细胞，类似Charnley[6]在初次骨水泥髋关节置换的股骨侧看到的情景。骨水泥和活的矿化骨显然没有直接接触。外层是组织学正常的皮质骨和脂肪骨髓细胞，还有岛状的死骨。90%以上新皮质骨切片表面区域有充盈的骨细胞小窝。在骨水泥和新骨间没有连续的纤维膜。

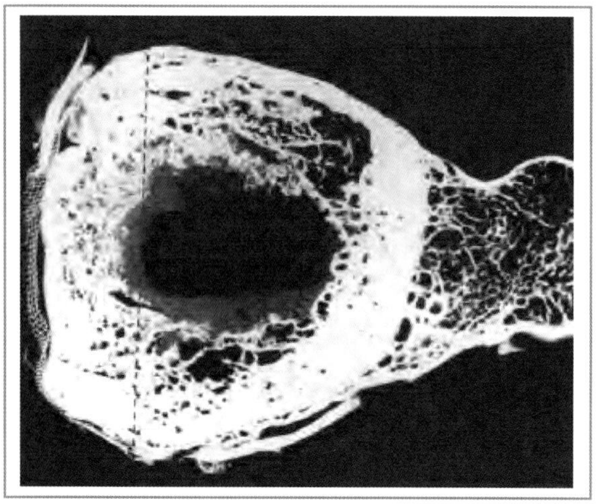

图5.1-4 切片X线片显示外侧网下方皮质骨愈合

4位患者打压植骨翻修手术11～27个月后因为钢丝引起疼痛而接受取钢丝手术，Nelissen等[7]在手术同时从内侧股骨颈取组织活检。这些病例类似Ling等[5]看到的情况。内层区包含骨水泥和部分坏死的骨小梁、纤维和偶见淋巴细胞，符合移植骨正在塑形。一些活的矿化骨直接比邻骨水泥。中间区包含偶见的骨水泥颗粒，在所有病例中都有存活的骨小梁。外层区统一由存活皮质构成。

必须强调：以上讨论的活检是来自非常成功的翻修患者的稳定的股骨柄。因此这些活检表现代表最理想的组织学图谱，不稳定结果也一定不完美。在不稳定的情况下，会有广泛的纤维组织。

Linder[8]检验了6个尸体的和8个患者的股骨，他们在3个月～8年前接受了打压植骨骨水泥柄植入手术。在所有的病例的植骨区周围都有存活的皮质壳。1个患者完全骨重建，其他患者在新骨髓腔中有不同数量的残留的植骨。这些颗粒陷于致密的纤维组织中，形成传递应力的结构。在所有病例中，组织结构不随时间而破坏。影像学皮质骨愈合和骨小梁重塑的表现符合组织学的存活骨。

力学研究

动物实验

Schreurs等[4]通过应力实验研究骨水泥股骨柄和非骨水泥股骨柄植入山羊股骨后的初始稳定性。用X线立体图像测量分析（RSA）测量股骨柄相对于骨的位移。最重要的移动是轴向转动（骨水泥柄达到2.1°，非骨水泥柄达到6.8°）还有下沉（骨水泥柄达到0.5mm，非骨水泥柄达到2.9mm）。这一研究因此表明骨水泥柄初始稳定性显著优于早期不稳定的非骨水泥柄。

体外实验

Malkani等[9]发表了力学稳定性的应力实验来对比尸体股骨打压植骨和模拟初次骨水泥髋关节置换。打压植骨的假体的力学稳定性和初次骨水泥髋关节一样。Smith等[10]报道了打压植骨的体外循环应力实验结果。非骨水泥打压植骨在几个循环低应力下就失效，而骨水泥打压植骨能够适应更高应力。他们同时发现：非肝素化的血液和植骨混合对比肝素化血液和植骨混合可以增加稳定性。这或许有临床意义。

经验和教训

现在已经深入认识到打压植骨技术相关的潜在问题，主要是股骨骨折和严重下沉。预防性使用钢丝、4型股骨缺损异体骨骨板加强和长柄假体可以大幅度减少翻修后骨折比率。值得指出的是，长柄假体在1991年面世，而对应的长柄打压植骨特殊器械在1997年出现。1991—2000年间，在埃克塞特，42例长柄假体用于股骨打压植骨，相当于567例打压植骨的7.4%。它们显著减少了骨折，同时稳定了手术中造成的穿孔。现在只剩下显著下沉的问题了，近段使用较大骨条的方法解决了下沉问题。这一方法最初用于有宽松的髓腔的病例，后被用于所有的打压植骨，较大骨条提供更有刚性的力学支撑，因此达到更好的初始假体稳定。在股骨髓腔内更强力量的打压和用于严重骨缺损病例的长柄假体也减少了沉降。重要的是打压植骨技术初始假体的稳定依靠确切的包容和植骨打压以及有效的骨水泥技术。

多数报道的打压植骨并发症，包括我们中心出现的，起因于不正确的手术技术。下一章节介绍的方法有助于使打压植骨的结果更好。

（刘延青 译）

参考文献

1. **Slooff TJ, Huiskes R, van Horn J, Lemmens A.** Bone grafting in total hip replacement for acetabular protrusion. *Acta Orthop Scand 1984;55(6):593-6*
2. **Gie GA, Linder L, Ling RSM, Simon JP, Slooff TJJH, Timperley AJ.** Impacted cancellous allografts and cement for revision total hip arthroplasty. *J Bone Joint Surg [Br] 1993;75(1):14-21*
3. **Verdonschot N, Huiskes R.** Can polished stems reduce mechanical failures of the cement–bone interface in man? *Trans Eur Orthop Res Soc 1995;5:42*
4. **Scheurs BW.** Reconstructive options in revision surgery of failed total hip arthroplasties. *PhD Thesis. Nijmegen, 1994*
5. **Ling RSM, Timperley AJ, Linder L.** Histology of cancellous impaction grafting in the femur. *J Bone Joint Surg [Br] 1993;75(2):693-6*
6 **Charnley J.** The reaction of bone to self-curing acrylic cement: a long-term histological study in man. *J Bone Joint Surg [Br] 1970;52(2):340-53*
7. **Nelissen RGGH, Bauer TW, Weidenhielm LRA, LeGolvan DP, Mikhail WEM.** Revision hip arthroplasty with the use of cement and impaction grafting. *J Bone Joint Surg [Am] 1995;77(3):412-22*
8. **Linder L.** Cancellous impaction grafting in the femur: Histological and radiographic observations in 6 autopsy femurs and 8 biopsies. *Acta Orthop Scand 2000;71(6):543-52*
9. **Malkani AL, Voor MJ, Fee KA, Bates CS.** Femoral component revision with impaction morselized cancellous graft and cement: biomechanical evaluation of implant stability. *Trans Orthop Res Soc 1995;20:729*
10. **Smith EJ, Richardson JB, Learmonth ID, Evans GP, Nelson K, Lee R, Dyson J.** The initial stability of femoral impaction grafting. *Hip Int 1996;6:166-72*

5.2 股骨打压植骨手术技术

R. Steele, T. D. Lamberton, G. A. Gie

指征

股骨打压植骨（femoral impaction grafting，FIG）适用于所有取出股骨假体的患者，这些情况下股骨内板光滑没有松质骨来保证骨水泥假体固定。这一技术也适用于所有需要恢复骨量和髓腔直径大于或等于 18mm 的翻修病例，髓腔过大时使用非骨水泥股骨柄容易有大腿痛。即使是热衷于非骨水泥股骨柄的医生，在股骨峡部以下显著骨量丢失时，非骨水泥柄不能达到必需的压配长度也适用股骨打压植骨。这一技术适合任何年龄的患者，尤其适合需要恢复骨量的年轻患者。

没有绝对的禁忌证，但是我们建议感染的患者要分二期手术。相对禁忌证包括：股骨近端超过 10cm 完全缺失，使得打压植骨重建非常困难；还有非常高龄或身体不好的患者不必要恢复骨量，此时适合非骨水泥股骨柄远端固定，可以缩短手术时间。

手术前计划

除外感染

通过通常的方式筛查感染患者。对于疑似感染或抗炎标记物升高的情况，决定翻修前要进行关节穿刺。如果证实感染，或者仍高度怀疑感染，就采用分期手术，第一次手术放置大剂量抗生素的骨水泥间隔物（spacer）。再次手术打压植骨中混合抗生素粉剂[1]。

骨缺损的分析

详细分析翻修手术前的放射影像。骨盆前后位片、股骨前后位片包括旧假体的远端、侧位片发现股骨内层和皮质骨缺损。从骨库预定异体股骨头或股骨髁有时需要支持骨板。必须准备股骨重建金属网（图 5.2-1）和髋臼边缘金属网（图 5.2-2）（Stryke Orthopedics Mahwah，NJ），这些材料用于重建术前 X 线表现有皮质缺损的股骨或股骨颈内侧缺失。

模板测量

股骨假体

在 X 线片上使用适当的软件或者透明 Exeter

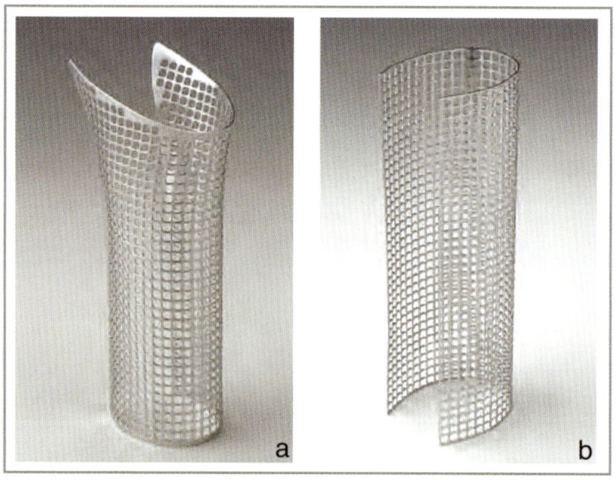

图 5.2-1 用于大范围近端的金属网（a）和股骨干缺损的金属网（b）

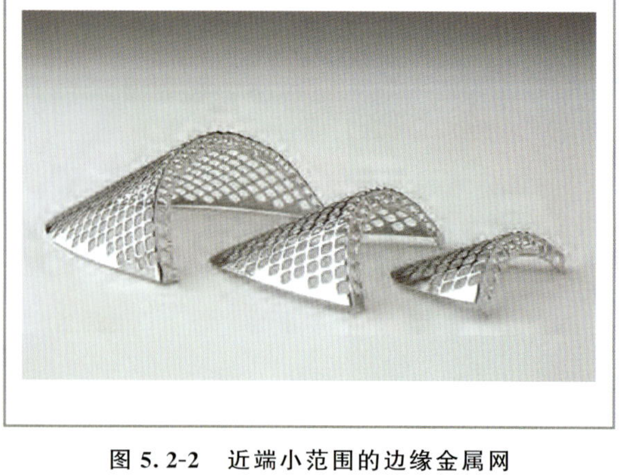

图 5.2-2 近端小范围的边缘金属网

翻修模板，决定翻修假体的大小号、长度和偏心矩。如果是显著骨缺损，例如在两个角度 X 线片上有超过 50%的皮质缺损或骨溶解缺损，股骨柄必须超过股骨显著缺损的最远端至少 1 个皮质直径，最好是 2 个皮质直径。

X-Change™ 打压植骨翻修器械（Stryker Orthopedics，Mahwah，NJ）适用于 35.5～50mm 偏心矩和 125～260mm 长度的所有 Exeter 股骨柄。注意，如果需要，允许在 44mm 偏心矩“影子假体”（plantom）做出的新髓腔中使用 55mm 偏心矩小号假体。最终的柄偏心矩和大小号在手术中确定。

髓腔塞

使用 X-chang 髓腔塞模板确定髓腔塞位置和测量大转子尖到髓腔塞的距离。预测髓腔塞的直径。

X-chang 远端髓腔塞要位于计划置入的股骨柄远端 2cm，或者超过骨溶解缺损区的最远端，两者谁更远以谁为参考。这样可以在柄的远端髓腔植骨并且留有中空中置器（1cm）的空间。如果肢体明显短，在试复位时太紧，股骨假体需要插入深点，此时髓腔塞应该放得稍微远些。例如，160mm 标准长度假体髓腔塞必须至少距离大转子尖 180mm，220mm 假体髓腔塞必须至少距离大转子尖 240mm。

如果之前的骨水泥塞距离骨缺损最远端和将要使用的股骨柄尖端有至少 2cm 远，可以留在原地。如果要使用原来的骨水泥塞，必须确定没有感染和周围骨没有骨溶解。

使用长股骨柄的指征

长股骨柄应该在下列情况使用：如果使用常规长度柄对应的尖端水平有皮质骨缺损、有假体周围骨折和 Endoklinik 3 度和 4 度骨缺损。柄的尖端应该超过所有的远端股骨骨溶解处最少 1 个皮质骨直径（接近 3cm）。应该超过严重骨溶解和骨折处最少 2 个皮质骨直径。

手术

患者体位和手术入路在 2.6 章节介绍。关于打压植骨需要强调常规关节穿刺显微镜检查和 Gram 染色，还有多个标本的细菌培养。

清理、修复和准备植骨

取出股骨假体

使用股骨撬拉钩充分显露股骨近段，用高速磨钻取出假体肩部周围的骨水泥。使用柄取出器械轻柔取出股骨假体，小心确保在大转子没有撞击。滑锤打出假体，Bristow 撬放在假体颈的前表面以对抗前倾力（后入路），前倾力可能在取出柄时造成股骨骨折。暴力取出解剖型或预喷涂的骨水泥假体也可以导致股骨骨折，因此需要纵向劈开后外皮质和骨水泥。如果是取非骨水泥柄，可能需要纵向劈开股骨[2]或扩大转子截骨（参见 2.7 章节）。这样并不妨碍打压植骨，事实上，在我们中心已经有 20 多个这样的打压植骨病例，到目前没有无菌松动或转子不愈合。截骨必须用钢缆可靠修复。重建手术中，X-change 影子假体超过截骨的远端插入股骨适当深度作为模板，以便复位截骨再用 Dall-Miles 钢缆固定（Stryker Orthopedics，Mahwah，NJ）。

进一步暴露股骨

适当地游离和暴露近段股骨对于重建手术很重要。大转子近端部分必须充分显露以便沿着髓腔中线轴插入导针，这样新塑造的髓腔保证中立位。通常需要大转子上方以外 1cm 范围打开髓腔以便适应中立位插入器械，而不造成大转子骨折（图 5.2-3）。

清除骨水泥和膜

打压植骨区的骨水泥和组织膜必须清理干

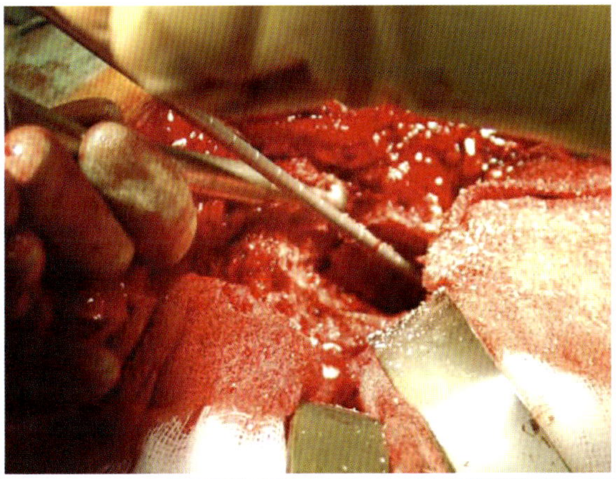

图 5.2-3　磨大转子上方，以便导针位置中立

净。所有的肉芽组织和纤维膜都应该彻底去除，取几个界面的组织和膜标本常规送去做微生物学检查，最好做冰冻切片（参考文献3）。

修复股骨

股骨打压植骨技术重点是努力把股骨尽可能恢复到初次关节置换时的状态。用金属网重建骨干和干骺端的管腔，再用打压植骨重建松质骨。

修复骨干缺损

对植骨适当的物理包容性决定了打压植骨的成功。因此股骨的任何缺损必须在打压植骨之前修复。有一定柔韧性的不锈钢网通过钢缆或单股钢丝固定来包容皮质缺损或穿孔（图5.2-4）。假体周围骨折用类似的方法。放置不锈钢网需要将股外侧肌推向前暴露股骨缺损，最小限度地剥离骨表面软组织，绝不要在骨全周使用金属网。在特殊情况需要额外使用异体皮质骨板加强骨干（接下来重建股骨近端股骨矩区非包容性缺损，图5.2-5）。

股骨预防捆钢丝

如果股骨近段骨质不好或有证据表明在打压植骨过程中股骨会纵向劈裂，建议预防捆钢丝。否则，打压植骨过程大力打压可以导致手术中股骨骨折或形成长的裂纹。

准备植骨

我们几乎全部使用自己骨库中的新鲜冰冻

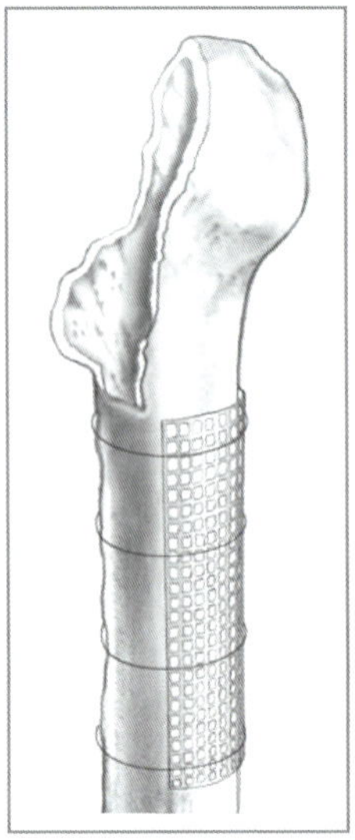

图5.2-4 钢缆或者单股钢丝固定金属网用来包容各种股骨干缺损和穿孔

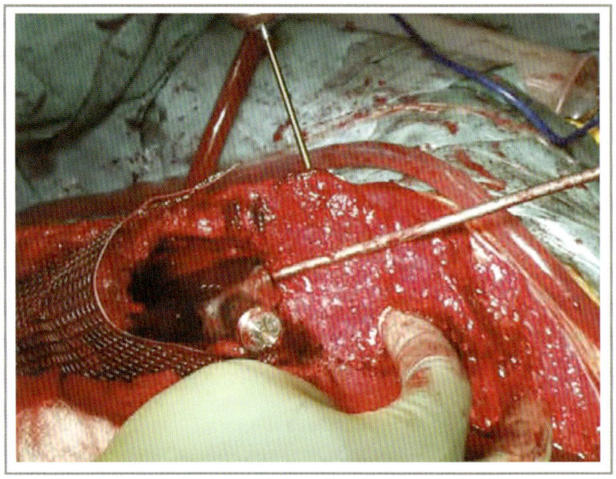

图5.2-5 股骨矩重建

异体股骨头，符合英国组织库标准和程序。植骨供者和受者的ABO血型不需要符合。Rh血型只是在Rh阴性生育年龄的妇女需要匹配。标准长度的重建需要2个股骨头，但是大范围缺损需要长柄假体，必须5个股骨头。

植骨准备对成功很关键。所有的软组织和软骨必须去除。股骨头放入碎骨机（Noviomagus Bone Mill，Spierings Medische Techniek，Nijmegen，Netherlands）做出异体植骨用的小骨粒。

碎骨机可以做出两种大小的骨粒：3～4mm骨粒用在远端打压植骨，8～10mm骨粒用在近段2～3cm处植骨。非常宽大的髓腔，手工咬骨钳做的10～12mm异体骨粒和小些的骨粒混合用于影子假体周围近段的打压植骨。

注意非常小的骨粒的和骨泥都不适合打压植骨。这些骨材料不符合打压植骨的机械性能，会导致失败。

封闭股骨远端

植骨之前，必须封闭股骨髓腔远端以便限制植骨。使用一个X-change髓腔塞（Stryker Orthopedics，Mahwah，NJ）。塞子直径在手术前模板测量，手术中用髓腔宽度尺确定。塞子有螺纹拧在髓内导向杆上，通过中空的安装套管插入髓腔（图5.2-6），后面连接滑锤。塞子前进到适当的深度，取出安装套管。套管的刻度保证正确的深度。如果塞子一定要超过峡部，使用大号塞子通过峡部用经皮克氏针穿过塞子或正好位于塞子远端。导向杆还留在塞子上，打压植骨时方便使用中空器械（图5.2-7）。

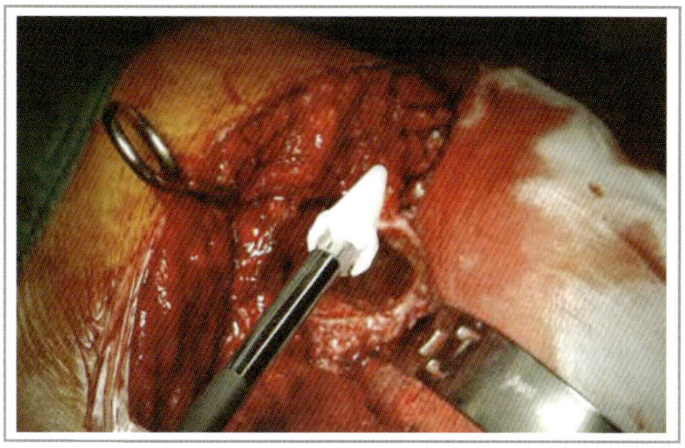

图 5.2-6 X-chang 髓腔塞子

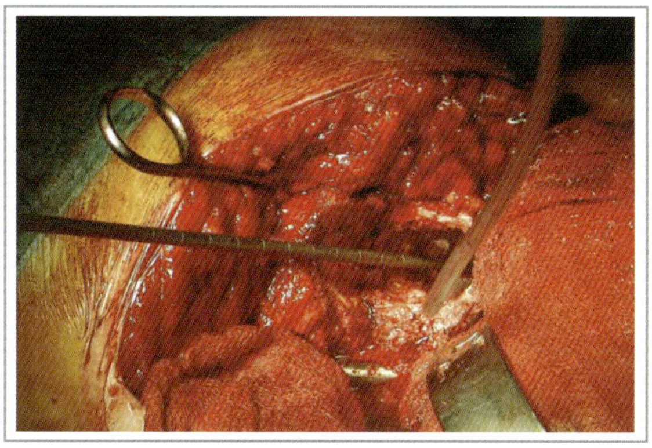

图 5.2-7 导向杆

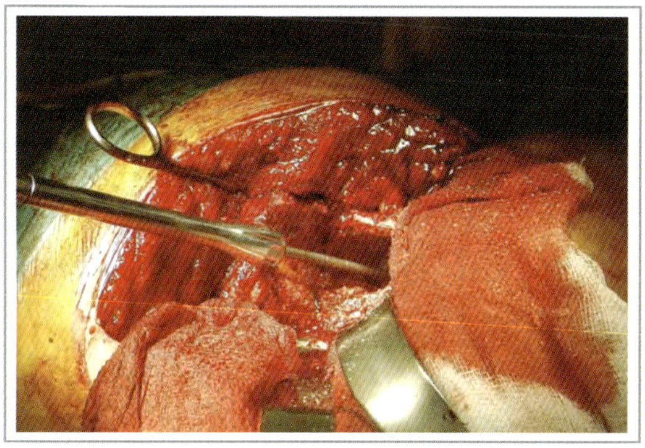

图 5.2-8 中空器械通过导向杆

如果使用原来的骨水泥栓子，插入最大号的远端打压器作为钻头的中置器。钻入骨水泥或栓子 6mm 深。

螺纹导向杆通过打压器拧入预先钻孔的骨水泥塞子。

植骨打压

对线和检查大小

通过导向杆使用中空器械打压股骨远端和近端植骨（图 5.2-8）。模板测量的近端打压器或影子假体通过导向杆到达需要的深度，此过程中没有骨性阻挡。如果影子假体遇到任何阻挡，应该使用小一号假体。

远端打压

在使用远端打压器打压骨粒前，建立远端通道很重要，也就是每一个型号的打压器可以在髓腔内没有阻力地通过，以避免引起骨折。

选择远端打压器要比髓腔塞子直径小一号。这样就可以没有阻挡地轻松通过导向杆到达塞子。后退 2cm 在打压器槽上卡一个卡子指示大转子水平用来标记插入的理想深度（图 5.2-9）。当到达标记水平，打压器远端有足够的植骨被打压于远端塞以上区域又减少了把塞子推向远端的危险。

依次使用较大号的打压器到标记水平。当顺序打压植骨颗粒时，不要让打压器超过标记深度，否则会发生股骨骨折。

直径小的异体植骨颗粒用末端开口的 10ml 或 20ml 注射器放入导向杆周围的髓腔（图 5.2-10）。

然后用一个较大号的打压器向下推植骨颗粒，再用先前标记刻度的远端打压器打实。

反复放入骨粒和逐渐使用大一号的打压器打压到标记深度（图 5.2-11）。要注意导向杆的刻度保证远端塞子没有向远端移位，如果移位了，临时用 2mm 克氏针穿过塞子固定它。

继续打压植骨到远端打压器第 1 刻度不能再前进为止（图 5.2-12）。

这个标志是在远端打压器最远处的环形沟，如果使用 205mm 柄长的深度，是打压器的另一刻度指示。一旦到达这一深度，就使用近端打压器（影子假体）。如果髓腔填充植骨超过这一标志线，影子假体常常无法到达需要的深度。

柄中部打压

先前确定型号的影子假体安装在滑锤上，沿导向杆通过。注意在插入打压器时不要让导向杆内翻。如果发生内翻，必须在转子后外侧开槽，直到影子假体可以保持中立位。导向杆应该游离在髓腔近端，从它近端看过去要指向腘窝中点（图 5.2-13）。

使用滑锤将影子假体打入远端的植骨颗粒。然后取出影子假体植入更多的骨颗粒。再放入影子假体用滑锤打压。柄一旦稳定就试着进行关节复位。拆下滑锤，把试体股骨头安放在影

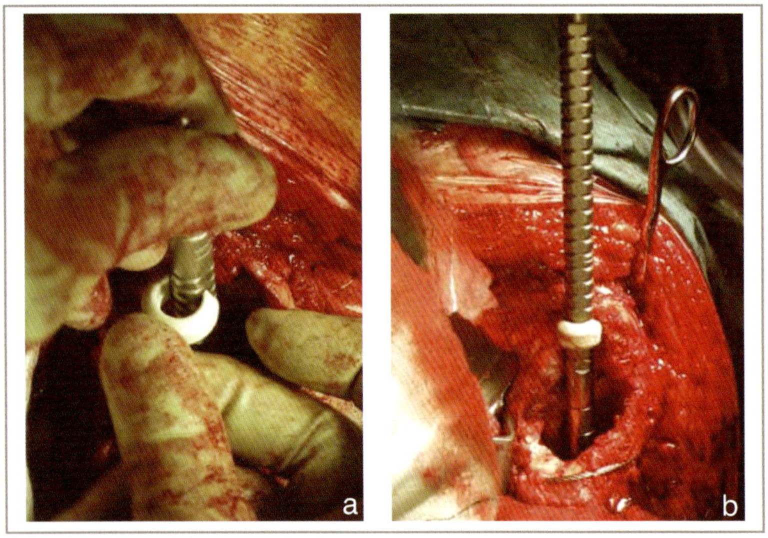

图 5.2-9 应用标记卡子（a）标记卡子的位置（b）

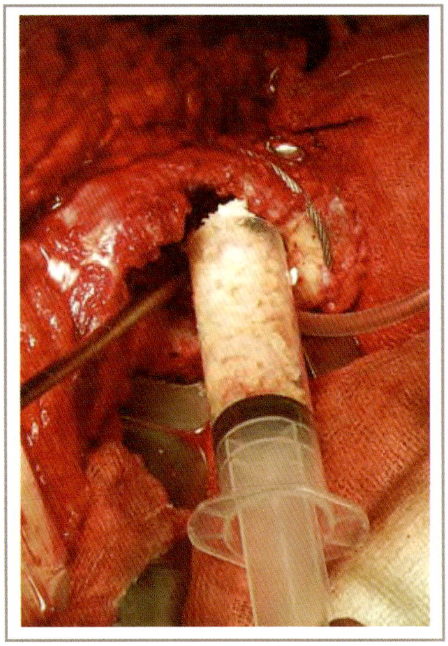

图 5.2-10 通过 10ml 或 20ml 末端开口的注射器填植骨粒

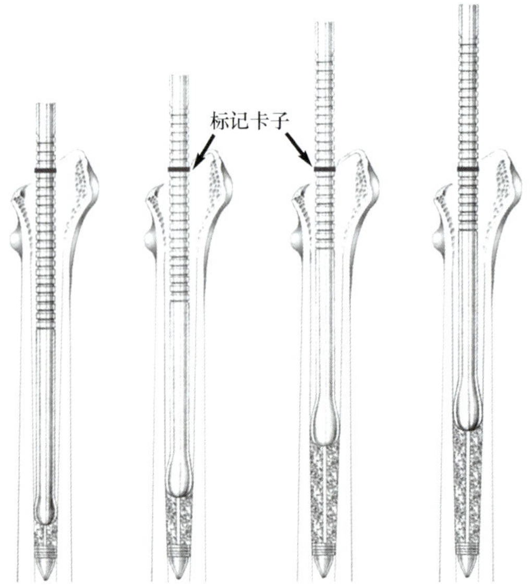

图 5.2-11 继续植入骨屑并逐步增大髓腔打器逐步打压

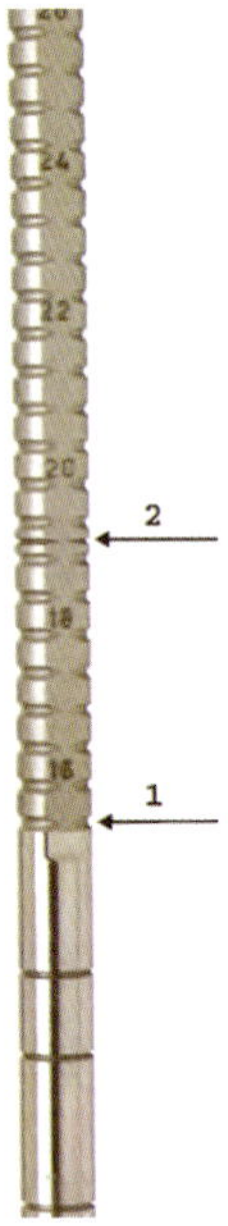

图 5.2-12 远端打压器标准长度假体（1）和 205mm 假体（2）

子假体颈上，髋关节复位而导向杆仍在。检查髋关节是否稳定和下肢长度。这时如果有股骨距和近端股骨缺损可以使用适合的金属网重建，比如髋臼边缘网用于小转子周围重建（图 5.2-2），或者小转子还在时用解剖型股骨距网（图 5.2-1a），重建时影子假体保持原位（图 5.2-5）。网用钢丝或钢缆固定。钢缆可以用在远端，但是避免用在近端，因为摩擦碎屑可能进入关节内。重建至少要达到影子假体 3 个小圈最远端的一个。重建得越高，旋转稳定性越好。

一旦完成重建，参考周围的骨和网用笔标记影子假体的位置。把它取出，继续放入植骨，

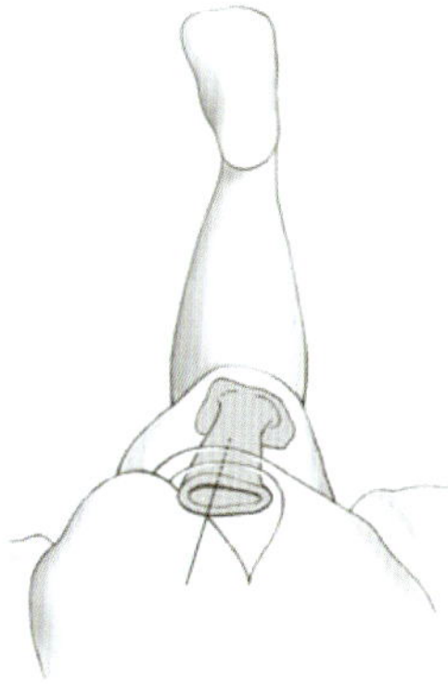

图 5.2-13 参考腘窝的对线

每次接近 10cc（cm^3），先用远端打压器推植骨到远端。再用影子假体和滑锤打压植骨到标记的深度（图 5.2-14）。

用滑锤手柄控制影子假体的旋转保证新形成的髓腔有正确的前倾角度，通常为 20°，但是也要记得根据髋臼假体位置调整股骨柄前倾角度。顺序加入植骨用力打压直到新髓腔接近股骨距 1cm。滑锤用力打压影子假体接近需要深度几乎不前进时，打压强度才足够。

近端植骨打压

在近端植骨时，使用较大直径的植骨颗粒。近端填塞捣棒用于影子假体近端植骨，先用手力然后用锤子打压（图 5.2-15）。持续进行直到不能加入新的植骨颗粒。

当股骨接近完成植骨时，再做最后一步。影子假体由滑锤打出 2cm，最后置入大的异体骨颗粒。

用近端捣棒打实影子假体周围骨。再把影子假体打入新植入的骨中以达到最终植骨打压。

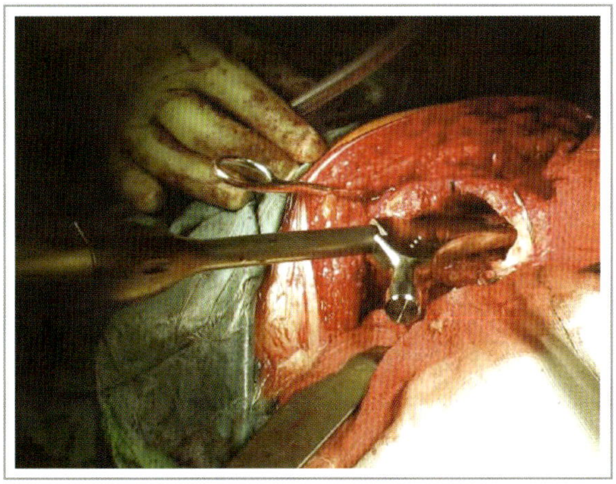

图 5.2-14 影子假体打入到标记深度

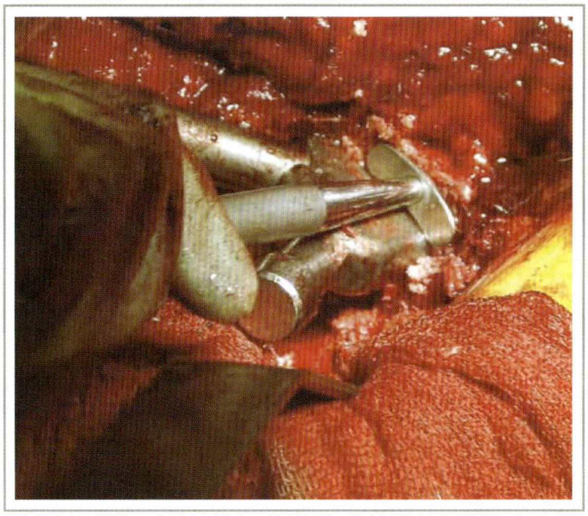

图 5.2-15 近端捣棒

确保影子假体在最终打压植骨中有绝对的轴向和扭转稳定。滑锤打击只有很少的轴向前进（<1mm），并且不使用滑锤不能退出。此时可以进行第二次复位。

现在完成了松质骨重建，新形成的髓腔可以容纳假体。最后的股骨柄号等同于打压时使用的影子假体，影子假体和真正的假体比较预留了骨水泥厚度和远端中置器。

骨水泥技术、柄置入和关闭伤口

取下滑锤和导向杆。留下影子假体直到注入骨水泥之前，以便保持对植骨的压力。保持髓腔干燥，通过影子假体中的开孔插入 14 号吸引管（图 5.2-16）。

使用 Exeter 初次全髋关节置换的骨水泥技

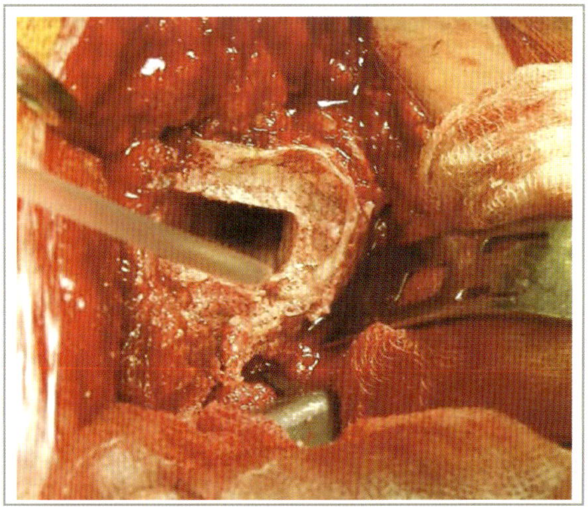

图 5.2-16 打压形成的髓腔和吸引管

术。取出影子假体，Simplex（Stryker Orthopedics，Mahwah NJ）抗生素骨水泥在混合后2分钟左右通过尖头或细头翻修用骨水泥枪逆行注入，以便保护植骨不受到破坏（图5.2-17a、b）。

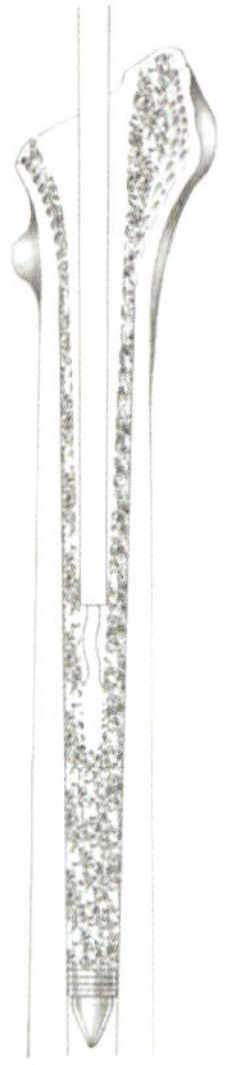

图 5.2-17 a. 打压形成的髓腔示意退行注入骨水泥

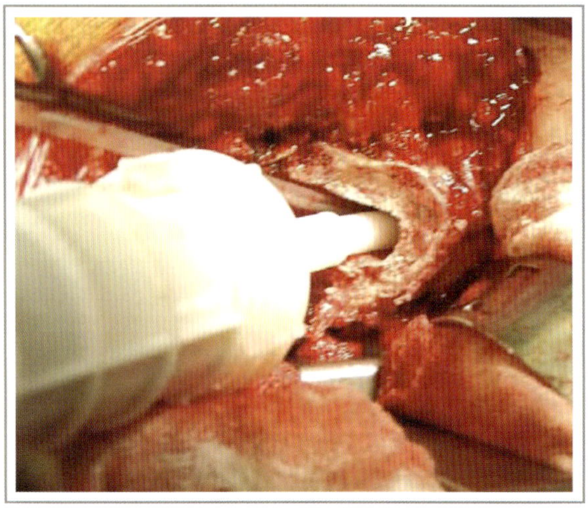

图 5.2-17 b. 使用尖头或细头的骨水泥枪

一旦髓腔充满，在骨水泥枪嘴上套一个软的股骨密闭塞，塞子和枪嘴平齐。再用骨水泥枪在股骨近端髓腔加压注入骨水泥（图5.2-18a、b）。保持注入骨水泥的压力，直到骨水泥黏度适合股骨柄植入：室温20℃，通常在混合后6分钟作用。至少使用2袋40g骨水泥。

不带翼的中置器对植骨的破坏小，股骨柄插入到预先设计的位置，插入过程中特别注意股骨柄的对线和事先的亚甲蓝标记。

术者的拇指始终放在股骨柄的内侧，堵住髓腔内溢出的骨水泥和植骨，同时可以保持骨水泥的压力。当到达假体理想的位置，去掉柄置入器，股骨近端安放颈柄封以便在骨水泥固化过程中维持骨水泥和植骨的压力（图5.2-19a、b）。把拇指和一个手指放在假体的肩部防止假体退出。

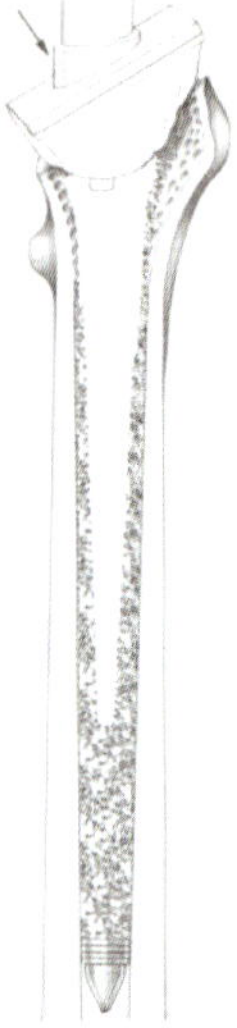

图 5.2-18a

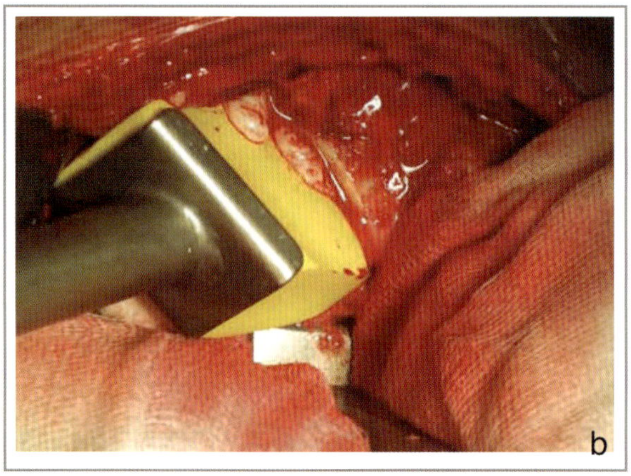

图 5.2-18 图（a）和照片（b）示意骨水泥加压

进行最后复位试验，然后安放适当颈长的股骨头，髋关节复位。在股骨后部钻孔用2号不可吸收编织线缝合关节囊和外旋肌。完成常规伤口缝合。初次全髋关节置换术不再使用引流，翻修手术中需要广泛的软组织松解，还是需要使用一个深部伤口引流。

支撑植骨

由于长柄假体的使用，支撑植骨明显减少。支撑植骨很少用在近端，此处金属网可更好地

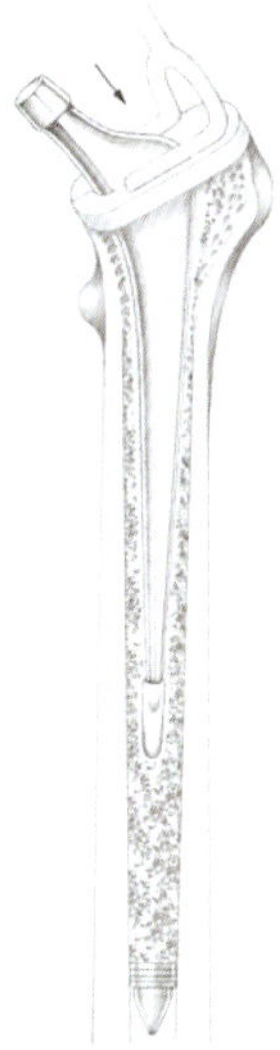

图 5.2-19a

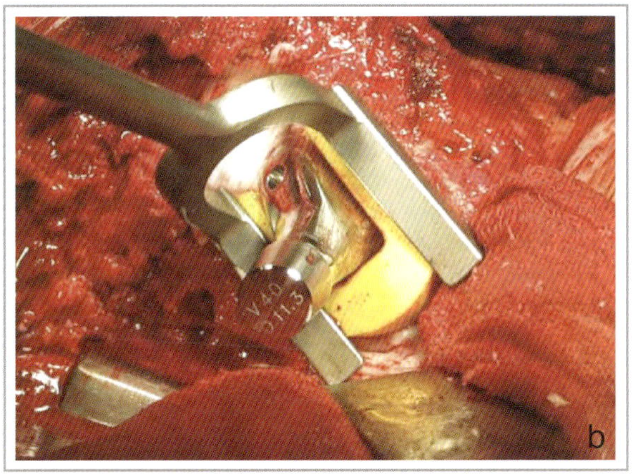

图 5.2-19 图（a）和照片（b）示意使用颈柄封维持加压

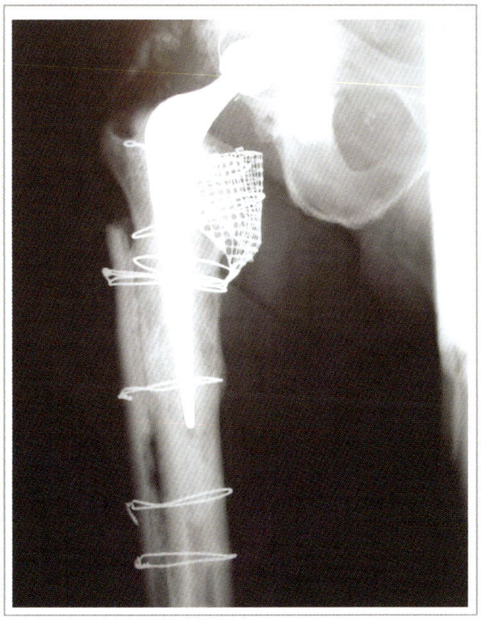

图 5.2-20 支撑植骨板超过皮质缺损

重建和加强近端股骨。金属网更容易塑形，血供更容易通过网孔到达植骨内部。

支撑植骨仍然有特殊的作用，比如：

1. 股骨干非常薄弱，钢丝和钢缆会压碎或切割骨皮质。
2. 尽管使用了长柄，在柄尖部或尖部周围 2 个骨皮质直径范围内应力明显很高。
3. 需要使用长柄，但是股骨太小，最小号长柄不合适而不得不使用短柄。支撑植骨要跨越柄尖部至少 2 个皮质直径并且超过最远端的骨溶解区 2 个皮质范围（图 5.2-20）。

支撑骨的使用方法

最小限度地剥离股骨皮质表面组织。只是剥离股骨表面支撑骨宽度范围内的组织。通常植骨放在外侧。适当长度的植骨放在宿主皮质骨上并且检查它是否贴服。使用高速磨钻塑形植骨使它尽可能接触宿主皮质骨。在植骨和宿主骨直接接触的部分，钢缆或者钢丝从后向前绕过股骨（这样避免卡压坐骨神经）。如果钢丝或钢缆绑在植骨与宿主骨没有接触的部分，植骨板会在术中或术后骨折。不要在植骨板上钻孔。

安放支撑植骨之前，将自体或者异体植骨颗粒先放在骨表面凹陷处。然后把植骨板用钢丝或钢缆牢牢地绑在宿主皮质骨表面。除非万不得已，植骨板不要放在金属网表面。

术后处理

患者平卧，在两腿间夹枕头。

引流在术后第一天去除，在患者身体舒适后尽快下床活动，下床前要拍骨盆正位和股骨全长 X 线片。如果使用了硬膜外麻醉，硬膜外管在术后第二天去除，然后患者可以下床了。对于大范围重建的患者，术后 6 周内建议拄拐部分负重。如果 6～8 周股骨柄在骨水泥壳内位移小于 1mm，患者可以逐渐提高负重比例，到 12 周可以完全负重。对于皮质骨条件好，而缺少松质骨的打压植骨病例，只要髋臼固定可靠、患者感觉良好，可以术后立即负重。

对于非常高龄的患者，下床活动要限制负重，使用助行器可以全部负重。

术后在 6 周、6 个月、2 年以后每两年做临床和 X 线随访。

在植骨技术发展过程中我们的经验

常见而容易犯的错误

1. 术前X线检查和计划不充分

X线片要包括原来股骨柄还有远段股骨并且要到皮质厚度正常的区域。

2. 股骨显露不足

在打压过程中不能有股骨的旋转力矩。

3. 骨粒太小

3～5mm 的骨粒很难达到稳定。股骨近端3cm 处要使用 8～10mm 骨粒。

4. 没有形成包容的皮质管道

皮质缺损必须用适当的金属网覆盖

5. 打压过程中没有发现股骨“爆裂”骨折

在植骨过程中，如果添加了骨粒后，影子假体打压较之前轻松了，表示发生了骨折，必须找到骨折部位并且用钢丝固定。

6. 打压不充分

大力打压是这一技术的成功关键。

7. 没有超过皮质骨溶解区或股骨缺损部分

这样的区域必须至少超越1个皮质直径，最好是2个皮质直径距离，以减少手术后股骨骨折的风险。

髋关节翻修手术中，打压植骨技术优于其他股骨重建技术，它恢复了原来不足的骨量，打压的植骨颗粒充填然后在宿主骨骼中重塑。

（刘延青　译）

参考文献

1. **English H, Timperley AJ, Dunlop D, Gie G.** Impaction grafting of the femur in two-stage revision for infected total hip replacement. *J Bone Joint Surg [Br] 2002;84(5):700-5*
2. **Athanasou NA, Pandey R, de Steiger R, Crook D, Smith PM.** Diagnosis of infection by frozen section during revision arthroplasty. *J Bone Joint Surg [Br] 1995;77(1):28-33*
3. **Younger TI, Bradford MS, Magnus RE, Paprosky WG.** Extended proximal femoral osteotomy. A new technique for femoral revision arthroplasty. *J Arthroplasty 1995;10(3):329-38*
4. **Bauze AJ, Charity J, Tsiridis E, Timperley AJ, Gie GA.** Posterior longitudinal split osteotomy for femoral component extraction in revision total hip arthroplasty. *J Arthroplasty 2008;23(1):86-9*

推荐阅读

Brewster NT, Gillespie WJ, Howie CR, Madabhushi SP, Usmani AS, Fairbairn DR. Mechanical considerations in impaction bone grafting. *J Bone Joint Surg [Br] 1999;81(1):118-24*

Eldridge JD, Smith EJ, Hubble MJ, Whitehouse SL, Learmonth ID. Massive early subsidence following femoral impaction grafting. *J Arthroplasty 1997;12(5):535-40*

Gie GA, Linder L, Ling RS, Simon JP, Slooff TJ, Timperley AJ. Impacted cancellous allografts and cement for revision total hip arthroplasty. *J Bone Joint Surg [Br] 1993;75(1):14-21*

Giesen EB, Lamerigts NM, Verdonschot N, Buma P, Schreurs BW, Huiskes R. Mechanical characteristics of impacted morsellised bone grafts used in revision of total hip arthroplasty. *J Bone Joint Surg [Br] 1999;81(6):1052-7*

Höstner J, Hultmark P, Kärrholm J, Malchau H, Tveit M. Impaction technique and graft treatment in revisions of the femoral component: laboratory studies and clinical validation. *J Arthroplasty 2001;16(1):76-82*

Jazrawi LM, Della Valle CJ, Kummer FJ, Adler EM, Di Cesare PE. Catastrophic failure of a cemented, collarless, polished, tapered cobalt-chromium femoral stem used with impaction bone-grafting. A report of two cases. *J Bone Joint Surg [Am] 1999;81(6):844-7*

Kärrholm J, Hultmark P, Carlsson L, Malchau H. Subsidence of a non-polished stem in revisions of the hip using impaction allograft. Evaluation with radiostereometry and dual-energy x-ray absorptiometry. *J Bone Joint Surg [Br] 1999;81(1):135-42*

Lamberton TD, Charity JA, Kenny PJ, Timperley AJ, Gie GA. Femoral impaction grafting in revision total hip arthroplasty 2-15 year follow-up of 540 cases. *J Bone Joint Surg [Br] 2008;90(Suppl I):12*

Malkani AL, Voor MJ, Fee KA, Bates CS. Femoral component revision using impacted morsellised cancellous graft. A biomechanical study of implant stability. *J Bone Joint Surg [Br] 1996;78(6):973-8*

Masterson EL, Masri BA, Duncan CP. The cement mantle in the Exeter impaction allografting technique. A cause for concern. *J Arthroplasty 1997;12(7):759-64*

Meding JB, Ritter MA, Keating EM, Faris PM. Impaction bone-grafting before insertion of a femoral stem with cement in revision total hip arthroplasty. A minimum two-year follow-up study. *J Bone Joint Surg [Am] 1997;79(12):1834-41*

Pekkarinen J, Alho A, Lepisto J, Ylikoski M, Ylinen P, Paavilainen T. Impaction bone grafting in revision hip surgery. A high incidence of complications. *J Bone Joint Surg [Br] 2000;82(1):103-7*

Ullmark G, Nilsson O. Impacted corticocancellous allografts: recoil and strength. *J Arthroplasty 1999;14(8):1019-23*

5.3 股骨打压植骨的临床结果

R. steele, T. D. Lamberton, G. A. Gie

在1987年，股骨打压植骨同时骨水泥固定股骨柄技术开始于埃克塞特。打压植骨恢复了骨量，骨包围了假体，已经被证明非常成功。随着经验的增加，打压植骨方法已经被改进，专门的工具使得它更加有可重复性。接下来的结果总结为三方面：

1. 最初经验
2. 15年的长期结果
3. 长柄假体的结果

最初经验

1993年，Gie等[1]报道了56例翻修手术随访18～49个月的结果。这些手术还没有使用专门的工具，1991年才开始使用专门工具。报道清楚阐明股骨打压植骨非常成功地改善了疼痛和功能。很明显它恢复了股骨骨量，打压的植骨和宿主骨结合而后塑形。

打压植骨技术的临床结果在某些方面可以和初次关节置换相比，比如植骨的结合以及很大比例病例骨小梁得到重塑，皮质骨愈合（图5.3-1）。植骨和宿主骨界面-骨水泥和植骨界面的X线片透亮线不常见到，并发症也很少。

最初的成功使得打压植骨技术应用到更复杂的病例，股骨需要细网样的金属物和钢丝重建（现在使用的金属网在1995后才开始用）。金属网在干骺端和骨干近端使用非常成功，但是在接近股骨假体尖部的骨缺损处使用力量不足，发生了5%的假体周围骨折。这些骨折引起了注意，引发了1992年出现的长柄假体和1998年出现的完全锥形柄，后者是现在埃克塞特打压植骨时最常用的柄。超过股骨皮质骨缺损至少2个皮质直径减少了应力聚集，也就预防骨缺损或者骨质薄弱处的骨折。

长期结果

到2000年12月底，487名患者接受了540例股骨打压植骨手术。在2002—2003年初随访了这些患者，随访时间2～15年。其中111例没有使用专门的打压植骨器械，344例使用的是第一代专门器械，85例使用了第二代专门器械。患者手术时的平均年龄74（32～96）岁，女性略多（297女，243男），26%的病例是第二次或者二次以上的翻修手术（表5.3-1）。

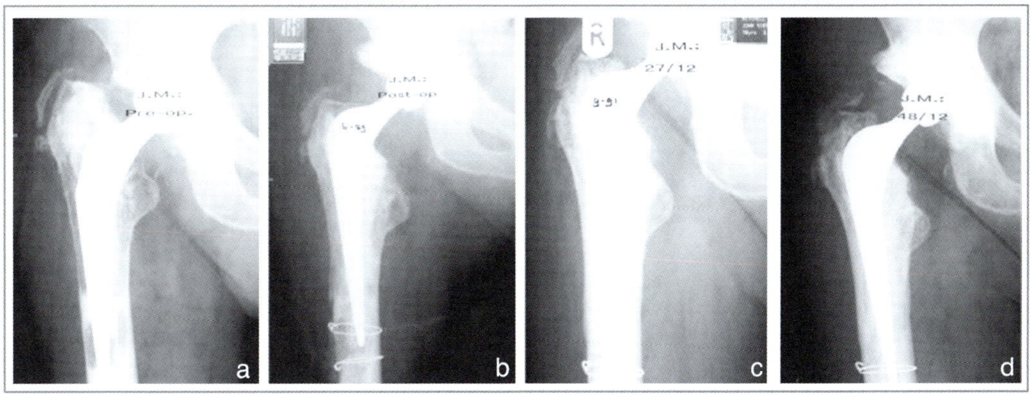

图5.3-1 粗糙面股骨柄骨内板骨溶解（a），手术后即刻X线片（b），手术后27个月皮质愈合（C）和手术后48个月（d）很好地维持了骨治疗

表 5.3-1 翻修数字

翻修次	病例数	%
第一次	395	73.3
第二次	111	20.6
第三次	22	4.1
三次以上	11	2.0
总数	539*	100

（* 1例不清楚）

翻修手术原因无菌松动占 81%、感染占 11%、急性假体周围骨折占 3%，其他还有 Girdlestone 切除股骨头后、股骨头置换术后和假体周围骨折不愈合（表 5.3-2）。

手术前工作包括临床评估、根据关节置换术索引的失败类别、Charnley 分类、Merle d'Aubigne-Postel[2] 系统的 Charnley[2] 改良评分、Harris 髋关节评分[3] 和 Oxford 髋关节评分[4,5]。平均术前 Charnley 疼痛评分 2.7、功能 2.1、运动 4.0。平均术前 Oxford 评分 41（最差=60），平均术前 Harris 髋关节评分疼痛 16、功能 17（最好=44 和 47）。

大部分植骨材料是冻鲜异体骨（67%）。还有巴氏消毒异体骨（18%）和辐射消毒异体骨（8%），还有小部分自体骨、自体和异体混合骨以及骨替代物（表 5.3-3）。

表 5.3-2 翻修指征

	亚组	数目	%
无菌松动	只是无菌松动	410	
	无菌松动+亚急性骨折	22	
	无菌松动+假体疲劳断裂	6	
		438	**81.1**
深部感染		**61**	**11.3**
急性假体周围骨折		**18**	**3.3**
混合原因	Girdlestone 股骨头切除	3	
	股骨头置换术后	4	
	假体周围骨折不愈合	8	
	技术失误 Index FG	5	
	复发不稳定	3	
		23	**4.3**
总数		**540**	**100**

表 5.3-3 重建方法

植骨类型	数目	%
非辐射异体骨	363	67.2
巴氏消毒异体骨	97	18.0
辐射异体骨	43	8.0
异体骨+骨替代物	19	3.5
自体骨	9	1.7
混合异体骨/自体骨	9	1.7

50%的病例需要使用钢丝加强，30%的病例需要近端重建，20%的病例需要皮质骨板或者骨干板还有金属网。许多病例需要 1 个以上的重建方法。85%的病例同时髋臼翻修，主要使用全聚乙烯骨水泥髋臼，常常用到髋臼打压植骨（表 5.3-4）。

手术中并发症

重建手术中未预知的事件主要分为 4 类：大转子骨折、股骨干医源穿孔、股骨矩裂纹骨折或者股骨干骨折（表 5.3-5）。股骨矩裂纹骨折定义为股骨髓腔近端开口处纵行劈裂，不影响股骨连续性。股骨干骨折不同处是股骨近段和远段不连续。手术中有 19 例大转子骨折，都发生在暴露、清理或者取出旧假体过程中。所有的骨

表 5.3-4 髋臼翻修手术

髋臼翻修	数目	%
没有翻修	81	15.0
髋臼打压植骨+骨水泥髋臼	367	68.0
骨水泥髋臼（没有植骨）	68	12.6
非骨水泥髋臼	5	0.9
没有记录/不清楚	19	3.5

表 5.3-5 手术中并发症

事件	Number	%
转子骨折	19	3.5
皮质穿孔	46	8.5
股骨矩裂纹骨折	32	5.9
股骨干骨折	10	1.9
Total	**107**	**19.8**

折都在术中发现和处理。仅1例后来出现转子移位，但没有影响结果。

46例术中出现皮质穿孔，40例发生在清理股骨时，按照要求得到记录。如果是小钻孔或是刮勺造成的小缺口，不需要特别处理。大的穿孔用不锈钢网、钢板或者皮质骨板加强，并且用长柄假体（如果有）超过缺损。

4例穿孔是术后X线片发现的。其中1例植骨漏出，2例少量骨水泥漏出。扶拐负重延长到3个月，没有不良结果。第4例术后X线片显示股骨柄穿出股骨髓腔远段。有广泛的骨溶解和股骨前壁骨折，需要金属网重建。股骨柄已经从后外侧穿出金属网覆盖的远端部分。这一例立即接受了翻修手术，再打压植骨获得成功。

有32例医源性股骨矩裂纹，31例记录原因是用影子假体打压过程造成的，1例是在清理过程中造成的。所有病例及时发现了并且成功使用钢丝固定了股骨近端，再继续进行打压植骨。没有病例有不良结果，表明这种并发症结局良好。

如果近端股骨扩张或薄弱，现在都预防使用钢丝固定。

有10例手术中股骨干骨折，4例发生在股骨暴露过程中，旋转肢体导致骨折裂纹扩展。这4例及时被发现，采用标准内固定方法适当处理，再完成打压植骨。

2例骨折发生在影子假体打压过程中。1例由于错误地使用大号打压器，另1例使用了预防捆钢丝技术但还是发生骨折。

4例骨折手术中没有发现，术后X线片看到了。1例明显的骨折立即接受了翻修手术，再打压植骨和修复缺损。另一例没有移位的长螺旋骨折，牵引6周后扶拐负重。第3例是手术后3个月随访X线片发现股骨柄尖部骨痂形成并且术后15个月发生假体下沉而手术失败。

第4例手术后立即发现有外侧皮质骨折，扶拐负重观察，但是4年时发生假体下沉，又一次摔倒后假体周围骨折需要翻修手术。

总之，手术中的并发症在540例手术中有107例（19.8%）。大多数发生并发症的是髋关节置换翻修术，包括全部的大转子骨折、全部的皮质穿孔和10例中的4例股骨干骨折。其余的（38例）是打压植骨过程中的并发症。因此打压植骨的手术中并发症是7%。其中，32个股骨矩裂缝（5.9%）较小没有不良后果，也不需要特殊手术后处理。这样看来只有6例手术中股骨干骨折是严重的打压植骨特有并发症，发生率是1.1%。

手术后并发症

相关的手术后并发症见表5.3-6。

表5.3-6 手术后并发症

手术后并发症	例数	%
假体周围骨折	28	5.2
不稳定	24	4.0
神经血管并发症	7	1.3
深部感染	21	3.9

有28例手术后假体周围骨折。其中4例是股骨柄尖部的应力骨折，在手术后12个月内随访的X线片上发现的。病人都是老年患者，患类风湿关节炎或者显著的骨质疏松，而使用了短股骨柄重建。所有骨折都是亚急性的，采用保守治疗，保护下负重。14例由于摔倒或者明确外伤造成骨折，其中7例发生在手术后短时间内，另外7例发生在手术后12个月或之后。11例采用了切开复位内固定手术，保留最初重建的股骨，2例采用了翻修手术，再次股骨打压植骨。1例采用了非手术治疗。

10例假体周围骨折而没有明确外伤。我们认为是由于技术错误或者打压植骨时重建不恰当造成的。回顾分析，这些病例都应该使用长柄假体或者皮质骨板加强。大部分病例骨折发生在手术后24个月内。7例采用切开复位内固定，保留了先前重建的股骨。2例采用了翻修手术再次股骨打压植骨，1例采用非手术治疗。

24例患者发生了手术后脱位。19例是非复发性的，其中16例采用了闭合复位，3例需要切开复位。5例是复发性不稳定需要再次手术。

其中2例患者关节不稳定是由于深部感染，采用关节切除成形术。2例接受了髋臼翻修，1例由于先前肢体不等长而接受更换股骨柄（在原来的骨水泥壳内再使用骨水泥固定）以增加肢体长度。这3例患者手术没有涉及之前重建的股骨。

540例中的479例翻修手术原因是非感染因素（就是说在翻修时不知道感染）。其中13例被证实是深部感染（2.7%）。

61例复发性深部感染的患者接受了2期翻修，在第二次手术时采用了股骨打压植骨方法。53例翻修手术成功没有再发生感染，8例再次感染，成功率86.9%。但是，其中1例重复失败，而记录2次。

没有血管并发症的记录。1例有外侧皮神经区感觉异常性疼痛，被认为是由于肢体延长所致。6例坐骨神经麻痹，3例完全恢复，2例部分恢复，1例永久麻痹。

失败

540例中，46例（8.5%）股骨打压植骨在回顾时发现手术失败，失败原因是感染或松动（表5.3-7）。

如前述，有13例在翻修手术时不知道是深部感染。7例是第一次翻修，6例是2次以上翻修。7例采用2期翻修方法，4例采用关节切除成形术，2例采用抗生素抑制治疗。

8例采用2期打压植骨手术而再发生感染的病例中，3例是第一次翻修手术，5例是2次以上翻修手术。8例中的5例有明确合并症易于感染。这些病例中的4例采用了关节切除成形术，4例采用抗生素抑制治疗。

28例手术后假体周围骨折的患者中的12例最终导致打压植骨失败。4例需要急诊翻修手术再次打压植骨，8例切开复位内固定手术后发生下沉或股骨假体松动，其中7例后期接受再次翻修。6例失败原因是之前的假体周围骨折没愈合，需要再次手术。

所有失败病例都是有明显的下沉，3例接受翻修手术。

有1例直接失败原因是手术中没有发现的并发症，股骨柄穿出股骨皮质，急诊接受了翻修手术。其余6例失败病例都是后期下沉。6例中的4例是有明显的重建手术失误，例如不适当的打压或者不适当的植骨包容性。1例由于反复脱位接受翻修手术时发现股骨柄松动，另外1例没有明显的手术失误，但是重建手术过程非常困难。这6个病例在平均术后46个月时翻修（24～79个月）。

表5.3-7 失败原因

失败原因	亚类	数目	%
感染	新的感染	13/479	2.7
	复发感染	8/61	13.1
		21/540	**3.9**
骨折	急性	3	
	骨折后松动/下沉	9	
	手术前假体周围骨折不愈合	6	
		18/540	**3.3**
技术失误	股骨柄穿出皮质	**1/540**	**0.2**
	无菌性松动/下沉	**6/540**	**1.1**
总数		**46/540**	**8.5**

存活率

在最短2年、最长15年、平均手术后6.7年随访时间，有494例股骨打压植骨的髋关节假体存活。50多例存活超过10年，Kaplan Meier存活率曲线（图5.3-2）显示由于无菌松动而翻修的存活率达到98.0%（95% CI：96.2%～99.8%）。在术后10年，由于骨折再手术和松动翻修的存活率是89.7%（95%CI：84.4%～95.0%）。由于各种原因翻修的存活率是84.2%（95% CI：78.5%～89.9%）。Cox回归分析表明使用任何种类的加强环（$P<0.001$）和手术指征（$P<0.001$）都会明显影响结果。

时序检验，以上因素都没有显著影响失败率（任何原因失败）。主要的失败类型是手术后股骨假体骨折，有28例（5.2%）。在技术经验积累阶段，一些手术的失败使得我们认识到需要使用长柄假体（90%使用了标准长度股骨柄），因为看到在许多使用长柄假体病例中骨量可以快速早期恢复。

完全下沉是预测失败的重要指标。即感染、松动或者脱位的股骨柄下沉超过15mm。所有成功的髋关节置换术，股骨柄下沉少于10mm。

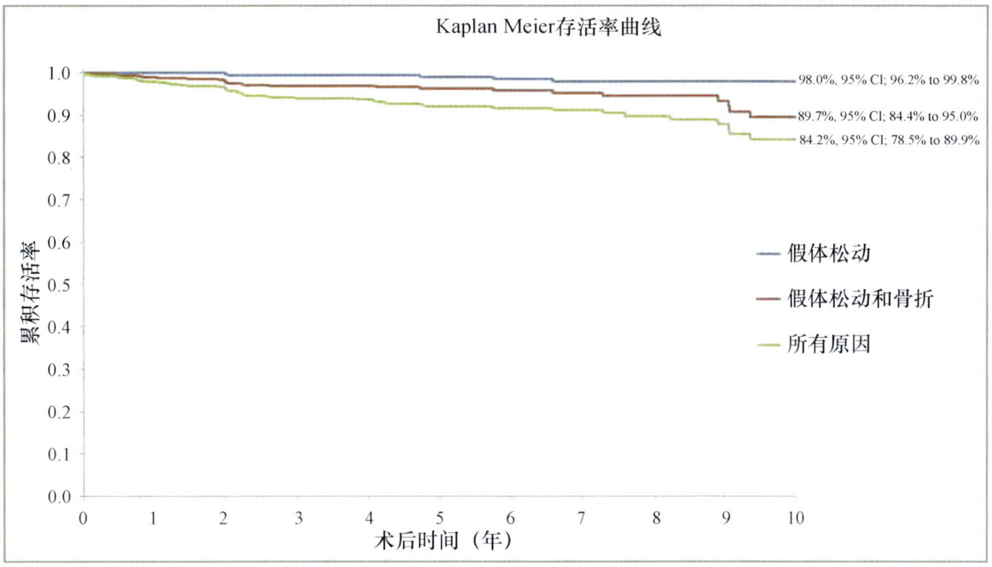

图 5.3-2 Kaplan Meier 存活率曲线

总结

股骨打压植骨技术在髋关节翻修手术领域应该占有一席之地。需要重点强调：虽然股骨打压植骨技术上不困难，作为外科手术的必需先决条件，手术显露，有时具有挑战性。据此，成功的手术需要注意手术细节并且耗费时间和精力获得适当和有活力的股骨打压植骨，然后需要细致地使用骨水泥和精确地插入股骨假体。必须记住：翻修假体的稳定性和存活时间取决于这些手术细节。专用器械的发展和改进使得手术过程可靠，手术结果始终如一，并发症率低。在股骨近端 2～3cm 使用 0.8～1cm 的大骨块显著减少了先前看到的无领双锥度抛光假体的下沉，也看到类似初次髋关节置换术中的锥度接合（平均 1.2mm），初次手术的这种股骨柄的无菌松动相关的存活率在 32～33 年是 92%。类似的相对于无菌松动的高存活率在翻修手术中也可以预期。最初的 540 例翻修手术在 10 年时股骨柄以所有原因为终点的存活率是 84.2%。

长柄假体的使用显著减少了术后假体周围骨折的问题。对于股骨皮质特别脆弱的，在打压前使用预防钢丝捆绑。支撑骨板只是在股骨皮质薄或缺损的部分超过了植入的股骨柄尖端的情况时使用。

股骨打压植骨和骨水泥假体是一项被 20 多年临床经验充分证实的方法。这一技术适合对任何长度骨水泥假体和非骨水泥假体，原因无论是松动、骨溶解还是感染的翻修手术。

（刘延青 译）

参考文献

1. **Gie GA, Linder L, Ling RS, Simon JP, Slooff TJ, Timperley AJ.** Impacted cancellous allografts and cement for revision total hip arthroplasty. *Bone Joint Surg [Br] 1993;75(1):14-21*
2. **Charnley J.** Numerical Grading of Clinical Results. In: *Low Friction Arthroplasty of the Hip - Theory and Practice*. Berlin, Heidleberg, New York, Springer-Verlag, *1979:20-24*
3. **Harris WH.** Traumatic arthritis of the hip after dislocation and acetabular fractures: treatment by mold arthroplasty. An end-result study using a new method of result evaluation. *J Bone Joint Surg [Am] 1969;51(4):737-55*
4. **Murray DW, Fitzpatrick R, Rogers K, Pandit H, Beard DJ, Carr AJ, Dawson J.** The use of the Oxford hip and knee scores. *J Bone Joint Surg [Br] 2007;89(8):1010-4*
5. **Dawson J, Fitzpatrick R, Carr A, Murray D.** Questionnaire on the perceptions of patients about total hip replacement. *J Bone Joint Surg [Br] 1996;78(2):185-90*

推荐阅读

Elting JJ, Mikhail WE, Zicat BA, Hubbell JC, Lane LE, House B. Preliminary report of impaction grafting for exchange femoral arthroplasty. *Clin Orthop Relat Res 1995;319:159-67*

Eldridge JD, Smith EJ, Hubble MJ, Whitehouse SL, Learmonth ID. Massive early subsidence following femoral impaction grafting. *J Arthroplasty 1997; 12(5):535-40*

English H, Timperley AJ, Dunlop D, Gie GA. Impaction grafting of the femur in two-stage revision for infected total hip replacement. *J Bone Joint Surg [Br] 2002;84(5):700*

Giesen EB, Lamerigts NM, Verdonschot N, Buma P, Schreurs BW, Huiskes R. Mechanical characteristics of impacted morsellised bone grafts used in revision of total hip arthroplasty. *J Bone Joint Surg [Br] 1999; 81(6):1052-7*

Halliday BR, English HW, Timperley AJ, Gie GA, Ling RSM. Femoral impaction grafting with cement in revision total hip replacement. Evolution of the technique and results. *J Bone Joint Surg [Br] 2003;85(6):809-17*

Höstner J, Hultmark P, Kärrholm J, Malchau H, Tveit M. Impaction technique and graft treatment in revisions of the femoral component: laboratory studies and clinical validation. *J Arthroplasty 2001;16(1):76-82*

Karrholm J, Hultmark P, Carlsson L, Malchau H. Subsidence of a non-polished stem in revisions of the hip using impaction allograft. Evaluation with radiostereometry and dual-energy X-ray absorptiometry. *J Bone Joint Surg [Br] 1999;81(1):135-42*

Linder L. Cancellous impaction grafting in the human femur: histological and radiographic observations in 6 autopsy femurs and 8 biopsies. *Acta Orthop Scand 2000;71(6):543-52*

Malkani AL, Voor MJ, Fee KA, Bates CS. Femoral component revision using impacted morsellised cancellous graft. A biomechanical study of implant stability. *J Bone Joint Surg [Br] 1996;78(6):973-8*

Masterson EL, Masri BA, Duncan CP. The cement mantle in the Exeter impaction allografting technique. A cause for concern. *J Arthroplasty 1997;12(7):759-64*

Mikhail WE, Weidenhielm LR, Wretenberg P, Mikhail N, Bauer TW. Femoral bone regeneration subsequent to impaction grafting during hip revision: histologic analysis of a human biopsy specimen. *J Arthroplasty 1999;14(7):849-53*

Meding JB, Ritter MA, Keating EM, Faris PM. Impaction bone-grafting before insertion of a femoral stem with cement in revision total hip arthroplasty. A minimum two-year follow-up study. *J Bone Joint Surg [Am] 1997;79(12):1834-41*

Nelissen RG, Bauer TW, Weidenhielm LR, LeGolvan DP, Mikhail WE. Revision hip arthroplasty with the use of cement and impaction grafting.Histological analysis of four cases. *J Bone Joint Surg [Am] 1995;77(3):412-22*

Ornstein E, Franzen H, Johnsson R, Karlsson MK, Linder L, Sundberg M. Hip revision using the Exeter stem, impacted morselized allograft bone and cement: a consecutive 5-year radiostereometric and radiographic study in 15 hips. *Acta Orthop Scand 2004;75(5):533-43*

Pekkarinen J, Alho A, Lepisto J, Ylikoski M, Ylinen P, Paavilainen T. Impaction bone grafting in revision hip surgery. A high incidence of complications. *J Bone Joint Surg [Br] 2000;82(1):103-7*

Sierra RJ, Charity J, Tsiridis E, Timperley JA, Gie GA. The use of long cemented stems for femoral impaction grafting in revision total hip arthroplasty. *J Bone Joint Surg [Am] 2008;90(6):1330-6*

Ullmark G, Obrant KJ: Histology of impacted bone-graft incorporation. *J Arthroplasty 2002;17(2):150-7*

Van Biezen FC, ten Have BL, Verhaar JA: Impaction bone-grafting of severely defective femora in revision total hip surgery: 21 hips followed for 41-85 months. *Acta Orthop Scand 2000;71(2):135-42*

5.4 感染二期翻修

H. English，M. J. W. Hubble

感染是全髋关节置换术后最糟糕的并发症之一，感染合并骨缺损是髋关节翻修手术医生面对的最大挑战之一。在曾经感染过的地方植异体颗粒骨的方法是不合常理的，这种做法令人担忧是可以理解的。然而，在我们中心最初用松质骨打压植骨治疗的病例中（参见 5.1 和 5.3 章节），有 3 例之前感染的患者。接受二期翻修手术后，3 例患者都有骨重建的表现而没有感染复发。这支持了继续使用异体骨打压植骨方法治疗第 2 期手术时的骨量缺损，这一技术一直在埃克塞特使用。

患者和方法

在 1989—1998 年，我们治疗了 53 例因为深部感染接受了 Girdlestone 关节切除（GEA）的患者，这些患者同时有显著的股骨骨缺损，需要在二期手术时打压植骨（图 5.4-1）。包括 27 例女性和 26 例男性，平均年龄 69 岁（44～83 岁）。感染通过临床病史、影像学、培养和血清学检查诊断。所有患者都有引流窦道（图 5.4-2），在 GEA 时培养阳性或有明显的脓液。53 例患者中 38 例初次髋关节置换术后感染，15 例髋翻修手术感染。翻修患者中 7 例是一次翻修，6 例是二次翻修。2 例在 GEA 前已经三次或三次以上翻修，2 例之前已经因为感染而做了二期翻修。其中 9 例之前的手术是在我们中心完成的，44 例是由其他地方转院，这之中 9 例已经接受了 GEA 手术。

7 例患者已经死亡，随访到了 46 例患者，2 例因为住在国外通过电话和信件随访。死因不是感染和手术。

最初关节置换和 GEA 之间的时间在几个月到 10 年以上。几乎一半患者在 3 年内接受了 GEA 手术，7 例直到关节置换术后至少 10 年才有了症状。6 例由于远处感染，1 例由于假体周围骨折内固定。

GEA 手术取出所有的假体和骨水泥，接着使用时间不等的全身抗生素治疗。表 5.4-1 中是穿刺和 GEA 手术中标本的培养结果。没有患者需要再次清创。GEA 之前 C 反应蛋白为 26～222（平均 119）。

二期手术平均在 8 个月之后（1～60 个月）。

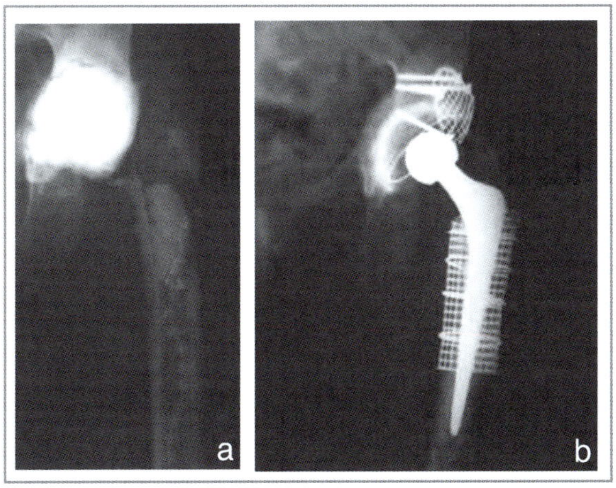

图 5.4-1 关节切除术后 X 线片，2 期手术前（a）和打压植骨重建手术后（b）

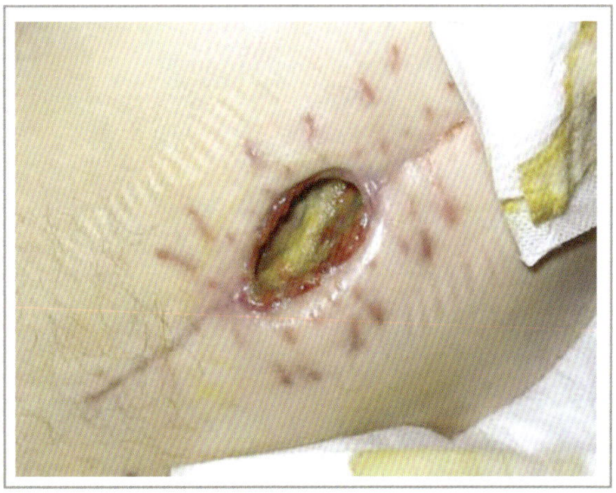

图 5.4-2 伤口裂开和慢性窦道

表 5.4-1 穿刺/活检、关节切除的培养结果

		关节切除术中培养								
		阴性	凝固酶阴性葡萄球菌	敏感的金黄色葡萄球菌	大肠杆菌	链球菌	耐甲氧西林金黄色葡萄球菌	混合细菌	没有做	总合（穿刺）
穿刺或活检培养	阴性	6	4	4	1			2	1	18
	凝固酶阴性葡萄球菌	3	3	1						7
	敏感的金黄色葡萄球菌	1		1						2
	大肠杆菌	1								1
	链球菌	1				4				5
	耐甲氧西林金黄色葡萄球菌						2			2
	混合细菌									0
	没有做	7	4	3		2			2	18
	总合（1期）	19	11	9	1	6	2	2	3	53

这个数据有偏差，原因是包括了1例患者在转诊时已经接受了GEA手术。

在二期手术中，只使用我们骨库的新鲜冰冻异体骨做股骨打压植骨重建。骨没有进行照射和灭菌。植骨之前，彻底清创，用抗生素之前，取多个（通常6个）标本来做微生物培养。用网、钢丝、钢板和结构植骨板（图5.4-1b和表5.4-2）加强股骨和修复非包容性骨缺损后，使用常规打压植骨技术（参见5.2章节）。2期手术中，使用局部和全身抗生素。49例使用了Simplex抗生素骨水泥含有多黏菌素E（3百万单位）和红霉素（500mg），4例使用了Palacos骨水泥包含庆大霉素（500mg）。14例患者中骨水泥加入了其他热稳定抗生素粉（万古霉素、庆大霉素或氟氯西林），10例患者使用了以上所说的一种抗生素和一种头孢菌素（热不稳定的）混入到异体骨中。加入的抗生素和术后全身抗生素的剂量差别大。最常用的方法是一代头孢菌素和甲硝唑使用48小时，接下来使用细菌的敏感抗生素。平均的治疗时间是79天（1天～5年——由于2例长期使用抗生素抑制产生数据偏差）。

表 5.4-2 辅助固定情况。在一些病例不只一种方法

固定方法	例数
钢丝	30
网	13
钢板	3
螺钉	2
结构异体骨	2
没有	22

结果

53例患者中4例感染复发。3例二期清创的组织培养阳性（表5.4-3）。只在一个培养标本中凝固酶阳性葡萄球菌培养阳性考虑为污染，有6例患者。2个或以上的培养标本中同一病原菌的阳性结果被认为有意义。3例二期手术时细菌培养阳性的患者中的2例接下来同样的细菌感染复发。

影像学表现

通过系列放射影像评价股骨柄在水泥壳内的下沉。同样下沉情况也见于其他股骨打压植骨的Exeter柄（参见5.3章节）。53例中只有3例柄在骨水泥壳中下沉超过2mm——1例在4年内下沉7mm，然后稳定了，另1例下沉4mm。2例都合并股骨柄尖以下的骨折，骨折进行了成功的内固定治疗，没有影响股骨柄。第3例感染复发后股骨柄下沉15mm。在所有病例中没有看到植骨-宿主骨界面的下沉。

在放射影像上，我们分析了骨水泥-植骨和植骨-宿主骨界面的透亮线。只3例有骨水泥-植骨界面的透亮线，每个病例前后位X线片透亮线少于30%。这个界面的透亮线表明打压植骨不完全。其中1个股骨柄下沉了4mm，但是没有其他不良反应。另外2例植骨-宿主骨有透亮线，也都是少于30%。这个界面的透亮线表示股骨腔内有软组织，原因是打压植骨时没有

表 5.4-3 2 期手术培养阳性病例情况

病例	穿刺培养	关节切除术中培养	二期手术培养	复发感染
1	没做	CNS 增殖培养	CNS 3 个标本中 2 个培养阳性	是 关节切除术
2	没做，窦道	粪肠球菌	粪肠球菌 4 个标本中 1 个培养阳性	是 窦道，柄未取
3	阴性，在别处用过抗生素	阴性（用抗生素）	CNS 10 个标本中 10 个培养阳性	没有

CNS：凝固酶阴性的葡萄球菌

彻底地清理。这 2 例患者后来都复发感染。

我们在前后位 X 线片中评价皮质愈合（侧位 X 线片变化大不适合系列比较）。按照 Gruen 分区记录哪个分区皮质有缺陷。123 中分区中的 76 个区（62%）可见皮质愈合。

24 个区（19%）没有愈合，23 个区（19%）由于网、钢板、植骨的重叠不能评价。在 13 个患者的 39 个区看到了小梁骨的愈合。所有病例都没有看到植骨吸收。

结果

我们用 Charnley 改良的 Merle d'Aubigne-Postel 髋关节评分系统评价临床结果。评价疼痛评分从 2.8 提高到 5.1，功能评分从 1.8 提高到 3.7，活动范围从 3.7 提高到 5.2。

平均 53 个月（最少 24 个月）随访，53 例中的 49 例（93%）通过临床、血清学和影像学标准达到感染治愈。4 例（7.5%）感染复发。在观察的 11 年中，3 例（5.7%）由于髋臼无菌松动需要翻修手术。髋臼翻修时没有发现感染。3 例发生假体周围骨折，都是在假体尖端以下。1 例在 10 个月后柄尖端应力骨折没有愈合，而接受长柄假体和植骨板加强的再翻修。再翻修时没有发现感染。

讨论

感染时的翻修手术可以选择一期、二期和三期手术。一期手术在相对简单的病例使用抗生素骨水泥报道的成功率为 83%～86%[2,3]。然而，感染翻修的目的包括假体长期的固定和清除感染。虽然使用抗生素骨水泥有一定作用，但是单独再使用骨水泥固定难以保证长期固定，特别是在骨量不足的病例。此时，异体骨打压植骨可以既加强固定又恢复骨量，同时可以使用抗生素骨水泥。一些作者认为之前感染史是植骨的禁忌，他们看来，异体植骨是潜在的死骨，诱发再感染[4]。

在埃克塞特，我们没有多少一期翻修治疗感染的经验。2 期翻修理论上提供更好的环境来清除感染，更适合打压植骨。虽然 Rudelli 已经报道在少数病例成功使用一期打压植骨方法（需要此后 6 个月抗生素治疗）[5]，目前，我们只是在二期手术使用打压植骨。

在平均 53 个月的随访中，我们的感染治愈率在 92.5%，好于其他二期翻修没有使用植骨的文献。不好预后的因素包括二期手术时细菌培养阳性（3 例中 2 例再复发感染）和术后 X 线片中植骨和宿主间的透亮线（2 例中 2 例都再复发感染）。在此次研究时还没有组织冰冻切片技术。在二期清创手术中冰冻切片可能发现存在的感染，而对这些病例有帮助。在植骨和宿主骨界面有透亮线表明在股骨髓腔内有碎屑，所以增加了再感染的可能。通过有限的病例，我们不能发现细菌毒力对感染复发的影响。

虽然不是所有的病例，我们在大多数病例中看到了植骨塑形和（或）皮质愈合，没有发现植骨吸收。这表明，即使之前有感染的病例，异体骨打压植骨可以恢复骨量。临床疼痛和活动评分显示手术后数值接近初次髋关节置换术，功能评分不如初次手术。在平均 53 个月随访中，此组病例获得低再感染率和再翻修率。这个结果支持继续在感染二期髋关节翻修手术中使用异体骨打压植骨技术。

目前应用

在过去的 15 年，我们治疗髋关节置换感染的方法有了进步。现在我们的方法在 4.2 章节中有详细记录。在第一次和第二次手术之间，我们现在通常使用一个抗生素骨水泥制作的带关节的间隔物（CUMARS或“Kiwi”spacer——参见4.2章节）。如果二期手术使用打压植骨技术（股骨或髋臼侧），现在我们在松质骨颗粒中加入热稳定的抗生素粉，同时还使用抗生素骨水泥。1个股骨头的颗粒骨加入1g抗生素。如果知道感染细菌，根据感染细菌的药敏感性选择抗生素，如果不知道感染细菌，联合使用万古霉素和庆大霉素。一期手术后抗生素治疗6周。二期打压植骨手术后，如果术中组织培养没有细菌，停用所有的抗生素。如果有细菌生长，再用6周抗生素。手术后用CRP监测感染情况。

（刘延青 译）

参考文献

1. **English H, Timperley AJ, Dunlop D, Gie GA.** Impaction grafting of the femur in two-stage revision for infected total hip replacement. *J Bone Joint Surg [Br] 2002;84:700-5*
2. **Raut VV, Siney PD, Wroblewski BM.** One stage revision of total hip arthroplasty for deep infection: Long term follow up. *Clin Orthop 1995;321:202-7*
3. **Hanssen AD, Rand JA.** Evaluation & treatment of infection at the site of a total hip or knee arthroplasty. *Instr Course Lect 1999;48:111-2.*
4. **Salvati EA, Chekofsky KM, Brause BD, Wilson PD.** Reimplantation in infection: a 12-year experience. *Clin Orthop 1982;170:62-75*
5. **Rudelli S, Uip D, Honda E, Lima AL.** One-stage revision of infected total hip arthroplasty with bone graft. *J Arthroplasy 2008;23(8):1165-77*

第 6 章

髋臼打压植骨术

6.1 髋臼打压植骨术的历史与发展

T. J. J. H. Sloof，J. W. M. Gardeniers，B. W. Schreurs

引言

在医学科学领域使用植骨材料进行骨的重建已经有很长的历史了，打压植骨技术也已有28年的历史了。为什么会出现打压植骨技术？这个技术又是如何开始并逐渐发展成为全世界都能接受的对髋关节置换术后假体失败需要翻修患者的福音的呢？

早期的文献记录了荷兰人Anthonie van Leeuwenhoek[1]和Job van Meekeren[2]在骨移植和骨组织生理学领域所做的卓越的科学研究工作。Anthonie van Leeuwenhoek与Jan van Swammerdam和Reinier de Graaf是同一代的人，由于他对骨结构的显微研究，第一次详细描绘了骨的组织学结构，使其获得了很高的国际声誉。在1668发表的一篇著名研究中，来自阿姆斯特丹的外科医生van Meekeren第一次描述了骨移植，实际上是异种骨移植，移植骨是取自犬的颅骨，被成功地移植到一位士兵颅骨上修补了创伤性骨缺损。

纵观几个世纪，手术中对于自体骨和异体骨的使用发生了很多变化。在18、19世纪，骨移植是不被接受的，被认为是试验性的，结果不可预知的。然而，此技术由于临床实践的需要而得到了发展，即便是今天临床技术也是走在了科学研究的前面。

在19世纪末和20世纪初，植骨的使用受到了知名医生的促进，如法国的Ollier[3]，苏格兰的MacEwen[4]，美国的Curtis[5]，德国的Barth[6]、Lexer[7]和Axhausen[8]。在这之后的1947—1950年间，实验室科学家Bush[9]和Wilson[10]开创并完善了骨的保存技术，这就导致了美国国立海军组织库（National Naval Tissue Bank）在贝塞斯达的成立，使得临床上更大范围地使用异体骨成为可能，特别是替代由于创伤或肿瘤造成的骨缺损。基于动物实验和临床上的观察，他们观察到不论是自体骨还是异体骨，最初都是失去大部分活性，然后重新从宿主获得活性，在整合过程中起作用的主要是移植骨的骨膜和宿主骨的血管网。

Herndon和Chase[11]、Burwell和Gowland[12]以及Campbell[13]分别在动物实验中证实了接受异体骨移植会引起免疫反应，同时也发现对移植骨进行冷冻处理可以降低这种免疫反应。在1965年，Marshall Urist[14]发展了骨诱导和骨传导理论，并引入了能够诱导骨形成的骨形态发生蛋白（BMP）的概念。

目前对于移植骨的使用和其组织学命运的认识和过去最初的概念变化不大。1909年提出的Axhausen理论仍然在不断地被强化。时至今日，这一理论关于移植骨整合过程的描述被广泛接受，即无论是自体来源的还是异体来源的因子共同参与的结果。在修复过程中，所有的血管和绝大多数细胞由宿主提供，移植骨主要作为宿主反应的支架。移植骨内的生长因子和残存的细胞能够促进宿主的细胞活性。影响植骨整合生物学的其他重要因素包括：组织来源（自体骨/异体骨）、组织类型（皮质骨/松质骨）、移植骨尺寸（大颗粒/小颗粒）、保存方法（新鲜深冻/冻干/照射）、固定的牢固程度、移植骨负荷方式和宿主骨床的血供。

通过动物实验[15,16]和临床经验[17]，我们知道异体皮质骨整合较慢，由于其组织结构密度较大，其整合不均一且不完全。与此相反，异体松质骨含有较大的空隙，能够允许快速并规则地再血管化，在骨整合过程中新骨形成而没有力学上的削弱。异体松质骨在使用上可以采用结构植骨或碎骨植骨，一般适用于需要最大成骨能力的时候。在使用异体松质骨进行结构植骨和碎骨植骨时，骨整合过程还是有区别的。

临床上翻修手术或肿瘤手术中使用大块异体松质骨结构植骨的研究显示，很多病例中其整合仅限于外围的几毫米内，而在植骨核心区成为永久坏死区，可能会导致植骨最终的失败。我们同样也观察到，在缓慢而不完全的骨整合过程中，在髋关节的负重区保持移植骨对于宿主骨足够的稳定性是非常困难的。很明显，不同移植骨生物学行为的区别将会影响到其力学特性。我们同样知道，自体骨由于其很高的成骨能力以及缺少免疫反应，而比异体骨能够更好地整合。但是，并不是经常能够取得足够量的自体骨，而且其质量通常也比较差。同时，取骨所需的切口会造成额外的并发症。因此，许多病例我们都被迫使用来自骨库的供体骨。

骨库

在第二次世界大战之后，美国的研究者和外科医生显示出对骨移植越来越多的兴趣，这就使得第一个骨库的成立，位于美国贝塞斯达的国立海军组织库。其中骨库负责骨组织的获取、处理、储存以及组织器官移植时的分配。这些工作的进行是依据美国组织库协会（American Association of Tissue Banks）编写的指南，以保证组织材料的安全性和可预知的生物学和力学特性。组织库所提供的骨组织必须是没有任何可能的疾病或异常，保证对受体的健康不产生威胁。为了达到上述目标，有很多因素都非常重要，例如供体的选择、获得供体的知情同意、供体骨的无菌采集、骨组织的处理技术、储存、分配与记录。在欧洲，这些工作开展的稍晚并进展较慢，所谓的医院的骨库是在20世纪60年代由几个荷兰骨科科室建立的，其设计相对简单，由一个最低温－20℃的冰箱用于骨组织的储存。那时候是由一个对此有特殊兴趣的骨科住院医师负责我们的骨库，由手术室的护理工作人员负责管理。在1964～1980年间，骨组织获得的数量非常有限，主要是来自创伤的患者，在儿童用于脊柱疾病融合手术，在成人用于肢体创伤后假关节和骨肿瘤切除后的骨缺损治疗。在1980年以后，由于在初次全髋关节置换中取出的股骨头使得供体骨的来源更为可靠。在对供体进行仔细的选择和筛查后，股骨头被保存在－20℃的深低温下最长6个月，在这段时间里不进行细菌培养，但在收集供体骨时和最终植骨过程中要进行需氧和厌氧培养。

在过去的几年里，由于我们对通过植骨可能传染感染性疾病特别是病毒性疾病更为慎重，因此供体筛查的指导方针更为严格。另外，为了能够排除病毒感染如HIV和肝炎病毒，对于血液和骨组织要进行大量的实验室检查。如果在收集、处理、保存的整个过程中哪怕有一点点的可疑细菌或病毒的污染，都要将骨组织销毁。为了降低感染和病毒传播的风险，在一些国家建议进行额外的消毒，例如伽马射线照射、蒸汽消毒或巴氏消毒。由于这些方法的复杂性，越来越多医院的骨库决定将这一任务和责任交给业已存在的血库来完成。由于具备专业并先进的技术，例如冻干技术和－80℃深冻技术，这些机构经过仔细的筛选能够在相当长的时间内安全地对骨组织进行保存。显然，在处理过程中要特别小心，以保存临床应用所需要的皮质骨和松质骨所特有的生物学和力学特性。

在临床应用移植骨过程中，需要对使用皮质骨还是松质骨进行选择。皮质骨可以以坚固的结构植骨形式使用，如果手术重建需要增加稳定性就可以使用皮质骨，例如桥接管状皮质骨的缺损。松质骨可以以更多的结构形式使用，当需要成骨能力时要使用松质骨，如髋关节翻修时的填充空腔和包容性节段缺损。

全髋关节置换与移植骨的结合

在20世纪70年代，骨移植的一项新的用途是用于初次或翻修髋关节置换术中髋臼骨缺损的重建。初次全髋关节置换术中的髋臼骨缺损通常是先天性的，在这种情况下往往造成髋臼缘的节段性缺损。初次置换中的腔隙性骨缺损通常见于类风湿关节炎的终末期，这种缺损也被描述为“髋臼内陷”。翻修手术中的骨缺损与假体松动过程有关，可以是腔隙性、节段性或联合缺损。

在1975年，Hastings和Parker[18]首先发表了他们在骨水泥全髋关节置换中使用自体松质骨颗粒的经验，他们把这一开创性的技术用在了类风湿关节炎导致的髋臼内陷的患者上。菲薄的髋臼内壁尚完整，为了外移髋臼杯，作者使用了自体松质骨和骨水泥，臼杯使用的是粗糙钴铬钼合金网的金属杯，此臼杯有一个窄边将负荷传导到周缘。

Harris 等[19]是首先使用股骨头来作为结构植骨的，他们在 38 例初次髋臼重建中用螺钉和螺帽将植骨块固定在骨盆上。这一手术技术的指征是髋臼上缘的节段性缺损（如髋臼发育不良）。这一技术流行了数年，被许多同事所接受。Harris 在 1977 年开始使用这一技术，与骨水泥或非骨水泥假体结合使用。在 1990 年，在一个 6 年的中期随访中，这一流行技术的先驱们[20]得出的结论是这一结构植骨仅仅提供短期的作用。在 1993 年这些作者们[21]发表了新的反对使用异体结构植骨的文章。

尽管 Hastings 和 Parker 在他们的研究中报道了不错的结果，但在 1978 年 Coventry[22]对使用植骨并不乐观，对于初次髋关节置换的患者，他宁愿从股骨颈进行截骨后，将内陷的股骨头保留在髋臼的原位来作为结构植骨，在股骨头髋臼界面打入三枚植骨楔子，然后将固定后的股骨头作为正常髋臼进行磨挫。

1978 年，McCollum 和 Nunley[23]首先报道了对髋臼内陷进行植骨的经验，他们的研究始于 1968 年，他们使用取自冷冻股骨头的 1cm 厚的骨片作为结构植骨与 Smith Peterson 髋臼杯结合使用。从 1971 年开始，他们对全髋关节置换的髋臼内壁绝大多数采用自体骨进行填充，包括了 23 例髋臼内陷和 2 例初次全髋关节置换失败的患者。他们的做法是在髂骨、坐骨和耻骨上钻孔，然后用 1cm 厚的骨片填补中心型缺损，用明胶海绵覆盖植骨避免骨水泥与植骨相接触，用打压器将一薄的钴铬钼合金网嵌入骨孔中维持植骨的位置，再使用骨水泥植入 Eichler 加强环和聚乙烯内衬。

Marti 和 Basselaar[24]在 1983 年介绍了他们处理髋臼内陷和发育不良的方法。用皮质骨和松质骨一体的结构植骨来关闭髋臼内壁的节段性骨缺损，用自体骨颗粒来填充，完整的髋臼宿主骨床用来锚定骨水泥，使用 Eichler 加强环。髋臼周缘的节段性缺损用取自髂棘的骨栓用螺钉固定来修补。

1983 年，Roffmann 等[25]用髋臼内陷和髋臼缺损动物模型研究了自体骨颗粒在骨水泥层下方的转归。组织学研究发现有新骨自髋臼壁向移植骨方向生成，移植骨成活，新骨沿骨水泥表面生长。10 个月之后，在髋臼与移植骨直接形成坚固的骨愈合，完成移植骨的整合过程。基于这些动物实验结果，Mendes 和他的共同研究者 Roffmann 和 Silbermann[26]发表了初次骨水泥髋关节置换结合金属网支撑的自体骨移植治疗髋臼内陷的临床结果，随访最长 6 年，全部获得临床成功。

在荷兰的奈美根，Tom Sloff 在 20 世纪 70 年代末首先对使用小块骨颗粒植骨进行了试验，这一主意是来自用松质骨重建胫骨、股骨假关节骨缺损的良好结果的启发。在髋关节假体松动翻修手术中股骨局灶性的骨溶解是用大一号的 Mueller 直柄进行简单地打压的。由于最初的结果看来还是很肯定的，继而在 1979 年首先用 32mm 的臼杯试体作为打压器进行了髋臼骨缺损的打压植骨，那个时候髋臼壁或边缘的缺损还没有用金属网重建，是用一种称作 Kreuzschale 的十字形钛质金属网（Biomet，Warsaw，IN）对植骨进行覆盖。Hastings 和 Parker[18]以及 McCollum 和 Nunley[23]采用这一技术获得的良好结果也鼓励我们对他们的技术进行改进。在我们的医院和实验室，我们对植骨的界面问题、滑膜组织和髋关节假体的闪烁照相进行了深入而细致的研究。在 1984 年，我们发表了尝试采用改良的打压植骨技术的文章[27]，髋臼良好的结果是非常鼓舞人心的，关于更为标准化的股骨和髋臼缺损重建技术的想法正在形成。

我们对技术的主要改进包括使用更大尺寸的新鲜深冻松质骨、对植骨颗粒进行强有力的打压以及使用骨水泥与植骨直接接触。我们并不使用加强环，而是基于对骨水泥-植骨重建稳定性的充分信任。对于植骨的包容是非常关键的，将节段性、非包容性的骨缺损通过使用可弯曲的金属网进行包容，转化为腔隙性缺损是非常重要的，通过这样的处理，植骨在打压的过程中是非常稳定的。

1986 年，Tom Sloff 和 Robin Ling 第一次在阿姆斯特丹举办的荷兰骨科协会会议上见面，Robin 对髋臼植骨技术产生了浓厚的兴趣。而后，在博洛尼亚举办的一个骨移植论坛和操作演示中，Tom Sloff 介绍了在奈美根研究的植骨颗粒的生物学结果以及髋臼和股骨的重建技术，他和Graham Gie交换了关于骨长入、骨重新塑形和股骨打压植骨的意见。埃克塞特的研究团队希望能够在股骨侧使用大号的Exeter柄来进行颗粒骨打压重建。

在1986年，为Howmedica公司工作的Jan Willem Wolters在伦敦与Tom Sloff进行了会面，他对打压植骨技术产生了浓厚的兴趣，同时他也非常了解Robin Ling。Howmedica公司开始涉及这项研究，并对髋臼和股骨的植骨器械和标准化的技术进行了发展。Jan Willem Schimmel和Wim Schreurs做了动物实验并获得了成功，由此他们还获得了自己的博士学位。最早是在实验动物上，而后是在人体内的组织学研究证实了这项技术的成功。Robin Ling和Tom Sloff增加了接触，并由于Howmedica公司和Jan Willem Wolters的介入受到鼓舞。1990年4月17日是个特别的日子，这一天埃克塞特研究小组、奈美根研究小组和Howmedica国际公司（Peter Lawes先生）在希斯罗机场召开了会议，会上报道了奈美根的研究结果，这些结果超出想象，Howmedica的设计师Jacques Vanderlinden核实了结果。这次会议之后，奈美根研究小组、埃克塞特研究小组和Howmedica国际公司基于奈美根的髋臼临床结果、髋臼和股骨的实验室研究结果和埃克塞特使用Exeter假体在人体的结果共同开发了X-change髋关节翻修系统（Stryker Orthopaedic，Mahwah，NJ）。在1994年，我们与Howmedica的工程师Denis Pichon第一次在蒙彼利埃会面，对Tom Sloff和Jean Gardeniers设计的新型金属网进行了讨论和确定。其后，Denis经常造访奈美根，讨论了髋臼的打压器、不同大小的金属网、预先成形的不锈钢金属网，最终定型并工厂生产。这个时候，最初的能够制造大的骨颗粒的碎骨机的想法得以实施，我们与Pieter Spierings一道，第一台NovioMagus碎骨机最终设计并生产出来。这个时期还诞生了标准化的翻修技术，在埃克塞特Exeter假体理所应当地成为这一技术所使用的假体，在奈美根同样使用Exeter假体。1993年，在丹麦的哥本哈根Robin Ling、Graham Gie和Jean Gardeniers演示了打压植骨的技术细节和结果。后来，奈美根研究小组的Jean Gardeniers受邀在埃克塞特的伊丽莎白公主骨科医院Exeter髋关节学习班上演示了此项技术和结果。双方的这种密切的合作已经延续了14年，并对这项技术和假体的成功产生了积极的贡献。由于在国际杂志上发表了大量论著，并得到同行业者的肯定，打压植骨技术已经成为世界范围内最好的翻修技术之一。

在这期间，还有人介绍了对奈美根的打压植骨技术进行的不同的改变，如使用非骨水泥型假体、使用结构植骨或非常小的（小于3mm）的松质骨颗粒、使用金属模块等等。这些微小的改动都导致了失败，因为髋臼打压植骨技术的安全范围是非常小的。这一技术的关键因素是不能更改的：良好的包容、大尺寸新鲜深冻松质骨颗粒（最小8mm×8mm×8mm）以及使用髋臼打压器和锤子进行强有力的打压。

在过去的28年间这一技术在奈美根绝大部分都没有改变，唯一的变化是在打压后的植骨床上不再使用金属网。使用金属网这一想法是基于需要限制骨水泥和植骨床的接触，但是我们意识到这样并没有用处，我们在过去的15年间已经不再植骨床上使用金属网了，骨水泥甚至被挤压到打压的植骨床内部来提高界面和重建的稳定性。当然，在这28年间，技术本身还是有所改进的。在与Howmedica International密切合作过程中，现在是Stryker公司，髋臼的打压植骨在特定的标准化打压器、自攻螺钉和预成形金属网方面有所改进。

在外科手术和使用骨移植的历史中，当髋关节外科医生在全髋关节翻修中面对严重骨缺损时开始使用打压植骨技术，这一技术是基于先前的文献和同事们的想法，在手术过程中创造出来的解决问题的办法。在具有良好的临床结果的同时，为了理解这一重建方法获得成功的基础科学，开展了大量的实验室研究。

（李子剑　译）

参考文献

1. **van Leeuwenhoek A.** Microscopically observations about blood, milk bones, the brain, spittle, cuticula, sweat, fat and tears. *Philes Trans R Soc Lond 1674;9:121-31*
2. **van Meekeren J.** Heel- en geneeskundige aanmerkingen. *Amsterdam: Commelijn, 1668*

3. **Ollier L.** Traite experimental et clinique de la regeneration des os et de la production artificielles du tissue osseux. *Paris: Victor Masson et fils, 1867*

4. **Macewen W.** Observations concerning transplantation of bones. *Proc Soc Lond 1881;32:232-47*

5. **Curtis BF.** Cases of bone implantation and transplantation for cysts of tibia, osteomyelitic cavities and ununited fractures. *Am J Med Sc 1893;106:30-7*

6. **Barth A.** Ueber histologische Befunde nach Knochenimplantationen. *Arch Klin Chir 1893;46:409-17*

7. **Lexer E.** Die Verwendung der freien Knochenplastiek nebst Versuchen ueber Gelenkversteifung und Gelenktransplantationen. *Arch Klin Chir 1908;86:939-54*

8. **Axhausen G.** Arbeiten aus den Gebiet der Knochenpathologie und Knochenchirurgie. Kritische Bemerkungen und neue Beitrage zur freien Knochentransplantationen. *Arch Klin Chir 1911;94:241-81*

9. **Bush LF.** The use of homogenous bone grafts. A preliminary report on the bone bank. *J Bone Joint Surg [Am] 1947;29(3):620-8*

10. **Wilson PD.** Experience with the use of refrigerated homogenous bone. *J Bone Joint Surg [Br] 1951;33(3):301-15*

11. **Herndon CH, Chase SW.** The fate of massive autogenous and homogenous bone grafts including articular surfaces. *Surg Gynecol Obstet 1954;98(3):273-90*

12. **Burwell RG, Gowland G.** Studies in the transplantation of bone, III. The immune response of lymph nodes draining components of fresh homologous cancellous and homologous bone treated by different methods. *J Bone Joint Surg [Br] 1962;44(1):131-48*

13. **Campbell CJ, Brower T, MacFadden DG, Payne EB, Doherty J.** Experimental study of the fate of bone grafts. *J Bone Joint Surg [Am] 1953;35(2):332-46*

14. **Urist MR.** Bone: Formation by autoinduction. *Science 1965;150(698):893-9*

15. **Goldberg VM, Stevenson S.** Natural history of autografts and allografts. *Clin Orthop Relat Res 1987;225:7-16*

16. **Stevenson S, XQ Li, Martin B.** The fate of cancellous and cortical bone after transplantation of fresh and frozen tissue-antigen-matched and mismatched osteochondral allografts in dogs. *J Bone Joint Surg [Am] 1991;73(8):1143-56*

17. **Enneking WF, Mindell ER.** Observations on massive retrieved human allografts. *J Bone Joint Surg [Am] 1991;73(8):1123-42*

18. **Hastings DE, Parker SM.** Protrusio acetabuli in rheumatoid arthritis. *Clin Orthop Relat Res 1975;108:76-84*

19. **Harris WH, Crothers O, Oh I.** Total hip replacement and femoral head bone grafting for severe acetabular deficiency in adults. *J Bone Joint Surg [Am] 1977;59(6):752-69*

20. **Jasty M, Harris WH.** Salvage total hip reconstruction in patients with major acetabular bone deficiency using structural femoral head allografts. *J Bone Joint Surg 1990;72B:63-8*

21. **Kwong LM, Jasty M, Harris WH.** High failure rate of bulk femoral head allografts in total hip acetabular reconstructions at 10 years. *J Arthroplasty 1993;8(4):341-6*

22. **Coventry MB.** Preparation of the acetabulum for total hip arthroplasty. In: The *Hip, Proceedings of the Sixth Open Scientific Meeting of The Hip Society. St Louis: The CV Mosby Company, 1978:113-23*

23. **McCollum DE, Nunley JA.** Bone grafting in acetabular protrusio: a biologic buttress. In: *The Hip, proceedings of the sixth open scientific meeting of The Hip Society.* St Louis: The CV Mosby Company, 1978:124-49

24. **Marti RK, Besselaar PP.** Bone grafts in primary and secondary total hip replacement. In: Marti RK, ed. *Progress in Cemented Total Hip Surgery and Revision.* Amsterdam: Excerpta Medica, 1983:107-29

25. **Roffmann M, Silbermann M, Mendes DG.** Viability and osteogenicity of bone graft coated with methylmethacrylate cement. *Acta Orthop Scand 1982;53(4):513-9*

26. **Mendes DG, Roffmann M, Silbermann M.** Reconstruction of the acetabular wall with bone graft in arthroplasty of the hip. *Clin Orthop Relat Res 1984;186:29-37*

27. **Slooff TJJH, Huiskes R, van Horn JR, Lemmens AJ.** Bone grafting in total hip replacement for acetabular protrusion. *Acta Orthop Scand 1984;55(6):593-6*

6.2 髋臼打压植骨手术技术

A. Acharya, J. Bunn, A. J. Timperley

引言

髋臼假体的无菌性松动和固定良好的假体周围由于骨溶解造成的骨量丢失是髋关节翻修手术面临的一个主要挑战。髋臼打压植骨技术使重建髋关节的解剖和骨量成为可能，是髋关节翻修医生重要的手术方法（图 6.2-1）。

用金属网支撑后使用异体骨颗粒打压植骨的技术来处理髋臼骨缺损已经有超过 30 年的历史了，对于植骨生物学的理解已经发生了相当显著的进步。奈美根研究小组将这一技术进行了普及（参见 6.1 章节），并在动物模型上[1]证实了植骨良好的整合和再塑形，人体组织活检也支持了这种发现[2]。实验室和动物模型的研究优化了植骨的制备和手术的操作步骤，使得手术的临床结果更加地可以预见[3]。

髋臼打压植骨的手术指征

髋臼打压植骨手术的指征包括髋臼假体周围骨量丢失造成的疼痛和功能障碍，对于症状不明显而存在进行性骨量丢失的患者也是手术指征，打压植骨还用于感染后的二期重建[4]，而在存在骨缺损的髋臼内陷、髋关节发育不良和创伤后的初次髋关节置换中，也是打压植骨的手术指征。

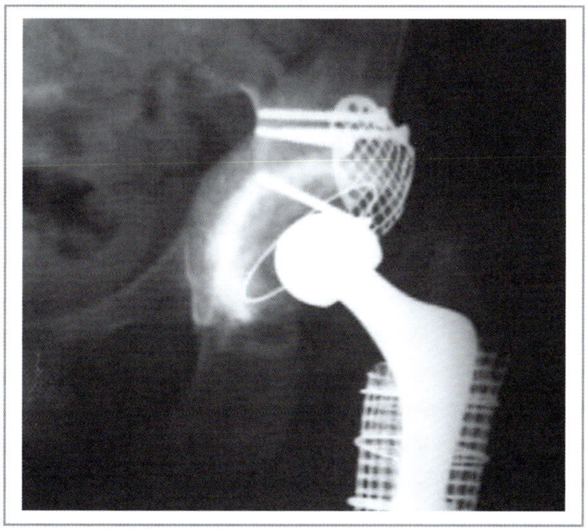

图 6.2-1 髋臼缘金属网支撑髋臼打压植骨术后 7 年 X 线片

术前计划

在开始着手准备翻修手术之前，一定要为患者进行详细的病史采集和体格检查，翻修手术特殊的手术指征在 4.3 章节有所讨论。通常需要把患者术前的 X 线片和既往的 X 线片进行比较，确定髋臼骨溶解和骨缺损的全部范围。骨盆的正侧位 X 线片是必需的，Judet 位片也有帮助。有的时候骨盆 CT 扫描会提供有用的信息，特别是骨盆有不连续可能的时候。骨缺损的位置和大小、假体的情况（包括骨水泥的情况）和任何解剖上的异常都要留意，为手术做好充分的准备，如需要股骨头的数量、是否需要髋臼内壁和边缘的金属网。如果骨缺损比预期的更为广泛，还要考虑其他的重建手段，如结构植骨、小梁金属、加强环和钢板等等。术前要有足够应对关于骨缺损的最糟糕情况的计划，只有在各种固定办法所需的材料完全就位而且医生团队对手术技术非常有经验的情况下才鼓励处理严重的髋臼缺损。

髋臼打压植骨的目的是获得一个稳定的解剖位置的髋臼杯，同时恢复骨量。为了达到这个目的需要使用合适的髋臼缘支撑金属网将节段性的缺损转化为腔隙性缺损（图 6.2-2），然后用打压的骨颗粒来填充腔隙性缺损，再用骨水泥固定髋臼杯。

手术步骤

髋臼的显露

翻修手术建议采用延长的后侧入路，能够较

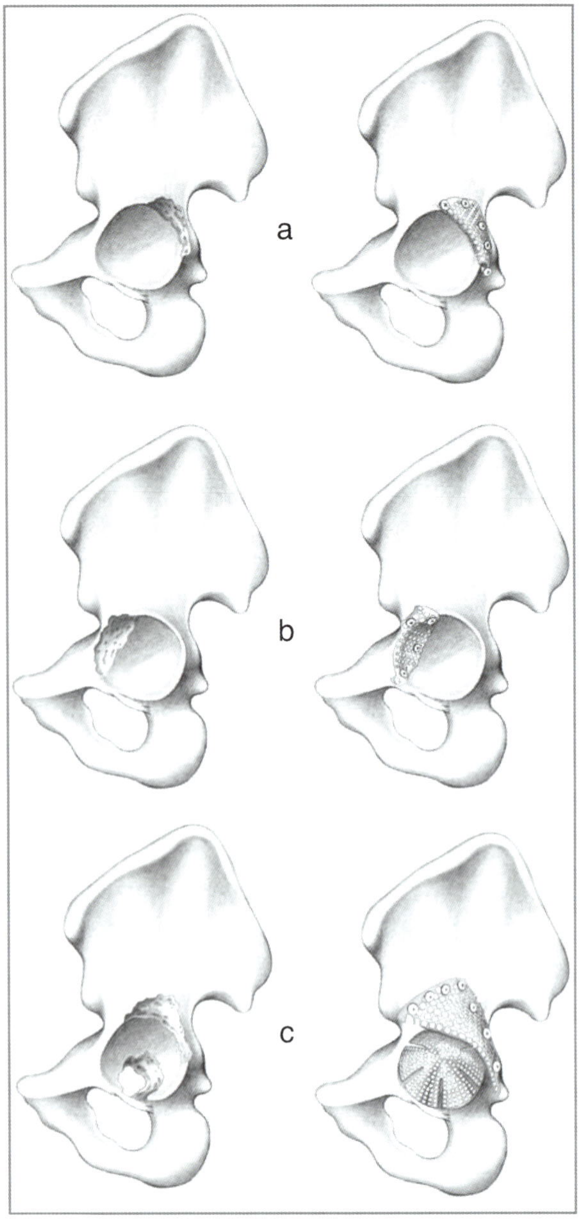

图 6.2-2 (a) 使用小号的髋臼缘金属网来处理髋臼边缘的小缺损；(b) 使用前壁金属网来处理前壁缺损；(c) 用大的髋臼缘金属网来覆盖侧缘大的节段性缺损，用内壁金属网来覆盖内壁的缺损

为容易地到达髋臼后壁，需要的话可以用钢板来固定后柱。需要辨认坐骨神经，并予以保护。

切开后要进行髋关节穿刺，将穿刺液送检革兰氏染色。一层或两层切开外旋肌群和关节囊，悬吊以备修复。股骨近端要充分游离，为髋臼重建获得充分的显露，如果显露可能，可能需要松解股方肌、臀大肌和髂腰肌的腱性止点。小心地将髋关节脱位，避免对股骨施加暴力。随着髋关节的脱位，为了避免在股骨内旋过程中加重髋臼前壁的损伤，要小心地将前关节囊从股骨止点剥离开。通常需要先取出股骨假体来提高对髋臼的显露，但如果髋臼前壁完整的话，可以在髋臼的前上方做出一个“袋子”来容纳股骨假体的头和颈。在重建髋臼的过程中，髓腔内的骨水泥，即便是松动的骨水泥，也能更好地保护股骨的骨量。股骨骨水泥壳要用纱布绷带松松地填上，避免碎屑的进入。

和初次手术一样，要小心地放置髋臼拉钩，由于髋臼壁可能很薄了，必须特别地小心。横韧带总是能够看到的，其可能是在翻修时确定臼杯位置的唯一标志了（图 6.2-3）。切除髋臼周围的瘢痕组织，按照 4.3 章节所描述的取出髋臼的假体和所有的骨水泥，用环形刮匙、Charnley 刮勺或髋臼锉彻底地清理伪膜。刚开始挫的时候，避免不必要的骨量损失。多点的组织标本送检培养。冲洗骨面，对骨缺损的范围进行记录。如果是翻修非骨水泥假体，应该使用特定的取出器械，如 Zimmer 公司的 Explant System，能够尽可能地减少骨量的额外损失。通常还会遇到在稳定的金属臼杯背侧有大块的骨溶解，但经常是通过很小的面积实现的固定，要设法保留髋臼壁。

对于复杂的初次髋关节置换需要髋臼打压植骨时，延长手术入路是有必要的。

髋臼的准备

要仔细地检视髋臼有无内壁或其他的节段性缺损，要对是否进行打压植骨翻修做出决策。以髋臼横韧带为标志，将髋臼试体放在正常解

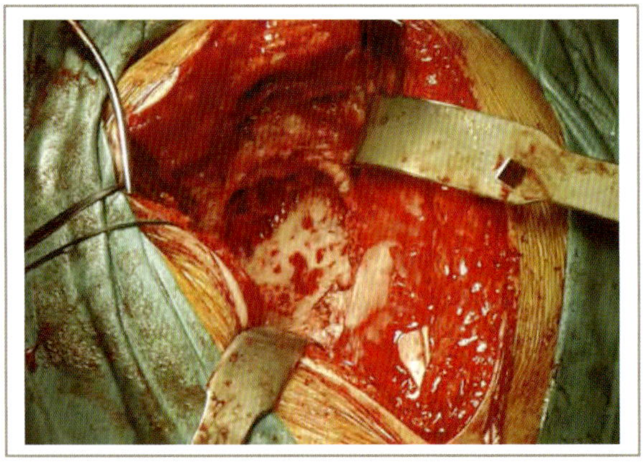

图 6.2-3 通过一个延长的手术入路可以清楚地辨别解剖标志

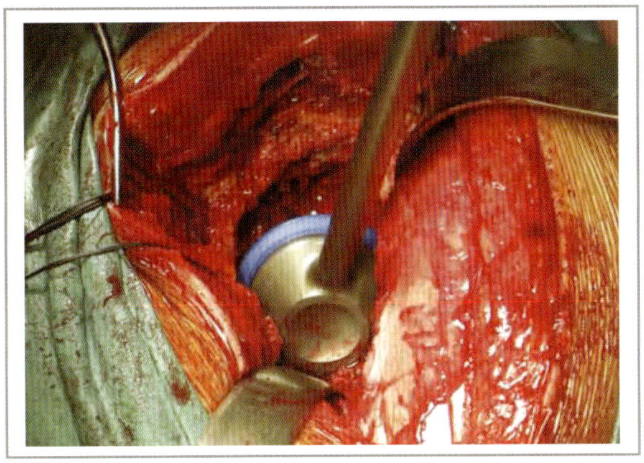

图 6.2-4 将髋臼试体用持器进行准确定位后对骨缺损进行评估

剖位置上（图 6.2-4），这样就可以估计骨缺损的程度和需要的植骨量。采用打压植的骨必须完全包容，用宿主骨或金属网进行支撑。在对髋臼的一周进行评估之后，要按步骤对缺损进行关闭。

髋臼缘的缺损

髋臼外上缘 10 点到 2 点之间是缺损最常见的部位，这样的节段性缺损最好是用髋臼外上缘的金属网放在髂骨的外表面进行关闭。

金属网一般需要塑形，可以用稍大一号的打压器放在合适的位置对金属网进行塑形（图 6.2-5），如果忽略了这个技术细节而将金属网放置得太靠近端的情况并不少见，而为臼杯和植骨留下的空间过小。当打压完成后，需要将臼杯用骨水泥固定在包含有植骨颗粒的完整半球形骨床上。

髋臼缘的金属网在髂骨翼上完全依靠螺钉固定来提供稳定性，因此螺钉要双皮质固定、间隔大约 1cm，在金属网前、后角的螺钉是最重要的（图 6.2-6），螺钉可以通过腔隙性缺损，数量上至少要有 5 枚。如果是一个髋臼前壁的缺损，可以把金属网放在髋臼的内表面，在缺损的上下缘用螺钉固定。

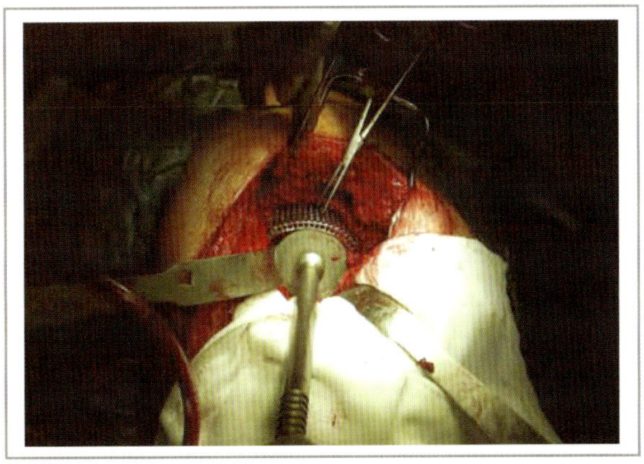

图 6.2-5 预弯的髋臼缘金属网用打压器来维持位置，螺钉固定

髋臼内壁缺损

经常会遇到髋臼内壁的缺损，可以用大小不等的内壁金属网修剪合适后覆盖在缺损上进行关闭（图 6.2-7），有的时候需要 2～3 枚螺钉来将金属网固定在合适的位置上。在使用金属网之前可以在髋臼内壁或缺损处铺一层植骨，再固定金属网重建内壁。尽可能多地保留宿主骨床不被金属网覆盖，但又要使修剪后的金属网在打压过程中不至于陷入骨盆内。如果是一个巨大的髋臼内壁缺损，髋臼杯和金属网可以通过缺损陷入骨盆的，需要考虑使用加强环再结合打压植骨。

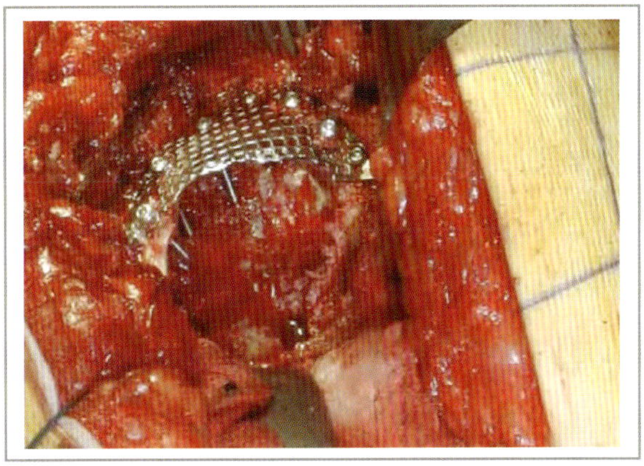

图 6.2-6 用双皮质螺钉固定髋臼缘金属网，在金属网的前、后角用螺钉牢固地固定非常重要

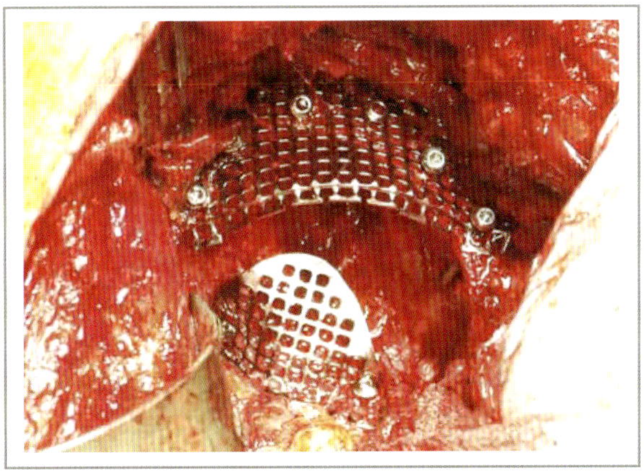

图 6.2-7 用髋臼内壁金属网和髋臼缘金属网将髋臼的骨缺损转化为包容性缺损

前面所提到的缺损类型通常不会单独出现，因此需要将不同的金属网结合使用来关闭缺损。要考虑到每一种缺损各自的特点，优化金属网的结合使用来包容缺损，最大限度地降低金属网失败的风险。

对于巨大的骨缺损或者髋臼不连续，不能够单独依靠金属网和螺钉来作为支撑。累及大部分前壁、侧壁和后壁的巨大缺损重建起来十分困难，当处理巨大的节段性骨缺损时，无论采用何种重建方法，其报道的结果都相对要差一些，这一规律同样适用于打压植骨技术（参见6.3章节）。这种情况下打压植骨结合使用加强环还可以用上髋臼钢板固定是明智的。在某些病例，楔形小梁金属模块是有用的选择。

植骨颗粒的制备

复杂的初次置换时，可以将切下来的股骨头作为自体植骨材料，但在翻修手术则建议使用清洗过的、新鲜深冻的同种异体股骨头作为打压植骨材料。要用反式股骨头磨锉或咬骨钳将所有的软骨和软组织去掉，接下来用碎骨机或咬骨钳来制作骨颗粒（图6.2-8）。颗粒的尺寸非常重要，应该是8～10mm^3。在较大的缺损要使用咬骨钳制作的大粒的松质骨颗粒，如果使用含有软骨和皮质骨的小颗粒，则会影响重建的抗扭转的稳定性，增加失败的风险。大颗粒为主再混合少量小颗粒的混合物能够提供良好的稳定性[5]。如果既往有髋关节感染的病史，可以在每个股骨头的骨颗粒里加入1g的万古霉素粉末[6]。髋臼重建时，至少要准备2个股骨头，对于非常大的缺损还需要更多。在对植骨量估计不足时，可以将羟基磷灰石或三钙磷酸盐与异体骨等比例混合使用。

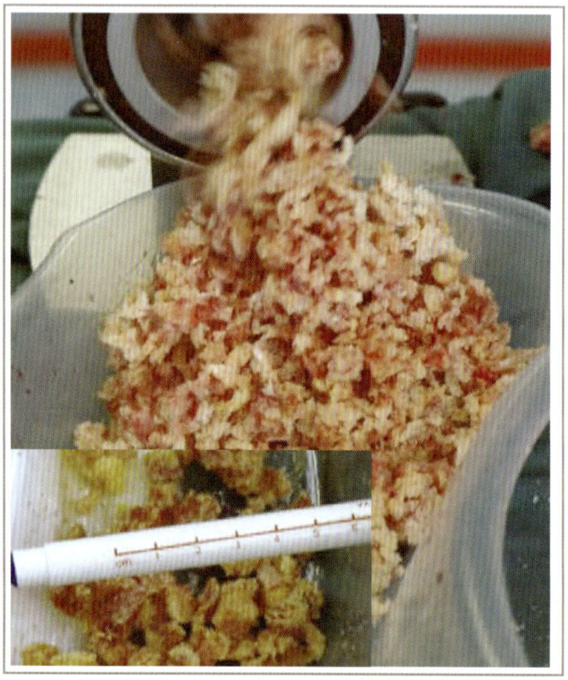

图6.2-8 碎骨机可以用来制作较大的颗粒，对于巨大的骨缺损，要用咬骨钳来制作8～10mm^3的大颗粒，与碎骨机制作的颗粒骨混合使用

髋臼重建

可以用2.5mm的钻头在骨床上钻孔数个来粗糙化骨床表面，同时增强硬化骨区域血管长入的能力。

用松质骨颗粒将髋臼填紧，第一层松质骨要放在髋臼内壁金属网上，然后再填充边缘的缺损、小的空洞和浅坑。用小号的打压器将这些部位进行坚强地填充（图6.2-9）。逐层地添加颗粒骨并用打压器反复打压，即可将髋臼重塑成理想的大小和形状。

打压要从小号的打压器开始，逐渐增加，直到重塑出合适大小的髋臼窝。打压过程中要用锤子进行强有力的打压才能重塑髋臼（图6.2-10）。最后使用的打压器要比将要使用的髋臼杯外径大至少4～6mm。

要使用足够的颗粒骨小心地进行髋臼解剖的重建，直到重建达到了髋臼横韧带水平。一

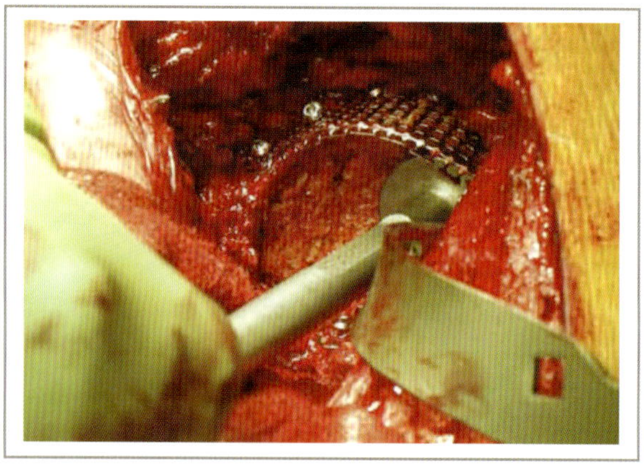

图6.2-9 用小号的打压器或徒手工具首先填充缺损的顶部、骨溶解的小洞和臼缘缺损的下方

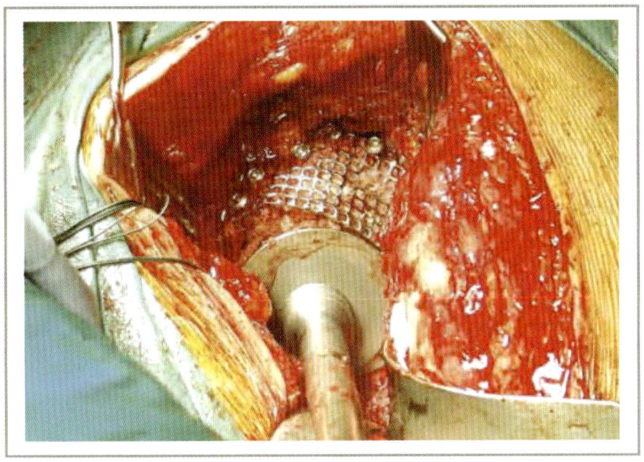

图 6.2-10 要用锤子对打压器进行强有力的打压，使颗粒骨能够紧密地结合

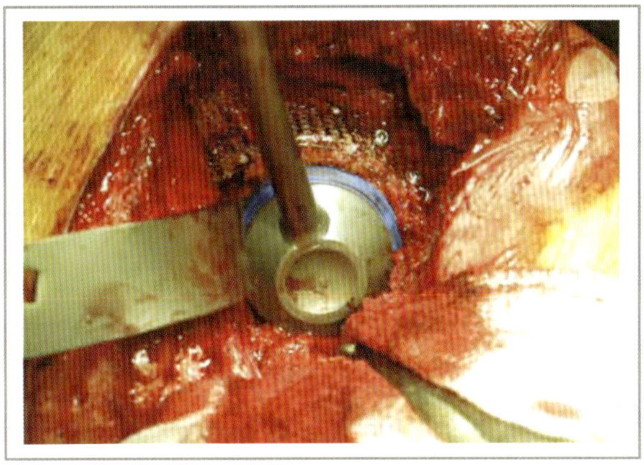

图 6.2-12 用试体臼杯来模拟髋臼的植入位置

旦植骨的下缘达到了正确的水平，要用半月形和边缘打压器完成边缘的打压（参见 3.1 章节，图 3.1-13、图 3.1-14）。将最后用的打压器维持在原位并对骨床施加压力，把大的颗粒骨放在打压器的边缘、髋臼缘或金属网的下方，用边缘打压器对这些颗粒骨进行打压，直到不能再添加骨头为止。打压植骨层至少要有 5mm 厚，打压完成后压紧的骨床应该感觉上像皮质骨一样结实（图 6.2-11）。放入髋臼试体，检查髋臼杯预计放置的位置（图 6.2-12）。在埃克塞特我们常规使用带翼的骨水泥髋臼杯，因为带翼的髋臼杯在使用中能够保持更高的压力。将翼修剪成适合重建髋臼口的形状。

骨水泥固定髋臼杯

在准备使用骨水泥之前用干纱布团或浸有过氧化氢的纱布团来清洁骨床，取出纱布团后打入骨水泥，并加压将骨水泥挤入髋臼，和初次置换一样维持压力。接下来植入合适尺寸的带翼的全聚乙烯髋臼杯，维持髋臼杯的位置并保持对其的压力，直到骨水泥聚合（图 13）。

术后处理

术后第一天患者即可开始常规活动，植骨在术中的稳定性必须要达到患者术后可以立即负重。虽然以前都要求患者在术后 12 周内仅做部分负重，但现在已经不遵从这一规则了。植骨的整合以及重新塑形意味着在这一时间段之后重建其实是更为薄弱的，这些还都存在着争议。因此，患者在术后 6 周的时候接受 X 线检查，如果没有意外情况，我们鼓励患者逐渐增加负重，到 3 个月的时候完全恢复。

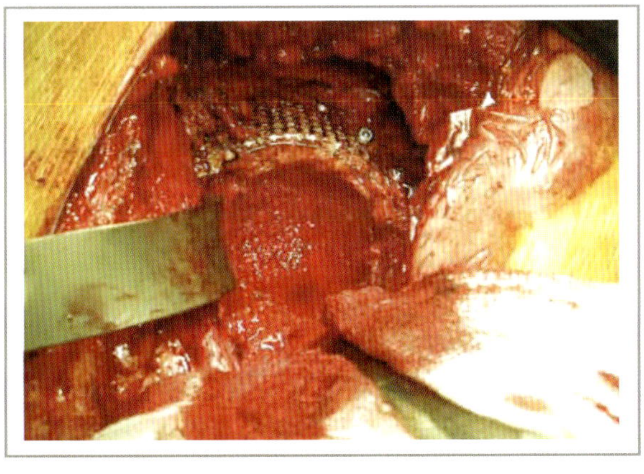

图 6.2-11 打压植骨完成后骨床的外观，感觉上应该像皮质骨一样

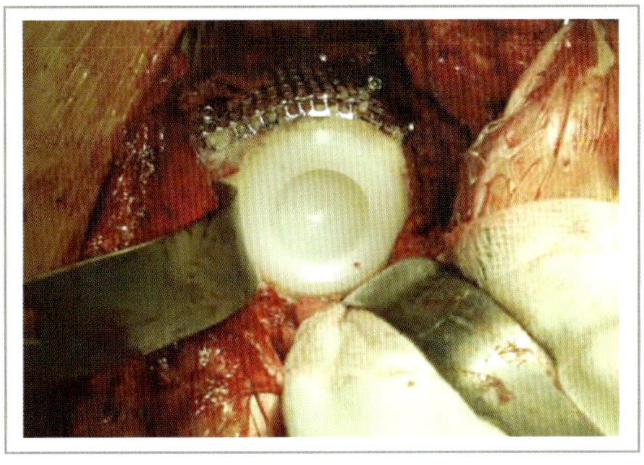

图 6.2-13 植入髋臼杯的最终外观

总结

对于髋臼腔隙性或腔隙性结合节段性骨缺损，打压植骨技术能够重建髋关节的生物力学，同时能够提供长期的固定以及骨盆骨量的恢复。其长期结果是令人鼓舞的（参见 6.3 章节），不管因为任何原因需要再次手术时，总会发现关节有骨量的恢复。在打压植骨过程中最常见的手术错误第一是打压得不够紧密，第二是在髋臼内侧植骨过多而造成的髋臼过度外移，随着向髋臼腔内逐渐添加骨颗粒，要将其向外侧放置，避免髋臼内壁过厚。

（李子剑　译）

参考文献

1. **Schimmel JW, Buma P, Versleyen D, Huiskes R, Slooff TJ.** Acetabular reconstruction with impacted morselized cancellous allografts in cemented hip arthroplasty: a histological and biomechanical study on the goat. *J Arthroplasty 1998;13(4):438-48*
2. **van der Donk S, Buma P, Slooff TJ, Gardeniers JW, Schreurs BW.** Incorporation of morselized bone grafts: a study of 24 acetabular biopsy specimens. *Clin Orthop Relat Res 2002;396:131-41*
3. **Bolder SB, Verdonschot N, Schreurs BW.** Technical factors affecting cup stability in bone impaction grafting. *Proc Inst Mech Eng [H] 2007;221(1):81-6*
4. **English H, Timperley AJ, Dunlop D, Gie G.** Impaction grafting of the femur in two-stage revision for infected total hip replacement. *J Bone Joint Surg [Br] 2002;84(5):700-5*
5. **Arts JJ, Verdonschot N, Buma P, Schreurs BW.** Larger bone graft size and washing of bone grafts prior to impaction enhances the initial stability of cemented cups: experiments using a synthetic acetabular model. *Acta Orthop 2006;77(2):227-33*
6. **Bolder SB, Schreurs BW, Verdonschot N, van Unen JM, Gardeniers JW, Slooff TJ.** Particle size of bone graft and method of impaction affect initial stability of cemented cups: human cadaveric and synthetic pelvic specimen studies. *Acta Orthop Scand 2003;74(6):652-7*
7. **Buttaro MA, Pusso R, Piccaluga F.** Vancomycin-supplemented impacted bone allografts in infected hip arthroplasty. Two-stage revision results. *J Bone Joint Surg [Br] 2005;87(3):314-9*

6.3 髋臼打压植骨的临床结果

M. Rigby, S. L. Whitehouse, A. J. Timperley

引言

在荷兰，奈美根治疗团队已经将髋臼打压植骨术广泛地应用于患有髋臼内陷症的患者（参见 6.1 章节）[1]。该治疗组对 62 例使用同种异体骨进行髋臼修复的患者进行了追踪随访[2]，平均随访时间是 16.5 年，发现在术后第 10 年的时候，用 Kaplan-Meier 存活率曲线进行分析时，髋臼杯在以任何原因导致翻修术为随访终点时的存活率为 93%，而以无菌性松动为随访终点时的存活率为 96%，到了术后 15 年，这两项数值分别降到了 79% 和 84%。随着时间的延长，随访的结果逐渐恶化，当然这也是可以预见到的，但是打压植骨术与其他修复重建技术相比，其独特的优势在于术后保留了较多的活体骨组织，这样就为将来可能的再次手术提供了便利。其他一些学者，也在各自的短期随访研究中纷纷肯定了这种术式的疗效[3-5]。然而在最近，Van Haaren[6] 则提出了该技术在用于髋臼骨缺陷比较严重的患者时，术后存在很高的失败率，这种有明显髋臼骨缺损的病例，在奈美根治疗团队的早期研究报道中并不是太多。直到目前，该术式的具体手术指征和限制性还不十分明确。此外，对于严重节段性髋臼骨缺损的患者，究竟使用哪一种术式及器械来进行重建最为合适，也没有定论。

在埃克塞特，我们从 20 世纪 80 年代末就开始进行髋臼打压植骨术。我们在 Slooff[1] 所最初描述的基础上，改良了手术的操作，以便在严重节段性髋臼骨缺损的患者中可以使用颗粒骨组织。到了 1995 年，专为重建节段性骨缺损而设计的不锈钢金属网被引入了临床。随后，髋臼加强环和加强板也逐步面市，这两种材料与打压的移植骨共同使用，有力地加强了移植骨在髋臼内的稳定性，弥补了单纯用金属网支撑不够牢固的缺点。

我们报道了我们在以上这些技术条件下进行髋臼打压植骨术的情况，我们的目的，是要明确各类髋臼植骨重建技术的局限性，以及一些重要的可能会影响到手术预后的外科因素。

材料和方法

在此次前瞻性的研究中，所研究的对象为 1995 年 7 月至 1999 年 7 月在埃克塞特接受髋臼颗粒打压植骨术的患者。之所以选择这个时间段，一方面是因为由 Stryker Howmedica 公司所制造的 X-Change 髋臼仪器及髋臼重建金属网（图 6.3-1）从那时起才上市使用，另一方面也是为了保证最少 4 年的术后随访时间。

研究中所收集的临床数据包括：Charnley 分类表[7]，改良 Charnley 和 d' Aubigne 评分[7]，Oxford 髋关节评分[8]（引荐 Murray[9] 的方法，从最低 0 分到最高 48 分）以及 Harris 髋关节疼痛及功能评分[10]。手术前后的这些数据结果都记录在案。

总共有 339 名接受打压植骨的患者被纳入

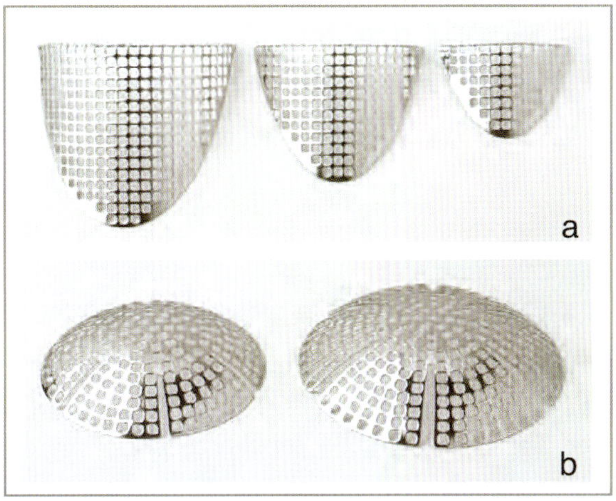

图 6.3-1 髋臼边缘型金属网（a），髋臼中央型金属网（b）

了研究。其中大部分患者都是首次接受髋关节修复术（202名），46名是第二次手术，9名为第三次手术，4名是第四次手术，此外有44名患者接受初次关节置换术，还有34名是由于关节感染而进行的二期翻修术。这些患者在接受手术时的平均年龄为71岁（23～96岁），其中218名（64%）女性，121名男性。

对这些患者的平均随访时间是6.1年（4.3～8.4年），期间无随访丢失。根据Charnley分类，有101名患者属于A类，154名患者属于B类，82名患者属于C类，另有2名患者未进行Charnley分类的评估。此研究中所行的手术是由多名外科医生进行的，其中217名患者由顾问医生执刀，119名患者由主治医生执刀，3名患者由专科医生执刀。

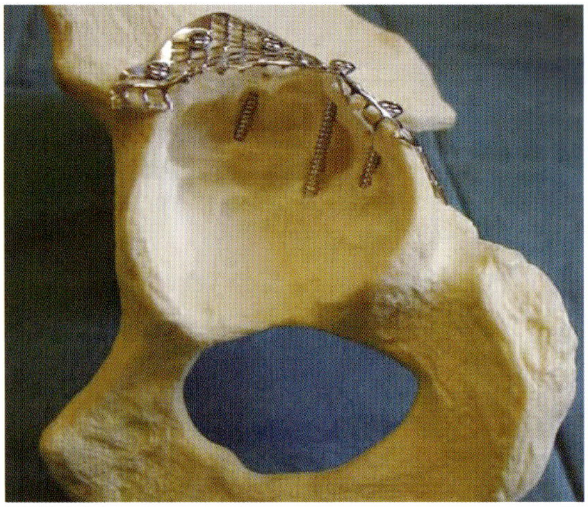

图 6.3-2　使用双皮质螺钉固定后的边缘型金属网（该髋臼图片经 T. Lamberton© 许可后刊登）

手术方法

在研究中，所使用的重建手段、术中所见、移植骨的准备和消毒方法等均一一记录在案。在手术中，清除患者髋臼内所有的骨质增生碎片及骨膜组织，然后对其进行钻磨，准备一个点状出血的骨面以用于之后的打压植骨。此举旨在争取使髋臼处的骨缺损具备包容性，这样将有利于对其进行颗粒移植骨的填充。手术的目的是使臼杯假体在重建的髋臼内得到移植骨的支撑，从而将髋关节的旋转中心恢复至正常的解剖位置。

在完成髋臼表面的清理后，接下来评判骨缺损的情况及缺损的大小。中部髋臼骨缺损使用中央型金属网加固，而边缘性骨缺损则使用边缘型金属网，并在股骨颈前倾位以双皮质螺钉进行固定，螺钉间距不超过1cm（图6.3-2）。这些方法通常在混合性骨缺损手术中进行联合使用（图6.3-3）。其局限性目前还不得而知，在一些大面积的骨缺损时需要用更多不同的金属网来进行加固。

在一些不能用金属网来进行重建的病例中，比如髋臼前后柱缺损过大、周围骨质过脆或是缺损面积过广而无法使用螺钉来固定金属网的病例，我们就用Kerboull-Postel（K-P）内固定板（Howmedica，Herouville，France）或Burch-Schneider内固定罩（Sulzer Medica，Switzerland）来达到手术的目的（图6.3-4）。

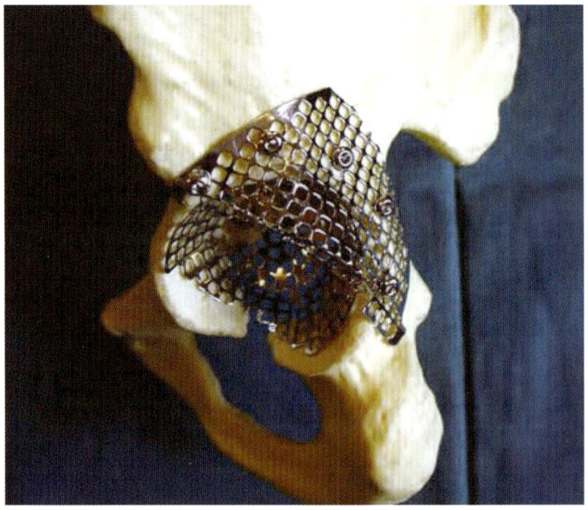

图 6.3-3　边缘型和中央型金属网联合使用

对于一些单纯的髋臼腔隙性骨缺损，或者是能够使用金属网来对髋臼进行重建的病例，使用标准打压技术就可以了。在最终打压植骨时，选择能与重建出的髋臼完美贴合的最大号的半球型X-change打压器，然后将移植的颗粒状骨组织填塞到髋臼内，经过数次加压使其得到固定。

在一开始，我们使用尺寸相对小一些的打压器，确保髋臼内的所有骨面和腔隙都能得到完全挤压（图6.3-5）。然后，再用最大号的打压器对整个髋臼进行完整加压（图6.3-6），并逐步填入移植的骨块，用周围型的打压器对髋臼边缘的骨组织进行处理，以使这些部位尽可能地被压紧。经过以上这些操作后，髋臼腔的内壁将变得很结实，其表面将能够抵抗术后可能

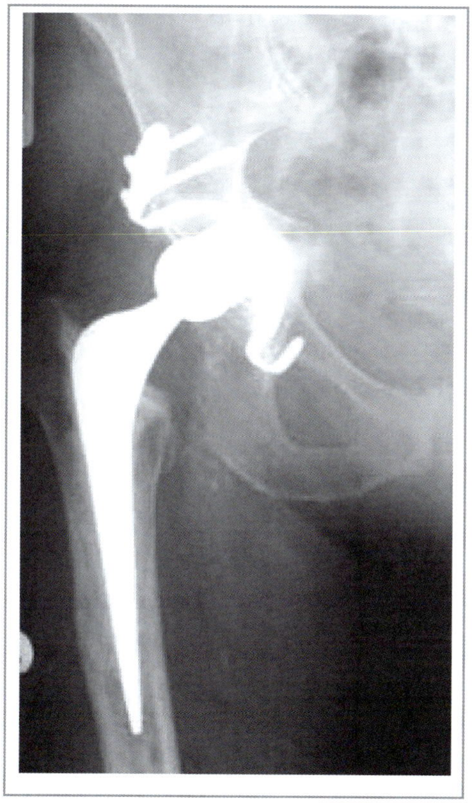

图 6.3-4 X 线片下的 K-P 固定板

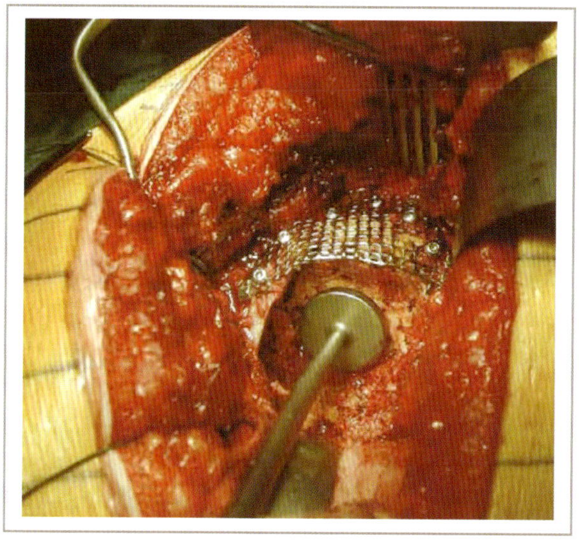

图 6.3-5 被移植骨填塞的髋臼腔隙

会发生的任何磨损，甚至能变得像皮质骨一样坚固。接下来，对重建后的髋臼进行高压罐洗，在此时需使用滤网以防止灌洗过程中植入骨遭到损坏。最后用过氧化氢棉棒将内部吸干，用 Exeter 髋臼骨水泥加压器（Stryker Orthopedics，Mahwah，NJ）注入骨水泥，将髋臼假体插入，固定在前倾位。

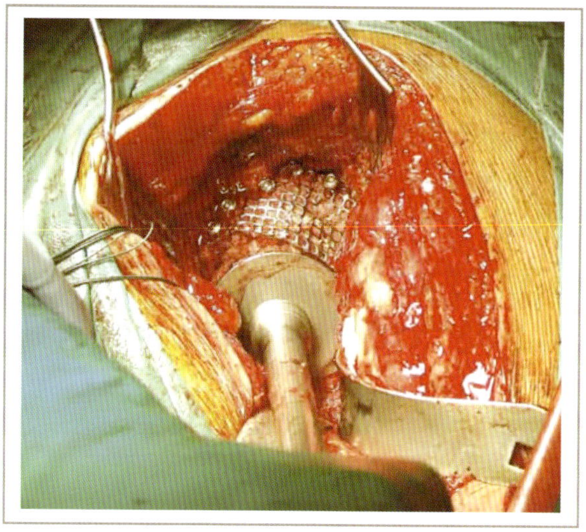

图 6.3-6 大号髋臼打压器

当需要使用固定板或固定罩的时候，这些金属材料会被放置在移植骨床上。其中，在髋臼固定罩的下方有个突缘，放置时，常常将其对合在坐骨上一个事先成形的骨槽上（图 6.3-7），而 K-P 固定板则与之相反，其下方的钩子被放置在“泪滴”的底部以起到固定的作用。如果是两种加固装置一起使用，那么可以用一些螺钉在上面和旁边的凸缘处将之与髂骨进行固定。如果此时在固定罩的顶部没有宿主骨的支撑，那么需要填入移植骨块来充当支撑物。最后在准备好的髋臼里加压并注入骨水泥，插入聚乙烯髋臼假体。

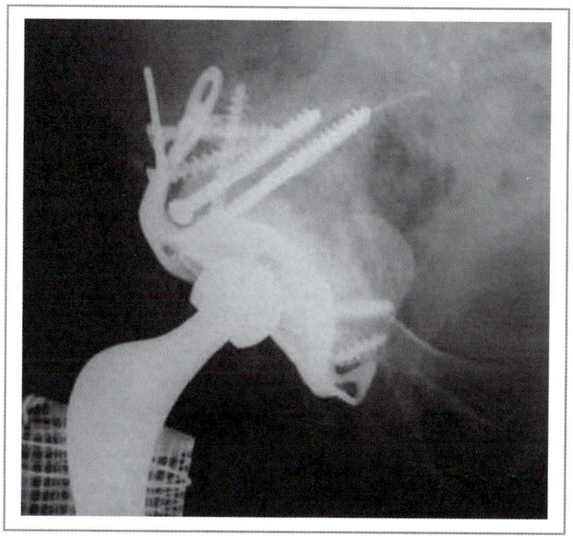

图 6.3-7 X 线片中，具有下方突缘的髋臼固定罩嵌入事先成形的坐骨骨槽里

所使用移植骨的种类

随着技术的进步和经验的积累，在本研究中，作者主要使用了大尺寸的移植骨片，并联合使用了一些荷兰 Noviomagnus 骨搅碎机（Spierings，Nijmegen，Netherlands）所制作的不同尺寸的颗粒碎骨（体积主要在 8～10mm³，见图 6.3-8）。其中，所使用的大部分移植骨为来自于当地骨库（表 6.3-1）的新鲜冷冻的股骨头骨。同时，也有一些病例，使用的是经过了巴氏消毒（Marburg Bone Bank System，Pruss，Biologicals 2003）或辐照灭菌处理的移植骨。还有另外一些病例使用了人工骨扩张器。

影像学检查

我们将患者术前的影像学检查数字化，并进行了评估。将骨缺损按照 Paprosky 等级[11]进行了分类，但有一些初次接受髋关节成形术的患者不能用此系统进行分类，于是这部分患者被记录为“髋臼发育不良”或是“髋臼内陷”。在这些患者中，有 10 例为 Paprosky Ⅰ级缺损，205 例为 Paprosky Ⅱ级缺损，103 例为 Paprosky Ⅲ级缺损，并有 3 例为骨盆中断性缺损（表 6.3-2）。由此数据表明，大部分患者的 Paprosky 分级都比较严重。表 6.3-3 对重建的方式进行了归纳，大部分患者都需要金属物的协助以重建髋臼。

在电脑上使用 Orthographics 程序（Orthochart™，Ortho-Graphics Inc.，807E S Temple，Suite 100，Salt Lake，UT84102）对术后的影像学结果进行评估。将术后即刻、术后 2 年以及直至最近的影像结果，进行缩放和分析。此外，还测量计算了髋臼假体的位置及外展角度，移位及倾斜的角度。其中，由“内泪滴”连线及下闭孔连线来测量倾斜的角度。在髋臼 DeLee Charnley 1、2、3 区[12]中，对缩放的图像使用数字分析，以测量这几个区域的移植体厚度。

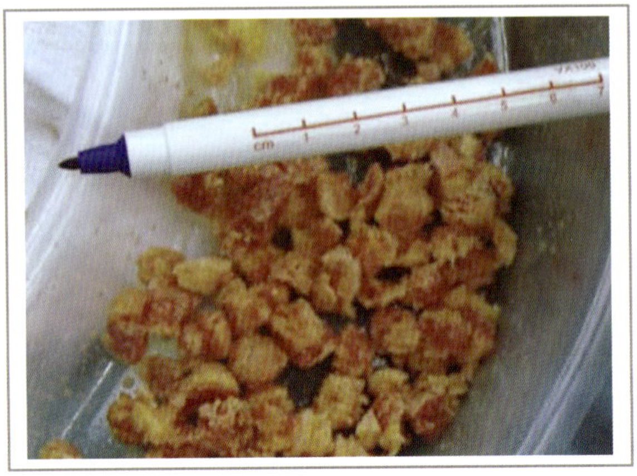

图 6.3-8 8～10mm³ 的骨颗粒

表 6.3-1 使用的移植骨种类

新鲜/冰冻	134
巴氏消毒灭菌	80
辐照灭菌	40
新鲜/巴氏消毒灭菌混合	19
新鲜/人工扩张骨	9
新鲜/辐照消毒	5
巴氏消毒灭菌/人工扩张骨	15
巴氏消毒灭菌/辐照灭菌	5
新鲜/巴氏消毒灭菌/辐照灭菌混合	1
不明种类	31
总计	**339**

表 6.3-2 髋臼缺损的 Paprosky 分类

Paprosky 分类Ⅰ级缺损	10
Paprosky 分类Ⅱ级缺损 A	71
Paprosky 分类Ⅱ级缺损 B	90
Paprosky 分类Ⅱ级缺损 C	44
Paprosky 分类Ⅲ级缺损 A	55
Paprosky 分类Ⅲ级缺损 B	48
骨盆中断性缺损	3
髋臼内陷	13
髋臼发育不良	5

表 6.3-3 重建的方法

仅打压植骨	89
中央金属网	48
边缘金属网	118
中央及边缘金属网	19
K-P 固定板	53
固定环或固定罩	12

结果的计算和失败的标准

利用 Kaplan Meier 方法[13]来生成本次研究的存活率曲线及 95%CI，其中在风险区间内至少要包含 40 个病例[14]。影像学的分析显示某些患者会出现异常的表现，于是，我们定义的“影像学失败”为：假体移位超过 5mm，成角移位超过 5°或者是手术 2 年后假体仍在发生进行性的改变。也有一些患者虽然被标注为“影像学失败”，但是他们的髋关节功能正常，关节评分也很好，且移位或成角未再进一步的发展。

用统计学卡方检验或者 Fisher's 精确检验对比频数，同时计算出均数和数据范围。临床评分的变量用非参数数据的 Wilcoxon 检验法进行计算。

结果

在这 339 例患者中，有 3 例在围术期死亡（原因分别为心肌梗死、卒中和肺栓塞）。这个研究组内死亡的患者至今已有 88 名。表 6.3-4 列出了临床并发症发生的情况。有 6 名患者出现神经损伤（2 例股骨神经，4 例坐骨神经），但后来有 2 例痊愈。有 15 名患者出现深度感染，其中 8 名为新发感染（8/305，2.6%），7 名为二次翻修术后的复发性感染（7/34，20.6%）。

表 6.3-4 临床并发症

脑血管意外	2
肺栓塞	2
深静脉栓塞	2
心肌梗死	2
C. difficile 菌群感染	3

有 13 名患者（3.8%）出现关节脱位，其中 4 名发展为习惯性脱位，2 名需进行翻修手术。

二次手术

共有 32 名患者接受了二次手术。原因分别为：7 名患者因为假体感染，15 名患者因为髋臼假体的无菌性松动（15/339，4.4%），2 名患者因为假体脱位，8 名患者因为术后的股骨假体并发症（其中 6 名为假体断裂，1 名为松动，1 名为股骨粗隆金属丝移位）。就移植假体而言，在以任何原因导致二次手术为随访终点的 5.8 年存活率是 89.1%（95% CI：83.2%～95.0%）（图 6.3-9），其中有 40 例处在风险区间内。

在因无菌性髋臼假体松动而需要进行二次手术的病例组中，有 9 例因为大型边缘型金属网修补失败（此术式共 60 例，9/60，15%），2 例是因为 K-P 固定板断裂（此术式共 53 例，2/53，3.8%）（图 6.3-10）并发生明显的移位，2

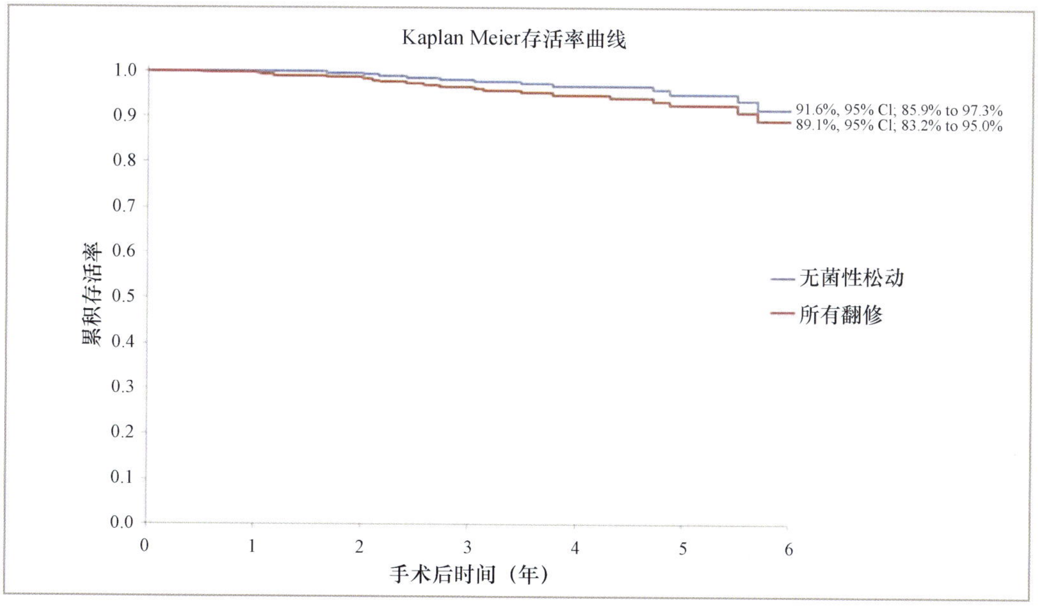

图 6.3-9 Kaplan-Meier 存活率曲线

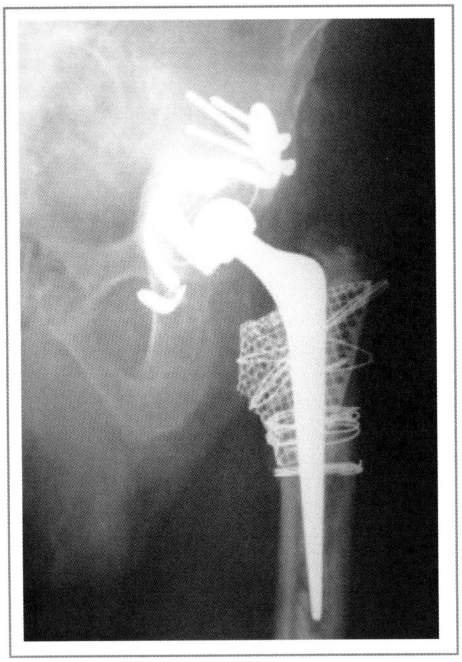

图 6.3-10 X线片显示 K-P 固定板断裂

例因为固定罩移位（此术式共 12 例，2/12，16.7%），1例因为中央型金属网修补失败（此术式共 48 例，1/48，2.1%），还有 1 例是因为单纯打压植骨术失败（此术式共 89 例，1/89，0.01%）。以上这些病例均进行了翻修。就总体而言，在以无菌性臼杯松动而导致翻修为随访终点的 5.8 年存活率是 91.6%（95% CI：85.9%～97.3%）（见图 6.3-9）。

影像学结果

平均髋臼外展角为 43.5°，平均成角移位为 0.5°（范围 0～4°），那些未被归类于失败的病例的平均移位是 1.8mm（范围 0～4mm）。表 6.3-5 中列出了各区域移植骨的厚度。

使用我们对“影像学失败”的定义进行衡量，有 23 个病例被归纳其中。然而，这些“影像学失败”的病例并未都出现临床上的问题。比如有些患者髋臼假体的移位达到了 5mm，但他们未感到疼痛。还有其他一些影像学显示异常的情况，但患者既无临床症状，假体的功能也能发挥正常。究竟有多少个病例是影像学上显示异常，且患者实际上也需要接受治疗，目前还不明确。

表 6.3-5 平均移植骨厚度（及其范围）

区域 1	1.6cm（0.4～6）
区域 2	1.2cm（0.3～4.4）
区域 3	0.9cm（0.3～5）

关于“影像学失败”病例的详述

有 8 名患者出现了 K-P 固定板断裂（总断裂数 10/53，18.8%）但未进行翻修。其中有 6 名，在固定板断裂后，移位到了一个相对稳定的位置，故对这些病例未再进行追踪关注。另外 2 名在固定板发生断裂后有持续性的移位，但是患者的关节功能及疼痛程度仍在可承受的范围，故也未进行医疗干涉。

有 8 名接受大型边缘金属网重建的患者出现了明显的假体移位（总数为 17/60，28.3%）。其中 4 例移位还在进行性发展。

还有 3 名仅接受打压植骨的患者（其中 1 名患者的移位还在持续）和 2 名接受边缘及中央型金属网重建的患者（均已达到了稳定结构），被归入了“影像学失败”中。另有 1 名接受了中央型金属网重建的患者，其假体移位还未停止。

临床结果

在术后，所有患者有关髋关节疼痛、功能和活动范围的平均 Charnley 和 d' Aubigne 评分，以及 Oxford 评分和改良 Harris 髋关节评分都有了明显的改善（表 6.3-6）。

表 6.3-6 临床评分均数及 Wilcoxon *P* 值范围

平均 Charnley 和 d' Aubigne 评分			
	术前	术后	*P* 值
疼痛	2.49	5.42	<0.001
功能	1.94	3.73	<0.001
活动度	3.86	5.37	<0.001

平均 Oxford 和 Harris 髋关节评分			
	术前	术后	*P* 值
Oxford 评分	42.1	24.7	<0.001
Harris—疼痛	17.1	35.8	<0.001
Harris—功能	17.2	28.4	<0.001

不同消毒方法的影响

此次研究中，大部分手术使用的是100%新鲜冷冻的（134例）、经巴氏消毒的（80例）或是经辐照消毒的（40）移植骨。然而也有另一部分患者，使用的是不同消毒方法的移植骨按不同的比例结合起来的混合骨。因此，很难去检验这些不同的混合骨对手术疗效所产生的影响（无论是术后翻修或是影像学异常）。分开来说，经巴氏消毒的移植骨表现得比较差，有7例因无菌性松动而进行了翻修，另有7例被判断为“影像学失败”（占总巴氏消毒移植骨的14/80，17.5%）。而新鲜冷冻骨的表现则最好，只有4例发生了无菌性松动，8例被纳入“影像学失败”中（占总新鲜骨的12/134，9%）。尽管这些数据并没有明显的统计学意义（$P=0.06$），但这个倾向性还是很明显的。表6.3-7和表6.3-8中列出了关于使用不同消毒方法的移植骨的结果。

表6.3-7 不同移植骨发生无菌性松动的概率
（失败例数/总例数，百分比）

巴氏消毒	7（7/80，9%）
新鲜冷冻	4（4/134，3%）
新鲜冷冻/人工扩骨	1（1/9，11%）
新鲜冷冻/巴氏消毒	2（2/19，10.5%）
种类不明确	1（1/31，3%）

表6.3-8 不同移植骨发生影像学失败的概率
（失败例数/总例数，百分比）

巴氏消毒	7（7/80，9%）
新鲜冷冻	8（8/134，6%）
辐照消毒	3（3/40，7.5%）
巴氏消毒/人工扩骨	2（2/15，13%）
新鲜冷冻/巴氏消毒	2（2/19，10.5%）
新鲜冷冻/辐照消毒	1（1/5，20%）

讨论

髋臼内打压植骨的结果

从髋臼修复术的短-中期疗效来看，这种使用同种异体骨进行打压植骨联合骨水泥髋臼杯植入的方法有很好的临床效果。Wang等[4]报道了一份包含55例使用打压植骨术结合金属内衬骨水泥髋臼杯的研究，其以无菌性松动为随访终点的5.8年存活率为96.4%。Comba等[5]在对131位患者进行了平均52个月的随访后报道，以机械性松动为随访终点的存活率为98%，但在他的研究中，仅有11个需要在打压前进行金属网或块状骨填塞的严重节段性骨缺损的病例。在Garcia-Cimbrelo的报道中[3]，对70名Paprosky缺损分类为3A或3B的患者进行了术后5～9年的跟踪随访后发现，以无菌性松动为随访终点的存活率是98%，其中仅有1例进行了髋臼杯的翻修。然而在van Haaren等[6]的研究中则显示，在AAOS 3型或4型的骨缺损患者中使用此术式，有比较高的翻修率。在其报道中的71例手术7.2年的总存活率是72%。尽管在髋臼手术失败的患者中，AAOS 3型或4型骨缺损患者的数量并未体现出统计学意义，但是，骨缺损越严重，手术越不容易成功的这种倾向是存在的。这些学者还做出总结，打压植骨术后并发症的发生率，在那些大型骨缺损或是盆腔缺损的患者中会比较高。

在我们的研究中，同样发现骨缺损越大的患者预后越差，且发现这与他们所行重建手术的术式无关。

髋臼打压植骨术中金属网的使用

在以往的资料中，几乎没有提及用金属丝网来加固移植骨的文献。Somford等[15]在对28名髋臼发育不良的患者进行了打压植骨术之后，对其的使用得出了肯定的结论。在他们的研究中，根据Crowe先天性髋关节脱位的分级[16]，属于Ⅰ级的有5例，Ⅱ级的有8例，Ⅲ级为9例，Ⅳ级为4例。对其中的20例髋关节使用了金属网，对髋臼的前、后、上壁的骨缺损进行重建，另有6例使用了金属网来加强中壁的缺损。在以任何原因导致翻修为随访终点的条件下，这些髋臼杯在10年时的存活率为96%，15年时的存活率为84%。在CroweⅡ级、Ⅲ级及Ⅳ级的髋关节脱位患者中，没有出现手术失败的病例。在所有病例中也未发现有移植骨的吸收。尽管例数比较少，但这样的结果很鼓舞人心。值得注意的是，在此研究中，所有的移植骨都取自股骨头和骼棘。但其中也有8个病例出现了可以接受的关节旋转中心的轻度抬高（均在“泪滴”线以上1～3cm），并不清楚这些病例使用的是什么尺寸的金属网，推测可能是属于那20例周围型缺损的患者。

在我们的研究中，用大型边缘型金属网来对那些严重节段性骨缺损进行修复的结果，很不令人满意。有60个病例单独或是联合使用了大型边缘金属网，而其中需要翻修或是被划分为“影像学失败”的病例达到了17个（28.3%）。这些病例失败的原因，是骨水泥-髋臼杯及移植骨结合在一起，出现了异常的运动和旋转，最终将金属网拉离了重建的髋臼边缘。而这些金属材料所出现的问题，一般不会导致这样旋转或是移位。因此，我们改进了手术技术，目前主要是使用较大的骨片来填塞缺损的腔隙，并使用直径较大的臼杯来进行打压，使重建的髋臼腔能得到更好的填塞。虽未被证实，但我们希望这种做法在提高髋臼初始稳定性的同时，能减少臼杯显著移位或是因植入物出现裂缝而导致手术失败的概率。抱有这样的目的，我们有时会使用多孔的内生假体来支撑宿主骨，尤其是需要填塞大面积骨缺损的时候。

在一项以山羊为模型的研究中[17]，学者们比较了在股骨节段性骨缺损时使用支撑柱或金属网来进行修复的不同。其中，使用金属网的病例，可以观察到有纤维组织和血管渗透进了金属网内，并在移植骨表面形成了血管重建层，而在使用支柱的病例中，纤维组织向内生长受限，只在骨缺损的边缘有所生长。但是，因为在机械环境以及生理软组织结构上有很大的差异，所以这种在动物股骨上所得出的结果是否也适用于人类的髋臼，还需要进一步明确。然而如果从组织学上看，可以确定的是，在某些情况下纤维组织能够强有力地黏附在金属网上，并在移植的材料中进行血管网的重建。

髋臼 Kerboull-Postel 固定板的使用

第一篇使用 Kerboull-Postel 髋臼重建器械的报道，即得到了令人满意的结果[18]，后来，陆续也有其他一些学者发表了各自使用这种装置的经验[19-21]。Kawanabe 等则比较了在此基础上使用颗粒或是大块移植骨的区别。其中，植入颗粒型移植骨的病例表现不佳，在以临床或放射学失败为随访终点的10年存活率仅为53%，而这一数字在使用了可以支撑固定板的大块移植骨的病例中，则达到了82%。在我们此次的研究中共包含了53例使用 K-P 固定板的患者，有10例发生了断裂（19%），其中2例进行了翻修，2例出现了无痛性的持续性移位，还有6例在断裂发生后，固定板的移位未再进展，周围的移植骨也未发生异常，考虑可能是由于固定板的压力使两者已融合在一起了。目前，我们认为这种固定板只适合于用在片状移植骨的病例中，且要确保宿主骨或是结构移植骨已支撑住了髋臼的顶部。

髋臼固定罩的使用

Regis[22]曾报道了其使用 Burch-Schneider 固定罩的结果，在结合大块移植骨起到支撑作用的同时，术后11.7年的存活率为87.5%。其他一些学者则强调了使用固定罩来保护移植骨，避免其坍塌的重要性[23,24]。他们认为固定罩降低了假体对宿主骨盆的压力。

之前，几乎没有文献关注过这种髋臼固定罩联合打压移植颗粒骨的使用。荷兰的奈美根团队认为，固定罩所承受及传递的压力会导致移植骨发生骨溶解，所以不推荐将其使用在打压植骨的技术中。在我们的研究里，12个使用了 Burch-Schneider 髋臼固定罩的病例中有2例（17%）出现了移位，并最终接受了二次手术。但需要说明的是，在我们的研究中这些固定罩主要用于那些骨缺失最严重的患者，而这类患者术后的效果都很一般。

我们相信这些髋臼固定罩对于一些骨缺损严重的病例还是有用的，但是就像 K-P 固定板一样，其使用的前提，应该是能得到宿主骨或是结构性移植骨的直接支撑。在使用这种固定罩时，不能仅用几个横向螺钉悬空地将其固定在松质骨上，因为任何明显的位移都会不可避免地导致螺钉发生断裂。由此，可以推断固定罩所承受的压力将会延缓移植骨的相互结合，因此也就增加了早期移位和固定失败的风险。我们同时还主张在结构性植骨的周围用颗粒骨来进行填充，其他的一些专家也认为颗粒骨有助于整合重塑[25]。至于使用这些固定罩的长期预后，目前还不是很清楚，因为它属于外来植入物而非生物性材料，故显然会受到一些限制。但只要颗粒移植骨可以对其结构进行很好的支撑和加固，这些固定罩的长期存活率还是很乐观的。

骨的准备

尽管移植骨整合渗入的程度很难通过术后的影像学结果来准确评估，但还是有一些学者报道了在回收的标本中，新鲜冷冻移植骨的整合情况[26,27]。现在已经证明，移植骨成功的整合和渗入对于保持整体结构的稳定非常重要[6]。有大量的文献对此做了研究，报道了使用新鲜冷冻骨的结果和组织学发现，并最终将新鲜冷冻骨成为了评价骨处理或是类骨样移植物处理的“金标准”。

在一些地区，当地的组织库中不提供新鲜冷冻骨，或是在使用前需要对其进行一些处理以减少移植物污染或是传播疾病的风险。这种做法值得探讨，因为在所发表的文章中，最好的结果反而来自于那些未经处理过的移植骨。为了降低疾病传播的风险，有些学者主张使用诸如25kGy伽玛射线照射[28]、高温处理[29]或是化学消毒[30]等手段来增加所移植骨组织的安全性。

Buckley[31]对123位因无菌性髋臼假体松动而进行翻修手术的患者进行了报道，这些患者均用了冰冻的、经辐照的股骨头颗粒骨进行了打压植骨术。

在该研究中，以假体翻修为随访终点的平均5年存活率是88%，这一数值要低于本章中提到的有关使用新鲜冷冻移植骨的文献结果。在一篇对57个股骨打压植骨的病例进行平均27个月的影像学随访研究中，Robinson[32]表达了他对使用经辐照移植骨的忧虑，因为这类移植骨所表现出的沉降程度，以及在移植骨重塑过程中出现的特征性改变，都不同于其他种类的移植骨。Deakin[33]则提出，若将经辐照处理后的移植骨中加入人自体骨髓，可能会有利于移植骨的整合及渗入。

有些学者也提倡对移植骨进行高温消毒，以减少感染病毒性疾病的风险[29]。尽管我们现在已经恢复了使用未经处理的新鲜冷冻移植骨，但在做此研究的期间，我们也一直在应用Marburg“Lobator sd-2”系统来对我们的材料进行处理，其被证明可以有效地对病毒进行灭活[34]。

尽管基于生物力学原理的实验室研究已表明，脱脂冷冻干燥的经辐照移植骨相比较于未经处理的新鲜冷冻材料而言，在股骨内能安置得更加稳定[35]。但来自于临床的结果比较令人失望，在一份使用了冷冻干燥骨材料进行髋臼修复的研究中，随访48个月时因假体松动导致的翻修率已达到了10%，并且存活下来的病例也大部分都出现了明显的移位[36]。在我们的机构中，从未使用过这类材料。

虽然在材料的选择上，我们坚持使用新鲜冷冻的股骨头颗粒骨，但我们也未能做到使用它的唯一性。诸如之前提到的，我们在一些手术中也会使用经过巴氏或辐照消毒处理的移植骨，而在更多的一些病例中，我们使用的是混合型移植骨。有时我们更是会将一些人工骨材料（如磷酸三钙、羟基磷灰石）与这些移植骨搭配使用。然而，这些使用混合移植骨的病例数量与使用了那几大类移植骨材料的病例数量相比，不具备统计学意义。所以，可以说我们使用这些清洗过的新鲜冷冻源自于股骨头的移植骨的方针，是符合欧盟的库存骨使用指南的。

髋臼移位

RSA的研究报道显示，几乎所有打压的髋臼在术后都会出现移位，虽然移位率会随着时间的推移而逐渐减少。只有一篇研究报道显示[37]，在术后18～24个月时还有41%的髋臼的移位仍在持续进展。其中这些髋臼移位的中位距离是2.4mm，范围为0.2～8.1mm。同时还发现，承重的大小并不对髋臼沉降的程度产生影响。

Ornstein曾就21例第一次接受打压植骨翻修术的患者在术后2年的结果进行了报道[38]，其中有7例在术后的1.5～2年时间里发生了持续性的移位。

在另外一项例数相同的报道中，有17例在术后5年的随访时间内还保持着稳定状态，没有1例髋臼进行了二次修复术。其中有5例显示出了影像学上的松动并伴有移植骨的吸收，同时经过RSA分析测量后发现髋臼的移位和旋转率都偏高。此外，在6例术后1.5～2年发生髋臼移位的患者中，有3例表现出稳定的情况，其余3例则在影像学上显示出松动的迹象。但是RSA分析不能识别早期的髋臼移位，从而也就无法预测后期髋臼是否会发生移位或是松动。在此研究中发生影像学松动的比率（5/17，29%）与奈美根治疗团队所报道的结果几乎相同，只是在随访时间上要短于近期的研究。作者报道称，在这些病例中发生影像学松动的比率，接近于常规骨水泥假体翻修术后及非骨水泥假体翻修术后的结果。

我们之前定义的“影像学失败”，也包括了那些没有临床症状不需接受翻修的患者。在所有患者中，共有23例在影像学上表现出了大于5mm的移位，或大于5°的成角，或是手术2年后移动还在持续进展。然而，在最新一次的跟踪随访中，只剩下8例患者的髋臼移位仍未停止，也吸引了我们进一步的关注。这样的结果表明，髋臼的移位可以持续到术后2年甚至更久的时间，并最终和移植骨片一起产生稳定的结构。尽管还未取得组织学的证据，但可以推断，一旦髋臼移动到一个固定的位置，那些残存的植入骨就会开始发生整合和渗入。

移植骨片的尺寸

毫无疑问，在重建好的髋臼中，放入压实的大尺寸移植骨片将获得最好的临床效果。在一项对合成模型的研究中，Arts[40]指出从机械力学角度而言，在打压植骨手术中使用事先清洗过的大尺寸移植骨片，能使臼杯获得比使用小尺寸骨片更好的稳定性。而在实际应用中，在最后打压完成后，移植骨的骨床应该能像皮质骨一样坚硬和牢固（参见6.2章节）。另外，在髋臼缺损的骨移植术中[41]，不推荐使用黏合移植物的反向钻孔技术。在另一个实验模型中也显示[41]，使用这种技术重建的髋臼杯的稳定性，要明显低于那些使用较大尺寸移植骨片的原始打压植骨术。

仅通过影像学的结果很难对移植骨的成活情况做出评价，特别是一些骨小梁重塑的表现经常会被髋臼内的三维骨骼结构所干扰。对人类髋臼组织学的研究表明，在术后相当长的一段时间，所打压的移植骨都可能不会完全地整合渗入进宿主骨中[26,42]。很有可能在一些领域中，这种打压材料会始终被当成一种稳定的低模量层。

结论以及新的技术

在此次研究中，使用大型边缘型金属网的病例的临床效果并不尽如人意，这引起了我们的思考，是否应该使用另一种植入物来固定和限制那些移植的骨片，这种植入物应该由一种多孔的具备生物适应性的金属材料所制作，它同时也应能限制那些结合了固定罩和颗粒骨片的大块移植骨。我们相信这样的技术以及其打压移植的过程，是值得研究的，因为它可以解决那些骨缺损过大或是过于复杂而无法使用大型边缘金属网来进行成功重建的病例。

钽或钛金属多孔内生性植入物

在一些节段性骨缺损的病例中，可以用多孔的金属植入物来填补缺损区，并为髋臼提供必需的包容和限制，以进行完整的打压植骨。

在骨缺损面积非常大的病例，可以在髂骨翼的位置磨钻出一个骨床，以使得能在其中以面向尾部的方向置入一个多孔金属板，用来填补缺损。而在更多的时候，可以使用这种材料所制作的楔形或其他形状的植入物，用螺钉稳固地固定在髋臼壁上，以填补骨缺损区域并为打压植骨做准备（图6.3-11）。在这些病例中，我们希望骨组织能够长入进那些多孔移植物的表面，使其更加稳定，同时也希望这些移植材料能和周围的宿主骨相融合。但是骨组织是否能完全长入进那些多孔的材料之中并与之融合，目前还不得而知。

上文中曾提到，从机械力学的角度上来分析，那些使用了大型边缘型金属网的髋臼失败的原因，主要是移植骨的沉降和臼杯的旋转所导致的假体断裂，从而引发了金属网的移位和破坏。一旦发生这样的旋转，进行性移位就不可避免，我们现在的目的就是在金属网损坏前做翻修手术。如果在做翻修手术的时候，发现金属网达到了稳固的状态，那么我们就常常在宿主骨和金属网上放置一个多孔的金属移植体，对髋臼施行进一步的打压植骨，最后在这些打压移植骨及多孔金属材料的基底上用骨水泥植入一个新的聚乙烯臼杯。尽管我们还未得到机会从组织学上来证实该技术，但这更多一层的加固为移植骨提供了充裕的时间进行融合及重建（图6.3-12）。

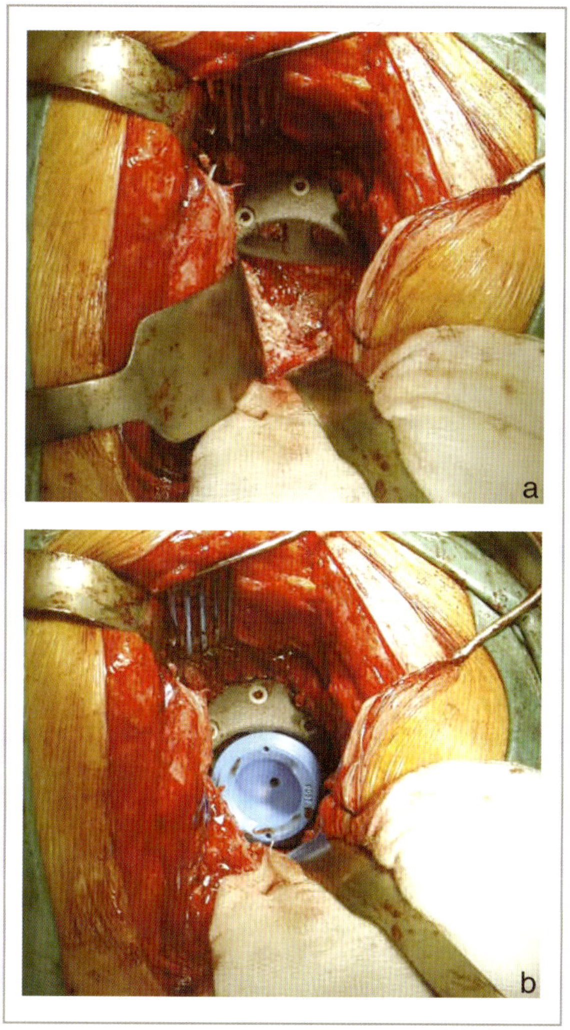

图 6.3-11 （a）植入多孔楔形金属材料，（b）放入臼杯试行模具

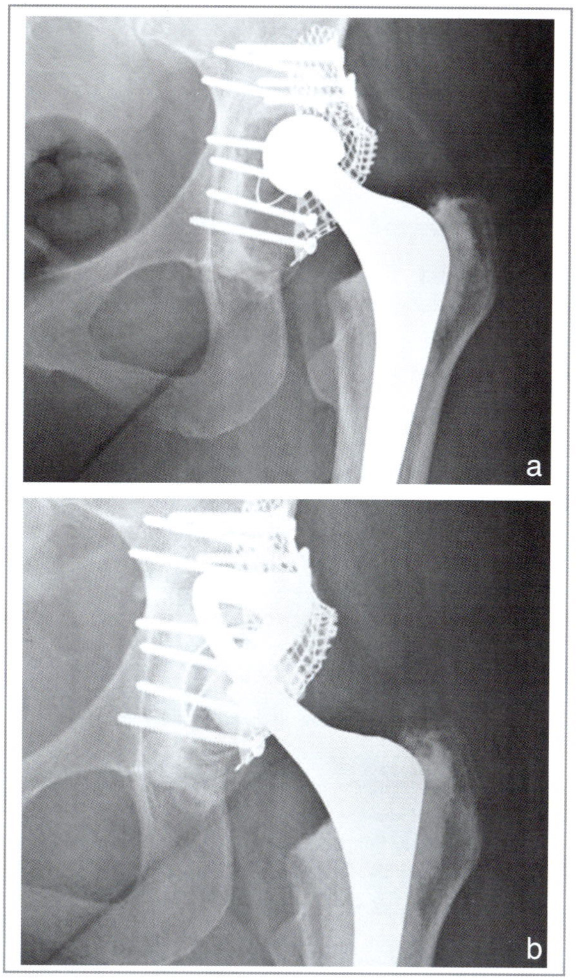

图 6.3-12 使用了大型边缘型金属网的髋臼发生了移位（a），翻修术后（b）将金属网留在了原位，用金属楔形材料固定在了宿主骨上，并用 8～10mm³ 的骨片行进一步的打压植骨

固定罩

当多孔金属植入物不能很好地固定于宿主骨表面，或者其形状不适于填补节段性骨缺损的时候，就可以使用固定罩，只要固定好的大块移植骨能支撑住它的近心端（见图 6.3-7）。在使用这种技术时，需用打压移植骨填满大块移植骨、宿主骨和固定罩之间的所有空隙。接下来，就可以将聚乙烯臼杯用骨水泥固定在固定罩内。我们希望随着时间的推移，这种结构的稳定性可以使打压骨片逐渐生长和渗入，以加强对骨的支撑作用。

在骨盆缺损的病例中，必须使用骨盆重建钢板和固定罩来使骨盆得到稳定。如有需要，也可以联合使用前文所描述的打压骨片。

总结

综上所述，在我们的报道中，使用打压植骨术对缺损的髋臼进行重建时，以无菌性松动为随访终点的 5～8 年存活率为 92%。而那些使用大型边缘型金属网对严重节段性骨缺损进行重建的病例，以及那些重建环悬吊在移植骨片上而其顶端未得到宿主骨或结构性移植骨支撑的病例，临床结果都较差。

可以肯定的是，髋臼的打压植骨术，在髋关节所有的翻修手术技术中占有一席之位。这种修复技术的独特优势就在于，由于移植骨可以进行整合再生，所以当需要进一步的手术时，髋臼内就会存有更多的活体骨组织以帮助完成髋臼的进一步重建。

另外，这种重建方法可以让手术医生将髋关节的旋转中心恢复到正常的解剖学位置，对于这一点，相比较于其他髋臼重建术而言，便可以使得髋关节应对宿主的生物力学活动而做出更准确的反应。

（李 杨 译）

参考文献

1. **Slooff TJ, Huiskes R, van HJ, Lemmens AJ.** Bone grafting in total hip replacement for acetabular protrusion. *Acta Orthop Scand 1984;55(6):593-6*
2. **Schreurs BW, Bolder SB, Gardeniers JW, Verdonschot N, Slooff TJ, Veth RP.** Acetabular revision with impacted morsellised cancellous bone grafting and a cemented cup. A 15- to 20-year follow-up. *J Bone Joint Surg [Br] 2004;86(4):492-7*
3. **Garcia-Cimbrelo E, Cordero J.** Impacted morsellised allograft and cemented cup in acetabular revision surgery: a five to nine year follow-up study. *Hip Int 2002;12(3):281-8*
4. **Wang JW, Fong CY, Su YS, Yu HN.** Acetabular revision with morsellised allogenic bone graft and a cemented metal-backed component. *J Bone Joint Surg [Br] 2006;88(5):586-91*
5. **Comba F, Buttaro M, Pusso R, Piccaluga F.** Acetabular reconstruction with impacted bone allografts and cemented acetabular components: a 2- to 13-year follow-up study of 142 aseptic revisions. *J Bone Joint Surg [Br] 2006;88(7):865-9*
6. **van Haaren EH, Heyligers IC, Alexander FG, Wuisman PI.** High rate of failure of impaction grafting in large acetabular defects. *J Bone Joint Surg [Br] 2007;89(3):296-300*
7. **Charnley J.** Numerical Grading of Clinical Results. In: *Low Friction Arthroplasty of the Hip - Theory and Practice*. Berlin, Heidleberg, New York: Springer-Verlag, *1979:20-24*
8. **Dawson J, Fitzpatrick R, Carr A, Murray D.** Questionnaire on the perceptions of patients about total hip replacement. *J Bone Joint Surg [Br]* 1996; 78(5):185-90
9. **Murray DW, Fitzpatrick R, Rogers K, Pandit H, Beard DJ, Carr AJ, Dawson J.** The use of the Oxford hip and knee scores. *J Bone Joint Surg [Br]* 2007; 89(8):1010-4
10. **Harris WH.** Traumatic arthritis of the hip after dislocation and acetabular fractures: treatment by mold arthroplasty. An end-result study using a new method of result evaluation. *J Bone Joint Surg [Am] 1969;51(4):737-55*
11. **Paprosky WG, Perona PG, Lawrence JM.** Acetabular defect classification and surgical reconstruction in revision arthroplasty. A 6-year follow-up evaluation. *J Arthroplasty 1994;9(1):33-44*
12. **DeLee JG, Charnley J.** Radiological demarcation of cemented sockets in total hip replacement. *Clin Orthop Relat Res* 1976;20-32
13. **Kaplan EL, Meier P.** Non-parametric estimation from incomplete observations. *J Am Stat Assoc 1958; 53:457-81*
14. **Lettin AW, Ware HS, Morris RW.** Survivorship analysis and confidence intervals. An assessment with reference to the Stanmore total knee replacement. *J Bone Joint Surg [Br] 1991; 73(5):729-31*
15. **Somford MP, Bolder SB, Gardeniers JW, Slooff TJ, Schreurs BW.** Favorable survival of acetabular reconstruction with bone impaction grafting in dysplastic hips. *Clin Orthop Relat Res 2008; 466(2):359-365*
16. **Crowe JF, Mani VJ, Ranawat CS.** Total hip replacement in congenital dislocation and dysplasia of the hip. *J Bone Joint Surg [Am] 1979;61:15-23*
17. **Bolder SB, Schreurs BW, Verdonschot N, Veth RP, Buma P.** Wire mesh allows more revascularization than a strut in impaction bone grafting: an animal study in goats. *Clin Orthop Relat Res 2004;423-6*
18. **Kerboull M, Hamadouche M, Kerboull L.** The Kerboull acetabular reinforcement device in major acetabular reconstructions. *Clin Orthop Relat Res 2000;378:155-168*
19. **van der Linde M, Tonino A.** Acetabular revision with impacted grafting and a reinforcement ring: 42 patients followed for a mean of 10 years. *Acta Orthop Scand 2001;(3)72:221-7*
20. **Kawanabe K, Akiyama H, Onishi E, Nakamura T.** Revision total hip replacement using the Kerboull acetabular reinforcement device with morsellised or bulk graft: results at a mean follow-up of 8.7 years. *J Bone Joint Surg [Br] 2007;89(1):26-31*
21. **Tanaka C, Shikata J, Ikenaga M, Takahashi M.** Acetabular reconstruction using a Kerboull-type acetabular reinforcement device and hydroxyapatite granules: a 3- to 8-year follow-up study. *J Arthroplasty 2003;18(6):719-25*
22. **Regis D, Magnan B, Sandri A, Bartolozzi P.** Long-term results of anti-protrusion cage and massive allografts for the management of periprosthetic acetabular bone loss. *J Arthroplasty 2008;23(6): 836-32*
23. **Garbuz D, Morsi E, Gross AE.** Revision of the acetabular component of a total hip arthroplasty with a massive structural allograft. Study with a minimum five-year follow-up. *J Bone Joint Surg [Am] 1996;78(5):693-7*
24. **Saleh KJ, Jaroszynski G, Woodgate I, Saleh L, Gross AE.** Revision total hip arthroplasty with the use of structural acetabular allograft and reconstruction ring: a case series with a 10-year average follow-up. *J Arthroplasty 2000;15(8):951-8*

25. **Peters CL, Curtain M, Samuelson KM.** Acetabular revision with the Burch-Schnieder antiprotrusio cage and cancellous allograft bone. *J Arthroplasty 1995; 10(3):307-12*

26. **Heekin RD, Engh CA, Vinh T.** Morselized allograft in acetabular reconstruction. A postmortem retrieval analysis. *Clin Orthop Relat Res 1995;319:184-90*

27. **Buma P, Lamerigts N, Schreurs BW, Gardeniers J, Versleyen D, Slooff TJ.** Impacted graft incorporation after cemented acetabular revision. Histological evaluation in 8 patients. *Acta Orthop Scand 1996; 67(6):536-40*

28. **Sommerville SM, Johnson N, Bryce SL, Journeaux SF, Morgan DA.** Contamination of banked femoral head allograft: incidence, bacteriology and donor follow up. *ANZ J Surg 2000;70(7):480-4*

29. **von Garrel T, Knaepler H, Gurtler L.** [Inactivation of HIV-1 in human femur heads using a heat disinfection system (Lobator SD-1)]. *Unfallchirurg 1997;100(5):375-81*

30. **Kakiuchi M, Ono K.** Preparation of bank bone using defatting, freeze-drying and sterilisation with ethylene oxide gas. Part 2. Clinical evaluation of its efficacy and safety. *Int Orthop 1996;20(3):147-52*

31. **Buckley SC, Stockley I, Hamer AJ, Kerry RM.** Irradiated allograft bone for acetabular revision surgery. Results at a mean of five years. *J Bone Joint Surg [Br] 2005;87(3):310-3*

32. **Robinson DE, Lee MB, Smith EJ, Learmonth ID.** Femoral impaction grafting in revision hip arthroplasty with irradiated bone. *J Arthroplasty 2002;17()7:834-40*

33. **Deakin DE, Bannister GC.** Graft incorporation after acetabular and femoral impaction grafting with washed irradiated allograft and autologous marrow. *J Arthroplasty 2007;22(1):89-94*

34. **Pruss A, Kao M, von Garrel T, Frommelt L, Gurtler L, Benedix F, Pauli G.** Virus inactivation in bone tissue transplants (femoral heads) by moist heat with the 'Marburg bone bank system'. *Biologicals* 2003; *31(1):75-82*

35. **Cornu O, Bavadekar A, Godts B, Van Tomme J, Delloye C, Banse X.** Impaction bone grafting with freeze-dried irradiated bone. Part I. Femoral implant stability: cadaver experiments in a hip simulator. *Acta Orthop Scand 2003;74(5):547-52*

36. **de Roeck NJ, Drabu KJ.** Impaction bone grafting using freeze-dried allograft in revision hip arthroplasty. *J Arthroplasty 2001;16(2):201-6*

37. **Ornstein E, Franzen H, Johnsson R, Stefansdottir A, Sundberg M, Tagil M.** Hip revision with impacted morselized allografts: unrestricted weight-bearing and restricted weight-bearing have similar effect on migration. A radiostereometry analysis. *Arch Orthop Trauma Surg 2003;123(6):261-7*

38. **Ornstein E, Franzen H, Johnsson R, Sandquist P, Stefansdottir A, Sundberg M.** Migration of the acetabular component after revision with impacted morselized allografts: a radiostereometric 2-year follow-up analysis of 21 cases. *Acta Orthop Scand 1999;70(4):338-42*

39. **Ornstein E, Franzen H, Johnsson R, Stefansdottir A, Sundberg M, Tagil M.** Five-year follow-up of socket movements and loosening after revision with impacted morselized allograft bone and cement: a radiostereometric and radiographic analysis. *J Arthroplasty 2006;21(7):975-84*

40. **Arts JJ, Verdonschot N, Buma P, Schreurs BW.** Larger bone graft size and washing of bone grafts prior to impaction enhances the initial stability of cemented cups: experiments using a synthetic acetabular model. *Acta Orthop* 2006;*77(2):227-33*

41. **Bolder SB, Verdonschot N, Schreurs BW.** Technical factors affecting cup stability in bone impaction grafting. *Proc Inst Mech Eng [H] 2007;221(1):81-6*

42. **Schreurs BW, Slooff TJ, Gardeniers JW, Buma P.** Acetabular reconstruction with bone impaction grafting and a cemented cup: 20 years' experience. *Clin Orthop Relat Res 2001;393:202-15*

索　引